Martin Möckel, Peter W. Radke, Sebastian Wolfrum (Hrsg.)
Kardiovaskuläre Notfall- und Akutmedizin

Martin Möckel, Peter W. Radke,
Sebastian Wolfrum (Hrsg.)

Kardiovaskuläre Notfall- und Akutmedizin

—

DE GRUYTER

Herausgeber

Univ.-Prof. Dr. med. Martin Möckel
Charité – Universitätsmedizin Berlin
Notfall- und Akutmedizin, ZNA und CPU
Campus Mitte und Virchow
Charitéplatz 1
10117 Berlin
E-Mail: martin.moeckel@charite.de

Dr. med. Sebastian Wolfrum
Interdisziplinäre Notaufnahme
Universitätsklinikum Schleswig Holstein,
Campus Lübeck
Ratzeburger Allee 160
E-Mail: Sebastian.Wolfrum@uksh.de

Prof. Dr. med. Peter W. Radke
Klinik für Innere Medizin – Kardiologie
Schön Klinik Neustadt SE & Co. KG
Am Kiebitzberg 10
23730 Neustadt
E-Mail: PRadke@Schoen-Kliniken.de

ISBN: 978-3-11-059631-1
e-ISBN (PDF): 978-3-11-059751-6
e-ISBN (EPUB): 978-3-11-059425-6

Library of Congress Control Number: 2019955784

Bibliografische Information der Deutschen Nationalbibliothek
Die Deutsche Nationalbibliothek verzeichnet diese Publikation in der Deutschen Nationalbibliographie; detaillierte bibliografische Daten sind im Internet über http://dnb.d-nb.de abrufbar.

© 2020 Walter de Gruyter GmbH, Berlin/Boston
Einbandabbildung: Horst Gläsker, Düsseldorf
Satz/Datenkonvertierung: L42 AG, Berlin
Druck und Bindung: CPI Books GmbH, Leck

www.degruyter.com

Geleitwort

Die Notfall- und Akutmedizin entwickelt sich weltweit und nicht zuletzt auch in Deutschland zu einem Bereich mit besonderen Anforderungen, in dem je nach zugrundeliegender Erkrankung und Organisationsform verschiedene Fachärzte oder spezialisierte Notfallmediziner interdisziplinär tätig werden. Letztere können sich neuerdings auch mit einer Zusatzbezeichnung qualifizieren.

Etwa die Hälfte aller medizinischen Notfälle hat eine kardiovaskuläre Ursache. Bisher wurden diese systematisch in den kardiologischen Fachbüchern abgehandelt. Bei der zunehmenden Komplexität der Diagnostik und Therapie besteht der Bedarf, die Besonderheiten der akuten Präsentation und der Notfallversorgung separat und im Detail darzustellen. Die Notfall- und Akutmedizin hat sich dabei insbesondere zum Koordinator der vielen Fachdisziplinen mit ihren heute typischen hohen Spezialisierungsgraden entwickelt. Es ist wichtig, dass die kardiovaskuläre Notfallmedizin kompetent und in allen Details so dargestellt wird, dass alle in der Akutmedizin Tätigen dasselbe Verständnis haben und die Schnittstelle zur stationären oder ambulanten Weiterversorgung optimal vorbereitet wird.

Die Herausgeber dieses Buches haben es verstanden, ein didaktisch gelungenes, spannendes und sehr lehrreiches Buch zu entwickeln und dabei herausragende Vertreter des Faches als Kapitelautoren zu gewinnen. Das Buch besticht durch seine klinischen Bezüge und praktischen Handreichungen, wobei gleichzeitig die notwendige fachliche Tiefe erreicht wird. Damit wird erstmals im deutschsprachigen Raum ein Standardwerk der kardiovaskulären Notfallmedizin publiziert, das zukünftig zur Pflichtlektüre aller Kolleginnen und Kollegen werden sollte, die an der stationären und ambulanten Notfallversorgung beteiligt sind.

Die Digitalisierung medizinischer Inhalte schreitet voran und dennoch zeigen Umfragen, dass viele Ärzte insbesondere dann, wenn es um die Erfassung komplexer Zusammenhänge und das Grundverständnis klinischer Prozesse geht, doch immer wieder gerne zu einem Buch greifen. Gleichzeitig gehen wir davon aus, dass dieses Fachbuch die fundierte Grundlage fokussierter digitaler Anwendungen werden wird.

Wir beglückwünschen die Herausgeber und Autoren zu einem gelungenen Werk, dem wir Erfolg und weite Verbreitung wünschen.

Heribert Schunkert
Christian Hamm

https://doi.org/10.1515/9783110597516-201

Vorwort

Die kardiovaskuläre Notfall- und Akutmedizin betrifft die größte Gruppe von Patienten, die sich täglich selbst oder durch den Rettungsdienst überwiegend in der Notaufnahme, aber auch in ambulanten Strukturen vorstellen. Während es bereits zahlreiche Abhandlungen zu den verschiedenen Krankheitsbildern im Allgemeinen gibt, fehlt oft der Fokus auf die unmittelbare notfallmäßige oder akute Präsentation. Dieses Fachbuch fokussiert auf die Primärpräsentation und entwickelt daraus das diagnostische Vorgehen und die weiteren therapeutischen Maßnahmen. Dabei werden Kriterien für die Entscheidung zur Überwachung, zur ambulanten oder stationären Weiterbehandlung, diagnostische Sequenzen und die zeitliche Dringlichkeit einzelner Schritte des Versorgungsprozesses besonders berücksichtigt. Die Kapitel werden durch eine Fallvignette eingeleitet oder illustriert, die das jeweils adressierte Krankheitsbild in typischer Ausprägung repräsentiert und auch besondere Herausforderungen in Diagnostik und Therapie aufzeigt. In Ergänzung gibt es eine zentrale Abbildung, die je nach Thema ein diagnostisches Flowchart, eine pathophysiologische Konzeption oder einen notfallmäßigen Ablauf darstellt. Zusätzlich folgen „Take Home"-Botschaften. Das Buch soll Unterstützung bei der täglichen Arbeit liefern und dient der Vertiefung, der konkreten praktischen Anleitung wie auch der Orientierung in dem jeweiligen Themengebiet.

Das Bild auf dem Cover zeigt die 3D-Rekonstrution einer EKG-getriggerten CT-Angiografie des Herzens und der thorakalen Aorta bei einer TypA-Aortendissektion – einer der zeitkritischen Notfälle, die niemals übersehen werden dürfen. Der betreffende Patient war als akutes Koronarsyndrom mit heftigen Brustschmerzen und ischämischen EKG-Veränderungen vom Notarzt in die Notaufnahme gebracht worden. Dort fiel ein 3/6 Diastolikum über der Aortenklappe auf und die akut durchgeführte Echokardiografie zeigte eine klappennahe flottierende Struktur in der Aorta, die dann in diesem CT als Dissektion gesichert wurde. Der Patient wurde akut unkompliziert operativ versorgt und vollständig rehabilitiert. Wir danken Klaus Helmig und Prof. Dr. med. Bernhard Gebauer, Klinik für Radiologie, Charité – Universitätsmedizin Berlin, Campus Virchow-Klinikum, für das rekonstruierte Bild.

Im Bereich kardiovaskulärer Notfallmedizin gibt es z. T. relevante Unterschiede, insbesondere in der klinischen Präsentation, zwischen Frauen und Männern. Evidenzbasierte Unterschiede werden in jedem Kapitel besonders berücksichtigt.

Auch wir verdanken unseren klinischen Lehrern und Vorbildern viel. Daher gedenken wir Hans Hochrein und Rainer Dietz und bedanken uns bei Peter Hanrath, Uwe Janssens, Gert Richardt und Heribert Schunkert.

Martin Möckel
Peter W. Radke
Sebastian Wolfrum
Februar 2020

https://doi.org/10.1515/9783110597516-202

Inhalt

Teil I: Akute kardiovaskuläre Erkrankungen

Autorenverzeichnis

Edyta Blaszczyk
Charité – Universitätsmedizin Berlin
Campus Berlin-Buch
Experimental Clinical Research Center
Lindenberger Weg 80
13125 Berlin
E-Mail: edyta.blaszczyk@charite.de
Kapitel 8

Prof. Dr. med. Henryk Dreger
Charité – Universitätsmedizin Berlin
Medizinische Klinik m. S. Kardiologie
und Angiologie
Campus Charité Mitte
Charitéplatz 1
10117 Berlin
E-Mail: henryk.dreger@charite.de
Kapitel 16

Thomas Eckey
Schön Klinik Neustadt SE & Co. KG
Klinik für Innere Medizin – Kardiologie
Am Kiebitzberg 10
23730 Neustadt
E-Mail: teckey@schoen-klinik.de
Kapitel 12.1

Dr. med. Ruben Evertz
Universitätsmedizin Göttingen
Klinik für Kardiologie und Pneumologie
Herzzentrum
Robert-Koch-Straße 40
37075 Göttingen
E-Mail: ruben.evertz@med.uni-goettingen.de
Kapitel 2.1

Prof. Dr. med. Volkmar Falk
Deutsches Herzzentrum Berlin
Klinik für Herz-Thorax-Gefäßchirurgie
Augustenburger Platz 1
13353 Berlin
E-Mail: falk@dhzb.de
Kapitel 13.1

Prof. Dr. med. Evangelos Giannitsis
Universitätsklinikum Heidelberg
3. Medizinische Klinik
Im Neuenheimer Feld 410
69120 Heidelberg
E-Mail:
evangelos.giannitsis@med.uni-heidelberg.de
Kapitel 1.1

Dr. med. Tobias Graf
Universitätsklinikum Schleswig-Holstein,
Campus Lübeck
Medizinische Klinik II
Ratzeburger Allee 160
23538 Lübeck
E-Mail: tobias.graf@uksh.de
Kapitel 5

Priv. Doz. Dr. Dr. med. univ. Gerald Hackl
Universitätsklinik für Innere Medizin
LKH Universitätsklinikum Graz
Allgemeine Intensivstation
Auenbruggerplatz 15
8036 Graz
Österreich
E-Mail: gerald.hackl@medunigraz.at
Kapitel 9

Prof. Dr. Dr. med. Stephan von Haehling
Universitätsmedizin Göttingen
Klinik für Kardiologie und Pneumologie
Robert-Koch-Straße 40
37075 Göttingen
E-Mail:
stephan.von.haehling@med.uni-goettingen.de
Kapitel 2.1

Dipl. Ing. Christoph Hörmandinger
Deutsches Herzzentrum Berlin
Augustenburger Platz 1
13353 Berlin
E-Mail: hoermandinger@dhzb.de
Kapitel 2.3

Beatrice Hoffmann, MD, PhD
Beth Israel Deaconess Medical Center
Department of Emergency Medicine
One Deaconess Road, WCC2
Boston, MA 02215
USA
E-Mail: bhoffma2@bidmc.harvard.edu
Kapitel 17

Prof. Dr. med. Achim Jörres
Klinikum Köln-Merheim
Medizinische Klinik I – Nephrologie,
Transplantationsmedizin und internistische
Intensivmedizin
Ostmerheimer Straße 200
51109 Köln
E-Mail: joerresa@kliniken-koeln.de
Kapitel 11

Dr. med. Jelena Köster
Universitätsklinikum Schleswig-Holstein
Medizinische Klinik II/Kardiologie, Angiologie,
Intensivmedizin
Ratzeburger Allee 160
23538 Lübeck
E-Mail: jelena.koester@gmx.de
Kapitel 2.2

Dr. med. Alexandra Kretzschmar
Deutsches Herzzentrum Berlin
Augustenburger Platz 1
13353 Berlin
E-Mail: alexandra.kretzschmar@gmx.de
Kapitel 2.3

Dr. med. Torben Lange
Universitätsmedizin Göttingen
Klinik für Kardiologie und Pneumologie
Robert-Koch-Straße 40
37075 Göttingen
E-Mail: torben.lange@med.uni-goettingen.de
Kapitel 2.1

Prof. Dr. med. Peter Luppa
Klinikum rechts der Isar der TU München
Institut für Klinische Chemie und
Pathobiochemie
Ismaninger Straße 22
81675 München
E-Mail: peterluppa@icloud.com
Kapitel 18

Prof. Dr. med. Martin Möckel
Charité – Universitätsmedizin Berlin
Rettungsstellen CVK/CCM
Augustenburger Platz 1
13353 Berlin
E-Mail: martin.moeckel@charite.de
Einführung, Kapitel 1.2, 3.1, 8

Prof. Dr. med. Ralf Muellenbach
Klinikum Kassel GmbH
Campus Kassel der Medizinischen Fakultät
der Universität Southampton
Mönchebergstraße 41–43
34125 Kassel
E-Mail: Ralf.Muellenbach@klinikum-kassel.de
Kapitel 3.3

Dr. med. Eda Müller
Charité – Universitätsmedizin, Campus Mitte
Duplex-Kardiologische Funktionsdiagnostik
Charitéplatz 1
10117 Berlin
E-Mail: eda.mueller@charite.de
Kapitel 13.2–13.6

Dr. med. Patrick Olivier Nagel
Charité – Universitätsmedizin Berlin
Campus Benjamin Franklin
Medizinische Klinik für Kardiologie
Hindenburgdamm 30
12200 Berlin
E-Mail: patrick.nagel@charite.de
Kapitel 4

Dr. med. Timur Özkan
Charité – Universitätsmedizin Berlin
Campus Virchow-Klinikum
Notaufnahme CVK/CCM
Augustenburgerplatz 1
13353 Berlin
E-Mail: Timur.Oezkan@charite.de
Kapitel 14

Prof. em. Dr. med. Joseph Osterwalder
Scheffelstrasse 1
9000 St. Gallen
Schweiz
E-Mail: jo@j-osterwalder.com
Kapitel 17

Dr. med. Janine Pöss
Universitäres Herzzentrum Lübeck
Medizinische Klinik II
Ratzeburger Allee 160
23538 Lübeck
E-Mail: janine.poess@gmx.de
Kapitel 2.2

Prof. Dr. med. Peter W. Radke
Schön Klinik Neustadt SE & Co. KG
Klinik für Innere Medizin – Kardiologie
Am Kiebitzberg 10
23730 Neustadt
E-Mail: PRadke@Schoen-Kliniken.de
Kapitel 1.3, 7, 12.1, 12.2

Dr. med. Claudia Römer
Charité – Universitätsmedizin Berlin
Campus Virchow-Klinikum
Internistische Notaufnahme
Augustenburger Platz 1
13353 Berlin
E-Mail: claudia.roemer@charite.de
Kapitel 19, 21

Prof. Dr. med. Matthias Rose
Charité – Universitätsmedizin Berlin
Medizinische Klinik m. S. Psychosomatik
Centrum für Innere Medizin und Dermatologie
Campus Benjamin Franklin, Mitte & Virchow
10098 Berlin
E-Mail: rose@charite.de
Kapitel 10

Priv.-Doz. Dr. med. Friedhelm Sayk
Universitätsklinikum Schleswig-Holstein, Lübeck
Medizinische Klinik I
Ratzeburger Allee 160
23560 Lübeck
E-Mail: friedhelm.sayk@uksh.de
Kapitel 6

Priv.-Doz. Dr. phil. Liane Schenk
Charité – Universitätsmedizin Berlin
Campus Mitte
Institut für Medizinische Soziologie
und Rehabilitationswissenschaft
Charitéplatz 1, Virchowweg 22
10117 Berlin
E-Mail: liane.schenk@charite.de
Kapitel 21

Dr. rer. medic. Martina Schmiedhofer
Aktionsbündnis Patientensicherhei (APS)
Alte Jakobstr. 81
10719 Berlin
E-Mail: schmiedhofer@aps-ev.de
Kapitel 20

Anna Schneider, MPH
Charité – Universitätsmedizin Berlin
Campus Mitte
Institut für Medizinische Soziologie
und Rehabilitationswissenschaft
Charitéplatz 1, Virchowweg 22
10117 Berlin
E-Mail: anna.schneider@charite.de
Kapitel 21

Dr. med. Felix Schönrath
Deutsches Herzzentrum Berlin
Augustenburger Platz 1
13353 Berlin
E-Mail: schoenrath@dhzb.de
Kapitel 2.3

Prof. Dr. med. Jeanette Schulz-Menger
Charité – Universitätsmedizin Berlin
Campus Berlin-Buch
Experimental Clinical Research Center
Lindenberger Weg 80
13125 Berlin
E-Mail: jeanette.schulz-menger@charite.de
Kapitel 8

Prof. Dr. Dr. med. Andreas Schuster
Universitätsmedizin Göttingen
Herzzentrum
Klinik für Kardiologie und Pneumologie
Robert-Koch-Straße 40
37075 Göttingen
E-Mail: andreas.schuster@med.uni-goettingen.de
Kapitel 2.1

Prof. Dr. rer. medic. Anna Slagman
Charité – Universitätsmedizin Berlin
Notfall- und Akutmedizin CVK, CCM
Augustenburger Platz 1
13353 Berlin
E-Mail: anna.slagman@charite.de
Kapitel 19

Dr. med. Tobias Spangenberg
Klinikum Kassel GmbH
Campus Kassel der Medizinischen Fakultät
der Universität Southampton
Mönchebergstraße 41–43
34125 Kassel
E-Mail: t.spangenberg@asklepios.com
Kapitel 3.3

Prof. Dr. med. Christoph Starck
Deutsches Herzzentrum Berlin
Klinik für Herz-, Thorax- und Gefäßchirurgie
Augustenburger Platz 1
13353 Berlin
E-Mail: starck@dhzb.de
Kapitel 13.1

Prof. Dr. med. Christian Storm
Charité – Universitätsmedizin Berlin
Campus Virchow Klinikum
Klinik für Nephrologie und Internistische
Intensivmedizin
Augustenburgerplatz 1
13353 Berlin
E-Mail: Christian.Storm@charite.de
Kapitel 3.2

Dr. med. Kiril Stoyanov
Universitätsklinikum Heidelberg
3. Medizinische Klinik
Im Neuenheimer Feld 410
69120 Heidelberg
E-Mail: Kiril.Stoyanov@med.uni-heidelberg.de
Kapitel 1.1

Prof. Dr. med. Holger Thiele
Herzzentrum Leipzig – Universität Leipzig
Klinik für Innere Medizin/Kardiologie
Strümpellstr. 39
04289 Leipzig
E-Mail: holger.thiele@medizin.uni-leipzig.de
Kapitel 8

Dr. med. Mehrshad Vafaie
Universitätsklinikum Heidelberg
3. Medizinische Klinik
Im Neuenheimer Feld 410
69120 Heidelberg
E-Mail: Mehrshad.Vafaie@med.uni-heidelberg.de
Kapitel 1.1

Dr. med. Klaus Weber
Klinikum Kassel GmbH
Campus Kassel der Medizinischen Fakultät der
Universität Southampton
Mönchebergstraße 41–43
34125 Kassel
E-Mail: klaus.weber@klinikum-kassel.de
Kapitel 3.3

Dr. med. Sebastian Wolfrum
Universitätsklinikum Schleswig-Holstein
Campus Lübeck
Interdisziplinäre Notaufnahme
Ratzeburger Allee 160
23538 Lübeck
E-Mail: Sebastian.Wolfrum@uksh.de
Kapitel 15

Einführung: Kardiologische Leitsymptome: Brustschmerzen, Luftnot und Synkope

Martin Möckel

Patienten präsentieren sich in der Notfallsituation mit Symptomen und nicht mit einer Diagnose! Die meisten Leitlinien beschreiben differenziert und oft hilfreich das Vorgehen bei bestimmten Erkrankungen. Im Bereich der kardiovaskulären Notfallmedizin ist primär jedoch aus einer bestimmten klinischen Konstellation eine Verdachtsdiagnose abzuleiten, die dann im weiteren Verlauf bestätigt oder verworfen werden muss. Diese Einführung beschäftigt sich mit den wichtigsten kardiologischen Leitsymptomen: dem Brustschmerz, der Luftnot und der kurzzeitigen Bewusstlosigkeit bzw. Synkope. Weitere kardiologische Leitsymptome wie z. B. subjektiv wahrgenommene Herzrhythmusstörungen (Stolpern, Rasen, Aussetzer) oder Befunde wie periphere Ödeme werden an anderer Stelle behandelt, da sie allein selten Anlass zu sofortigen Maßnahmen sind oder z. B. beim Herzrasen typischerweise im Kontext der Diagnostik und Therapie von Herzrhythmusstörungen stehen.

Die exakte Erfassung und schlüssige Dokumentation der primären Symptomatik ist entscheidend für das gesamte weitere medizinische Management eines Patienten. Dabei ist zu bedenken, dass insbesondere dann, wenn eine initiale Verdachtsdiagnose verworfen wird, oftmals die initiale Symptomatik nochmals gewürdigt werden muss. Dies ist nur bei präziser Dokumentation möglich, weil der Patient, bedingt durch die akute Krankheit oder begleitende chronische Leiden wie unter anderem auch Demenz, die initiale Symptomatik bereits nach wenigen Stunden nicht mehr präzise erinnert oder neu interpretiert und anders mitteilen wird. Anderseits werden mitunter erst später relevante zusätzliche Informationen zu Tage treten, die der Patient im initialen Anamnesegespräch nicht erinnert oder als unbedeutend abgetan hat. So ist es typisch, dass der Schmerzbeginn bei Angina Pectoris zu unterschiedlichen Zeitpunkten angegeben wird, je nachdem, wann gefragt wird.

Merke: Die initiale Symptomatik ist präzise zu erfassen und sofort nachvollziehbar zu dokumentieren!

Akuter Brustschmerz

Der Brustschmerz ist das Leitsymptom des akuten Myokardinfarkts und der Aortendissektion. Als lebensbedrohliche Differenzialdiagnosen gelten die Lungenarterienembolie (selten ohne Luftnot bei vitaler Relevanz), der Pneumothorax und die Ösophagusruptur (selten). Die Liste der weiteren Differenzialdiagnosen ist extrem umfangreich, eine typische Auswahl zeigt Tab. 1. Es ist davon auszugehen, dass je nach untersuchter Population etwa 10 % aller Patienten (ohne Trauma), die sich in einer Notaufnahme vorstellen, das Leitsymptom Brustschmerz aufweisen. Von diesen ha-

https://doi.org/10.1515/9783110597516-203

ben nur etwa 10 % einen akuten Myokardinfarkt. Fokussiert man auf stationäre Fälle nach Ausschluss offensichtlich extrakardialer Ursachen, so weisen etwa 20 % dieser Patienten einen akuten Myokardinfarkt auf, bis zu 50 % haben eine andere führende kardiale Diagnose. Hospitalisierte Patienten mit dem Leitsymptom Brustschmerz haben insgesamt eine gute Prognose mit einer Krankenhaussterblichkeit von unter 1 %.

Nach Leitlinie unterscheidet man das Symptom Brustschmerz vorwiegend nach Lokalisation/Ausdehnung, Ausstrahlung und Intensität. Der Schmerzcharakter ist ein weiteres weiches Kriterium. Begleitsymptome, insbesondere vegetativer Natur, wie Übelkeit, Erbrechen, Durchfall und Schwitzen sollten immer miterfasst werden. Darüber hinaus ist es wichtig, ob die Schmerzen spontan sistieren, rezidivieren oder durch Belastung oder Körperlage ausgelöst werden können. Dabei ist wichtig zu beachten, dass körperliche Bewegung oder Lageänderung auch einen Infarktschmerz variieren kann und eine solche Abhängigkeit nicht per se auf eine muskuloskelettale Ursache schließen lässt. Der typische Infarktschmerz ist drückend, flächig, oft zentral hinter dem Brustbein lokalisiert, mit Ausstrahlung in den Rücken, den Unterkiefer und die Arme. Bei manchen Menschen tritt Angina Pectoris als isolierter Schmerz im Unterkiefer auf. Oftmals sind die Patienten verängstigt, in sich gekehrt und haben vegetative Begleitsymptomatik. Als atypisch für den Infarkt gilt der punktförmige, stechende und eventuell durch lokalen Druck auslösbare Scherz, wobei hier eine subtile Prüfung angezeigt ist, da auch beim Herzinfarkt zusätzlich Schmerzen durch Druck auslösbar sein können. Ein Versuch mit sublingual verabreichtem Nitrospray (2 Sprühstöße) kann in der Regel sicher bei einem systolischen Blutdruck > 120 mmHg durchgeführt und sollte bei Werten < 100 mmHg unterlassen werden. Der Schmerz ist „nitrosensibel", wenn eine Besserung nach 1–2 Minuten eintritt.

Die Abgrenzung der in Tab. 1 aufgeführten fünf vital bedrohlichen Differenzialdiagnosen gelingt meist nicht allein durch die Anamnese, aber häufig bereits mit einfachen zusätzlichen Mitteln wie der Auskultation (Pneumothorax), der Blutdruckmessung (Blutdruckdifferenz zwischen den Armen) oder einer Blutgasanalyse (Lungenarterienembolie). Die Symptomatik der Aortendissektion ist häufig geprägt von einem sehr heftigen, akut einsetzenden Vernichtungsschmerz, der nach distal wandert und dann vorübergehend etwas besser wird (symptomarmes Intervall). Dieses Intervall ist typischerweise der Zeitpunkt der Krankenhausaufnahme, was ein Grund für das Übersehen der Diagnose sein kann. Jeder Verdacht einer Aortendissektion zwingt zu einer akuten, EKG-getriggerten CT-Angiografie der Aorta (s. Kap. 13.1).

Merke: Für den Infarkt typische Brustschmerzen sind drückend, flächig und strahlen in die Arme, den Rücken und den Unterkiefer aus. Sie sind oftmals mit vegetativer Begleitsymptomatik und Angst verbunden.

Fallvignette 1: Brustschmerz

Ein 54-jähriger Patient stellt sich mit plötzlich einsetzenden atemabhängigen Schmerzen im Epigastrium vor, die in die Brust und beide Schultern ausstrahlen. Risikofaktoren sind bisher nicht bekannt, bei essenzieller Thrombozythämie wird die tägliche Einnahme von ASS 100 mg berichtet.

Vitalparameter und das initiale EKG sind unauffällig, hs Troponin T (N: < 14 mg/l; LOD 5 ng/l) liegt bei 5 ng/l. Das zum *fast rule out* bestimmte CT-proVasopressin (Copeptin; N: < 10 pmol/l) ist mit 123,4 pmol/l deutlich erhöht. Gemäß internem Standard wird der Patient für Verlaufskontrollen (EKG, Troponin), Monitoring und ggf. weitere Diagnostik stationär aufgenommen. Nach Ausschluss eines Myokardinfarkts bleibt der Patient unter Analgesie mäßig symptomatisch, wobei die Beschwerden jetzt mehr im Oberbauch lokalisiert werden. Die erneute Anamnese ergibt ein Bagatelltrauma (Sturz mit dem Fahrrad in einen Laubhaufen) am Vortag der Aufnahme. Die jetzt durchgeführte FAST-Untersuchung zeigt freie Flüssigkeit im Abdomen (s. Abb. 1: Fallvignette 1) und die nachfolgende Computertomografie eine aktive Milzblutung im Sinne einer zweizeitigen Milzruptur, die interventionell per Embolisation behandelt werden kann. Später stellt sich als Grunderkrankung ein myeloproliferatives Syndrom mit Splenomegalie heraus.

Fazit: Obwohl Brustschmerzen das Leitsymptom des Myokardinfarkts sind, ist die Spezifität niedrig. Copeptin ist ein guter Marker für den Ausschluss eines Myokardinfarkts, der bei erhöhten Werten unspezifisch ein hohes Risiko, meist mit einem hämodynamischen Trigger, anzeigt. Bei nicht ganz typischen Beschwerden sollte schnell über den Myokardinfarkt hinausgedacht und kein Patient mit anhaltenden Symptomen ohne Diagnose entlassen werden.

Luftnot/Dyspnoe

Die Luftnot ist das Leitsymptom der akuten Herzinsuffizienz und der Lungenarterienembolie, aber differenzialdiagnostisch auch der Pneumonie, des Asthma bronchiale und der COPD. Es ist das Leitsymptom mit der höchsten Krankenhaussterblichkeit

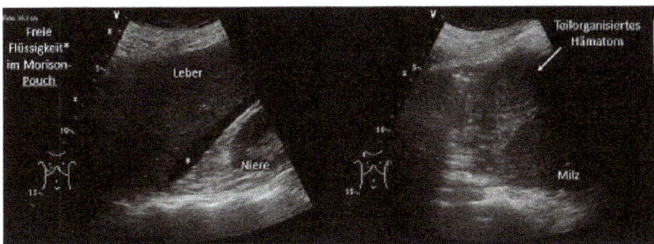

Abb. 1: Fallvignette 1: Notfallsonografie des Bauches nach dem FAST-Protokoll (FAST; *focussed assessment with sonography for trauma*); rechtsseitig freie Flüssigkeit im Morison-Pouch (Recessus hepatorenalis), im Bereich der Milz großes Hämatom.

Tab. 1: Differenzialdiagnose des akuten Brustschmerzes.

Top 5 der lebensbedroh-lichen Diagnosen	Myokardinfarkt Aortendissektion Pneumothorax Lungenarterienembolie (bei vitaler Relevanz selten ohne Luftnot) Ösophagusruptur (sehr selten)
Differenzialdiagnosen nach Organsystemen	
Herz	**Akuter Myokardinfarkt,** instabile Angina Pectoris, Perikarditis, Perimyo-karditis, hypertensive Krise, Kardiomyopathien, Klappenfehler, Herz-rhythmusstörungen
Lunge & Pleura	**Lungenarterienembolie, Pneumothorax,** Pneumonie, Pleuritis, Bronchitis, Tumor
Aorta & Mediastinum	**Aortendissektion,** Mediastinitis, Tumor
Thorax	Rippenfraktur, degenerative Wirbelsäulenerkrankung, Blockierung, Ver-spannung, Zoster
Ösophagus, Magen-Darm-Trakt, Abdomen	Ösophaguserkrankungen, z. B. Reflux, **Ösopghagusruptur,** thorakale Ausstrahlung bei Gastritis, Ulkuskrankheit, Pankreatitis, Cholelithiasis, Römheldsyndrom, intraabdomineller Abszess, Milzruptur mit thorakaler Schmerzausstrahlung
Funktionelle Thorax-schmerzen	Angsterkrankungen, Depression, Herzangstneurose

von 9,4 % unter allen nicht traumatischen Notaufnahmepatienten [1]. Unter den Patienten mit Luftnot haben damit die besonders schwer kranken Fälle verschiedene Ursachen. Jeweils etwas mehr als 20 % der Fälle mit Luftnot haben eine akute Herzinsuffizienz/einen Myokardinfarkt oder eine obstruktive Lungenerkrankung/Pneumonie. Obwohl es Fälle mit typischer Obstruktion (trockene pulmonale Rasselgeräusche, Giemen, Pfeifen, Brummen) bzw. typischen feuchten Rasselgeräuschen („Distanzrasseln") und eindeutiger Zuordnung gibt, ist die Differenzialdiagnose oft anspruchsvoll. So kann es gerade bei älteren Patienten auch stauungsbedingt zu einer primär spastischen Symptomatik kommen, die dann als Asthma cardiale bezeichnet wird.

Trotz der sehr hohen Sterblichkeit in der Gesamtgruppe der Patienten mit Luftnot existiert auch dort ein sehr breites Spektrum an Differenzialdiagnosen. Es ist jedoch bei akuter Luftnot immer besonders wichtig, eine Hypoxämie und schweres Pumpversagen des linken oder rechten Ventrikels früh zu erfassen. Daher fokussiert die körperliche Untersuchung neben der bereits oben erwähnten Auskultation der Lunge auch auf die Erfassung von Zeichen der Hypoxämie wie Zyanose und eine hohe Atemfrequenz. Darüber hinaus müssen Schockzustände schnell erkannt werden, die mit Hypotonie und Tachykardie einhergehen. Die Betätigung der Atemhilfsmuskulatur insbesondere bei bronchospastischen Zuständen und die Halsvenenstauung bei schwerer Herzinsuffizienz sind weitere wichtige Befunde. Die Beseitigung der akuten Hypoxämie z. B. durch nichtinvasive Beatmung und die Therapie etwaiger Schockzustände stehen bei den schwerkranken Fällen im Vordergrund. Steht eine akute Herzinsuffizienz als Ursache im Fokus der Abklärung, wird nach dem sogenannten CHAMP-Algorithmus vorgegangen, der die wichtigsten lebensbedrohlichen Ursachen in diesem Akronym zusammenfasst.

Merke: CHAMP (*A*cute *C*oronary Syndrome, *H*ypertensive Emergency, *A*rrhythmia, *A*cute Mechanical Cause und *P*ulmonary Embolism) sind die lebensbedrohlichen Ursachen der akuten Herzinsuffizienz mit dem Leitsymptom Luftnot.

Neben dem Patienten im Schock kann aber auch der hypertensive Notfall mit Lungenödem Ursache der Luftnot sein. Dies betont die Wichtigkeit der Blutdruckmessung. Es sollte jedoch immer bedacht werden, dass insbesondere bei jungen Patienten der Blutdruck systolisch sehr lange noch über 100 mmHg liegen kann, obwohl bereits ein Schockzustand unausweichlich ist. Dies gilt insbesondere für die Sepsis und den septischen Schock. Daher sollte bei unklarer schwerer Luftnot immer zügig eine notfallsonografische Diagnostik nach dem RUSH-Konzept (*rapid ultrasound in shock and hypertension*) erfolgen, das fokussierte Echokardiografie, Thorax und Abdomensonografie in einem Untersuchungsgang verbindet (s. Kap. 17).

Fallvignette 2: Luftnot
Ein 69-jähriger Patient stellt sich mit akuter, schwerer und schnell zunehmender Luftnot in der Notaufnahme vor. Seine Atemfrequenz liegt initial bei 20 Atemzügen/min, die periphere Sauerstoffsättigung bei 86 % unter Raumluft. Der Blutdruck beträgt 161/108 mmHg. Es ist eine hypertrophe Kardiomyopathie mit einer LVEF von 25 % bekannt, und eine relevante koronare Herzkrankheit war kurz zuvor angiografisch ausgeschlossen worden. Es besteht eine orale Antikoagulation bei permanentem Vorhofflimmern und eine CRTd.

Die körperliche Untersuchung ergibt symmetrische feuchte Rasselgeräusche, das initiale POC Troponin T liegt bei 56 ng/l (N: < 10), NT-pro BNP bei 7473 ng/l (N: < 125) und Procalcitonin (PCT) bei 0,08 µg/l (N: < 0,05; Cutoff < 0,25). Das erste Röntgenbild (Abb. 2a) zeigt einen unklaren Befund mit Lungenödem und einem möglichen Infiltrat im rechten Unter- und Mittelfeld. Die Initialtherapie besteht in nichtinvasiver Maskenbeatmung (NIV) im BIPAP-Modus, Furosemid, Nitrate und Morphin intravenös. Nach 12 Stunden ist der Patient beschwerdefrei, liegt flach im Bett und hat keine klinischen Infektzeichen, passend zum Verlaufsröntgen des Thorax (Abb. 2b).

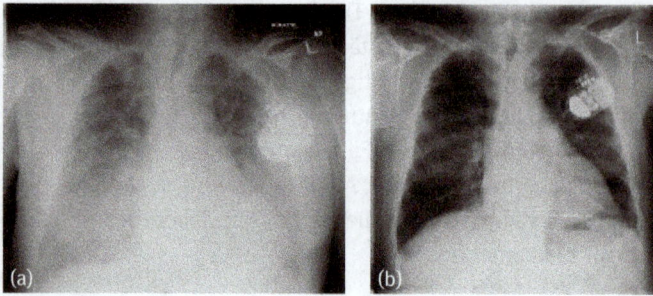

Thorax-Röntgenbild (a) mit Lungenödem und fraglichem Infiltrat rechts und (b) 12 Stunden später mit Rückgang der Stauungszeichen. Ein typisches pneumonisches Infiltrat bestätigt sich nicht.

Fazit: Akutes hypertensives Lungenödem, keine relevante Infektion und kein Infarkt (Troponinerhöhung bedingt durch die Herzinsuffizienz). Die initiale Differenzialdiagnose und Therapie der schweren Dyspnoe ist komplex und oft multimodal. Das CHAMP-Konzept hilft dabei, keine relevante Erkrankung zu übersehen, und Biomarker helfen bei der weiteren Differenzierung (hier PCT niedrig, hohes natriuretisches Peptid = akute Herzinsuffizienz, Pneumonie weniger wahrscheinlich). Die sofortige Behandlung der Hypoxämie durch NIV ist ein Schlüsselelement und verschafft Zeit für die notwendige, oft umfangreiche Diagnostik.

Kurzzeitiger Bewusstseinsverlust/Synkope

Die Synkope ist ein wichtiges kardiologisches Leitsymptom bei schweren Herzrhythmusstörungen (Bradykardie/Asystolie, ventrikuläre Tachykardie, Kammerflimmern), der Aortenklappenstenose und der Lungenarterienembolie. Es ist zunächst wichtig, in der akuten Anamnese herauszuarbeiten, ob es sich bei der Vorstellung eines Patienten tatsächlich um eine Synkope handelt. Die primäre Symptomatik ist ein nichttraumatischer vorübergehender Bewusstseinsverlust mit rascher Reorientierung innerhalb weniger Minuten. Eine länger dauernde Bewusstlosigkeit stellt ein Koma dar, das anderer Differenzialdiagnostik, insbesondere einer zügigen zerebralen Bildgebung, bedarf. Ein traumatischer Bewusstseinsverlust wird gemäß Leitlinien für ein Schädel-Hirn-Trauma versorgt. Unter den Patienten mit nichttraumatischem vorübergehendem Bewusstseinsverlust finden sich die folgenden Ursachengruppen:

- Synkope (kardial, reflex- oder orthostatisch bedingt),
- epileptische Anfälle,
- psychogene Anfälle,
- seltene Ursachen (z. B. Subclavian-Steal-Syndrom, vertebrobasiläre TIA, Subarachnoidalblutung, kindliche episodische Apnoe mit Bewusstseinsverlust).

Bei älteren Patienten mit Demenz kann die Diagnose „Synkope" oftmals nur mittels Fremdanamnese gestellt werden. Dabei besteht die Herausforderung z. B. beim geriatrischen Sturz darin, zwischen Synkope, Sturz und Schädel-Hirn-Trauma zu differenzieren, insbesondere dann, wenn traumatische Sturzfolgen bestehen. Im Zweifel bleibt die Einordnung offen, was unter Annahme der ungünstigsten Ursache oftmals eine Monitorüberwachung erforderlich macht.

Sobald eine Synkope als Ursache bestätigt werden konnte, erfolgt die Risikoeinschätzung anhand der Anamnese und körperlichen Untersuchung sowie des EKGs.

> **Merke:** Jeder Patient mit Synkope benötigt ein 12-Kanal-EKG. Nur der normale EKG-Befund stellt ein niedriges Risikomerkmal dar.

Kategorien für die Risikoeinschätzung sind:
- Charakteristika des synkopalen Ereignisses,
- Anamnese, Vorerkrankungen,
- körperliche Untersuchung,
- EKG.

Patienten mit niedrigem Risiko und orthostatischer oder reflexbedingter Synkope bedürfen keiner stationären Abklärung und können ambulant weiterversorgt werden. Patienten mit Risikofaktoren bzw. kardialer Synkope werden stationär abgeklärt, wobei die Therapie auf die Grunderkrankung fokussiert.

Bei kardialen Synkopen ist zu berücksichtigen, dass neben Herzrhythmusstörungen (s. Kap. 4), die häufigsten weiteren Ursachen eine Lungenarterienembolie (s. Kap. 7) und eine Aortenklappenstenose (s. Kap. 5.2) sind.

Bei höherem Risiko können orthostatische und reflexbedingte Synkopen insbesondere Ausdruck beginnender Infektionen sein.

Fallvignette 3: Synkope

Ein 28-jähriger Patient wird mit dem Rettungsdienst eingeliefert, nachdem er fremdanamnestisch etwa 10 Sekunden bewusstlos war und dabei mit dem Kopf auf die Tischkante aufgeschlagen ist. Er hat eine sichtbare Prellmarke auf der Stirn, aber keine Kopfschmerzen, und die neurologische Untersuchung ergibt kein fokales Defizit. Vitalparameter sind normal, es besteht eine subfebrile Körpertemperatur von 37,9 °C (Ohrthermometer). Das sofort durchgeführte EKG ergibt den Verdacht auf ein Brugada-Syndrom (s. Abb. 3: Fallvignette 3). Die typischen EKG-Veränderungen sind 12 Stunden später nicht mehr nachweisbar.

Fazit: Das Brugada-Syndrom ist eine genetisch bedingte Ionenkanalerkrankung mit variabler Phänomenologie, EKG-Veränderungen sind inkonstant ausgeprägt (s. Kap. 4), es besteht ein erhöhtes Risiko für ventrikuläre Tachykardien und Kammerflim-

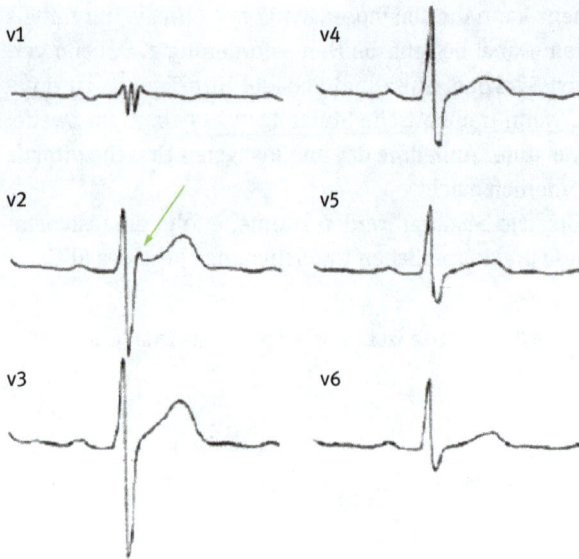

Abb. 3: Fallvignette 3: Verdacht auf Brugada-Syndrom.

mern. Das weitere Vorgehen erfordert eine individuelle Risikobeurteilung und eingehende Aufklärung des Patienten, insbesondere wenn eine maligne Herzrhythmusstörung nicht dokumentiert wurde.

> **Genderaspekt:** Brustschmerzen, Luftnot und Synkopen kommen gleichermaßen bei Frauen und Männern vor. Im Kontext bestimmter Krankheitsbilder wie dem akuten Myokardinfarkt gibt es quantitative Unterschiede, die bei den jeweiligen Krankheitsbildern besprochen werden. Im Hinblick auf die generelle Häufigkeit von Brustschmerzen und Luftnot als primärem Leitsymptom in der Notaufnahme gibt es Hinweise, dass Luftnot bei Frauen und Brustschmerzen bei Männern etwas häufiger sind. Für die Synkope gibt es Hinweise, dass Frauen etwas anfälliger für orthostatische und Reflex-Synkopen sind.

Zusammenfassende Interpretation

Die drei wichtigsten kardiologischen Leitsymptome Brustschmerzen, Luftnot und Synkope sind typisch für bestimmte Krankheitsbilder, aber nicht spezifisch. Die initiale Erfassung und präzise Dokumentation ist essenziell für das weitere Management und eine zentrale Aufgabe der ärztlichen Versorgung im Akutfall. Oftmals können die Symptome erst im weiteren Verlauf und nach weiterer Diagnostik einer Erkrankung korrekt zugeordnet werden. Umgekehrt geben diese Symptome Anlass zu einer systematischen Abklärung häufiger und vital bedrohlicher Differenzialdiagnosen. Es muss strikt vermieden werden, in der initialen Situation das Leitsymptom mit einer häufigen Differenzialdiagnose gleichzusetzen. Abbildung 4 fasst die relevanten Erkenntnisse zu den drei wichtigsten kardiologischen Leitsymptomen zusammen.

Patienten präsentieren sich mit Symptomen, nicht mit einer Diagnose

Typische kardiologische Leitsymptome sind:
– Brustschmerzen
– Luftnot
– Synkope

Brustschmerzen
Leitsymptom des Myokard-
infarkts und der
TypA-Aortendissektion

Luftnot
Leitsymptom der akuten
Herzinsuffizienz, Pneumonie/
Asthma/COPD und der
Lungenarterienembolie

Synkope
Leitsymptom schwerwiegender
Herzrhythmusstörungen;
häufig bei hochgradiger
Aortenklappenstenose und
Lungenembolie

Risikoabschätzung anhand der Anamnese (Vorerkrankungen), der **Vitalparameter** (Herzfrequenz, Blutdruck, Atemfrequenz, Pulsoxymetrie) und des **EKG**s, frühzeitig ergänzt um **Labor und Notfallsonographie**

„Do not miss" Diagnosen wie der Myokardinfarkt, die Lungenarterienembolie oder die Aortendissektion sind vordringlich, aber „Ausschluss von…" ist keine Diagnose!

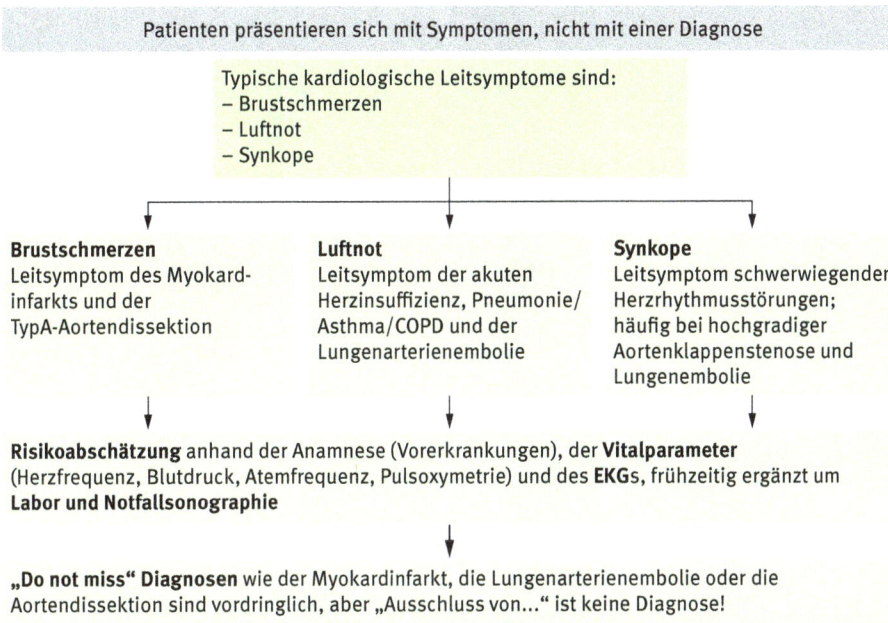

Abb. 4: Relevante Erkenntnisse zu den wichtigsten drei kardiologischen Leitsymptomen.

Literatur

[1]   Möckel M, Searle J, Muller R, Slagman A, Storchmann H et al. Chief complaints in medical emer-
      gencies: do they relate to underlying disease and outcome? The Charité Emergency Medicine
      Study (CHARITEM). Eur J Emerg Med. 2013;20(2):103–8.
[2]   Fanaroff AC, Rymer JA, Goldstein SA, Simel DL, Newby LK. Does this patient with chest pain have
      acute coronary syndrome? The Rational Clinical Examination Systematic Review. JAMA. 2015;314
      (18):1955–65.
[3]   Brignole M, Moya A, de Lange FJ, Deharo JC, Elliott PM et al. 2018 ESC Guidelines for the diagno-
      sis and management of syncope. Eur Heart J. 2018;39(21):1883–1948.
[4]   Ponikowski P, Voors AA, Anker SD, Bueno H, Cleland JGF et al. 2016 ESC Guidelines for the diag-
      nosis and treatment of acute and chronic heart failure: The Task Force for the diagnosis and
      treatment of acute and chronic heart failure of the European Society of Cardiology (ESC). Deve-
      loped with the special contribution of the Heart Failure Association (HFA) of the ESC. Eur Heart J.
      2016;37(27):2129–2200.

Teil I: **Akute kardiovaskuläre Erkrankungen**

1 Akutes Koronarsyndrom (ACS)

1.1 Brustschmerz und Chest Pain Unit (CPU)

Mehrshad Vafaie, Kiril M. Stoyanov, Evangelos Giannitsis

1.1.1 Einleitung

Akute Brustschmerzen sind ein häufiger Grund, mit dem sich Patienten in internistischen Notaufnahmen vorstellen, wobei ein akuter Myokardinfarkt (MI) nur bei etwa 12–15 % dieser Patienten vorliegt. Die zeitnahe Unterscheidung akut lebensbedrohlicher Erkrankungen und harmloser muskuloskelettaler Schmerzen oder anderer benigner Erkrankungen, die keiner stationären Aufnahme bedürfen, ist vorrangiges Ziel der initialen Evaluation in der Notaufnahme. Aufgrund begrenzter Bettenkapazitäten muss ein zuverlässiger Infarktausschluss erfolgen, gefolgt von der Einschätzung, ob eine sichere Entlassung möglich ist. Die Risikostratifizierung erfolgt integrativ unter Berücksichtigung von Anamnese, körperlichem Untersuchungsbefund, Elektrokardiogramm (EKG), individuellen Risikoindikatoren und kardialen Biomarkern. Die Risikoeinschätzung kann systematisch durch Anwendung etablierter klinischer Scores oder durch die klinische Erfahrung erfolgen. Bis diese Untersuchungsergebnisse vorliegen, erfolgt bei allen Patienten mit Verdacht auf ein akutes Koronarsyndrom (ACS) eine Monitorüberwachung, da akute myokardiale Ischämien mit einem erhöhten Risiko für Arrhythmien einhergehen. Bei häufig überfüllten Notaufnahmen (crowding) ist eine verzögerungsfreie Diagnostik und Therapie deutlich erschwert und das Entstehen langer Wartezeiten ist oft unvermeidbar.

Die Einrichtung spezialisierter kardiologisch geleiteter Chest Pain Units (CPUs) erlaubt mittels standardisierter Abläufe eine zielgerichtete und sichere Abklärung von Patienten mit Brustschmerzen. Neben dem ACS können auch andere bedrohliche Differenzialdiagnosen vorliegen, wie z. B. das akute Aortensyndrom, die akute Lungenembolie, ein Pneumothorax, eine dekompensierte Aortenklappenstenose oder eine Peri-/Myokarditis. Neben der ständigen Bereitschaft eines Herzkatheterlabors sollte die Möglichkeit zur Durchführung einer Computertomografie (CT) gegeben sein, um bei unklarem Krankheitsbild ohne Zeitverlust eine Lungenembolie und mittels EKG-getriggertem Triple-Rule-out-Protokoll auch eine Aortendissektion ausschließen und mittels Koronar-CT die Koronararterien beurteilen zu können.

Die Einrichtung von CPUs wird in Leitlinien der europäischen Fachgesellschaften empfohlen. In einem Positionspapier der Acute Cardiovascular Care Association [1] werden Mindestanforderungen und die Etablierung standardisierter diagnostischer und therapeutischer Algorithmen gefordert.

https://doi.org/10.1515/9783110597516-001

1.1.2 Akutes Koronarsyndrom

Das akute Koronarsyndrom (ACS) wird unterteilt in den ST-Streckenhebungsinfarkt (STEMI) und das Nicht-ST-Streckenhebungs-ACS (Non-STE-ACS). Letzteres besteht aus dem Nicht-ST-Streckenhebungsinfarkt (NSTEMI) und der instabilen Angina Pectoris. In bis zu 80 % der Fälle liegt dem ACS eine koronare Herzerkrankung (KHK) zugrunde. Jedoch kann ein ACS auch bei angiografischem Ausschluss obstruktiver Koronarstenosen vorliegen.

Die klinische Beschwerdesymptomatik ist bei allen Manifestationen des ACS ähnlich. Mittels 12-Kanal-Ruhe-EKG erfolgt die Unterscheidung zwischen STEMI und Non-STE-ACS. Kardiale Biomarker, präferenziell kardiale Troponine, erlauben die Unterscheidung zwischen dem NSTEMI und der instabilen Angina Pectoris. Letztere wird definitionsgemäß bei ischämietypischen Beschwerden ohne erhöhte kardiale Biomarker bzw. bei fehlender Biomarker-Kinetik in Verlaufskontrollen diagnostiziert.

1.1.2.1 Anamnese

Im Rahmen einer sorgfältigen Anamneseerhebung muss die Schmerzqualität ebenso evaluiert werden wie Beginn, Dauer, Ausstrahlung, Lage- oder Atemabhängigkeit und Zunahme durch manuellen Druck. Als typische Brustschmerzen gelten retrosternales Druck- oder Schweregefühl mit Ausstrahlung in den linken Arm (selten auch in beide oder nur in den rechten Arm), Hals oder Kiefer. Zusätzlich können Dyspnoe, Synkopen oder eine vegetative Begleitsymptomatik mit Kaltschweißigkeit oder starke Übelkeit vorliegen. Beschwerden können auch atypisch als epigastrische Schmerzen oder in Form von isolierter Dyspnoe auftreten. Dies wird häufiger bei älteren Patienten, Frauen und bei Komorbiditäten wie Diabetes, Niereninsuffizienz und Demenz beobachtet.

Bei Patienten mit bekannter KHK sollte stets erfragt werden, ob die Beschwerden jenen von zurückliegenden MI oder Koronarinterventionen qualitativ ähnlich sind.

Bei vorliegender Vormedikationsliste kann oft auf das mögliche Vorhandensein diverser Vorerkrankungen geschlossen werden, vor allem bei Einnahme von Antikoagulanzien oder Thrombozytenaggregationshemmern.

Eine Erfassung der kardiovaskulären Risikofaktoren sollte ebenfalls routinemäßig erfolgen. Hierbei sind aktueller oder zurückliegender Nikotinkonsum, arterielle Hypertonie, Hypercholesterinämie, Diabetes mellitus und die Familienanamnese essenziell. Auch sollten andere relevante Vordiagnosen wie zurückliegende thromboembolische Ereignisse erfragt werden.

Die Angina Pectoris wird gemäß Klassifikation der Canadian Cardiovascular Society (CCS) eingeteilt in Klasse I (Symptome nur bei schwerer körperlicher Belastung), Klasse II (Symptome bereits bei moderater Belastung mit leichter Einschränkung im Alltag), Klasse III (Beschwerden schon bei leichter Belastung mit deutlicher Einschränkung im Alltag) und Klasse IV (Ruhebeschwerden).

1.1.2.2 Brustschmerzen

Brustschmerzen waren 2014 in den USA der zweithäufigste Grund, weshalb sich Patienten in Notaufnahmen vorstellten. Daneben können aber auch atypische Beschwerden auftreten oder gänzlich fehlen („stumme Myokardischämien").

In der CHARITEM-Studie [2] wurden von Möckel et al. 34.333 Patienten untersucht, die sich in einer internistischen Notaufnahme vorstellten. Das Hauptsymptom waren bei 11,5 % der Patienten Brustschmerzen, bei 11,1 % Bauchschmerzen und bei 7,4 % Dyspnoe. Von den Patienten mit Brustschmerzen wurden 47,5 % stationär aufgenommen, von denen die führende Diagnose in 50,7 % ein ACS und in 18,8 % eine nichtkardiale Erkrankung war. Der beträchtliche Anteil nichtischämischer und nichtkardialer Diagnosen unterstreicht, dass das Symptom „Brustschmerz" nicht diagnosespezifisch ist. Typischerweise kommen atypische Beschwerden besonders häufig bei Frauen und Diabetikern sowie bei jüngeren und älteren Patienten vor. Bei älteren Patienten tritt mit zunehmendem Alter die Dyspnoe als Leitsymptom auf. Gleichzeitig steigen die Prävalenz einer komplizierenden Herzinsuffizienz und die Mortalität.

Die Bedeutung der multidimensionalen Integration von Anamnese, körperlichem Untersuchungs- und EKG-Befund sowie kardialen Biomarkern zur Abschätzung der Wahrscheinlichkeit, dass ein ACS auf dem Boden einer KHK vorliegt, wurde von Braunwald eindrücklich im Jahr 2000 dargestellt [8]. Eine hohe Wahrscheinlichkeit liegt bei Brustschmerzen vor, die einer zuvor dokumentierten Angina ähneln, bzw. bei bekannter KHK und zurückliegendem Infarkt. Weitere Untersuchungsbefunde, die mit hoher Wahrscheinlichkeit auf ein ACS auf dem Boden einer KHK deuten, sind Hypotension, Kaltschweißigkeit und Vorliegen eines Lungenödems, neue oder vermutet neue ST-Streckenabweichungen oder T-Wellenabweichungen in mehreren präkordialen Ableitungen im EKG und erhöhte kardiale Biomarker. Eine intermediäre Wahrscheinlichkeit liegt bei Fehlen der genannten Faktoren, jedoch extrakardialer vaskulärer Erkrankung, Q-Zacken und diskreten ST-Senkungen im EKG oder T-Wellen-Inversionen bei nicht erhöhten kardialen Biomarkern vor.

Eine niedrige Wahrscheinlichkeit liegt bei Fehlen der oben genannten Faktoren und kürzlich zurückliegendem Kokainkonsum, manuell auslösbaren Brustschmerzen, flachen T-Wellen im EKG und nicht erhöhten kardialen Biomarkern vor.

Genderaspekt: In einem Kollektiv von 2.475 Patienten verglichen Rubini Gibenez et al. [3] vordefinierte Brustschmerzcharakteristika zwischen Frauen und Männern. Ein akuter MI lag bei 18 % der Frauen und 22 % der Männer vor. Von den 34 erfassten Brustschmerzcharakteristika waren 31 unter den Geschlechtern nicht unterschiedlich. Bei lediglich drei Charakteristika (Schmerzdauer 2–30 Minuten, Schmerzdauer > 30 Minuten und Abnahme der Schmerzintensität) waren signifikante geschlechterspezifische Unterschiede nachweisbar. Eine Schmerzdauer zwischen 2 und 30 Minuten verringerte bei Frauen und erhöhte bei Männern die Wahrscheinlichkeit des Vorliegens eines MI. Eine Schmerzdauer > 30 Minuten erhöhte bei Frauen die Wahrscheinlichkeit des Vorliegens eines MI, jedoch nicht bei Männern. Ferner war die Abnahme der Schmerzintensität bei Frauen mit einer niedrigeren Wahrscheinlichkeit für das Vorliegen eines MI und höherer Wahrscheinlichkeit bei Männern assoziiert. Die Autoren kommen zum Schluss, dass eine geschlechterspezifische Beurteilung von Brustschmerzcharakteristika eine niedrige diagnostische Performance und in der Notaufnahme keinen Stellenwert hat.
Es gilt zu erwähnen, dass die Verwendung geschlechtsspezifischer Troponin-Grenzwerte intensiv diskutiert und untersucht wird, aber in der klinischen Routine noch keinen Stellenwert hat. Hingegen werden geschlechterspezifische Cut-Offs für die EKG-Beurteilung in Bezug auf die Signifikanz der ST-Streckenabweichungen in den Ableitungen V2 und V3 in der universellen Infarktdefinition empfohlen.

Prädiktive Wertigkeit von Brustschmerzen für die Diagnose eines ACS

Die klinische Beschwerdesymptomatik ist bei der Abklärung eines akuten Koronarsyndroms wenig hilfreich [4]. Selbst bei Vorliegen typischer Beschwerden liegt die Vortestwahrscheinlichkeit für das Vorliegen einer interventionspflichtigen Koronarstenose bei jüngeren Patienten oder Frauen nur im intermediären Bereich. Es gibt nur sehr wenige Details des Symptomkomplexes, die mit einer höheren Wahrscheinlichkeit für das Vorliegen einer Koronarstenose einhergehen. Allerdings gelingt es weder unerfahrenen noch erfahrenen Ärzten, anhand der geschilderten Beschwerden einen NSTEMI oder gar das Vorliegen einer Koronarstenose vorauszusagen, selbst wenn kardiales Troponin erhöht ist. Carlton et al. konnten in einer Population von Patienten, bei denen das EKG nicht diagnostisch war, zeigen, dass die Unterscheidung zwischen typischen und atypischen Beschwerden keine Diskriminierung eines Herzinfarkts zuließ (AUC 0,54 [95 % CI, 0,49–0,60]) [9]. Für die Prädiktion einer signifikanten KHK mit Erhöhung von hochsensitivem (hs) Troponin lag die AUC bei 0,54 (95 % CI, 0,40–0,67) und ohne hs Troponin-Erhöhung bei 0,45 (95 % CI, 0,31–0,59). Die Einschätzung gelang erfahrenem ärztlichem Personal unwesentlich besser als Berufsanfängern. Eine weitere Untersuchung von Hermann et al. beschäftigte sich mit der Frage, ob bei Patienten in einer Notaufnahme mit möglichem ACS die Unterscheidung zwischen typischen, atypischen und fehlenden Brustschmerzen das Vorhandensein von induzierbarer Myokardischämie mittels Stresstest vorhersagen kann [10]. In der retrospektiven Observationsstudie mit 2.525 Patienten war eine induzierbare Ischämie bei 14 % der Patienten mit typischen, bei 11 % der Patienten mit atypischen und bei 16 % der Patienten ohne Brustschmerzen nachweisbar. Im Vergleich zu atypischen oder fehlenden Brustschmerzen hatten die Patienten mit typischen Beschwerden nicht signifikant häufiger eine induzierbare Myokardischämie im Stresstest.

Viel häufiger bestehen atypische Beschwerden, die gerade unerfahrene Ärzte vor eine Herausforderung stellen. Idealerweise wird die Verdachtsdiagnose eines ACS unter Berücksichtigung von aktuellen Beschwerden, hinweisenden Informationen aus der Vorgeschichte (frühere KHK, Herzinfarkt, periphere arterielle Verschlusskrankheit, Karotisstenose), Risikoprofil (Risikofaktoren, Niereninsuffizienz, rheumatische Erkrankungen), EKG und Troponin gestellt. In Übereinstimmung empfehlen aktuelle Leitlinien, bei der Diagnose eines ACS die klinische Symptomatik, EKG, Laborwerte und Vorgeschichte des Patienten zu integrieren. Obwohl nicht hierfür validiert, werden einige klinische Scores (HEART-Score, TIMI-Score), deren Einsatz zur Risikostratifizierung nach Diagnosestellung empfohlen wird, auch für die Verbesserung der Diagnose eingesetzt.

1.1.2.3 Der Sonderfall: Instabile Angina Pectoris

Merke: Die instabile Angina Pectoris kann sowohl ein Symptom als auch eine Diagnose sein.

Bei Patienten mit einem NSTE-ACS können prolongierte (> 20 Minuten andauernde) Ruheangina, neu aufgetretene *de novo*-Angina Pectoris, eine Destabilisierung einer zuvor stabilen Angina (mindestens CCS III) oder eine Postinfarkt-Angina auftreten.

Historisch wird die instabile Angina Pectoris nach Braunwald anhand des zeitlichen Auftretens sowie der Begleitumstände klassifiziert. Eine neu aufgetretene oder zunehmende belastungsinduzierte Angina Pectoris entspricht der Klasse I. Angina Pectoris in Ruhe innerhalb der letzten zwei Monate entspricht der Klasse II und innerhalb der letzten 48 Stunden der Klasse III.

Je nach Begleitumständen wird unterschieden zwischen sekundärer instabiler AP, die durch extrakardiale Begleiterkrankungen verstärkt wird (Klasse A), primärer instabiler AP ohne Vorhandensein extrakardialer Begleitumstände (Klasse B) und instabiler AP innerhalb von 2 Wochen nach akutem MI (Klasse C).

Die Einführung von Troponin, insbesondere hochsensitivem Troponin, hat zu einer Änderung des Häufigkeitsspektrums innerhalb des ACS geführt. Die Zahl korrekt erkannter NSTEMI stieg, während die Zahl der Patienten mit instabiler Angina stetig sank. Allerdings ist die Definition der instabilen Angina in der Ära der hochsensitiven Troponine nicht eindeutig. Als instabile Angina wird üblicherweise der klinische Verdacht einer Myokardischämie ohne Indikatoren eines akuten Myokardinfarktes verstanden. Während in der Vergangenheit nur bei Patienten ohne messbares Troponin (Troponin-negatives ACS) eine instabile Angina diagnostiziert wurde, wird heute sowohl bei Patienten mit wiederholt normal gemessenem Troponinwert als auch bei Patienten mit stabil erhöhtem Troponin die Diagnose einer instabilen Angina gestellt. Letztere Konstellation ist häufig und kann nur durch die klinische ärztliche

Einschätzung erfolgen. Die Prognose der instabilen Angina ist wesentlich benigner als jene des NSTEMI. Allerdings unterscheidet sich das Risiko für Tod oder Infarkt innerhalb der instabilen Angina-Gruppe. Der Nachweis eines chronischen Myokardschadens in Form einer stabilen Troponinerhöhung zeigt dabei jene Patienten mit dem höchsten Risiko an. Unbedingt beachtet werden muss, dass der Ausschluss eines NSTEMI keinesfalls das Vorliegen einer signifikanten Koronarstenose ausschließt. Die ESC-Guidelines raten von einer routinemäßigen invasiven Diagnostik ab [5]. Bei Patienten ohne Risikomerkmale sollte die invasive Diagnostik vom Wiederauftreten klinischer Symptome trotz optimaler Therapie und/oder vom Nachweis einer Myokardischämie, vorzugsweise mittels eines bildgebenden Stressverfahrens, abhängig gemacht werden.

1.1.2.4 Diagnostik und Management

Die Abklärung sollte anhand aktueller nationaler und internationaler Leitlinienempfehlungen erfolgen. Strukturierte Anamnese und körperliche Untersuchung inkl. Erhebung der Vitalparameter sollten bei allen Patienten durchgeführt werden. Routinemäßig sollte ein 12-Kanal-EKG innerhalb von 10 Minuten nach Aufnahme erstellt und fachkundig ärztlich befundet werden. Die transthorakale Echokardiografie sollte in der Notaufnahme großzügig zum Einsatz kommen. Sie ermöglicht kostengünstig und mit geringem Aufwand eine oft wegweisende Diagnostik mittels Nachweis regionaler Wandbewegungsstörungen, Klappenvitien, Rechtsherzbelastungszeichen als mögliches Zeichen einer Lungenembolie oder erlaubt manchmal auch den Nachweis einer Aortendissektion.

Bei Verdacht auf ein akutes Koronarsyndrom wird gemäß Empfehlungen der Europäischen Kardiologischen Gesellschaft (European Society of Cardiology, ESC) bei Verwendung eines hochsensitiven Troponin (hsTn)-Assays neben der Messung bei Aufnahme eine Verlaufskontrolle nach 3 Stunden empfohlen. Es stehen auch andere Protokolle zur Verfügung, bei denen die Verlaufskontrolle bereits nach 1 oder 2 Stunden erfolgen kann (Tab. 1.1). Bei sehr niedrigen Aufnahmekonzentrationen oder bei nicht erhöhtem (hs)cTn in Kombination mit niedrigem Copeptin kann manchmal auf eine Verlaufsmessung verzichtet werden.

Tab. 1.1: Übersicht der von der ESC empfohlenen Protokolle zum Ausschluss *(rule-out)* oder Nachweis *(rule-in)* eines akuten Myokardinfarktes [5].

0 h + Copeptin	Rule-out bei normalem cTn oder hs-cTn kombiniert mit niedrigem Copeptin (< 10 pmol/l)
0 h bzw. 0 h/1 h	Anwendbar bei validierten hs-cTn-Assays mit testspezifischen Grenzwerten – Rule-out bereits bei 0 h, wenn hs-cTn-Konzentration sehr niedrig und Schmerzbeginn > 3 h – Rule-out bei niedrigem Ausgangswert und ausbleibendem relevantem Anstieg nach 1 h – Rule-in bereits bei 0 h, wenn hs-cTn-Konzentration sehr hoch – Rule-in bei zumindest mäßig erhöhtem hs-cTn bei 0 h oder deutlichem Anstieg nach 1 h Patienten, die weder Rule-in- oder Rule-out-Kriterien erfüllen, sind in einer „Observationszone" und sollten erweiterter Differenzialdiagnostik zugeführt werden.
2 h	Rule-out bei einem *Thrombolysis in Myocardial Infarction* (TIMI)-Risikoscore von 0, keinen Ischämiezeichen im EKG und nicht erhöhtem hs-cTn bei 0 h und 2 h
3 h	Bei 0 h ≤ 99. Perzentile: – Rule-out bei Beschwerdebeginn > 6 h und Beschwerdefreiheit – Rule-out bei Beschwerdebeginn < 6 h, falls nach 3 h kein Anstieg ≥ 50 % der 99. Perzentile – Rule-in bei Beschwerdebeginn < 6 h, falls nach 3 h Anstieg > 50 % der 99. Perzentile auf einen Wert > 99. Perzentile Bei 0 h > 99. Perzentile: – Rule-in bei Anstieg/Abfall ≥ 20 % nach 3 h – Rule-out bei fehlendem signifikantem Anstieg/Abfall – Rule-in bereits bei 0 h, wenn 0 h > 5 × der 99. Perzentile

Anwendung aller Protokolle immer unter Berücksichtigung sämtlicher klinischer Informationen (inkl. Beschwerdecharakteristik und EKG). Bei Schmerzbeginn < 1 h Kontrolle nach 3 h empfohlen.

Risikostratifizierung

Zur initialen Risikostratifizierung sollte bei Patienten mit ACS gemäß Leitlinienempfehlungen ein klinischer Score angewandt werden. Je nach geografischer Region kommen eine Reihe unterschiedlicher Scores zur Anwendung. Die Leitlinien der ESC favorisieren die Verwendung des GRACE-Risikoscores, der zwischen 1999 und 2009 in einem europäischen multizentrischen Register an insgesamt 102.000 Patienten aus 30 Ländern prospektiv validiert wurde.

Der GRACE-Score zur Berechnung der intrahospitalen Mortalität berücksichtigt das Patientenalter, die initiale Herzfrequenz, den systolischen Blutdruck, den Kreatinin-Wert, ob ein Herzstillstand bei Aufnahme vorlag, ob eine ST-Streckenverände-

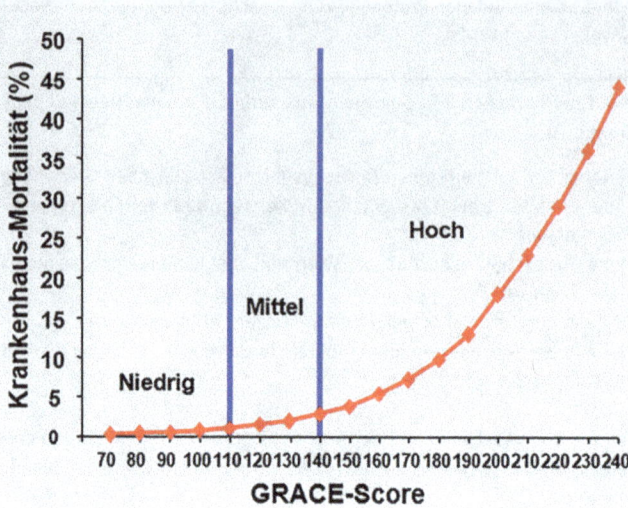

Abb. 1.1: Intrahospitale Mortalität in Abhängigkeit vom GRACE-Score nach [6] gemäß Modifikation nach [7]. (Mit freundlicher Genehmigung von Springer Nature)

rung im Ruhe-EKG besteht, ob erhöhte Herzenzyme gemessen werden sowie das Ausmaß der kardiopulmonalen Stauung nach der Killip-Klasse (Tab. 1.2). Es konnte gezeigt werden, dass ein erhöhter GRACE-Score von > 140 mit einer Krankenhausmortalität von > 3 % assoziiert war (Abb. 1.1). Ein mittlerer GRACE-Score von 109–139 war mit einer Krankenhausmortalität zwischen 1–3 % und ein niedriger GRACE-Score < 108 Punkten war mit einer sehr niedrigen Krankenhausmortalität (< 1 %) assoziiert. Der GRACE-Score kann sowohl online als auch mittels Apps auf mobilen Endgeräten kostenlos berechnet werden. Eine wichtige Frage, die von der Diagnose und auch von der Risikostratifizierung abhängt, ist jene nach der Notwendigkeit und dem Zeitpunkt der invasiven Koronardiagnostik.

Eine dringliche Koronarangiografie innerhalb von 2 Stunden sollte bei Patienten mit therapierefraktärer Angina, hämodynamischer oder elektrischer Instabilität, mechanischen Komplikationen und akuter Herzinsuffizienz sowie anhaltender dynamischer ST-Strecken- oder T-Wellen-Veränderungen (insb. ST-Streckenhebungen) im EKG erfolgen. Bei Patienten mit hohem Risiko (GRACE-Score > 140, Troponinanstieg oder -abfall oder dynamische ST-Strecken- oder T-Wellen-Veränderungen im EKG) wird eine frühinvasive Strategie mit einer Herzkatheteruntersuchung innerhalb von 24 Stunden empfohlen.

Bei Vorliegen mindestens eines Risikokriteriums (Diabetes mellitus, Niereninsuffizienz mit GFR < 60 ml/min/1,73m², eingeschränkte systolische linksventrikuläre Pumpfunktion mit Ejektionsfraktion < 40 %, Postinfarktangina, kürzlich zurückliegende Koronarintervention, zurückliegende aortokoronare Bypass-Operation, mitt-

Tab. 1.2: Berechnung des GRACE-Scores zur Vorhersage intrahospitaler Mortalität bei akutem Koronarsyndrom. Modifiziert nach [6].

	Punkte
1 Alter in Jahren	
≤ 30	0
30–39	8
40–49	25
50–59	41
60–69	58
70–79	75
80–89	91
≥ 90	100
2 Killip-Klasse	
I	0
II	20
III	39
IV	59
3 Herzstillstand bei Aufnahme	
Nein	0
Ja	39
4 Herzfrequenz bei Aufnahme	
< 50	0
50–69	3
70–89	9
90–109	15
110–149	24
150–199	38
≥ 200	46

Tab. 1.2: (fortgesetzt)

	Punkte
5 Systolischer Blutdruck bei Aufnahme (mmHg)	
≤ 80	58
80–99	53
100–119	43
120–139	34
140–159	24
160–199	10
≥ 200	0
6 ST-Streckenveränderungen	
Nein	0
Ja	28
7 Initiales Serum-Kreatinin (mg/dl)	
0–0,39	1
0,4–0,79	4
0,8–1,19	7
1,2–1,59	10
1,6–1,99	13
2–3,99	21
≥ 4	28
8 Erhöhte kardiale Marker (Troponin, CK-MB)	
	14
Summe	

lerer Grace-Score zwischen 109–140) sollte innerhalb von 72 Stunden eine Korona-rangiografie erfolgen. Bei Patienten mit einem niedrigen GRACE-Score < 109 ohne Vorliegen von Hochrisikokriterien sollte primär ein Belastungstest angestrebt werden. Hierbei ist die Durchführung einer konventionellen Ergometrie (z. B. Belastungs-EKG) möglich, wobei die Sensitivität bildgebender Ischämienachweise (dynamische oder pharmakologische Stressechokardiografie, Stress-MRT, Myokardszintigrafie) deutlich höher ist.

Ist die Diagnose einer instabilen Angina Pectoris gestellt, ist bei Patienten mit niedrigem Risiko eine Monitorüberwachung nicht erforderlich. Im Besonderen ist bei Patienten mit fehlenden Ischämiezeichen im EKG, nicht erhöhtem Troponin-Wert und negativem Copeptin-Wert bei Aufnahme und 2 Stunden nach Entlassung das Risiko für MI oder Tod nach 180 Tagen sehr niedrig. Die Identifizierung jener Patienten, die ambulant mittels Stresstest weiter abgeklärt werden können, erlaubt die Reduktion unnötiger und kostenintensiver stationärer Krankenhausaufnahmen.

1.1.3 Chest Pain Units

Patienten mit niedrigem Risiko, bei denen Anamnese, körperliche Untersuchung, EKG und kardiale Biomarker nicht wegweisend sind, stellen eine besondere Herausforderung dar. Die fälschliche Entlassung von Patienten mit akutem MI kann mit erhöhter Mortalität und schweren Haftungsfolgen einhergehen. Auf der anderen Seite ist die stationäre Aufnahme von Patienten mit niedrigem Risiko ohne eine akute schwerwiegende Erkrankung mit krankenhausassoziierten Risiken sowie unnötigem Verbrauch an Ressourcen verbunden. Daher besteht ein großer Bedarf an zeiteffizienten Strategien zum sicheren Ausschluss des akuten MI, die Crowding und lange Wartezeiten reduzieren. Hierbei bieten spezialisierte CPUs große Vorteile.

Mittels Einsatz standardisierter Standard Operating Procedures (SOPs) erlauben CPUs eine strukturierte und sichere Abklärung von Patienten mit Brustschmerzen mit Verdacht auf ein ACS, aber auch in Bezug auf andere Differenzialdiagnosen. Die Einrichtung von CPUs wird in Leitlinien deutscher und europäischer kardiologischer Fachgesellschaften empfohlen.

Ein wichtiger Unterschied zwischen CPUs und anderen Notambulanzen ist, dass diese ober- bzw. fachärztlich ausschließlich kardiologisch geleitet werden. Erfahrungsgemäß erfolgt in anästhesiologisch oder notfallmedizinisch geleiteten Notambulanzen die fachkardiologische Mitbeurteilung mit Zeitverlust, was mit verzögerter Diagnostik und Therapie einhergehen kann.

In Deutschland wurde von der Deutschen Kardiologischen Gesellschaft (DGK) 2007 eine Task Force eingerichtet, die Mindestanforderungen sowie ein nationales Zertifikationsprogramm erarbeitete. Darauf basierend erstellte die Acute Cardiovascular Care Association [1] ein Positionspapier, wo ebenfalls Mindestanforderungen einer CPU aufgeführt werden.

Bisher ist der flächendeckende Ausbau von CPUs vor allem in Deutschland umgesetzt. Mit Stand vom Februar 2019 sind in Deutschland 282 CPUs zertifiziert, wodurch eine flächendeckende Versorgung gewährleistet ist.

In deutschen Chest Pain Units konnten Vafaie et al. in einer Untersuchung des deutschen CPU-Registers eine hohe Guideline-Adhärenz in Bezug auf das Einhalten kritischer Zeitintervalle zeigen [7]. Hierbei wurden zwischen 2008 und 2014 insgesamt 23.804 Patienten untersucht. Nach Krankenhausaufnahme vergingen bei Patienten mit STEMI durchschnittlich 40 Minuten bis zur Koronarintervention. Eine primär invasive Strategie wurde bei 94,7 % der Patienten mit STEMI, bei 70 % der Patienten mit NSTEMI und bei 37,4 % der Patienten mit instabiler Angina durchgeführt. Bei 56 % der Patienten, die mit Verdacht auf ACS aufgenommen wurden, zeigte sich letztlich eine Nicht-ACS-Enddiagnose, was die Wichtigkeit der Verfügbarkeit erweiterter diagnostischer Modalitäten wie Echokardiografie, Stresstest und CT unterstreicht. Bemerkenswert war die mediane Dauer von Symptombeginn bis zum ersten medizinischen Kontakt von 2 Stunden bei Patienten mit STEMI und 4 Stunden bei Patientin mit IAP und NSTEMI, weshalb eine Sensibilisierung der Bevölkerung bezüglich der Wichtigkeit eines sofortigen medizinischen Kontaktes bei ischämietypischen Beschwerden angestrebt werden sollte.

1.1.3.1 Fallvignette: Instabile Angina Pectoris

Eine 66-jährige weibliche Patientin wird über den Rettungsdienst mit persistierenden typischen pektanginösen Schmerzen in den letzten 6 Stunden vorgestellt. Bei der Patientin ist eine koronare Herzerkrankung mit 4 Jahre zurückliegender elektiver Stentimplantation der LAD bekannt. Das hochsensitive Troponin T beträgt bei Aufnahme 6 ng/l und nach einer Stunde 8 ng/l (Referenzwert: < 14 ng/l). Somit ist gemäß Rule-out-Protokoll ein akuter MI ausgeschlossen. Es wird ein ambulantes Belastungs-EKG nach 3 Tagen durchgeführt, wo sich belastungsinduzierte deszendierende ST-Streckensenkungen anterolateral zeigen.

Die in der darauffolgenden Woche durchgeführte Koronarangiografie zeigt eine höchstgradige In-Stent-Restenose der LAD, die mittels PTCA und 2-facher DE-Stentimplantation erfolgreich behandelt wird.

> **Merke:** Der Ausschluss eines Infarktes bedeutet nicht gleichzeitig den Ausschluss signifikanter Koronarstenosen. Bei niedrigem Risiko (GRACE-Score < 109) sollte ein zeitnaher Belastungstest durchgeführt werden.

Die räumlichen Voraussetzungen einer CPU beinhalten die Integration in eine kardiologisch geführte Notaufnahmeeinheit mit 24-stündiger Verfügbarkeit von mindestens 4 Überwachungsplätzen (optional 1 zusätzlicher Überwachungsplatz je 50.000 Einwohnern im Einzugsgebiet) an 365 Tagen im Jahr und ständiger Verfügbarkeit eines Herzkatheterlabors. Zusätzlich muss eine enge Anbindung an die Reanimations- und Notfallpläne der medizinischen Einrichtung vorliegen.

Apparative Voraussetzungen einer CPU beinhalten die ständige Verfügbarkeit eines 12-Kanal-EKG-Gerätes sowie die Möglichkeit der Blutdruckmessung und Monitorüberwachung an jedem Liegeplatz. Die Durchführung einer transthorakalen Echokardiografie sollte mit einer Alarmierungszeit von 30 Minuten vor Ort jederzeit möglich sein. Die Verfügbarkeit eines 24-Stunden-Notfalllabors mit einer *Turnaround-Time* (TAT) von < 60 Minuten sowie die Möglichkeit der Durchführung von Blutgasanalysen (TAT < 15 Minuten) sollten ebenso vorhanden sein. Die Durchführung von Belastungstests sollte innerhalb von 3 Werktagen möglich sein.

Die Mindestanforderungen in Bezug auf diagnostische Maßnahmen beinhalten unter anderem die Verfügbarkeit von Troponin T oder I (präferenziell hochsensitiver Troponintest). Ein EKG sollte routinemäßig bei Aufnahme und nach 6 Stunden angefertigt werden. Zusätzlich sollte die Anfertigung von EKGs mit den zusätzlichen Ableitungen V3r, V4r und V7–V9 erwogen werden. Auch eine Sonografie sollte jederzeit (gegebenenfalls in Kooperation) möglich sein.

In Bezug auf therapeutische Strategien in der CPU sollten Algorithmen für Patienten mit STEMI (unterschieden zwischen angekündigt und nicht angekündigt), NSTEMI, instabiler Angina, Lungenembolie, akutem Aortensyndrom, Vorhofflimmern, Reanimationen und ICD-Entladungen vorliegen.

Beispielsweise sollten bei jedem Patienten mit STEMI vom Zeitpunkt des medizinischen Erstkontaktes bis zum Beginn der Koronarintervention (*Contact-to-balloon*-Zeit) nicht mehr als 120 Minuten vergehen bzw. sollten in aktuellen Leitlinien empfohlene Zeitintervalle bis zum Zeitpunkt der Koronarangiografie berücksichtigt werden. Patienten mit STEMI sollten notärztlich direkt in das Herzkatheterlabor verbracht werden können, da eine unumgängliche initiale Vorstellung in der CPU einen unnötigen Zeitverlust darstellen kann.

Ein fachärztlicher kardiologischer Bereitschaftsdienst muss jederzeit mit einer Alarmierungszeit < 30 Minuten verfügbar sein. Kooperationsanforderungen beinhalten die jederzeitige Konsilmöglichkeit einer allgemeininternistischen Notaufnahme. Die Transferzeit auf die Intensivstation sollte weniger als 15 Minuten betragen. Auch muss die Möglichkeit zur Durchführung einer Thorax-Röntgenaufnahme sowie einer CT-Untersuchung jederzeit vorhanden sein.

Die Verfügbarkeit einer CT-Bildgebung ist essenziell, um ohne kritischen Zeitverlust mittels EKG-getriggertem Triple-Rule-out-Protokoll eine Lungenembolie und Aortendissektion ausschließen und die Koronararterien beurteilen zu können.

Ausbildungsvoraussetzungen beinhalten eine ausreichende Intensiverfahrung sowie 2 Jahre internistische/kardiologische Berufserfahrung der in der Chest Pain Unit tätigen Ärzte. Auch das Pflegepersonal sollte eine spezielle CPU-Schulung haben, und mindestens zweimal jährlich soll ein CPU- und Notfalltraining erfolgen.

1.1.4 Zusammenfassung

Allein anhand klinischer Parameter kann ein ACS weder nachgewiesen noch ausgeschlossen werden. Die Diagnostik bei Patienten mit Brustschmerzen sollte standardisiert mittels eines integrativen Ansatzes unter Berücksichtigung von Anamnese, körperlichem Untersuchungsbefund, EKG, kardialen Biomarkern und gegebenenfalls zusätzlicher Bildgebung erfolgen. Nach evidenzbasierter Risikostratifizierung muss die Notwendigkeit und Dringlichkeit einer invasiven Diagnostik beurteilt werden.

Vordefinierte diagnostische und therapeutische Behandlungspfade können die notfallmedizinische Versorgung von Patienten mit Brustschmerzen verbessern, was idealerweise in Chest Pain Units durchgeführt werden kann, die präspezifizierte, leitlinienkonforme Behandlungspfade für 14 akute kardiovaskuläre Erkrankungen vorhalten und anhand klar definierter Mindestanforderungen an Personal, Ausstattung und Aus-und Weiterbildung zertifiziert und regelmäßig auditiert werden.

Literatur

[1] Claeys MJ, Ahrens I, Sinnaeve P et al. Editor's Choice – The organization of chest pain units: Position statement of the Acute Cardiovascular Care Association. Eur Heart J Acute Cardiovasc Care. 2017;6(3):203–211.

[2] Mockel M, Searle J, Muller R et al. Chief complaints in medical emergencies: do they relate to underlying disease and outcome? The Charite Emergency Medicine Study (CHARITEM). Eur J Emerg Med. 2013;20(2):103–8.

[3] Rubini Gimenez M, Reiter M, Twerenbold R et al. Sex-specific chest pain characteristics in the early diagnosis of acute myocardial infarction. JAMA Intern Med. 2014;174(2):241–9.

[4] Fanaroff AC, Rymer JA, Goldstein SA, Simel DL, Newby LK. Does this patient with chest pain have acute coronary syndrome?: The Rational Clinical Examination Systematic Review. JAMA. 2015;314(18):1955–65.

[5] Roffi M, Patrono C, Collet JP et al.; ESC Scientific Document Group. 2015 ESC Guidelines for the management of acute coronary syndromes in patients presenting without persistent ST-segment elevation: Task Force for the Management of Acute Coronary Syndromes in Patients Presenting without Persistent ST-Segment Elevation of the European Society of Cardiology (ESC). Eur Heart J. 2016;37(3):267–315.

[6] Granger CB, Goldberg RJ, Dabbous O et al. Predictors of hospital mortality in the global registry of acute coronary events. Arch Intern Med. 2003 Oct 27;163(19):2345–53.

[7] Vafaie M, Stoyanov KM, Katus HA et al. Kardiales Troponin und mehr beim akuten Koronarsyndrom. Der Internist. 2019. https://doi.org/10.1007/s00108-019-0611-x [letzter Zugriff: 17.01.2020].

[8] Hamm CW, Braunwald E. A Classification of Unstable Angina Revisited. Circulation. 2000 Jul 4;102(1):118–22.

[9] Carlton EW, Than M, Cullen L, et al. 'Chest pain typicality' in suspected acute coronary syndromes and the impact of clinical experience. Am J Med. 2015 Oct;128(10):1109–1116.e2.

[10] Hermann LK, Weingart SD, Yoon YM et al. Comparison of frequency of inducible myocardial ischemia in patients presenting to emergency department with typical versus atypical or nonanginal chest pain. Am J Cardiol. 2010 Jun 1;105(11):1561–4.

1.2 Non-ST-Elevations (NSTE)-ACS

Martin Möckel

1.2.1 Einleitung

Patienten mit einem akuten Koronarsyndrom ohne ST-Streckenhebung (NSTE-ACS) stellen die größte Gruppe symptomatischer KHK-Patienten unter denen mit dem Leitsymptom Brustschmerz (s. Einführung und Kap. 1.1) dar und weisen eine heterogene Pathogenese und daraus folgend erhebliche diagnostische Herausforderungen und variable Therapieansätze auf. Schließlich ist zu bedenken, dass unter allen Patienten, die mit Brustschmerzen oder anderen Symptomen, die den Verdacht auf ein NSTE-ACS nahelegen, dieses immer noch relativ selten ist und der größte Teil der Patienten andere, zum Teil auch psychosomatische Erkrankungen (s. Kap. 10), muskuloskelettale oder gastrointestinale Symptomursachen (s. Einführung) aufweist.

1.2.2 Definition

Das NSTE-ACS umfasst die instabile Angina Pectoris und den Nicht-ST-Streckenhebungsinfarkt (NSTEMI). Die instabile Angina Pectoris wird im Detail in Kap. 1.1 behandelt. Der Nicht-ST-Streckenhebungsinfarkt stellt den größten Teil der NSTE-ACS-Patienten dar, zumal bei Verwendung hochsensitiver kardialer Troponinassays nur noch wenige Patienten, die aufgrund einer hochgradigen koronaren Stenose in Ruhe anhaltend Symptome zeigen, auch Troponin negativ sind. Gemäß der Vierten universellen Definition des akuten Myokardinfarkts [1] ist der Infarkt allgemein definiert als *myocardial injury* (Myokardschaden), in der Regel nachgewiesen durch die Erhöhung eines kardialen Troponins über die 99. Perzentile eines Normalkollektivs und Zeichen myokardialer Ischämie. Ein akuter Myokardinfarkt erfordert zudem eine Troponindynamik (Anstieg und/oder Abfall) mit mindestens einem Wert oberhalb der 99. Perzentile der Referenzpopulation. Die folgenden Kriterien gelten als Zeichen myokardialer Ischämie:
−   klinische Symptome myokardialer Ischämie (z. B. typische Angina Pectoris),
−   neue ischämische EKG-Veränderungen,
−   Entwicklung pathologischer Q-Zacken im EKG,
−   Nachweis des neuen Verlustes von vitalem Myokardgewebe oder neuer Wandbewegungsstörungen durch ein bildgebendes Verfahren passend zu einer ischämischen Ursache,
−   Identifikation eines koronaren Thrombus mittels Angiografie (oder Autopsie).

Diese allgemeine Definition gilt sowohl für den NSTEMI als auch für den STEMI, der nur anhand des EKGs differenziert wird. Dabei ist es unerheblich, ob das ursächlich betroffene Koronargefäß vollständig oder nur teilweise verschlossen ist. In der ICD-

10-Klassifikation wird der NSTEMI in der Regel als I21.4 kodiert, während die instabile Angina Pectoris allgemein den Code I20.0 erhält.

Die universelle Definition des Myokardinfarkts differenziert fünf verschiedene Typen des akuten Myokardinfarkts:

– **Typ 1:** Spontaner Myokardinfarkt. Die pathophysiologische Ursache ist in der Regel die Ruptur eines atherosklerotischen koronaren Plaques mit einem okklusiven (meist bei STEMI) oder einem nichtokklusiven (meist beim NSTEMI) Thrombus. Der Typ-1-Myokardinfarkt steht im Mittelpunkt dieses Kapitels. Die akute Therapie zielt auf die Revaskularisation.

– **Typ 2:** Sekundärer Myokardinfarkt. Die pathophysiologische Ursache, z. B. eine schwere Anämie, liegt hier oftmals extrakardial, führt aber z. B. durch eine mittelgradige Koronarläsion dennoch in der speziellen Situation zu myokardialer Ischämie. Die Therapie zielt auf die Beseitigung der sekundären Ursache. Die Mehrzahl dieser Typ-2-Infarkte sind NSTEMI, obwohl in einzelnen Fällen auch STEMI auftreten können.

– **Typ 3:** Kardialer Tod durch wahrscheinliche Myokardischämie, bevor diese anhand der oben aufgeführten Kriterien eindeutig nachgewiesen werden konnte. Der Typ-3-Infarkt muss vom plötzlichen Herztod abgegrenzt werden, der in der Regel eine rhythmogene Ursache hat.

– **Typ 4a/b/c:** Der Typ 4 Myokardinfarkt hat 3 Unterkategorien. Typ 4a ist der Myokardinfarkt infolge einer perkutanen Intervention; Typ 4b hat als Ursache eine Stentthrombose und Typ 4c eine hochgradige Rezidiv-Stenose. Insbesondere der Typ-4b-Myokardinfarkt kann als STEMI imponieren, während der Typ 4c meist als NSTEMI auftritt.

– **Typ 5:** Myokardinfarkt in Kontext einer aortokoronaren Bypass-OP.

Im Kontext des NSTE-ACS ist wichtig, dass die (relativ seltene) wahre instabile Angina Pectoris als Ursache eine hämodynamisch relevante koronare Herzkrankheit (KHK) hat, während z. B. der Typ-2-Myokardinfarkt auch ohne eine relevante KHK eintreten kann. Darüber hinaus muss eine nichtischämische *myocardial injury* abgegrenzt werden, wie sie typischerweise bei der Myokarditis, aber auch bei anderen Krankheitsbildern auftritt. Insbesondere die Abgrenzung vom Typ-2-Myokardinfarkt kann anspruchsvoll sein.

1.2.3 Fallvignette

Ein 78-jähriger Mann wird vom Hausarzt in die Notaufnahme geschickt. Er klagt seit längerem über Rückenschmerzen, für die eine orthopädische Ursache angenommen wurde und die aktuell trotz Therapie mit einem Opiat schlimmer geworden sind. Darüber hinaus berichtet der Patient über diffuse Bauchschmerzen und Obstipation.

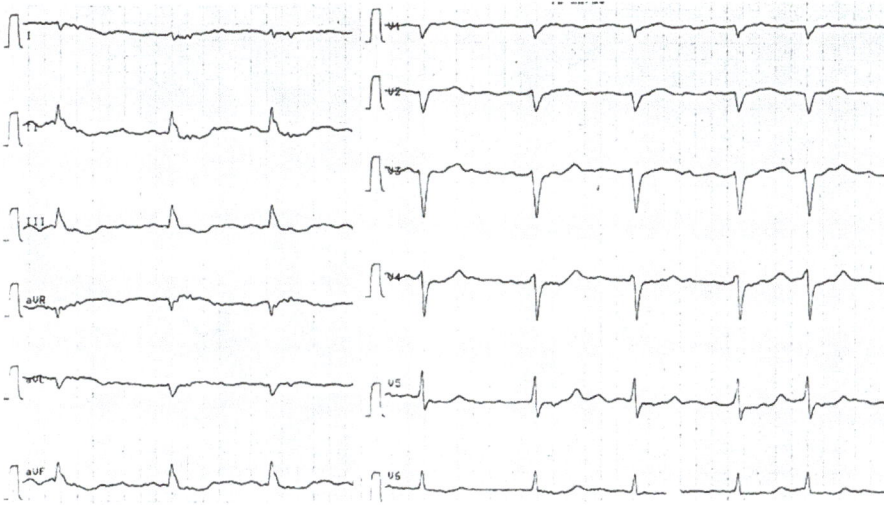

Abb. 1.2: Fallvignette. Normalbefund: < 17, Infarkt-Cutoff: 30.

An Vorerkrankungen sind eine COPD, permanentes Vorhofflimmern und ein vor mehr als 10 Jahren kurativ operiertes Lungenkarzinom bekannt. Die Vormedikation besteht aus Digitalis, Verapamil und Rivaroxaban.

Die Vitalparameter weisen einen initialen Blutdruck von 155/85 mmHg, eine Herzfrequenz von 102/min, eine Atemfrequenz von 16/min und eine periphere Sauerstoffsättigung von 100 % auf. Die körperliche Untersuchung ergibt keine wegweisenden Befunde, der Patient klagt anhaltend über fluktuierende Rückenschmerzen, die auf Nachfrage auch epigastrisch und in der unteren Thoraxhälfte lokalisiert werden.

Differenzialdiagnostisch wird neben einer Pathologie der Wirbelsäule oder des Abdomens auch ein akutes Koronarsyndrom bedacht. Das EKG zeigt das bekannte Vorhofflimmern und diffuse ischämische Veränderungen, unter anderem mit ST-Streckensenkungen in II, II und aVF. Ein Initial-Point-of-Care-bestimmtes kardiales Troponin T liegt bei 16 ng/l

Der Patient wird bei mäßiger Symptomatik auf die Decision Unit aufgenommen, und es erfolgt ein interdisziplinäres Assessment (orthopädisch/unfallchirurgisch, abdominalchirurgisch, internistisch/kardiologisch). Im Verlauf steigt das kardiale Troponin T an und liegt nach 6 Stunden bei 116 ng/l (hochsensitiv gemessen). Es folgt die Entscheidung zur Koronarangiografie (s. Abb. 1.3), die als Ursache der Beschwerden und des NSTEMI eine hochgradige Läsion der rechten Koronararterie (s. Pfeil) ergibt. Nach Stentimplantation (rechter Teil der Abb.) ist der Patient beschwerdefrei (Abb. 1.3).

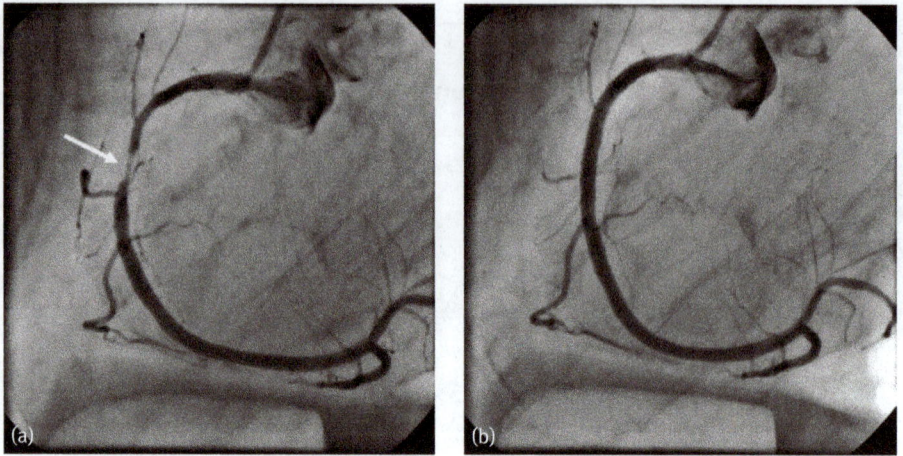

Abb. 1.3: Fallvignette. Hochgradige Stenose der RCA, Pfeil (a) und (b) Stentimplantation.

Fazit: Neben zahlreichen Ursachen hat der NSTEMI besonders bei älteren Menschen auch häufig eine diffuse und zunächst wenig typisch erscheinende Präsentation. Patienten profitieren oftmals von gründlicher Diagnostik, Beobachtung und einem interdisziplinären Assessment.

1.2.4 Diagnostik

Die Diagnostik beim NSTE-ACS wird von verschiedenen Faktoren beeinflusst und ist in den europäischen Guidelines [2] geregelt. Es muss jedoch grundsätzlich bedacht werden, dass Patienten sich mit Symptomen vorstellen, die oftmals nicht eindeutig sind (s. Kap. 1.2.3) und bereits der Schritt vom Symptom zur Verdachtsdiagnostik erhebliche ärztliche Kompetenz und mitunter ein interdisziplinäres Assessment erfordert. Dennoch bleibt das Leitsymptom des NSTE-ACS der Brustschmerz (s. Kap. 1.1). Die Diagnostik des NSTE-ACS beruht auf der Anamnese und genauen Erfassung der Symptome, der Risikostratifizierung auf der Basis der Vorerkrankungen, der Symptomatik sowie des EKGs und der Bestimmung des kardialen Troponins. In der initialen Differenzialdiagnostik sind zusätzlich die Echokardiografie und das Thorax-CT (bei V. a. auf Aortendissektion oder Lungenarterienembolie) hilfreich. Abb. 1.4 zeigt zusammenfassend den Managementprozess des NSTE-ACS.

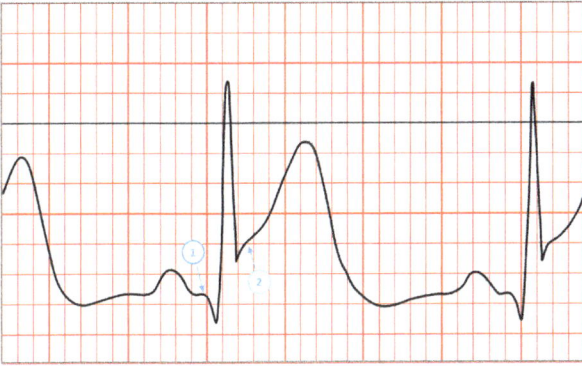

Abb. 1.4: Bestimmung der ST-Streckenabweichung. Der erste Pfeil bezeichnet den Beginn der Q-Zacke, der zweite Pfeil den J-Punkt oder das Ende der S-Zacke und den Beginn der ST-Streckenhebung. Die Differenz zwischen den Punkten 1 und 2 macht den Wert der ST-Streckenhebung aus. Modifiziert nach [1].

1.2.4.1 EKG-Diagnostik

Das EKG spielt eine zentrale Rolle in der Primärdiagnostik des ACS. Zum einen werden früh STEMI identifiziert, die von einer sofortigen invasiven Diagnostik profitieren. Zum anderen sind ischämietypische Veränderungen wichtige Hinweise auf eine KHK als Ursache der akuten Präsentation und es können begleitende Rhythmusstörungen diagnostiziert werden, wie z. B. das häufige Vorhofflimmern mit erheblichen Konsequenzen für die antithrombotische Therapie. Die Autoren der aktuellen universellen Infarktdefinition weisen nochmals besonders darauf hin, dass die ST-Streckenanalyse präzise erfolgen soll. Dabei sind zwei Aspekte wichtig: die exakte Bestimmung einer ST-Streckenhebung oder -senkung (Abb. 1.5) und die präzise Anwendung der entsprechenden Kriterien.

ST-Hebung

Neue ST-Hebung am J-Punkt in zwei gleichsinnigen Ableitungen mit den Schwellenwerten: ≥ 1 mm in allen Ableitungen außer V2–V3. Hier gelten die folgenden Kriterien: ≥ 2 mm bei Männern ab 40 Jahren; ≥ 2,5 mm bei jüngeren Männern; ≥ 1,5 mm bei Frauen.

ST-Streckensenkung und T-Wellen-Veränderungen

Neue horizontale oder deszendierende ST-Streckensenkungen ≥ 0,5 mm in zwei gleichsinnigen Ableitungen und/oder T-Wellen-Inversion > 1 mm in zwei gleichsinnigen Ableitungen bei prominentem R oder R/S > 1.

Nicht-ST-Streckenhebungs-ACS

Patienten mit Brustschmerzen[1] | Patienten mit Verdacht myokardialer Ischämie[2]

EKG, kardiales Troponin (bevorzugt hochsensitiv)

STEMI[3] | Troponin > 99%tile und/oder ischämische EKG-Veränderungen[4] | Chest Pain Unit
· serielles EKG und Troponin[7]
· frühe Bildgebung falls erforderlich[8]
· Beobachtung, Monitoring

Basistherapie[5] ← NSTEMI | Instabile AP oder nicht kardiale Diagnose

Risikostratifizierung[6]

hohes Risiko | mittleres Risiko/ NSTEMI | mittleres/niedriges Risiko

Ischämietest[9]

positiv | negativ

elektiv

Koronarangiographie/PCI | Differentialdiagnose[10]

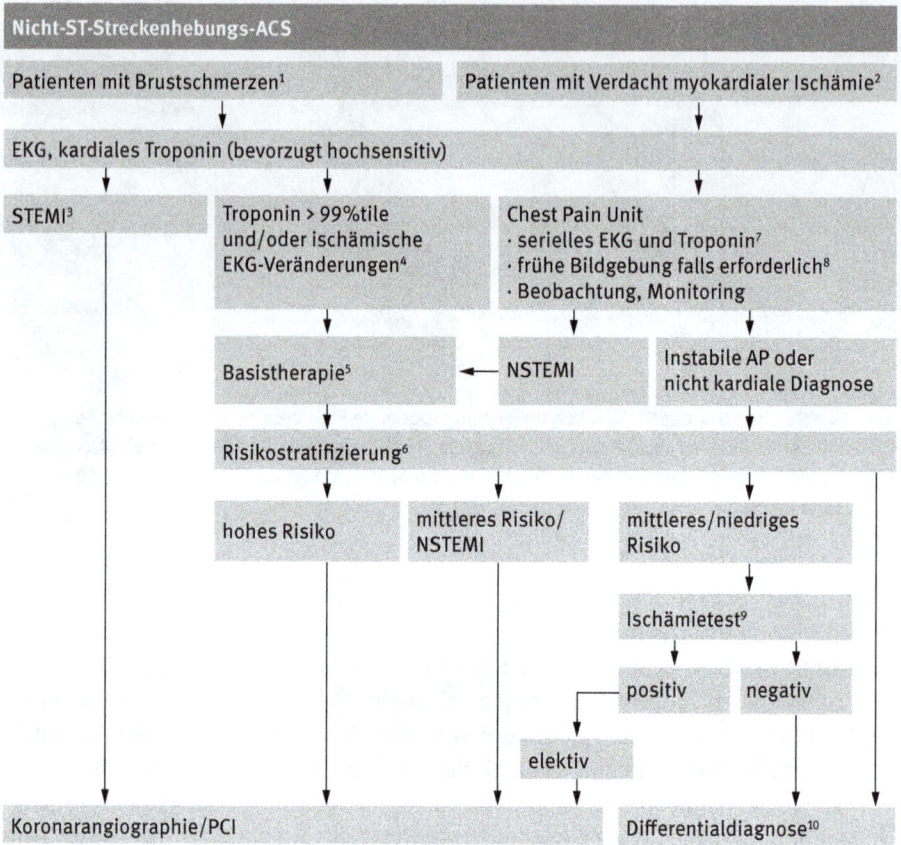

Abb. 1.5: Management des NSTE-ACS: [1]Jede Art von Brustschmerzen. [2]Der Verdacht myokardialer Ischämie kann auch aus anderen Gründen als Brustschmerzen entstehen, z. B. bei einer rhythmogenen Synkope eines Patienten mit hohem Risiko oder es liegen Angina-Pectoris-Äquivalente vor. Dies können Dyspnoe, atypischer Brustschmerz oder vegetative Symptome sein, die individuell ärztlich bewertet werden müssen. [3]STEMI, ST-Elevations-Myokardinfarkt. Patienten mit STEMI werden gemäß aktueller Guidelines behandelt (s. Kap. 1.3). Die Revaskularisation zum schnellstmöglichen Zeitpunkt steht im Vordergrund. [4]Patienten mit typischer Symptomatik, positivem Troponin und/oder ischämie-typischen EKG-Veränderungen erhalten in der Regel eine invasive Diagnostik, deren Zeitpunkt von Risikofaktoren abhängig ist, aber nicht später als 72 Stunden nach Aufnahme stattfinden soll. Patienten mit NSTEMI benötigen ein kontinuierliches Monitoring und Defibrillationsbereitschaft bis zur invasiven Diagnostik oder Entscheidung zum primär konservativen Vorgehen. Es erfolgt mindestens eine zweite Troponinbestimmung je nach Protokoll im Abstand von 1–6 Stunden. [5]Siehe Kap. 1.2.5. [6]Siehe Tab. 1.3 zur Risikostratifizierung; einige Patienten, die sehr wahrscheinlich eine nichtkardiale Diagnose haben, bedürfen eventuell keiner Ischämiediagnostik. [7]Siehe Kap. 1.1. [8]Insbesondere bei Patienten mit unklarer Symptomatik besteht die Indikation zu früher Bildgebung (Notfallsonografie/Echokardiografie, Computertomografie, kardiales MRT). [9]Patienten mit Infarktausschluss erhalten eine Ischämiediagnostik, die auch ambulant durchgeführt werden kann, aber in der Regel innerhalb von 3 Werktagen erfolgen sollte. [10]Es sollte unbedingt angestrebt werden, eine Diagnose zu stellen und Patienten nicht allein mit der Erkenntnis „kein Myokardinfarkt" zu entlassen. Mitunter kann die Diagnose erst im Netzwerk mit niedergelassenen Ärzten gestellt werden, der entsprechende Prozess sollte aber immer angestoßen werden.

1.2.4.2 Labordiagnostik (kardiales Troponin und weitere Biomarker)

Die Labordiagnostik beim NSTE-ACS ist primär auf die Bestätigung oder den Ausschluss der Verdachtsdiagnose Myokardinfarkt ausgerichtet und daher sehr stark auf die serielle Bestimmung kardialer Troponinwerte fokussiert. Die Bestimmung der CK-MB spielt bei Verfügbarkeit eines Troponintests keine Rolle mehr. Insbesondere vor dem Hintergrund, dass auch ein Typ 2 (sekundärer Myokardinfarkt) in Betracht gezogen werden muss, umfassen weitere Laboruntersuchungen das Blutbild, Elektrolyte, die AST und das CRP und vor dem Hintergrund der einzuleitenden antithrombotischen Therapie und eventuellen Kontrastmittelapplikation die globalen Gerinnungstests sowie die Bestimmung des TSH.

Primär wird ein kardiales Troponin bestimmt, bevorzugt mittels eines hochsensitiven Assays. Dieser erste Troponinwert sollte sicher innerhalb von 60 Minuten verfügbar sein. Es kann erwogen werden, Troponin primär mit einem POCT zu bestimmen. Es muss allerdings bedacht werden, dass geringere Troponinerhöhungen hier nicht festgestellt werden können und die Verlaufsdiagnostik möglicherweise komplexer wird, da die verschiedenen Testverfahren keine direkte Vergleichbarkeit der Ergebnisse ermöglichen. Weitere Details zur Verwendung des kardialen Troponins finden sich in Kap. 1.1. Die Guidelines empfehlen die Verwendung eines hochsensitiven Troponins und zum Ausschluss eines Myokardinfarkts ggf. eine zusätzliche CT-

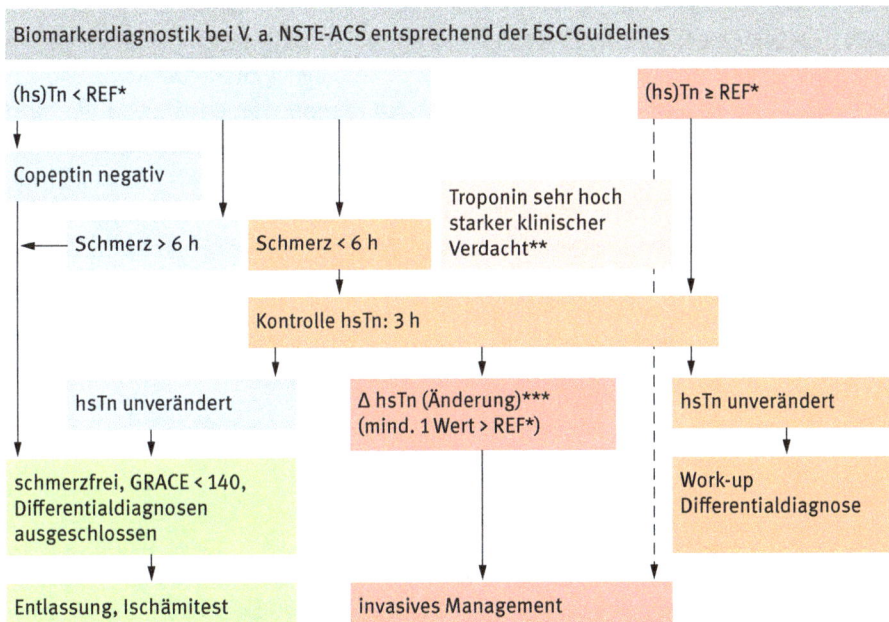

Abb. 1.6: *REF, 99. Perzentile einer gesunden Referenzpopulation. **Sehr hohes Troponin bedeutet mindestens > 5-facher oberer Referenzwert (Expertenkonsens). ***Die relevante Troponinänderung hängt vom verwendeten Troponinassay ab. Kürzere Protokolle (z. B. Verlaufskontrolle nach 1 Stunde) sind grundsätzlich nur mit hochsensitiven Assays möglich und führen zu einem größeren Graubereich.

proVasopressin-Bestimmung (Copeptin), wenn kein hohes Risiko vorliegt und der Patient beschwerdefrei ist [3]. So kann ein Notaufnahmeaufenthalt ggf. signifikant verkürzt werden. Das allgemeine diagnostische Vorgehen mittels kardialem Troponin (und Copeptin) fasst Abb. 1.6 [2] zusammen.

1.2.4.3 Bildgebende Diagnostik

Bildgebende Diagnostik beim NSTE-ACS-Verdacht erfolgt zur Differenzialdiagnose und zur Einordnung einer unklaren klinischen Präsentation. Dabei steht die Notfallsonografie einschließlich fokussierter Echokardiografie im Vordergrund. Weitere Details finden sich in Kap. 17.

Die EKG-getriggerte CT-Angiografie (CTA) spielt eine herausragende Rolle für die kritischen Differenzialdiagnosen der Aortendissektion und der Lungenarterienembolie (s. Kap. 13.1, Kap. 7). Als Mittel, um im Akutfall eine kritische koronare Stenose oder einen akuten Koronarverschluss zu diagnostizieren, hat sich das CT in Deutschland bisher nicht durchgesetzt. Dabei spielen verschiedene Faktoren eine Rolle, zu denen die oftmals fehlende schnelle Verfügbarkeit (inklusive eines fachärztlichen Befundes), die der Koronarangiografie oftmals vergleichbare Strahlenbelastung und die fehlende therapeutische Option im Falle des positiven Befundes gehören. Studien, die sich mit der CTA zur Ausschlussdiagnostik befasst haben, wurden nicht gegen aktuelle Protokolle unter Verwendung hochsensitiven Troponins getestet, so dass auch die aktuellen Guidelines der ESC eine CTA zum Ausschluss einer akuten Koronarläsion nicht in erster Linie empfehlen [2]. Dennoch gibt es eine Reihe von klinischen Situationen, in denen akut eine CTA der Koronararterien sinnvoll ist. Dazu gehören Patienten mit früherer koronarer Bypass-OP und hohem Eingriffsrisiko z. B. durch Begleiterkrankungen wie Niereninsuffizienz, Herzinsuffizienz, Diabetes und pAVK, bei denen auch die Biomarkerdiagnostik oft Ergebnisse in der Grauzone ergibt. Zudem kann bei der Durchführung einer CTA zur Diagnostik einer Aortendissektion oder Lungenembolie auch eine zusätzliche Rekonstruktion der Koronararterien im Sinne eines *Triple-Rule-out* erfolgen. Grundsätzlich sollten hier diagnostische Standards unter Berücksichtigung der jeweiligen lokalen Möglichkeiten etabliert werden.

1.2.4.4 Invasive Koronarangiografie

Die invasive Koronarangiografie in PCI-Bereitschaft ist der Goldstandard in der Versorgung des NSTE-ACS und erlaubt, wie am Beispiel der Fallvignette deutlich wird, die exakte Diagnose einer koronaren Läsion und deren sofortige Therapie. Es ist jedoch eine sehr gute Indikationsqualität erforderlich, an der die Notfall- und Akutmedizin wesentlichen Anteil hat. Für die kardiovaskuläre Notfallmedizin sind daher beim NSTE-ACS insbesondere die Indikationsstellung und die zeitliche Terminierung von Bedeutung, zumal Patienten ggf. auch zu ungünstigen Zeiten verlegt werden müssen.

Grundsätzlich besteht bei der Diagnose eines Typ-1-NSTEMI die Indikation zur akuten Koronarangiografie in Bereitschaft zur perkutanen koronaren Intervention (PCI). Strategien der Revaskularisation und ggf. die Indikationsstellung zur operativen Versorgung sind nicht Thema der Notfallversorgung und werden in den entsprechenden Guidelines [4] und Fachbüchern behandelt. Für die Indikationsstellung ist eine möglichst präzise Diagnostik erforderlich, in deren Mittelpunkt die akute Anamnese und Risikoeinschätzung sowie die körperliche Untersuchung und EKG-Ableitung steht. Regelhaft wird die Indikation zur akuten Koronarangiografie von einem interventionellen Kardiologen gestellt, der insbesondere außerhalb der Regelarbeitszeit meist telefonisch konsultiert wird. Tab. 1.3 fasst die Kriterien für die Indikationsstellung und Dringlichkeit zusammen.

Tab. 1.3: Indikation und Dringlichkeit der invasiven Koronarangiografie in PCI-Bereitschaft. *Evidenz nach Guidelines der European Society of Cardiology [2]. **Falls kein höheres Risikomerkmal vorhanden ist. Bei fehlenden Risikomerkmalen erfolgt primär die Ischämiediagnostik bevorzugt mit einem bildgebenden Verfahren [2]. Für Details zu GRACE, Global Registry of Acute Coronary Events, s. Kap. 1.1.

Sofortige (< 2 h) Indikation *Evidenz: IC	Indikation zur frühinvasiven (< 24 h) Strategie *Evidenz: IA	Indikation zur invasiven (< 72 h) Strategie *Evidenz: IA
Mindestens eines der Kriterien für sehr hohes Risiko trifft zu: – Hämodynamische Instabilität oder kardiogener Schock – Rezidivierende oder anhaltende Brustschmerzen, die nicht auf eine medikamentöse Therapie reagieren – Lebensbedrohliche Herzrhythmusstörungen oder Herzstillstand – Mechanische Infarktkomplikationen, z. B. Papillarmuskelabriss – Akute Herzinsuffizienz mit Therapie refraktärer Angina Pectoris oder ST-Streckenveränderungen – Wiederholte dynamische ST- oder T-Wellen-Änderungen, insbesondere ST-Streckenhebungen	Mindestens eines der Hochrisikokriterien trifft zu**: – Anstieg und Abfall des kardialen Troponins passend zum akuten Myokardinfarkt – Dynamische ST- oder T-Wellen-Änderungen (symptomatisch oder stumm) – GRACE-Score > 140	Mindestens eines der folgenden Kriterien trifft zu**: – Diabetes mellitus – Niereninsuffizienz (eGFR < 60 ml/min/1,73m^2) – LVEF < 40 % oder chronische Herzinsuffizienz – Frühe Postinfarkt-Angina Pectoris – Kürzliche PCI – Frühere Bypass-OP – GRACE-Score > 109 und < 140

Es wird deutlich, dass die Indikation und die Dringlichkeit wesentlich von der klinischen Präsentation (z. B. Angina Pectoris), Untersuchungsbefunden (z. B. Zeichen der Herzinsuffizienz) und dem EKG (z. B. ST-Streckenveränderungen, Rhythmusstörungen) abhängig sind.

1.2.5 Therapie

Patienten mit der Verdachtsdiagnose NSTE-ACS bedürfen primär einer kontinuierlichen Überwachung des Rhythmus und der Vitalparameter (Herzfrequenz, Blutdruck, Atemfrequenz, Sauerstoffsättigung). Basismaßnahmen beruhen auf der initialen ärztlichen Anamnese und Untersuchung sowie dem EKG. Die nachfolgende Aufzählung fasst die Basismaßnahmen beim NSTE-ACS zusammen.

Basismaßnahmen beim NSTE-ACS:
1. Puls-/Herzfrequenz- und Rhythmuskontrolle
   – Kontinuierliches Rhythmusmonitoring anlegen, Defibrillationsbereitschaft herstellen
2. Blutdruck an beiden Armen messen
   – Achtung: Blutdruckdifferenz und fokales neurologisches Defizit mit Brustschmerzen = Verdacht auf Aortendissektion
3. Atemfrequenz bestimmen und Pulsoxymetrie ableiten sowie ggf. Oxygenierung sichern
   – Keine routinemäßige Sauerstoffgabe
   – O_2 verabreichen, wenn SpO_2 < 90 % bei fehlendem Risiko einer Hyperkapnie; Ziel: SpO_2 94–98 %
   – O_2-Gabe bei Patienten mit chronisch obstruktiver Lungenerkrankung, wenn SpO_2 ≤ 88 %; Ziel: SpO_2 88–92 %, bis Blutgasanalyse verfügbar
   – O_2 verabreichen, wenn Patient deutlich luftnötig ist
4. Temperatur messen
   – Differenzialdiagnose Infektion/Sepsis mit sekundärer kardialer Symptomatik
5. Venenverweilkanüle legen und Blutentnahme für kardiales Troponin und weitere laborchemische Diagnostik

Neben den Basismaßnahmen steht die antithrombotische Therapie im Vordergrund. Hier ist wichtig, dass die Diagnose NSTE-ACS hinreichend wahrscheinlich ist und Komorbiditäten wie z. B. Vorhofflimmern und das Blutungsrisiko gewürdigt werden. Komponenten der antithrombotischen Therapie sind einerseits die Antikoagulation und andererseits die antithrombozytäre Therapie, die wiederrum aus ASS als Basis und einem ADP-Antagonisten (duale Plättchenhemmung, DAPT) besteht. Nachfolgende Aufzählung fasst die antithrombotische Therapie zusammen.

Bestandteile der antithrombotischen Therapie beim NSTE-ACS:

1. Einleitung: Die Einleitung erfolgt, sobald die Diagnose NSTE-ACS hinreichend wahrscheinlich ist und aktuell weder ein akutes Blutungsgeschehen noch eine Aortendissektion oder eine andere relevante Differenzialdiagnose im Vordergrund stehen.
2. Gabe von Acetylsalicylsäure (ASS): Eine orale Loading-Dosis von 150–300 mg ASS (nicht Magensaft-resistent) wird empfohlen; alternativ kann z. B. bei starkem Erbrechen 150 mg ASS i. v. verabreicht werden. Eine routinemäßige intravenöse Gabe hat keine Vorteile, höhere Kosten und wird daher nicht empfohlen.
3. Antikoagulation (nicht bei Patienten mit bestehender Antikoagulation): Der Standard besteht in der Gabe von unfraktioniertem Heparin (UFH), obwohl das pharmakokinetische Profil eine große interindividuelle Variabilität und ein enges therapeutisches Fenster aufweist. Es werden gewichtsadaptiert intravenös ein initialer Bolus von 60–70 IU/kg bis zu einem Maximum von 5.000 IU verabreicht, gefolgt von einer kontinuierlichen Infusion von 12–15 IU/kg/h bis zu einem Maximum von 1.000 IU/h. Die weitere Therapie wird aPTT-gesteuert (50–75 s, entsprechend dem 1,5- bis 2,5-fachen des oberen Normbereichs). Alternative Substanzen sind Bivalirudin, Fondaparinux oder Enoxaparin. Deren Anwendung erfordert spezifische lokale Standards.
4. Duale antithrombozytäre Therapie (DAPT): Loading mit einem ADP-Rezeptor-Antagonisten
    −   Prasugrel 60 mg p. o. (Standard-Erhaltungsdosis 10 mg/Tag). (Kontraindikationen: Z. n. intrakranieller Blutung, Z. n. TIA/Schlaganfall, Alter > 75 Jahre, Gewicht < 60 kg)
    −   Ticagrelor 180 mg p. o. (Standard-Erhaltungsdosis 2 × 90 mg/Tag). (Kontraindikation: Z. n. intrakranieller Blutung)
    −   Wenn Prasugrel und Ticagrelor nicht verfügbar oder kontraindiziert sind: Clopidogrel 600 mg p. o. (Standard-Erhaltungsdosis 75 mg/Tag)
5. Zeitpunkt der DAPT:
    −   Prasugrel: beim NSTE-ACS nur nach invasiver Koronarangiografie
    −   Ticagrelor/Clopidogrel: Kann bei erstem medizinischem Kontakt verabreicht werden; keine eindeutige Evidenzlage. Der Autor empfiehlt die Gabe nur bei NSTEMI mit frühinvasiver Strategie (s. Tab. 1.3; < 24 h) vor der Koronarangiografie, ansonsten nach der entsprechenden Diagnostik.

1.2.5.1 Revaskularisation

Ziele der Therapie beim NSTE-ACS sind die Bekämpfung der akuten Ischämie, die zeitnahe Revaskularisation und die Verhinderung oder Behandlung von Komplikationen. Wie bereits ausgeführt, wird der Zeitpunkt der invasiven Koronarangiografie in PCI-Bereitschaft risikoabhängig geplant. Obwohl es keine Evidenz gibt, dass eine sehr schnelle invasive Strategie im Hinblick auf die Letalität Vorteile bringt, hat diese auch keine Nachteile, sondern verkürzt die Liegedauer im Krankenhaus und reduziert Episoden refraktärer Ischämie. Insofern erfolgt bei stabilen Patients und Indikation zur invasiven Strategie (s. Tab. 1.3) diese routinemäßig in der nächsten regulären Arbeitszeit. Die Strategien der Revaskularisation erfolgen gemäß den allgemeinen Prinzipien bei der koronaren Herzkrankheit [4].

1.2.5.2 Konservative Therapie

Patienten mit einer Episode eines akuten Koronarsyndroms ohne die in Tab. 1.3 aufgeführten Risikofaktoren werden möglichst einer bildgebenden Ischämiediagnostik zugeführt, die auch ambulant erfolgen kann, allerdings in Studien [5] regelhaft innerhalb von wenigen Werktagen erfolgte, so dass dies auch die klinische Praxis im Alltag leiten sollte. Hier erfolgt dann nach Würdigung der Symptome, Risikostratifizierung und Ausmaß der nichtinvasiven Ischämiediagnostik die Entscheidung zur weiteren konservativen oder elektiven invasiven Therapie gemeinsam mit dem Patienten außerhalb der Akutsituation.

Genderaspekt: Die Guidelines für das NSTE-ACS gelten explizit für alle Geschlechter. Dies ist nicht banal, da Routinedaten zeigen, dass Frauen eher etwas später als Männer im Akutfall die erste EKG- und Troponin-Diagnostik erhalten und tendenziell weniger invasiv diagnostiziert werden. Eine in Rohdaten beobachtete höhere Sterblichkeit am Infarkt verschwindet nach Adjustierung für Risikofaktoren wie das Alter und ist nur für junge Frauen (< 55 Jahre) noch in der Tendenz (nicht signifikant) gering erhöht. Der Fokus beim Management des NSTE-ACS sollte daher auf der optimalen, leitliniengerechten Diagnostik und Therapie aller Geschlechter liegen.

1.2.6 Zusammenfassung

Das NSTE-ACS fasst den NSTEMI und die instabile Angina Pectoris zusammen, bei denen aus sehr unterschiedlichen Gründen eine myokardiale Ischämie auftritt und zu Symptomen und myokardialer Schädigung führt. Die Therapie richtet sich nach der Ursache und besteht bei einer primären koronaren Läsion in der Regel in der Revaskularisation und in wenigen Fällen in konservativer Therapie. Bei sekundärer Myokardischämie (Typ-2-Infarkt) erfolgt die Therapie der Grundkrankheit. Wichtig ist die rechtzeitige Erfassung relevanter Differenzialdiagnosen, die einerseits in Aortendissektion und Lungenarterienembolie, aber anderseits auch in bedeutsamen nichtkardialen Erkrankungen bestehen können.

Literatur

[1] Thygesen K, Alpert JS, Jaffe AS et al. Fourth universal definition of myocardial infarction (2018). European Heart Journal. 2019;40(3):237–69.
[2] Roffi M, Patrono C, Collet JP et al. 2015 ESC Guidelines for the management of acute coronary syndromes in patients presenting without persistent ST-segment elevation: Task Force for the Management of Acute Coronary Syndromes in Patients Presenting without Persistent ST-Segment

Elevation of the European Society of Cardiology (ESC). European Heart Journal. 2016;37(3):267–315.

[3]   Giannitsis E, Clifford P, Slagman A et al. Multicentre cross-sectional observational registry to monitor the safety of early discharge after rule-out of acute myocardial infarction by copeptin and troponin: the Pro-Core registry. BMJ open. 2019;9(7):e028311.

[4]   Neumann FJ, Sousa-Uva M, Ahlsson A et al. 2018 ESC/EACTS Guidelines on myocardial revascularization. European Heart Journal. 2019;40(2):87–165.

[5]   Mockel M, Searle J, Hamm C et al. Early discharge using single cardiac troponin and copeptin testing in patients with suspected acute coronary syndrome (ACS): a randomized, controlled clinical process study. European Heart Journal. 2015;36(6):369–76.

[6]   Heller G, Babitsch B, Gunster C, Mockel M. Mortality following myocardial infarction in women and men:an analysis of insurance claims data from inpatient hospitalizations. Deutsches Arzteblatt international. 2008;105(15):279–85.

1.3 ST-Elevations-Myokardinfarkt (STEMI)

Peter W. Radke

1.3.1 Fallvignette

Eine 75-jährige Patientin klagt in der Nacht vor Krankenhausaufnahme ihrem Mann gegenüber über starke Übelkeit ohne begleitende Luftnot oder Brustschmerzen. Nach einer halben Stunde kommt es zu einer Besserung der Beschwerden und die Patientin schläft wieder ein. Um 7 Uhr wird sie dann aufgrund starker Brustschmerzen und begleitender Übelkeit wach. Der Ehemann alarmiert nahezu umgehend den Rettungsdienst, der elektrokardiografisch einen Vorderwandinfarkt diagnostiziert. Die Patientin zeigt stabile Vitalparameter, erhält Heparin 5.000 IE i. v., 500 mg Aspisol i. v. und Morphin 5 mg i. v. und wird nach Voranmeldung mit notärztlicher Begleitung direkt in das Herzkatheterlabor der Klinik verbracht.

Die umgehend durchgeführte Koronarangiografie zeigt eine koronare 1-Gefäßerkrankung mit proximalem Verschluss der Vorderwandarterie (LAD). Es erfolgt die Implantation eines medikamentenbeschichteten Stents (DES) in die proximale LAD mit gutem angiografischem Ergebnis. Die Patientin erhält nach der Intervention Ticagrelor 180 mg p. o. und wird beschwerdefrei auf die Intensivstation verlegt. Echokardiografisch resultiert eine nur leichtgradig reduzierte LV-Funktion mit apikaler Hypokinesie, die maximale CK beträgt 890 U/l. Die Patientin kann 5 Tage nach Aufnahme in die Anschlussheilbehandlung entlassen werden.

1.3.2 Einleitung

Ischämische Herzerkrankungen, und hiermit auch der akute Herzinfarkt, stellen global die häufigste Todesursache dar und sind der Grund für etwa jeden fünften Todesfall. Erfreulich ist jedoch die in den letzten Jahren abnehmende Wahrscheinlichkeit, an einem akuten Myokardinfarkt zu versterben. Der aktuelle Herzbericht der Deutschen Herzstiftung [1] zeigt auf, dass sich die Anzahl der Sterbefälle durch eine koronare Herzkrankheit (KHK) von 128.230 im Jahr 2015 auf 122.274 im Jahr 2016 (minus 4,6 %) verringert hat. Die Gründe hierfür liegen sicherlich in der verbesserten ambulanten und stationären Behandlung von Patienten mit KHK. Zudem zeigen auch Vorsorgemaßnahmen wie beispielsweise die Einführung des Rauchverbots in öffentlichen Einrichtungen sichtbare Erfolge.

Während vor allem die Inzidenz des ST-Streckenhebungsinfarkts (STEMI) in der letzten Dekade deutlich abgenommen hat, sind die Zahlen für den Nicht-ST-Hebungs-Myokardinfarkt stabil bis leicht steigend. Auch wenn die Sterblichkeit des ST-Streckenhebungsinfarkts in der letzten Dekade leicht gesunken ist, beträgt die intrahospitale Mortalität aktuell zwischen 5–10 %. Jedes Jahr sterben aber immer noch etwa 60.000 Menschen an einem akuten Myokardinfarkt.

Die entscheidende Herausforderung in der Diagnostik und Therapie des akuten ST-Streckenhebungsinfarkts besteht darin, eine möglichst kurze Ischämiezeit vom Zeitpunkt des Schmerzbeginns bis hin zur erfolgreichen Rekanalisation der Infarktarterie zu erreichen. Maximal dürfen 2 Stunden nicht überschritten werden. Hierzu müssen die patientenbezogene (Intervall Schmerzbeginn bis Alarmierung Rettungsdienst) und die systembezogene (Intervall Eintreffen Rettungsdienst bis Krankenhaus) zeitliche Verzögerung möglichst kurzgehalten werden. Mit steigender Ischämiezeit geht kontraktiles Myokard verloren („*time is muscle*").

Merke: Die gesamte maximale Ischämiezeit des Herzmuskels bei akutem ST-Strecken-Myokardinfarkt darf 2 Stunden nicht überschreiten.

1.3.3 Diagnostik des STEMI: Leitsymptom und elektrokardiografischer Befund

Die Diagnose des akuten Hebungsinfarkts basiert auf einer typischen Symptomkonstellation in Verbindung mit einem qualifizierenden EKG. Das Kardinalsymptom des STEMI ist der akute Thoraxschmerz, welcher in den Unterkiefer, den linken Arm oder den Hals ausstrahlen kann, aber nicht muss. Zudem zeigen einige Patienten eher Infarkt-untypische Beschwerden wie Übelkeit, Erbrechen, Dyspnoe oder auch Palpitationen, so dass hierdurch die weitergehende Diagnostik fehlgeleitet wird. Bei Verdacht auf Vorliegen eines akuten Myokardinfarkts muss sofort, spätestens nach 10 Minuten, ein 12-Kanal-EKG abgeleitet und interpretiert sein. Zudem ist eine kontinuierliche EKG-Überwachung mit angeschlossenem Defibrillator notwendig.

Die in den aktuellen Leitlinien der ESC 2017 [2] publizierten EKG-Kriterien definieren folgende ST-Streckenhebung (gemessen am J-Punkt) als einen Hinweis auf einen anhaltenden akuten Koronarverschluss: ≥ 2 zusammenhängende Ableitungen mit ST-Streckenhebung ≥ 2,5 mm bei Männern < 40 Jahre, ≥ 2 mm bei Männern

≥ 40 Jahre bzw. ≥ 1,5 mm bei Frauen in den Ableitungen V2–V3 und/oder ≥ 1 mm in den anderen Ableitungen.

Bei Verdacht auf einen posterioren Infarkt oder eine Rechtsherzbeteiligung sollten zusätzlich auch die Ableitungen V7–V9 oder die rechts-präkordialen Ableitungen V3R und V4R verwendet werden. Schenkelblock-typische EKGs (Links- oder Rechts-Schenkelblock) wie auch ventrikuläre Rhythmen müssen bei Patienten mit typischen Symptomen auch eine Indikation zur Koronarinterventionsstrategie, analog zu einem typischen STEMI-EKG, triggern (Abb. 1.7).

Merke: Bei Patienten mit akutem Thoraxschmerz oder auch eher untypischen Beschwerden muss bei Verdacht auf STEMI sofort ein 12-Kanal-EKG abgeleitet werden und der Patient muss eine kontinuierliche EKG-Überwachung erhalten.

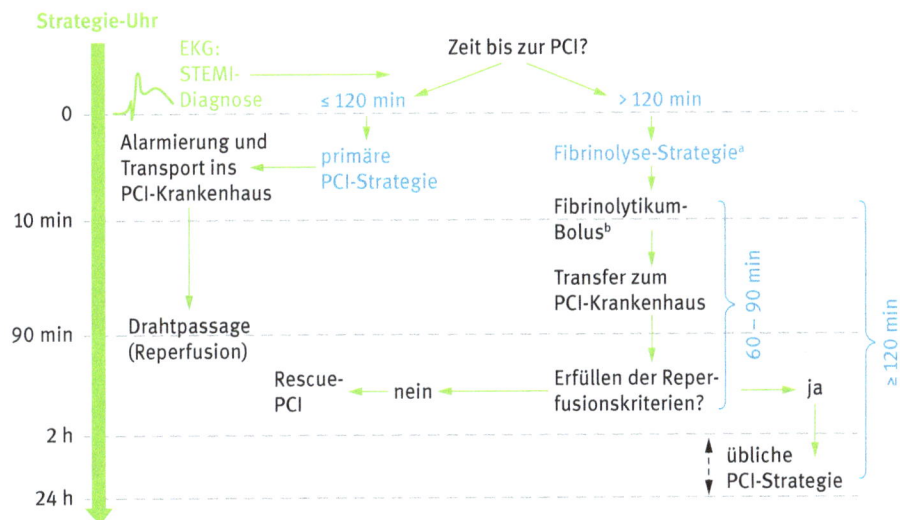

Abb. 1.7: Maximale Zielzeiten nach Wahl der Reperfusionsstrategie bei Patienten, die über die Rettungsdienste oder in ein Nicht-PCI-Krankenhaus eingeliefert werden. Der Zeitpunkt der STEMI-Diagnose entspricht der Zeit 0 auf der Strategie-Uhr. Die Entscheidung zur Wahl der Reperfusionsstrategie bei Patienten, die über Rettungsdienste oder in einem Nicht-PCI-Krankenhaus eingeliefert werden, basiert auf der geschätzten Zeit der STEMI-Diagnose bis zur PCI-vermittelten Reperfusion. Zielzeiten ab STEMI-Diagnose stellen die maximal vertretbare Zeit zur Durchführung bestimmter Interventionen dar [3].
EKG: Elektrokardiogramm; PCI: perkutane Koronarintervention; STEMI: ST-Elevations-Myokardinfarkt
[a]Wenn Fibrose kontraindiziert ist, primärer PCI-Strategie zuführen, ungeachtet der Zeit bis zur PCI; [b]10 min ist die maximale Ziel-Verzögerungszeit von der STEMI-Diagnose bis zur Verabreichung des Fibrinolyse-Bolus; letztere sollte nach der STEMI-Diagnose (nach Ausschluss der Kontraindikationen) aber so schnell wie möglich erfolgen.

Die Diagnose eines akuten Myokardinfarkts mit Verschluss eines Koronargefäßes kann im klinischen Alltag jedoch immer wieder eine Herausforderung darstellen. Dies resultiert einerseits aus den zum Teil sehr dynamischen EKG-Veränderungen, die dazu führen können, dass beim medizinischen Erstkontakt trotz typischer Klinik des Patienten keine signifikanten ST-Strecken-Elevationen erkennbar sind oder bei sehr kurz zurückliegendem Schmerzereignis ein eventuell vorliegendes „Erstickungs-T" fehlinterpretiert wird. Andererseits zeigt sich bei bis zu 30 % aller Patienten mit akutem Beginn typischer Beschwerden innerhalb von < 24 Stunden ein angiografischer Koronararterienverschluss, ohne dass sich im initialen EKG klassische ST-Streckenelevationen, sondern eher atypische EKG-Befunde zeigten (Tab. 1.4). Dies betrifft entgegen weit verbreiteter Annahmen nicht nur die Seitwandarterie (LCX), sondern fast ebenso häufig auch die Vorderwand- oder die Hinterwandarterie oder auch venöse Bypassgefäße.

Weiterhin gibt es eine Patientengruppe mit typischer Klinik und ST-Streckenelevationen. Dies sind differenzialdiagnostisch vor allem Patienten mit einer transienten stressinduzierten Kardiomyopathie („Tako-Tsubo"), einer Aortendissektion unter Einbeziehung einer Koronararterie, einer vasospastischen Angina (Prinzmetal-Angina) oder auch Patienten mit einer Perimyokarditis.

Tab. 1.4: Atypische elektrokardiografische Befunde, welche bei typischer Angina eine primäre koronare Intervention veranlassen sollten.

Schenkelblock *(Bundel Branch Block)*	Kriterien, die zur Verbesserung der diagnostischen Genauigkeit von STEMI bei LSB genutzt werden können: – Konkordante ST-Streckenhebung ≥ 1 mm in Ableitungen mit positivem QRS-Komplex – Konkordante ST-Streckensenkung ≥ 1 mm in V1–V3 – Abweichende ST-Streckenhebung ≥ 5 mm in Ableitungen mit einem negativen QRS-Komplex Die Anwesenheit eines RSB kann die Diagnose von STEMI erschweren
Ventrikulärer Rhythmus	Während der RV-Stimulation zeigt das EKG einen LSB und die oben genannten Regeln gelten auch für die Diagnose eines Herzinfarkts während der Stimulation, sie sind jedoch weniger spezifisch
Isolierter Hinterwandinfarkt	Isolierte ST-Streckensenkung ≥ 0,5 mm in den Ableitungen V1–V3 und ST-Streckenhebung (≥ 0,5 mm) in den hinteren Brustwandableitungen V7–V9
Ischämie aufgrund des Verschlusses der linken Koronararterie oder einer Mehrgefäßerkrankung	ST-Streckensenkung ≥ 1 mm in 8 oder mehr Ableitungen, gekoppelt mit ST-Streckenhebung in aVR und/oder V1, deutet auf einen linken Hauptstamm- oder linken Hauptstammäquivalenten Verschluss von Herzkranzgefäßen oder eine schwere 3-Gefäß-Ischämie hin

Schließlich sind auch solche Patienten zu bedenken, bei denen typische ST-Streckenelevationen aufgrund eines zerebralen Ereignisses (vor allem intrakranielle Blutung oder auch Schlaganfall) bestehen. Das Leitsymptom dieser Patienten ist in den wenigsten Fällen ein typischer Brustschmerz. Es gibt aber immer wieder Patienten, die initial bewusstlos aufgefunden werden und das Leitsymptom nicht zu erheben ist. In diesen seltenen Fällen kann eine Fehldeutung der klinischen Gesamtsituation zu einer inadäquaten antikoagulations- und plättchenhemmenden Therapie bis hin zur Thrombolyse führen und die Prognose des Patienten dramatisch verschlechtern.

Merke: Auch wenn der akute ST-Elevations-Myokardinfarkt in den meisten Fällen sicher und zeitnah zu diagnostizieren ist, kann die Diagnose bei uneindeutigem EKG trotz typischer Klinik eine große Herausforderung darstellen.

1.3.4 Primärversorgung

Nach Diagnosestellung oder bei sehr hoher Wahrscheinlichkeit eines akuten Koronarverschlusses muss der Patient sofort einer Reperfusionstherapie zugeführt werden. Dies ist in Deutschland in den allermeisten Fällen die perkutane Koronarintervention (PCI) und in deutlich weniger Fällen die Thrombolysetherapie. Parallel zur Organisation dieser Logistik sollten dem Patienten Schmerz, Atemnot und Angst genommen werden. Dies geschieht in der Regel mit der intravenösen Gabe von Opioiden und Benzodiazepinen. Die Gabe von Sauerstoff über die Nasensonde wird in den aktuellen ESC-Leitlinien [2] erst bei einer Sauerstoffsättigung von < 90 % oder einem Sauerstoffpartialdruck < 60 mmHg indiziert.

Bei Patienten mit akutem STEMI in einem Zeitfenster von 12 Stunden nach Symptombeginn ist eine Koronarintervention die Revaskularisationsmaßnahme der ersten Wahl, wenn sie von einem erfahrenen Team innerhalb von 120 Minuten ab Diagnosestellung erfolgen kann. Wenn dieses Ziel absehbar nicht erreicht werden kann, sollte eine Fibrinolyse erfolgen. Das Ziel ist dann, innerhalb von 10 Minuten nach Diagnosestellung das Fibrinolytikum zu injizieren (am ehesten ein fibrinspezifisches Agens wie Tenecteplase, Alteplase, Reteplase). Tab. 1.5 fasst die unterschiedlichen Zeitziele zusammen.

Eine routinemäßige Koronarintervention mit Rekanalisation des Infarktgefäßes wird im Zeitfenster von 12–48 Stunden nach Schmerzbeginn mit einem Grad IIa empfohlen. Demgegenüber gibt es keine Empfehlung für eine routinemäßige Koronarintervention im Zeitfenster ab 48 Stunden, vor allem bei Patienten ohne Beschwerden, mit V. a. ventrikuläre Rhythmusstörungen, Zeichen des Schocks oder auch einer akuten Herzinsuffizienz.

Im Rahmen eines akuten STEMI entwickeln etwa 15 % der Patienten innerhalb der ersten 2 Stunden nach Koronararterienverschluss ein Kammerflimmern. Bei diesen Patienten zeigt sich eine zunehmende Evidenz für den Nutzen einer zeitnahen

Tab. 1.5: Zusammenfassung wichtiger Therapie- und Zeitziele bei Patienten mit akutem ST-Elevations-Myokardinfarkt (STEMI).

Intervalle	Zeitziele
Maximale Zeit vom ersten Patientenkontakt (EMK) bis zum EKG und zur Diagnose (EKG sollte sofort interpretiert werden)	≤ 10 min
Maximal erwartete Zeitspanne ab Stellung der STEMI-Diagnose bis zum primären PCI (Drahtpassage) für die bevorzugte Auswahl der primären PCI-Strategie gegenüber der Fibrinolyse (falls dieses Zeitziel nicht erreicht werden kann, ist die Fibrinolyse in Betracht zu ziehen)	≤ 120 min
Maximale Zeitspanne von der STEMI-Diagnose bis zur Drahtpassage bei Patienten, die in primäre PCI-Krankenhäuser eingeliefert werden	≤ 60 min
Maximale Zeitspanne von der STEMI-Diagnose bis zur Drahtpassage bei verlegten Patienten	≤ 90 min
Maximale Zeitspanne von der STEMI-Diagnose bis zum Bolus- oder Infusionsbeginn der Fibrinolyse bei Patienten, die keine primären PCI-Zielzeiten erreichen können	≤ 10 min
Zeitspanne vom Beginn der Fibrinolyse bis zur Beurteilung ihrer Wirksamkeit (Erfolg oder Misserfolg)	60–90 min
Zeitspanne vom Fibrinolysebeginn bis zur Angiografie (bei erfolgreicher Fibrinolyse)	2–24 h

Koronarangiografie (d. h. auch innerhalb von 2 Stunden). Hierbei ist jedoch das Ausmaß eines möglichen hypoxischen Hirnschadens zu berücksichtigen, gerade wenn die präklinische Situation (z. B. fehlende Laienreanimation, längeres *No-flow*-Intervall) als ungünstig einzuschätzen ist.

Die Fachgesellschaften empfehlen zur bestmöglichen Koordination der Versorgungskette den Zusammenschluss von Rettungsdiensten und Krankenhäusern zu Netzwerken. Verbindliche Absprachen und klare Verantwortlichkeiten ermöglichen möglichst kurze Transportintervalle, zum Teil über den Wegfall von Sekundärtransporten zwischen Krankenhäusern. Kernelemente von Netzwerken sind die Definition der Versorgungsgebiete, konsentierte Behandlungsabläufe und eine darauf basierende prähospitale Triage der Patienten an das bestgeeignete Krankenhaus. Aber auch für den innerklinischen Ablauf sollten Standards definiert werden, wobei das direkte Verbringen in ein Katheterlabor den größten zeitlichen Vorteil von bis zu 30 Minuten bieten kann.

Merke: Die primäre Koronarintervention (PCI) ist die Revaskularisationsmaßnahme der ersten Wahl bei STEMI, wenn sie innerhalb von 120 Minuten nach Diagnosestellung durchgeführt werden kann.

Im Rahmen der Primärversorgung wird bei gesicherter Diagnose eines STEMI im Rettungsdienst in Deutschland in den meisten Fällen Acetylsalicylsäure in einer Dosis von 500 mg i. v. appliziert. Hinsichtlich der idealen Dosierung sind nur wenige Daten verfügbar. Es gibt jedoch Hinweise darauf, dass eine Dosis von 250 oder 500 mg Acetylsalicylsäure intravenös im Vergleich zu einer oralen ASS-Gabe von 300 mg bei gleicher Blutungsinzidenz zu einer rascheren und kompletteren Inhibition der Thromboxan-Generation und Plättchenaggregation führt.

Bei einem primär interventionellen Vorgehen sollte ein potenter P2Y12-Inhibitor wie Ticagrelor oder Prasugrel vor oder spätestens zum Zeitpunkt der Intervention appliziert und über die nächsten 12 Monate gegeben werden. Bei fehlender Verfügbarkeit oder bestehender Kontraindikation sollte Clopidogrel appliziert und ebenfalls 12 Monate lang gegeben werden. Tab. 1.6 fasst die in den Leitlinien empfohlene antithrombozytäre Therapie zusammen.

Tab. 1.6: Dosierung von Plättchenhemmern und Antikoagulanzien bei Patienten mit akutem ST-Elevations-Myokardinfarkt.

Dosierung von Thrombozytenaggregationshemmern und parenteralen Antikoagulations-Begleittherapien bei primärer PCI	
Thrombozytenaggregationshemmer-Therapien	
ASS	Eine Initialdosis von 150–300 mg oral oder von 75–250 mg i. v., falls eine orale Einnahme nicht möglich ist, gefolgt von einer Erhaltungsdosis von 75–100 mg/Tag
Clopidogrel	Eine Initialdosis von 600 mg oral, gefolgt von einer Erhaltungsdosis von 75 mg/Tag
Prasugrel	Eine Initialdosis von 60 mg oral, gefolgt von einer Erhaltungsdosis von 10 mg/Tag Bei Patienten mit einem Körpergewicht von ≤ 60 kg wird eine Erhaltungsdosis von 5 mg/Tag empfohlen Prasugrel ist bei Patienten mit vorherigem Schlaganfall kontraindiziert. Bei Patienten ≥ 75 Jahre wird Prasugrel in der Regel nicht empfohlen, jedoch kann eine Dosis von 5 mg/Tag verwendet werden, wenn die Behandlung als unerlässlich erachtet wird
Ticagrelor	Eine Initialdosis von 180 mg oral, gefolgt von einer Erhaltungsdosis von 90 mg 2 × täglich
Abciximab	Bolus von 0,25 mg/kg i. v. und 0,125 µg/kg/min Infusion (maximal 10 µg/min) für 12 h
Eptifibatid	Doppelbolus von 180 µ/kg i. v. (gegeben in einem 10-Minuten-Intervall), gefolgt von einer Infusion von 2,0 µg/kg/min über bis zu 18 h

Tab. 1.6: (fortgesetzt)

Dosierung von Thrombozytenaggregationshemmern und parenteralen Antikoagulations-Begleittherapien bei primärer PCI	
Tirofiban	25 µg/kg über 3 min i. v., gefolgt von einer Erhaltungsinfusion mit 0,15 µg/kg/min über bis zu 18 h
Parenterale Antikoagulationstherapien	
UFH	70–100 IE/kg i. v. Bolus, wenn kein GP-IIb/IIIa-Inhibitor geplant ist; 50–70 IE/kg i. v. Bolus, wenn GP-IIb/IIIa-Inhibitoren geplant sind
Enoxaparin	0,5 mg/kg i. v. Bolus
Bivalirudin	0,75 mg/kg i. v. Bolus, gefolgt von i. v. Infusion von 1,75 mg/kg/h für bis zu 4 h nach dem Eingriff
Dosierung von Thrombozytenaggregationshemmern und parenteralen Antikoagulanzien bei Patienten, die keine Reperfusionstherapie erhalten	
Thrombozytenaggregationshemmer-Therapien	
ASS	Eine Initialdosis vom 150–300 mg oral, gefolgt von einer Erhaltungsdosis von 75–100 mg/Tag
Clopidogrel	Eine Initialdosis von 300 mg oral, gefolgt von einer Erhaltungsdosis von 75 mg/Tag oral

1.3.5 Perkutane Revaskularisation (direkte PCI)

Die primäre PCI hat sich in einer großen Anzahl von Studien der 1990er und frühen 2000er Jahre als der Thrombolysetherapie überlegen gezeigt. Seither hat sich das Verfahren hinsichtlich der Zugangswege, der begleitenden Pharmakotherapie, aber auch der zu verwendenden Stents deutlich weiterentwickelt.

Die Verwendung eines radialen Gefäßzugangs im Vergleich zur Punktion der A. femoralis hat in mehreren Studien und bei mit diesem Zugang erfahrenen Operateuren zu einer Reduktion des Blutungsrisikos an der Punktionsstelle, zu weniger Gefäßkomplikationen (u. a. Aneurysmata) und weniger Transfusionen führen können. Diese Effekte können in Summe einen Mortalitätsvorteil bei Verwendung des A. radialis erzeugen, so dass die Leitlinien diesen Zugangsweg für erfahrene Radialoperateure mit einer Klasse-I-Empfehlung versehen haben.

Geändert hat sich auch die Empfehlung hinsichtlich der zu verwendenden Stents. Eine größere Anzahl klinischer Studien hat die Überlegenheit moderner medikamentenbeschichteter Stents gegenüber reinen Metallstents zeigen können, sodass DE-Stents zu bevorzugen sind. Die Thrombusaspiration sollte jedoch nach aktueller Datenlage nicht mehr routinemäßig erfolgen, sondern nur in Fällen einer hohen Thrombuslast bei schon rekanalisierter Infarktarterie.

Die Frage nach einer kompletten Revaskularisation, sprich der interventionellen Behandlung weiterer Koronarläsionen neben der Infarktarterie, ist Gegenstand aktueller Studien. Auf Basis der bisherigen Daten ist eine Intervention signifikanter Koronarstenosen neben der Infarktarterie sinnvoll, der optimale Zeitpunkt ist jedoch nicht klar definiert. Im kardiogenen Schock ist allerdings eine komplette Revaskularisation anzustreben.

1.3.6 Stationärer Aufenthalt

Nach interventioneller Wiedereröffnung der Infarktarterie werden die Patienten auf eine Intensiv-Überwachungsstation verlegt und dort für mindestens 24 Stunden an eine kontinuierliche Rhythmusüberwachung angeschlossen. Dieses Überwachungsintervall muss bei kompliziertem Verlauf (z. B. Herzrhythmusstörungen, infarktassoziierte Herzinsuffizienz) verlängert werden.

Bei Patienten mit STEMI sollte frühzeitig eine Einschätzung kurzfristiger Risiken sowie auch der Prognose durchgeführt werden. Diese beinhaltet eine Bewertung der erzielten myokardialen Reperfusion anhand des angiografischen Ergebnisses, der Folge-EKGs, der Kinetik kardialer Laborparameter sowie der echokardiografisch bemessenen linksventrikulären Funktion. Die tägliche Auskultation sowie weitere postprozedurale echokardiografische Befunde helfen, frühe mechanische Komplikationen nach Infarkt zu erkennen (z. B. Mitralklappeninsuffizienz, LV-Thrombus, Ventrikelseptum-Defekt).

Die aktuellen Leitlinien [2] weisen auf die Möglichkeit einer verkürzten Krankenhausaufenthaltsdauer bis auf 48 Stunden hin. Dieses Vorgehen sollte nur bei einer Gruppe von Patienten mit sehr niedrigem Risiko überhaupt in Betracht gezogen werden und stellt in Deutschland sicherlich eine absolute Ausnahme dar.

Im Rahmen des stationären Aufenthalts sollten zudem schon Maßnahmen der Sekundärprävention angesprochen und umgesetzt (z. B. Nikotinkarenz), wie aber auch die Zielwerte für eine Bluthochdruckeinstellung (< 140/90 mmHg) sowie auch für das LDL-Cholesterin (< 70 mg/dl oder mindestens 50 % Reduktion des Ausgangswerts) erläutert werden. Das Erreichen des LDL-Cholesterin-Zielwerts ist in den meisten Fällen nur durch eine Hochdosis-Statin-Therapie (mindestens Atorvastatin 40 mg/Tag oder Rosuvastatin 20 mg/Tag) möglich und sollte so früh wie möglich im Behandlungsprozess begonnen werden.

Medikamentöse Maßnahmen zur Prognoseverbesserung müssen ebenfalls frühzeitig eingeleitet werden. Hierzu zählen für die Mehrheit der Patienten Betarezeptorenblocker, vor allem bei Herzinsuffizienz oder einer LVEF ≤ 40 %. Die Gabe von ACE-Hemmern oder AT-1-Rezeptorblockern sollte rasch nach Aufnahme initiiert werden, vor allem auch bei Patienten mit Anzeichen einer Herzinsuffizienz, einer systolischen LV-Dysfunktion, Diabetes oder nach Vorderwandinfarkt. Bei einer LVEF ≤ 40 % sowie Zeichen der Herzinsuffizienz oder Diabetes werden auch Mineralkortikoid-Rezeptorblocker (Spironalacton oder Eplerenone) empfohlen, solange keine schwerwiegende Niereninsuffizienz oder eine relevante Hyperkaliämie vorliegen. Sämtliche dieser Maßnahmen werden in den Leitlinien mit einer Klasse-I- oder -IIa-Indikation empfohlen.

Genderaspekt: Die Prognose für Frauen mit Herzinfarkt ist schlechter als die von Männern, obwohl beide Geschlechter gleichermaßen von Reperfusionsmaßnahmen profitieren. Die Gründe für unterschiedliche klinische Ergebnisse liegen wahrscheinlich am höheren Alter zum Zeitpunkt des Infarkts sowie an einer geringeren Leitlinienadhärenz in der Infarktbehandlung von Frauen.

Literatur

[1]   Herzbericht der Deutschen Herzstiftung. https://www.herzstiftung.de/herzbericht [letzter Zugriff 01.02.2020]
[2]   Ibanez B, James S, Agewall S, Antunes MJ, Bucciarelli-Ducci C, Bueno H et al. 2017 ESC Guidelines for the management of acute myocardial infarction in patients presenting with ST-segment elevation: The Task Force for the management of acute myocardial infarction in patients presenting with ST-segment elevation of the European Society of Cardiology (ESC). European Heart Journal. 2018;39:119–77.
[3]   (2018) ESC Pocket Guidelines. Therapie des akuten Herzinfarktes bei Patienten mit ST-Streckenhebung (STEMI), Version 2017. Börm Bruckmeier Verlag GmbH, Grünwald Kurzfassung der "ESC Guidelines for the management of acute myocardial infarction in patients presenting with ST-segment elevation" European Heart Journal doi:10.1093/eurheartj/ehx393

2 Akute Herzinsuffizienz

Die akute Herzinsuffizienz umfasst ein breites Spektrum akuter Störungen, die zu einem Versagen des linken und rechten Herzens führen, wobei eine diastolische und/oder systolische Dysfunktion im Vordergrund stehen kann. In Kap. 2.1 werden die Systematik, Ursachen und Therapieprinzipien erörtert. Kap. 2.2 befasst sich speziell mit dem kardiogenen Schock und Kap. 2.3 mit linksventrikulären Assist-Systemen (LVAD) bzw. deren Komplikationen und der Herztransplantation. Reanimation, extrakorporale Reanimation (eCPR) und Postreanimationsbehandlung folgen in Kap. 3.

2.1 Akute Herzinsuffizienz: Definition, Diagnostik und Therapieprinzipien

Stephan von Haehling, Andreas Schuster, Ruben Evertz, unter Mitarbeit von Torben Lange

2.1.1 Einleitung

Im Jahr 2016 erfolgten in Deutschland 455.680 Krankenhausbehandlungen aufgrund von Herzinsuffizienz. Diese Zahl ist im Vergleich zum Vorjahr erneut gestiegen und interessanterweise ist die Herzinsuffizienz die einzige Herzkrankheit, bei der die Zahl vollstationärer Behandlungen bei Männern und Frauen nahezu identisch ist. Alle neuen Bundesländer, aber auch das Saarland, überschreiten dabei den Bundesdurchschnitt nach rohen und altersstandardisierten Hospitalisierungsraten deutlich. Im Jahr 2015 starben allein in Deutschland 47.414 Menschen an den Folgen einer Herzinsuffizienz. Damit ist die Herzinsuffizienz in Deutschland die häufigste Krankenhaushauptdiagnose und die dritthäufigste Todesursache.

2.1.2 Definition

Der Begriff „akute Herzinsuffizienz" beschreibt das schnelle Auftreten oder die rasche Verschlechterung von klinischen Zeichen und Symptomen einer Herzinsuffizienz. Dabei handelt es sich um eine von Zeitnot bestimmte Alarmdiagnose, die oftmals zu einer notfallmäßigen Krankenhausaufnahme führt. Akute Herzinsuffizienz kann dabei als Erstereignis *(de novo)* oder als akute Dekompensation einer chronischen Herzinsuffizienz in Erscheinung treten. Meist finden sich präzipitierende Faktoren, die eine Dekompensation triggern.

https://doi.org/10.1515/9783110597516-002

Triggerfaktoren der akuten Herzinsuffizienz:
- akutes Koronarsyndrom,
- Tachyarrhythmie (z. B. Vorhofflimmern, ventrikuläre Tachykardie),
- Bradyarrhythmie (z. B. Sinusknotenfunktionsstörung, höhergradige AV-Blockierung),
- exzessiver Blutdruckanstieg,
- Infektion (z. B. Pneumonie, Endokarditis, Sepsis),
- toxische Substanzen (z. B. Alkohol- oder Drogenmissbrauch),
- Exazerbation einer COPD,
- Lungenarterienembolie,
- chirurgische Interventionen, perioperative Komplikationen,
- stressinduzierte Kardiomyopathie,
- metabolische oder hormonelle Fehlregulation (z. B. hyperdynames Herzversagen bei Hyperthyreose, Ketoazidose, Schwangerschaft, peripartale Komplikationen, Phäochromozytom),
- Schlaganfall,
- akute mechanische Ursachen (z. B. Ventrikelseptumdefekt, Perikardtamponade, Aortendissektion, akute Ruptur oder Zerstörung des Klappenapparates).

Patienten mit chronischer Herzinsuffizienz zeigen oftmals wiederkehrende akute Dekompensationen, die mit Krankenhausaufnahmen verbunden sind. Diese können sich von den genannten Faktoren unterscheiden, haben aber oftmals mit einer akuten oder subakuten hämodynamischen Veränderung zu tun.

Triggerfaktoren für die Dekompensation einer chronischen Herzinsuffizienz:
- Nichteinnahme von Medikamenten (Non-Compliance),
- Änderung der Medikamentenverordnung (z. B. Absetzen von Diuretika, ACE-Hemmer, Angiotensin-Rezeptor-Neprilysin-Inhibitor, Betablocker),
- Neuverordnung von Medikamenten (z. B. nichtsteroidale Antirheumatika, Coxibe, Glukokortikoide),
- exzessive Flüssigkeits- oder Alkoholzufuhr,
- Änderung der Lebensgewohnheiten (z. B. ungewöhnliche körperliche Belastung),
- Herzrhythmusstörungen (Neuauftreten oder unzureichend kontrollierte chronische Herzrhythmusstörungen),
- Infektionen (v. a. Pneumonien bei älteren Patienten),
- akutes Koronarsyndrom, Myokardinfarkt,
- Verschlechterung einer chronischen Niereninsuffizienz,
- Anämie (z. B. durch Blutungen).

2.1.3 Klassifikation

Eine größere Zahl von Klassifikationssystemen wurde vorgeschlagen, um die akute Herzinsuffizienz symptomatisch, ätiologisch oder nach ihrem Verlauf einzuordnen. Zweck ist dabei immer, die optimale Therapie frühzeitig zu identifizieren und den Patienten der optimalen Versorgung zuzuführen. Keine der nachfolgend genannten Klassifikationen hat sich jedoch in der Praxis komplett durchgesetzt; alle brauchen für ihre Anwendung große Vorkenntnisse und Erfahrung. So kommt es oftmals zu einem Überlappen der klinischen und laborchemischen Zeichen eines akuten Koronarsyndroms mit einer akuten Herzinsuffizienz. Hypertensive Notfälle sind gleichfalls häufig, manchmal mit einem Lungenödem vergesellschaftet. Der kardiogene Schock stellt die Extremform der akuten Herzinsuffizienz dar, oft definiert über niedrigen systolischen Blutdruck (unter 90 mmHg), verminderte Urinausscheidung (unter 0,5 ml/kg/h) und erhöhten Puls (über 60/min); der Herzindex ist vermindert auf unter 2,2 l/min/m², der pulmonalarterielle Verschlussdruck erhöht (über 18 mmHg). Im Gegensatz dazu kommt es beim hyperdynamen Herzversagen, z. B. bei Sepsis, zu erhöhtem Herzindex und erhöhter Herzfrequenz. Im Gegensatz zum kardiogenen Schock ist die Peripherie hier warm. Derartige Faktoren finden in der Klassifikation der Europäischen Gesellschaft für Kardiologie ihr Korrelat, nach der die periphere Perfusion und das Ausmaß der (pulmonalen oder peripheren) Stauung bewertet werden (Abb. 2.1).

Daneben werden oftmals klinische Klassifikationsschemata nach der vorherrschenden Symptomatik eingesetzt, etwa die Klassifikation nach der New York Heart Association, die allerdings vorrangig auch für die Bewertung der Symptomatik in der chronischen Herzinsuffizienz angewendet wird. Die Killip-Klassifikation wird, obschon entwickelt im Zusammenhang mit Herzinsuffizienz-Symptomatik nach akutem Myokardinfarkt zur Prognoseabschätzung, auch in vielen Zentren zur symptomatischen Beurteilung der akuten Herzinsuffizienz allgemein eingesetzt.

NYHA-Klassifikation:
- NYHA I: Herzerkrankung ohne Einschränkung der körperlichen Leistungsfähigkeit. Bei alltäglicher Belastung kommt es nicht zu inadäquater Erschöpfung, Herzrhythmusstörungen, Luftnot oder Angina Pectoris.
- NYHA II: Herzerkrankung mit leichter Einschränkung der körperlichen Leistungsfähigkeit. Beschwerden in Ruhe bestehen nicht, allerdings verursacht alltägliche körperliche Belastung inadäquate Erschöpfung, Herzrhythmusstörungen, Luftnot oder Angina Pectoris.
- NYHA III: Herzerkrankung mit höhergradiger Einschränkung der körperlichen Leistungsfähigkeit. Beschwerden in Ruhe bestehen nicht, allerdings verursacht geringe körperliche Belastung inadäquate Erschöpfung, Herzrhythmusstörungen, Luftnot oder Angina Pectoris.

– NYHA IV: Herzerkrankung mit Beschwerden bei allen körperlichen Aktivitäten und in Ruhe.

Killip-Klassifikation:
– Killip I: keine Dekompensationszeichen
– Killip II: pulmonale Rasselgeräusche, S3-Galopp, pulmonale Stauung, feuchte Rasselgeräusche basal
– Killip III: Lungenödem, feuchte Rasselgeräusche ubiquitär
– Killip IV: kardiogener Schock, Hypotonie, Zeichen der peripheren Vasokonstriktion (Oligurie, Zyanose, Kaltschweißigkeit)

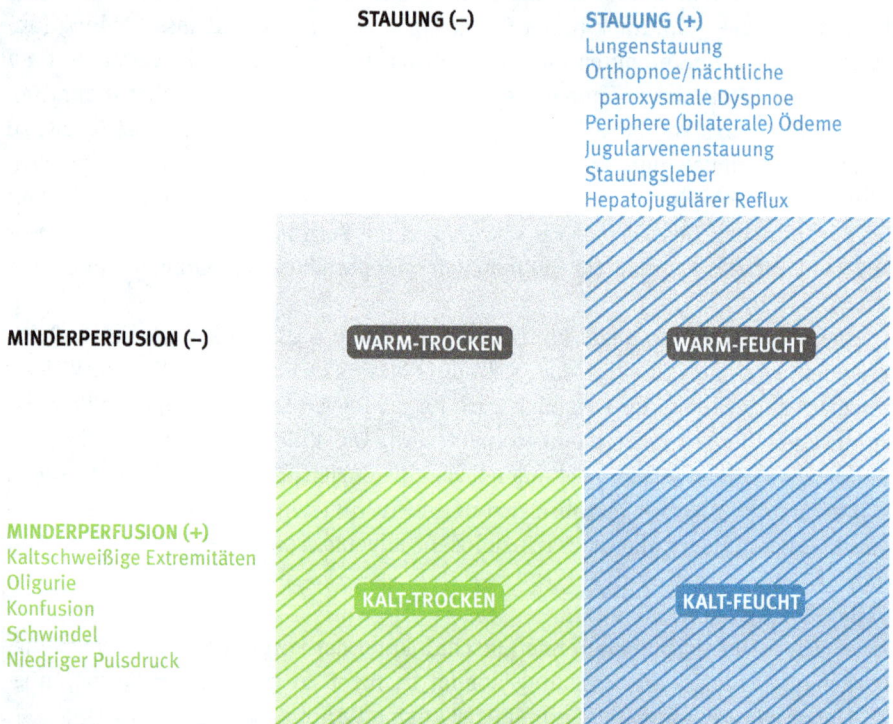

STAUUNG (–)

STAUUNG (+)
Lungenstauung
Orthopnoe/nächtliche
  paroxysmale Dyspnoe
Periphere (bilaterale) Ödeme
Jugularvenenstauung
Stauungsleber
Hepatojugulärer Reflux

MINDERPERFUSION (–)

WARM-TROCKEN

WARM-FEUCHT

MINDERPERFUSION (+)
Kaltschweißige Extremitäten
Oligurie
Konfusion
Schwindel
Niedriger Pulsdruck

KALT-TROCKEN

KALT-FEUCHT

Minderperfusion ist nicht dasselbe wie Hypotonie, aber oftmals wird Minderperfusion von Hypotonie begleitet

Abb. 2.1: Darstellung der klinischen Einteilung der akuten Herzinsuffizienz anhand der An- bzw. Abwesenheit von venöser Stauung und Hypoperfusion. Dabei ist Hypoperfusion nicht als Synonym für eine Hypotension zu verstehen, allerdings ist Hypotension oftmals Ursache einer Hypoperfusion [1].

2.1.4 Diagnostik

Die Diagnostik sollte bereits präklinisch begonnen und in der Klinik fertiggestellt werden. Dabei müssen insbesondere begleitende lebensbedrohliche klinische Krankheitsbilder bedacht und behandelt werden. Die Europäische Gesellschaft für Kardiologie schlägt hierzu den in Abb. 2.2 dargestellten Algorithmus vor, der sich des CHAMP-Akronyms bedient, um wesentliche ätiologische Faktoren einzugrenzen (akutes Coronarsyndrom, Hypertensiver Notfall, Arrhythmie, akute Mechanische Ursache, Lungenembolie [Pulmonary Embolism]). Vor der ätiologischen Einordnung müssen allerdings ein kardiogener Schock und eine respiratorische Insuffizienz ausgeschlossen bzw. behandelt werden.

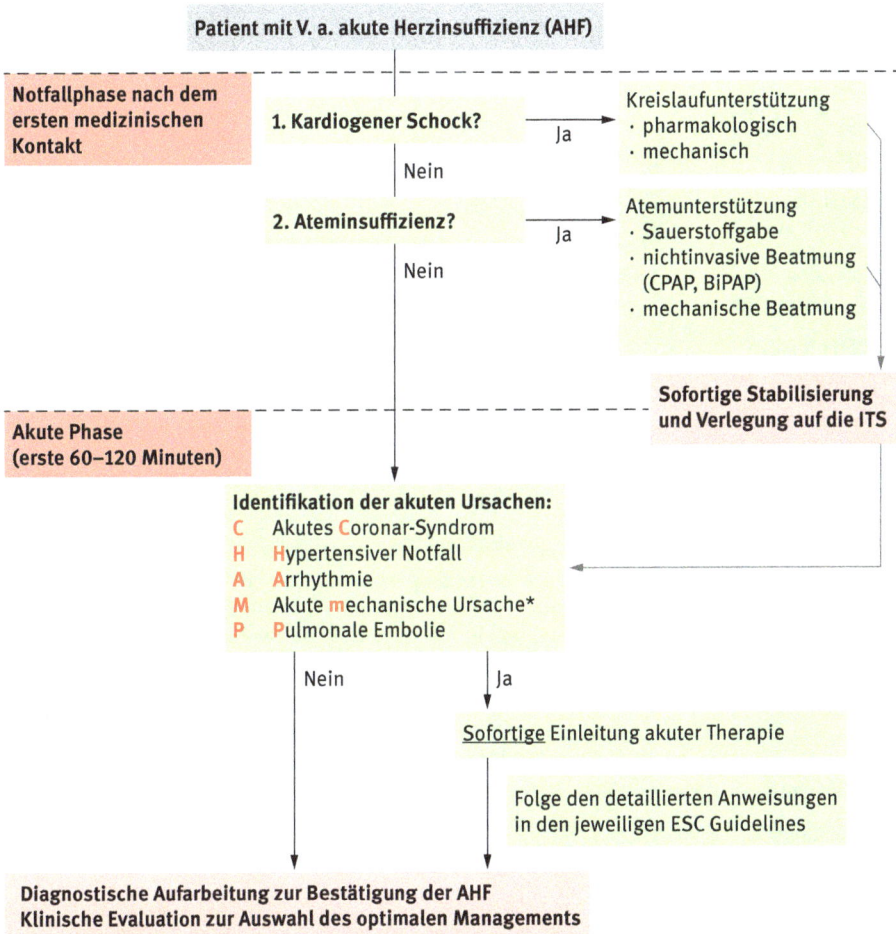

Abb. 2.2: Initiales Management der akuten Herzinsuffizienz [1].

Tab. 2.1: Diagnostische Wertigkeit von Anamnese, Symptomen, klinischen Zeichen sowie apparativer Diagnostik bei Verdacht auf akute Herzinsuffizienz [5].

	Sensitivität [%]	Spezifität [%]	Negativ prädiktiver Wert [%]	Positiv prädiktiver Wert [%]
Symptome				
Dyspnoe	56 (45–66)	53 (45–62)	45 (36–55)	63 (54–72)
Belastungsdyspnoe	81 (72–88)	37 (29–45)	47 (40–55)	74 (62–83)
Orthopnoe	47 (37–58)	88 (82–93)	74 (61–84)	71 (63–77)
Paroxysmale nächtliche Luftnot	38 (29–48)	81 (74–87)	59 (46–71)	65 (58–72)
Fatigue und Gewichtszunahme	31 (k. A.)	70 (k. A.)	42 (k. A.)	58 (k. A.)
Husten	42 (33–53)	60 (51–68)	42 (33–53)	60 (51–68)
Klinische Zeichen				
Ödeme	67 (57–76)	68 (60–76)	60 (50–69)	75 (66–82)
Hypertension (SBP > 149 mmHg)	28 (20–39)	73 (65–80)	42 (30–54)	59 (51–66)
Hypotension (SBP < 100 mmHg)	6 (3–13)	97 (93–99)	60 (21–93)	60 (53–66)
Erhöhter Jugularvenendruck	39 (30–50)	94 (88–97)	81 (67–90)	69 (62–75)
Pulmonale Rasselgeräusche	56 (45–66)	80 (72–86)	66 (55–76)	72 (64–79)
Aszites	1 (0–6)	97 (93–99)	20 (19–85)	58 (52–65)
S3-Geräusch	20 (13–29)	99 (95–100)	90 (69–100)	64 (57–70)
S4-Geräusch	7 (3–14)	96 (92–99)	58 (24–88)	60 (53–66)
Herzgeräusch	32 (23–42)	90 (84–94)	69 (53–82)	66 (58–72)
Apparative Diagnostik				
Röntgenthorax				
Vergrößerte Herzsilhouette	88 (75–95)	72 (65–78)	45 (35–56)	96 (91–98)
Pulmonalvenöse Stauung	41 (32–52)	96 (91–98)	87 (74–95)	70 (63–76)
Pleuraergüsse	28 (k. A.)	92 (k. A.)	74 (k. A.)	61 (k. A.)

Tab. 2.1: (fortgesetzt)

	Sensitivität [%]	Spezifität [%]	Negativ prädiktiver Wert [%]	Positiv prädiktiver Wert [%]
EKG				
ST-Streckenhebungen	6 (3–13)	98 (97–99)	60 (21–93)	60 (53–66)
ST-Streckensenkungen	12 (7–21)	93 (87–96)	55 (31–76)	60 (53–67)
Neue T-Welle	24 (k. A.)	92 (k. A.)	69 (k. A.)	62 (k. A.)
Vorhofflimmern	8 (4–16)	99 (96–100)	89 (48–107)	61 (54–67)

Die wesentlichen diagnostischen Schritte umfassen dabei zunächst die Anamnese und die klinische Untersuchung, die jedoch beide in ihrer Aussagekraft hinsichtlich ihrer Sensitivität und Spezifität engen Grenzen unterworfen sind. Die Sensitivität ist fast durchgehend unbefriedigend, lediglich Orthopnoe, S3- bzw. S4-Herzgeräusch, Hypotonie, erhöhter Jugularvenendruck und Aszites erreichen eine gute Spezifität im Zusammenhang mit der Verdachtsdiagnose der akuten Herzinsuffizienz. Die apparative Diagnostik ist hier in engen Grenzen überlegen (Tab. 2.1). Vor allem sind ein Röntgenbild des Thorax und ein EKG anzufertigen. Eine sofortige Echokardiografie wird nur empfohlen, wenn hämodynamische Instabilität besteht oder wenn eine strukturelle oder funktionelle kardiale Auffälligkeit vermutet wird, etwa mechanische Komplikationen, akute Klappeninsuffizienz oder Aortendissektion.

2.1.4.1 Biomarker
Die Leitlinie der Europäischen Gesellschaft für Kardiologie empfiehlt bei jedem Patienten mit Verdacht auf Herzinsuffizienz eine umfangreiche Laboruntersuchung. Diese umfasst eines der drei routinemäßig verfügbaren natriuretischen Peptide (B-Typ natriuretisches Peptid [BNP], N-terminales proBNP [NT-proBNP] oder mid-regionales pro-atriales natriuretisches Peptid [MR-proANP]). Bei ihrer Bewertung muss bedacht werden, dass ihre Bestimmung nur bei klinischem Verdacht auf Herzinsuffizienz sinnvoll ist und vor allem beim Ausschluss der Diagnose helfen kann, was an der hohen Sensitivität und dem hohen negativen prädiktiven Wert deutlich wird (Tab. 2.2). Für das NT-proBNP ist darüber hinaus eine altersabhängige Veränderung der diagnostischen Schwellenwerte zu beachten (Tab. 2.3). Die Messung eines der natriuretischen Peptide ist eine IC-Empfehlung, soll also durchgeführt werden, wobei diese Empfehlung auf Expertenkonsens beruht. Ungewöhnlich niedrige Werte werden gelegentlich bei Patienten mit akuter Rechtsherzinsuffizienz oder dekompensierter terminaler Herzinsuffizienz gefunden. Daneben sollen kardiales Troponin,

Tab. 2.2: Diagnostische Wertigkeit der Biomarkerbestimmung bei akuter Herzinsuffizienz [5].

	Sensitivität [%]	Spezifität [%]	Negativ prädiktiver Wert [%]	Positiv prädiktiver Wert [%]
BNP ≤ 100 pg/ml	95 (93–96)	63 (52–73)	94 (90–96)	67 (63–75)
NT-proBNP ≤ 300 pg/ml	99 (97–100)	43 (26–62)	98 (89–100)	64 (57–73)
MR-proANP ≤ 120 pmol/l	97 (95–98)	60 (56–63)	97 (96–98)	56 (53–59)

Tab. 2.3: Schwellenwerte des NT-proBNP in Abhängigkeit vom Patientenalter. Modifiziert nach [2].

	Rule-out Akute Herzinsuffizienz unwahrscheinlich	Graubereich	Rule-in Akute Herzinsuffizienz wahrscheinlich
NT-proBNP, < 50 Jahre	< 300 pg/ml	300–450 pg/ml	> 450 pg/ml
NT-proBNP, > 50 Jahre	< 300 pg/ml	300–900 pg/ml	> 900 pg/ml
NT-proBNP, > 75 Jahre	< 300 pg/ml	300–1800 pg/ml	> 1800 pg/ml

Harnstoff, Kreatinin, Elektrolyte, Transaminasen, TSH und Glukose bestimmt sowie ein Blutbild angefertigt werden. Die Bestimmung des D-Dimers ist Patienten mit Verdacht auf Lungenarterienembolie vorbehalten. Die Bestimmung des Procalcitonin-Wertes im Serum kann erwogen werden bei Verdacht auf gleichzeitig bestehende Infektion, vor allem Pneumonie. Eine routinemäßige invasive hämodynamische Evaluation wird nicht empfohlen. Auch die routinemäßige Anfertigung einer arteriellen Blutgasanalyse wird nicht empfohlen, sondern ist Fragestellungen vorbehalten, in denen genaue Messungen von pO_2 oder pCO_2 nötig sind.

Darüber hinaus ist eine größere Zahl von Einflussfaktoren zu beachten, die zu einer Erhöhung (z. B. eine vorbestehende Niereninsuffizienz) oder einem Abfall der Plasmaspiegel der natriuretischen Peptide führen kann.

2.1.5 Kardiale Ursachen der akuten Herzinsuffizienz

Bereits in Tab. 2.1 wurden Ursachen der akuten Herzinsuffizienz aufgezeigt. Demnach lassen sich kardiale (z. B. Vitien, ischämische Komplikationen nach akutem Myokardinfarkt wie Ventrikel-Septum-Defekt, Mitralklappeninsuffizienz, Rechtsherzversagen nach Hinterwandinfarkt, Herzrhythmusstörungen, Perikarderguss und -tamponade, akute Myokarditis, Infektionen des Klappenapparates) und nichtkardiale Ursachen der akuten Herzinsuffizienz unterscheiden. Im Folgenden sollen einige kardiale Ursachen anhand von hochauflösender Bildgebung genauer diskutiert werden.

2.1.5.1 Akute Myokarditis
Siehe hierzu Kap. 8

2.1.5.2 Kardiomyopathien
Vorbestehende Kardiomyopathien wie die dilatative Kardiomyopathie (DCM), die ischämische Kardiomyopathie, die hypertrophe Kardiomyopathie (mit oder ohne Obstruktion des linksventrikulären Ausflusstraktes) oder die arrhythmogene rechtsventrikuläre Kardiomyopathie (ARVC) können ebenso wie die in Tab. 2.1 genannten Ursachen über die in Tab. 2.2 genannten Triggerfaktoren zu einer kardialen Dekompensation führen. Oftmals kommt es auch im Rahmen der Dekompensation zu einer Erstdiagnose einer Kardiomyopathie.

Abb. 2.3 zeigt das Beispiel einer kardialen MRT-Untersuchung bei akut dekompensierter Herzinsuffizienz im Rahmen einer dilatativen Kardiomyopathie (DCM). In der 4- und 3-Kammerorientierung ist in den SSFP-Funktionsaufnahmen zwischen Enddiastole und Endsystole eine hochgradig global eingeschränkte systolische Funktion mit einer gemessenen Ejektionsfraktion von 5 % zu sehen. In den Kontrastmittel-verstärkten Spätaufnahmen (*late gadolinium enhancement*, LGE) zeigt sich weitestgehend vitales Myokard ohne LGE. Lediglich in der kurzen Achse ist ein Bereich eines dezenten, für die DCM typischen Fibroseareals *(midwall enhancement)* erkennbar.

2.1.5.3 Peripartale Kardiomyopathie
Bei der peripartalen Kardiomyopathie handelt es sich um eine plötzlich einsetzende Herzinsuffizienz, welche typischerweise am Ende der Schwangerschaft bis 6 Monate nach der Entbindung auftritt. Zu Grunde liegt eine hochgradige Verminderung der linksventrikulären systolischen Funktion unklarer Genese. Das klinische Bild entspricht dem der dekompensierten Herzinsuffizienz. Die symptomatische Therapie der im Regelfall reversiblen Herzschwäche umfasst die Behandlung der Herzinsuffizienz. Neuere Ansätze der Behandlung mit Bromocriptin und der Modifikation des Hormonhaushaltes über eine Hemmung der Prolaktinausschüttung als möglicherweise ursächlichem Faktor werden weiterhin prospektiv evaluiert und können als zusätzliche Behandlung der peripartalen Kardiomyopathie einbezogen werden [6].

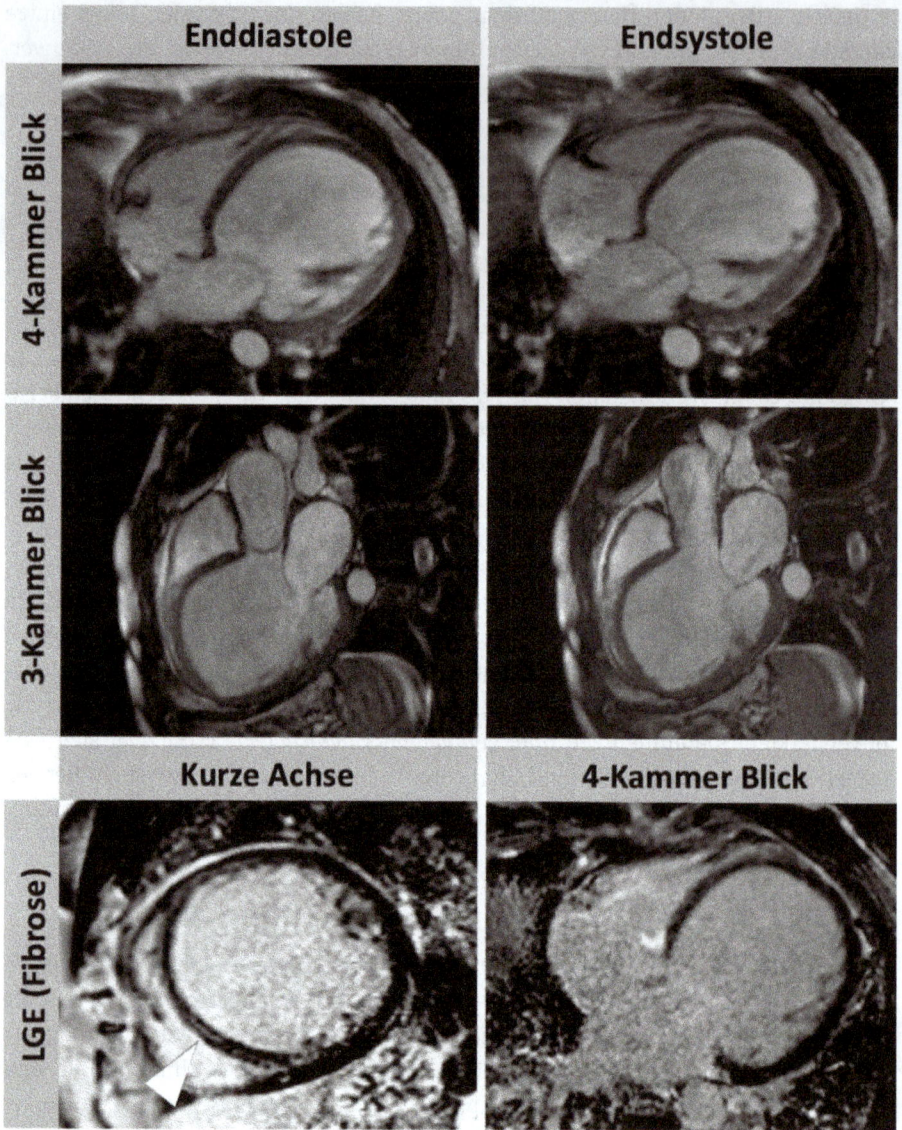

Abb. 2.3: Dilatative Kardiomyopathie.

2.1.6 Nichtkardiale Ursachen der akuten Herzinsuffizienz

Die Liste der nichtkardialen Ursachen der akuten Herzinsuffizienz ist lang. Einige sind im Folgenden zusammengefasst. Zu nennen sind das Tako-Tsubo-Syndrom sowie toxische und infektiöse Ursachen. Eine Reihe von Erkrankungen aus dem endokrinologischen Formenkreis können ebenfalls mit einer akuten Herzinsuffizienz einhergehen.

Beispiele für nichtkardiale Ursachen der akuten Herzinsuffizienz:
- Tako-Tsubo-Syndrom
- Endokrinologisch:
  - Diabetes
  - Hyperthyreose
- Toxisch:
  - Chemotherapie
  - Alkohol
- Intoxikation:
  - Betablocker
  - Amphetamine
- Infektion:
  - HIV
  - Chagas

Bei dem Phäochromozytom handelt es sich beispielsweise um einen benignen Katecholamin-freisetzenden adrenomedullären Nebennierenrindentumor (Adrenalin und Noradrenalin). Neben der typischen klinischen Präsentation mit Hypertonie, Tachykardie und vermehrtem Schwitzen kann sich das Phäochromozytom auch durch eine akute Herzinsuffizienz zeigen. Die Behandlung besteht zunächst in der Antagonisierung der katecholaminären Wirkung im Vorfeld der operativen Entfernung des Tumors.

2.1.7 Therapie

Die Europäische Gesellschaft für Kardiologie beschreibt die akute Herzinsuffizienz in ihrer Leitlinie aus dem Jahr 2016 [1] als eine akut lebensbedrohliche Situation, die einer umgehenden Behandlung im nächstgelegenen Krankenhaus bedarf. Hierbei sollte, wenn möglich, einem Krankenhaus mit einer CCU *(coronary care unit)* oder einer ICU *(intensive care unit)* der Vorzug gegeben werden.

Nachstehend werden einige allgemeine Therapieprinzipien genannt. Eine detaillierte Darstellung folgt in den jeweiligen Unterkapiteln.

Nachdem der Verdacht einer akuten Herzinsuffizienz durch die zuvor genannten Untersuchungen erhärtet wurde, bietet es sich zunächst an, entsprechend dem allgemein gültigen Grundsatz der Notfallmedizin, dem „ABC-Schema", vorzugehen. Hierunter versteht man eine Beurteilung des *Airways*, des *Breathing* sowie der *Circulation*. Eine Übersicht über das ABC-Schema gibt Tab. 2.4.

Tab. 2.4: ABC-Schema.

A	Airway	– Ist der Atemweg frei und sicher?
		– Ist der Atemweg frei, aber gefährdet?
		– Ist der Atemweg verlegt?
B	Breathing	– Wie ist die Atemfrequenz?
		– Ist die Lunge seitengleich belüftet?
		– Liegt ein vesikuläres oder ein anderes Atemgeräusch vor?
		– Wie ist die Oxygenierung?
C	Circulation	– Wie ist der Puls?
		– Wie ist die Rekapillarisierungszeit?
		– Wie ist der Blutdruck?

Bei der Versorgung des Patienten entsprechend des ABC-Ansatzes erfolgt zunächst eine Beurteilung der Atemwege und der Atmung selbst sowie des Kreislaufs. Finden sich in dieser Beurteilung Störungen, so sind diese unmittelbar zu beheben.

2.1.7.1 A-Problem

Der Atemweg wird in die Kategorien frei und sicher, frei, aber gefährdet, sowie verlegt eingeteilt. Je nach Befund kann ggf. an dieser Stelle eine Atemwegssicherung erforderlich werden.

2.1.7.2 B-Problem
Oxygenierung

Die Beurteilung der Atmung ist ein zentraler Bestandteil jeder Ersteinschätzung eines potenziell lebensbedrohlich Erkrankten. Neben der Atemfrequenz und der Oxygenierung, z. B. gemessen mittels Pulsoxymeter, wird an dieser Stelle auch die Auskultation gefordert. Die ESC (European Society of Cardiology) empfiehlt die Sauerstoffgabe bei einer peripheren Sauerstoffsättigung (SpO_2) < 90 % bzw. einem PaO_2 < 60 mmHg. Ist eine alleinige Sauerstoffgabe nicht ausreichend, wird in einem nächsten Eskalationsschritt eine nichtinvasive Ventilation (NIV) favorisiert. Als Indikation wird hierbei ein Fortbestehen der Dyspnoesymptomatik angesehen. Als weitere Entscheidungshilfen für eine NIV-Therapie nennt die ESC eine Atemfrequenz > 25/min sowie eine SpO_2 < 90 %.

Eine invasive Beatmung darf jedoch bei einem gefährdeten Atemweg nicht verzögert werden. Gleichzeitig sollte bei dem Entschluss zu einer NIV-Therapie eine regelmäßige Reevaluation bzgl. des erzielten Benefits erfolgen. Als Kriterien eines NIV-Versagens werden eine anhaltende Hypoxie, definiert als PaO_2 < 60 mmHg, eine Hyperkapnie, definiert als $PaCO_2$ > 50 mmHg, sowie eine Azidose (pH < 7,35) angesehen.

Unabhängig davon, welche Form einer Beatmung zum Einsatz kommt, gilt es stets zu bedenken, dass eine maschinelle Beatmung häufig Einfluss auf die Hämodynamik hat. So wird u. a. der venöse Rückstrom zum Herzen und damit die Vorlast beeinflusst, was bei einem Rechtsherzversagen nachteilig sein kann und bei der Einstellung des Respirators Berücksichtigung finden sollte.

Opiate

Bei einer Dyspnoesymptomatik sollte außerdem im Rahmen einer akuten Herzinsuffizienz auch eine medikamentöse Therapie in Betracht gezogen werden, um eine symptomatische Linderung herbeizuführen. In einer solchen Situation sollte der Einsatz von Opiaten erwogen werden, wobei sich Morphin als besonders vorteilhaft erwiesen hat.

Diuretika

Im Falle einer Überwässerung kann die Verabreichung eines Schleifendiuretikums indiziert sein. Bezüglich Letzterem vergibt die ESC eine IC-Empfehlung. Bei der Verabreichung der Schleifendiuretika sollte ferner in regelmäßigen Abständen eine Beurteilung der Urinausscheidung, der Nierenfunktion sowie der Elektrolyte erfolgen. Zur Dosierung gilt der Grundsatz, dass diuretikanaive Patienten häufig geringere Dosen benötigen als Patienten, die bereits mit Diuretika vortherapiert sind. Die ESC empfiehlt, dass die verabreichte Dosis mindestens äquivalent zu der Dauermedikationsdosis sein sollte.

Bei Vorliegen einer Diuretikaresistenz kann zusätzlich eine orale Gabe von Thiaziddiuretika, von thiazidähnlichen Diuretika (Xipamid, Metolazone) oder Aldosteronantagonisten (Spironolacton) sinnvoll sein, wobei die Effekte hier verzögert eintreten (Tab. 2.5).

Ultrafiltration

Neben der Gabe von Diuretika kann bei Patienten mit Zeichen der Überwässerung auch eine sog. Ultrafiltration angewendet werden. Da es jedoch keine Daten gibt, die einen Vorteil einer Nierenersatztherapie gegenüber einer medikamentösen „Entwässerung" bei Patienten mit akuter Herzinsuffizienz gezeigt haben, bleibt die medikamentöse Strategie der initiale Therapieansatz. Zu dieser Einschätzung kommt die ESC auf Basis mehrerer randomisierter Studien.

Ist jedoch die Gabe von Diuretika aufgrund einer deutlich eingeschränkten Nierenfunktion nicht indiziert oder aber der Einsatz der Diuretika nicht erfolgsbringend, kann eine Ultrafiltration sinnvoll sein. Als mögliche Indikation werden allgemein eine verminderte „Entwässerungsfunktion", eine verminderte „Entgiftungsfunktion" (Harnstoff > 150 mg/dl, Kreatinin > 3,4 mg/dl), eine metabolische Azidose (pH < 7,2) sowie eine schwere und therapierefraktäre Hyperkaliämie (K^+ > 6,5 mmol/l) angesehen.

Tab. 2.5: Übersicht über gängige Diuretika in der Herzinsuffizienztherapie.

Diuretikum	Ausmaß der Flüssigkeitsretention	Dosis	Orale Bioverfügbarkeit	Intravenös verfügbar	Proteinbindung	Hinweise
Furosemid	Mittelgradig	20–40 mg	10–100 %	Ja	91–99 %	p. o. oder i. v. nach klinischer Notwendigkeit, Kontrolle der Elektrolyte (K$^+$, Na$^+$, Mg^{++}) und des Blutdrucks; i. v. Dosis abhängig von der Nierenfunktion
	Schwer	40–100 mg 5–40 mg/h				
Torasemid	Mittelgradig	10–20 mg	80–100 %	Ja	99 %	
	Schwer	20–100 mg				
Bumetanid	Mittelgradig	0,5–1 mg	80–100 %	Ja	90–99 %	
	Schwer	1–4 mg				
Hydrochlorothiazid	Bei refraktärer Therapie mit Schleifendiuretika sinnvolle Kombinationspartner	50–100 mg	60–70 %	Nein	40 %	Geringe Rolle in der Akuttherapie, jedoch geeignet zur Unterstützung bei Diuretikaresistenz
Chlorthalidon		12,5–25 mg	65 %	Nein	99 %	
Xipamid		40–80 mg	70 %	Nein	99 %	
Metolazone		2,5–10 mg	65 %	Nein	95 %	
Spironolacton		25–50 mg	65 %	Ja	90 %	Gute Wahl bei erhaltener Nierenfunktion und niedrigem oder normalem K$^+$, langsamer Wirkungseintritt
Acetazolamid		0,5 mg	100 %	Ja	70–95 %	Hemmung der Bikarbonatresorption; Einsatz bei Alkalose möglich

2.1.7.3 C-Problem

Bei Patienten mit akuter Herzinsuffizienz zeigt sich häufig ein Kreislaufproblem im Sinne eines erniedrigten Blutdrucks. Auf der anderen Seite kann ein erhöhter Blutdruck zu einem konsekutiven Herzversagen führen oder aber zu einer kardialen Dekompensation bei bereits vorliegender chronischer Herzinsuffizienz. Nachfolgend soll zunächst die Behandlung hypertensiver Blutdruckwerte erläutert werden, bevor auf die medikamentöse Kreislaufunterstützung bei der Herzinsuffizienz mit hypotonen Blutdruckwerten näher eingegangen wird.

Vasodilatatoren

In der Akutsituation ist insbesondere die Anwendung von intravenös verabreichbaren Substanzen geläufig. Die eingesetzten Vasodilatatoren können entweder zu einer Vorlastminderung durch eine Senkung des Venentonus und damit einhergehendem venösem Pooling und/oder durch eine Verminderung der Nachlast durch eine direkte Beeinflussung des arteriellen Widerstandes zu einer Blutdrucksenkung führen. Der Einsatz solcher Substanzen setzt in der Regel ein hämodynamisches Monitoring mit invasiver Blutdruckmessung voraus. So kann adäquat auf Blutdruckänderungen reagiert werden, da eine überschießende Blutdrucksenkung mit einem schlechten Outcome assoziiert ist. Eine Übersicht über gängige intravenös applizierbare Vasodilatatoren zeigt Tab. 2.6.

Tab. 2.6: Überblick über intravenöse Vasodilatatoren.

Medikament	Dosierung	Bemerkungen
Nitroglycerin	Startdosis 10–20 µg/min, steigerbar bis 200 µg/min	Tachyphylaxieeffekt
Isosorbiddinitrat	Startdosis 1 mg/h, steigerbar bis 10 mg/h	Tachyphylaxieeffekt
Nitroprussid	Startdosis 0,3 µg/kg/min, steigerbar bis 5 µg/kg/min	Lichtgeschützte Applikation erforderlich, Entstehung von Cyaniden, daher i. d. R. Kombination mit Natriumthiosulfat erforderlich

Medikamentöse Kreislaufunterstützung

In einem erweiterten hämodynamischen Monitoring mittels PiCCO® oder Swan-Ganz-Katheter® ist die Maximalform der akuten Herzinsuffizienz, der kardiogene Schock, durch eine Verminderung des Herzindexes, also des auf die Körperoberfläche normierten Herzzeitvolumens, sowie erhöhte systemische Widerstände charakterisiert.

Allgemein kann bei den Medikamenten zur Kreislaufunterstützung eine Einteilung in zwei Gruppen vorgenommen werden. Erstere sind die sog. Inotropika, während in die zweite Gruppe die Vasopressoren fallen. Auf den Intensivstationen üblicherweise eingesetzte positiv inotropisch wirksame Medikamente sind Dobutamin, Levosimendan oder auch Phosphodiesterase-III-Inhibitoren. Bezüglich der Vasopressoren wird im deutschsprachigen Raum in der Regel Noradrenalin angewandt.

Eine Übersicht über die Dosierung der jeweiligen Substanzen zeigt Tab. 2.7, über die Auswahl in Abhängigkeit des klinischen Erscheinungsbildes informiert Tab. 2.8.

Leider waren die in der akuten Herzinsuffizienz mit neuen Substanzen und Substanzklassen durchgeführten klinischen Studien in den vergangenen Jahren wenig erfolgreich. So konnten Milrinon, Tolvaptan, Tezosentan, Rolofyllin, Nesiritide, Ulritide oder Serelaxin insgesamt nicht überzeugen (Tab. 2.9). Einzig Levosimendan hatte einige positive klinische Studienergebnisse, so dass ihm inzwischen eine gewisse Bedeutung zukommt.

Tab. 2.7: Dosierung der Vasokonstriktoren sowie Inotropika in Anlehnung an die ESC-Guidelines [1].

Medikament	Bolus-Dosis	Dosierung via Perfusor
Dobutamin	Nein	2–20 µg/kg/min
Phosphodiestera-se-III-Inhibitoren		
– Milrinon	25–75 µg/kg über 10–20 min	0,375–0,75 µg/kg/min
– Enoximon	0,5–1,0 mg/kg über 5–10 min	5–20 µg/kg/min
Levosimendan	Optional 12 µg/kg über 10 min	0,05–0,2 µg/kg/min
Adrenalin	Bei Reanimation 1 mg mit Wiederholung alle 3–5 min	0,05–0,5 µg/kg/min
Noradrenalin	Nein	0,2–1,0 µg/kg/min

Tab. 2.8: Übersicht über die Auswahl an Katecholaminen in Anlehnung an das AHA-Statement „Contemporary Management of Cardiogenic Shock" [7].

Grund oder Erscheinen des kardiogenen Schocks	Vorschlag zur Medikamentenwahl	Hämodynamische Überlegung
Klassisch „feucht und kalt" (wet and cold)	– Noradrenalin oder positiv inotrop wirkende Substanzen	Diese Unterform des kardiogenen Schocks ist durch einen niedrigen Herzindex sowie hohe systemvaskuläre Widerstände charakterisiert. Zur akuten Stabilisierung kann der Einsatz von Noradrenalin mit oder ohne positiv wirkende Subtanzen sinnvoll sein
Euvoläm, „trocken und kalt"	– Noradrenalin oder positiv inotrop wirkende Substanzen – Geringer Flüssigkeitsbolus	Es sollte eine hämodynamische Stabilisierung mit Noradrenalin mit oder ohne positiv wirkende Substanzen in Erwägung gezogen werden Bei erniedrigtem LVEDP könnten Flüssigkeitsgaben vorteilhaft sein
„Feucht und warm"	– Noradrenalin	Diese Unterform des kardiogenen Schocks ist durch einen geringen systemvaskulären Widerstand gekennzeichnet

Tab. 2.8: (fortgesetzt)

Grund oder Erscheinen des kardiogenen Schocks	Vorschlag zur Medikamentenwahl	Hämodynamische Überlegung
Rechtherzversagen	– Flüssigkeitsbolus – Noradrenalin – Positiv inotrope Substanzen – Inhalative pulmonale Dilatatoren	Hämodynamische Ziele beinhalten die Aufrechterhaltung der Vorlast, die Senkung der rechtsventrikulären Nachlast, die Behandlung von absoluten oder relativen Bradykardien und die Aufrechterhaltung einer atrioventrikulären Synchronität
Normotensiver Schock	– Positiv inotrope Substanzen	Eine Initialtherapie mit positiv inotropen Substanzen kann sinnvoll sein, vorausgesetzt, der systolische Blutdruck liegt > 90 mmHg und der systemische vaskuläre Widerstand ist relativ erhöht
Aortenklappenstenose	– Noradrenalin – Unter erweitertem hämodynamischem Monitoring ggf. zusätzlich positiv inotrope Substanzen	Ein Schockgeschehen durch eine Aortenklappenstenose ist ein nachlastbedingtes Geschehen Positiv inotrope Substanzen mögen bei erhaltener LV-Funktion keinen Vorteil bringen Ein operativer oder minimalinvasiver Klappenersatz (TAVI) beseitigt die zugrunde liegende Ursache
Aortenklappeninsuffizienz	– Dobutamin – Vorübergehendes Pacing	Ein Aufrechterhalten einer erhöhten Herzfrequenz führt konsekutiv zu einer verkürzten Diastole und vermindertem LVEDP Ein operativer oder minimalinvasiver Klappenersatz (TAVI) beseitigt die zugrunde liegende Ursache
Mitralklappenstenose	– Noradrenalin – Esmolol oder Amiodaron	Ein Schockgeschehen durch eine Mitralklappenstenose ist ein vorlastbedingtes Geschehen Chronotrop wirkende Substanzen sollten gemieden werden, eine Senkung der Herzfrequenz mit dadurch bedingter verlängerter Diastole sowie ein Aufrechterhalten der atrioventrikulären Synchronität können zur Vorlastverbesserung führen Ein operativer Klappenersatz oder eine Valvuloplastie beseitigen die zugrunde liegende Ursache

Tab. 2.8: (fortgesetzt)

Grund oder Erscheinen des kardiogenen Schocks	Vorschlag zur Medikamentenwahl	Hämodynamische Überlegung
Mitralklappeninsuffizienz	– Noradrenalin oder positiv inotrop wirkende Substanzen	Neben der Stabilisierung mittels Vasopressoren sollte der begleitende Einsatz von positiv inotrop wirkenden Substanzen erwogen werden Eine Nachlastsenkung kann zur Reduktion des LVEDP führen Ein/e operative/r Klappenrekonstruktion/-ersatz oder eine minimalinvasive Mitralklappenrepair beseitigen die zugrunde liegende Ursache

Tab. 2.9: Klinische Studien im Bereich der akuten Herzinsuffizienz.

Substanz	Wirkung	Studienname/Anzahl Patienten	Therapiedauer	Primärer Endpunkt
Aliskiren	Direkter Reninhemmer	ASTRONAUT (n = 1639)	12 Monate	Kardiovaskulärer Tod oder Krankenhausaufnahme wegen Herzinsuffizienz innerhalb von 6 Monaten (p = 0,41)
Levosimendan	Calcium-Sensitizer (positiv inotrop, Vasodilatation)	SURVIVE (n = 1327, Levosimendan vs. Dobutamin)	24 h	Tod innerhalb von 180 Tagen (p = 0,4)
		REVIVE (n = 600, Levosimendan vs. Placebo)	24 h	Klinische Verbesserung innerhalb von 5 Tagen (p = 0,0015)
Milrinon	Phosphodiesterasehemmer (positiv inotrop, Vasodilatation)	OPTIME-CHF (n = 949)	48 h	Anzahl der Tage im Krankenhaus oder Tod innerhalb von 60 Tagen (p = 0,71)
Nesiritide	Rekombinante Form von BNP	ASCEND-HF (n = 7141)	24 h bis 7 Tage	Verbesserung der Dyspnoe (prädefinierte Kriterien für Verbesserung nicht erreicht), Tod aus jedem Grund oder Krankenhausaufnahme wegen Herzinsuffizienz (nicht signifikant)

Tab. 2.9: (fortgesetzt)

Substanz	Wirkung	Studienname/Anzahl Patienten	Therapiedauer	Primärer Endpunkt
Rolofyllin	Selektiver Adenosin-A1-Rezeptor-Antagonist	PROTECT (n = 2033)	Bis 3 Tage	Klinische Verbesserung (nicht signifikant)
Serelaxin	Rekombinante Form des humanen Peptidhormons Relaxin-2 (antiinflammatorisch, antiischämisch, antifibrotisch)	RELAX-AHF (n = 1161)	Bis 48 h	Verbesserung der Dyspnoe gemessen anhand zweier Skalen (nur eine signifikant)
		RELAX-AHF 2 (n = 6545)	48 h	Kardiovaskulärer Tod innerhalb von 180 Tagen, Verschlechterung der Herzinsuffizienz innerhalb von 5 Tagen (nicht signifikant)
Tezosentan	Endothelinrezeptor-Antagonist	VERITAS (n = 1448)	24–72 h	Verbesserung der Luftnot (nicht signifikant)

Mechanische Kreislaufunterstützung

Neben medikamentösen Maßnahmen zur Kreislaufstabilisierung rückten in den vergangenen Jahren zunehmend mechanische Unterstützungssysteme in den Vordergrund. In diesem Zusammenhang sind u. a. die IABP und die Impella® zu nennen. Die aktuelle Datenlage rechtfertigt jedoch nicht den generellen Einsatz, da u. a. im IABP-Shock-II-Trial kein Überlebensvorteil in der Anwendungsgruppe gezeigt werden konnte [3]. Für axiale Turbinenpumpen, zu denen auch die Impella® gehört, ist eine abschließende Beurteilung gegenwärtig aufgrund der geringen Datenlage nicht möglich. Jedoch konnte in einer kürzlich publizierten Studie mit 48 Patienten kein Vorteil einer perkutanen mechanischen Kreislaufunterstützung im Vergleich zur IABP gezeigt werden [4].

Somit bleibt die mechanische Kreislaufunterstützung bei Patienten im kardiogenen Schock eine Einzelfallentscheidung (s. auch Kap. 2.2 und Kap. 3.3).

2.1.7.4 Gezielte Therapie

Da die Genese der akuten Herzinsuffizienz mannigfaltig und die notwendige Therapie vorrangig von der Pathogenese der zugrundeliegenden Ursache abhängig ist, ist neben einer zunächst erforderlichen Stabilisierung des Patienten eine parallele Ursachenforschung elementar, um so den Patienten der geeigneten Therapie zuzuführen (vgl. auch Tab. 2.9). Wie bereits ausgeführt, hat sich dabei in den ESC-Leitlinien das sog. CHAMP-Akronym etabliert.

Ergeben sich in der Diagnostik Hinweise auf ein akutes Koronarsyndrom, so ist der Patient einer invasiven Koronardiagnostik zuzuführen, um die ursächliche Sauerstoffminderversorung des Myokards zu optimieren.

Im Falle eines hypertensiven Notfalls mit entsprechender Nachlasterhöhung kann es zu einer akuten kardialen Dekompensation kommen. Diese Dekompensation mündet in ihrer Extremform im kardialen Lungenödem. Neben einer Sauerstoffgabe sowie ggf. NIV-Therapie sollte eine kausale Therapie mit Nachlastsenkung erfolgen. Hier können u. a. Nitrate oder auch der in der Notfallsituation weit verbreitete α-1-Antagonist Urapidil zum Einsatz kommen. Begleitend sollte durch die Gabe eines Schleifendiuretikums eine Negativbilanzierung angestrebt werden. Häufig ist in Situationen, in denen der Patient Luftnot verspürt, die Gabe von Morphin hilfreich. Neben einem sedierenden Effekt führt Morphin zu einer Vasodilatation und ist daher anderen Opioiden vorzuziehen.

Arrhythmien können sowohl bei „Herzgesunden" als auch bei Patienten mit kardialen Vorerkrankungen zu einer Dekompensation führen. Insbesondere bei Patienten mit bereits eingeschränkter systolischer Herzfunktion kann eine Arrhythmie eine rasche Verschlechterung zur Folge haben. Eine im klinischen Alltag typische Arrhythmie, die zu einer kardialen Dekompensation führt, ist das tachykard übergeleitete Vorhofflimmern, wobei auch andere tachykarde, aber auch bradykarde Rhythmusstörungen eine Dekompensation auslösen können. Gemäß des ESC-Algorithmus ist unabhängig von der zugrundeliegenden Herzrhythmusstörung zunächst zwischen hämodynamisch stabilen und instabilen Patienten zu unterscheiden. Ist der Patient stabil, sollte zunächst zur Dokumentation und ggf. im weiteren Verlauf zur angedachten elektrophysiologischen Therapie ein 12-Kanal-EKG veranlasst sowie nachfolgend eine medikamentöse Therapie eingeleitet werden. Bei instabilen Patienten ist in der Regel eine 12-Kanal-EKG-Dokumentation nicht möglich, wobei auch hier ggf. ein Rhythmusstreifen über den Defibrillator geschrieben werden kann. Bei hämodynamisch instabilen Patienten ist, vereinfacht gesagt, eine Stromtherapie indiziert. Hierbei kann es sich bei bradykarden Herzrhythmusstörungen um eine passagere Schrittmacherstimulation handeln, aber bei tachykarden Herzrhythmusstörungen um eine elektrische Kardioversion, bei pulslosen ventrikulären Tachykardien bzw. Kammerflimmern um eine Defibrillation.

Mechanische Komplikationen können akute Klappeninsuffizienzen nach Myokardinfarkt bis hin zur Klappenverlegung durch Tumore umfassen. Hier ist in der Regel nach initialer Stabilisierung des Patienten eine operative Versorgung indiziert.

Das Spektrum der Symptome einer Lungenarterienembolie kann in Abhängigkeit der Lokalisation von asymptomatisch bis hin zum Herz-Kreislauf-Stillstand reichen. Je ausgeprägter die Symptomatik, desto aggressiver muss eine Therapie erfolgen. Bei Herz-Kreislauf-Stillstand und nachgewiesener Lungenarterienembolie oder hochgradigem Verdacht auf eine solche wird eine Rescue-Lyse empfohlen, wobei in einer solchen Situation die Reanimationsbemühungen nach Verabreichung der Lyse prolongiert (mindestens 60 Minuten) fortgeführt werden sollten. Bei nicht reanimationspflichtigen Patienten kann gemäß den ESC-Empfehlungen in Abhängigkeit der hämodynamischen Situation, der Rechtsherzbelastung sowie kardialer Biomarker ebenfalls eine Lyse indiziert sein.

Literatur

[1]   Ponikowski P, Voors AA, Anker SD, Bueno H, Cleland JGF et al. 2016 ESC Guidelines for the diagnosis and treatment of acute and chronic heart failure: The Task Force for the diagnosis and treatment of acute and chronic heart failure of the European Society of Cardiology (ESC). Developed with the special contribution of the Heart Failure Association (HFA) of the ESC. Eur Heart J. 2016;37(27):2129–2200.

[2]   Luchner A, von Haehling S, Holubarsch C, Keller T, Knebel F et al. Einsatzgebiete und praktischer Nutzen der kardialen Marker BNP und NT-proBNP. Dtsch med Wochenschr. 2017;142 (05):346–355.

[3]   Thiele H, Zeymer U, Neumann FJ, Ferenc M, Olbrich HG, Hausleiter J, Richardt G, Hennersdorf M, Empen K, Fuernau G, Desch S, Eitel I, Hambrecht R, Fuhrmann J, Böhm M, Ebelt H, Schneider S, Schuler G, Werdan K; IABP-SHOCK II Trial Investigators. N Engl J Med. 2012 Oct 4;367(14):1287–96. doi: 10.1056/NEJMoa1208410.

[4]   Ouweneel DM, de Brabander J, Karami M, Sjauw KD, Engström AE, Vis MM, Wykrzykowska JJ, Beijk MA, Koch KT, Baan J, de Winter RJ, Piek JJ, Lagrand WK, Cherpanath TG, Driessen AH, Cocchieri R, de Mol BA, Tijssen JG, Henriques JP. Real-life use of left ventricular circulatory support with Impella in cardiogenic shock after acute myocardial infarction: 12 years AMC experience. Eur Heart J Acute Cardiovasc Care. 2019 Jun;8(4):338–349. doi: 10.1177/2048872618805486

[5]   Hellenkamp K, von Haehling S. Bedeutung von Biomarkern bei akuter Herzinsuffizienz. Internist. 2019;60:587–596.

[6]   Regitz-Zagrosek V, Roos-Hesselink JW, Bauersachs J, Blomstrom-Lundqvist C, Cifkova R et al. 2018 ESC Guidelines for the management of cardiovascular diseases during pregnancy. Eur Heart J. 2018;39(34):3165–3241.

[7]   https://www.ahajournals.org/doi/full/10.1161/CIR.0000000000000525; Zugriff 01.02.2020

2.2 Kardiogener Schock

Jelena Köster, Janine Pöss

2.2.1 Definition

Der kardiogene Schock ist ein lebensbedrohlicher Zustand aufgrund eines kardialen Auswurfversagens mit konsekutiver Minderperfusion von Endorganen und Gewebehypoxie. Die Diagnose wird anhand klinischer und hämodynamischer Kriterien gestellt [1]. Dazu gehören Zeichen der Kreislaufzentralisation wie blasse, marmorierte und kaltschweißige Haut sowie Symptome der Organdysfunktion wie Agitiertheit, Zyanose und Oligurie (Urinvolumen < 20 ml/h). Die hämodynamische Manifestation kann sich durch eine Hypotonie mit einem systolischen Blutdruck von weniger als 90 mmHg, einem Abfall des Mitteldrucks von mindestens 30 mmHg vom Ausgangswert für mindestens 30 Minuten oder der Erfordernis einer Katecholamintherapie zur Stabilisierung des systolischen Blutdrucks auf über 90 mmHg zeigen [2].

2.2.2 Ursachen und Inzidenz

Die wichtigsten Ursachen sind im Folgenden in Listenform aufgeführt. Unterschieden wird bei der kardialen Dysfunktion in Links- und Rechtsherzversagen. Dem Linksherzversagen kommt in der Genese des kardiogenen Schocks eine größere Bedeutung zu. Die häufigste Ursache ist der Myokardinfarkt mit etwa 80 % [3]. Hierbei kommt es meistens durch eine ischämiebedingte Myokardnekrose zu einem linksventrikulären Pumpversagen. Seltener treten mechanische Komplikationen wie eine Ventrikelseptumruptur, eine Papillarmuskelruptur mit konsekutiver akuter Mitralklappeninsuffizienz oder eine Perikardtamponade infolge einer Ruptur der freien Ventrikelwand auf [4]. Weitere Ursachen sind Kardiomyopathien, Myokarditiden, tachykarde oder bradykarde Herzrhythmusstörungen und schwere Klappenvitien. Auch ein Rechtsherzversagen, z. B. infolge einer akuten Lungenarterienembolie, kann zu einem kardiogenen Schock führen [4].

Ursachen des kardiogenen Schocks [4]:
1. Akuter Myokardinfarkt
    – Linksventrikuläres Pumpversagen
    – Mechanische Komplikationen:
        – Ventrikelseptumruptur
        – Papillarmuskelruptur mit akuter schwerer Mitralklappeninsuffizienz
        – Ruptur der freien Ventrikelwand mit Perikardtamponade
    – Rechtsventrikuläres Versagen

2. Andere Ursachen
    – Myogen:
        – Tako-Tsubo-Kardiomyopathie
        – Fulminante Myokarditis
        – Phäochromozytom
        – Intoxikationen, Pharmaka
    – Mechanisch:
        – Schweres Vitium
        – Thromben, Tumoren
        – Kompression/Füllungsbehinderung von extrakardial
        – Perikardtamponade
        – Aortendissektion
        – Lungenembolie
        – Spannungspneumothorax
        – Trauma
    – Rhythmogen:
        – Tachykarde Rhythmusstörungen
        – Bradykarde Rhythmusstörungen
    – Sonstiges:
        – Rechtsventrikuläres Versagen durch akutes Cor pulmonale

2.2.3 Pathophysiologie des infarktbedingten kardiogenen Schocks

Der dem kardiogenen Schock zugrundeliegende pathophysiologische Mechanismus wird häufig mit dem Bild der sogenannten Schockspirale beschrieben (Abb. 2.4) [3]. Die verminderte Myokardkontraktilität führt zu einem reduzierten Herzzeitvolumen, verschlechtert nochmals die Koronarperfusion und führt zu einer schweren Gewebe-hypoperfusion. Kompensatorisch kommt es zu einer peripheren Vasokonstriktion mit konsekutiver Erhöhung der Nachlast. Durch das verminderte Schlagvolumen in Kombination mit einer diastolischen Dysfunktion erhöhen sich der enddiastolische Druck und der pulmonalkapilläre Verschlussdruck [3],[5], was zu einer pulmonalen Stauung führen kann. Im Verlauf werden neurohumoral vermittelte Prozesse aktiviert, beispielsweise über Zytokine sowie die induzierbare Stickstoffmonoxid (NO)-Synthase. Hierdurch werden inflammatorische Kaskaden und ggf. ein systemisches inflammatorisches Response-Syndrom (SIRS) induziert [3],[5], welches mit einem Kapillarleck sowie einer Störung der Mikrozirkulation einhergeht. Die initiale kompensatorische Vasokonstriktion wird in der Folge durch eine pathologische Vasodilatation abgelöst. Die durch die Gewebehypoperfusion entstehende Laktatazidose beschleunigt den Prozess der „Abwärtsspirale" durch eine Reduktion der Katecholaminwirksamkeit. Tachykarde ventrikuläre und supraventrikuläre Herzrhythmusstörungen können die kardiale Dysfunktion ebenfalls potenzieren. Wird dieser Teufelskreis nicht durch adäquate Therapiemaßnahmen durchbrochen, führt er zum Tod des Patienten.

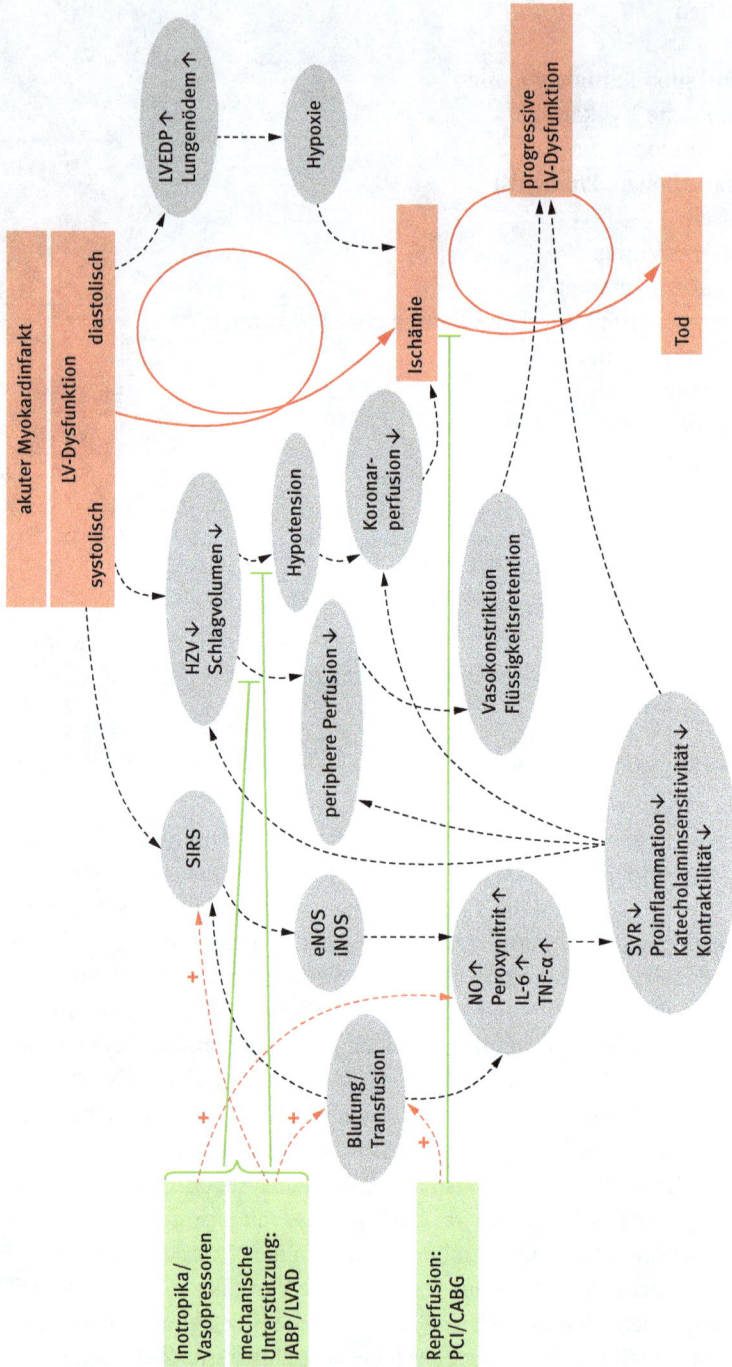

Abb. 2.4: Pathophysiologisches Konzept der sogenannten Schockspirale [6], ursprünglich modifiziert nach [7].

2.2.4 Diagnostik

Die Diagnose eines kardiogenen Schocks erfolgt durch die klinische Untersuchung und mithilfe der Vitalparameter. Ein erweitertes hämodynamisches Monitoring ist für die Diagnosestellung nicht erforderlich, so dass diese bereits präklinisch erfolgen kann. Dies ist von Bedeutung, da der Patient somit ohne Zeitverzögerung in das nächstgelegene Zentrum mit einer 24-Stunden-Bereitschaft für Koronarinterventionen sowie mit Erfahrung bei der Implantation mechanischer Unterstützungssysteme transportiert werden kann. Innerhalb von 10 Minuten sollte ein 12-Kanal-Elektrokardiogramm (EKG) durchgeführt werden, um zu klären, ob ein infarktbedingter kardiogener Schock vorliegt [8]. Weiterführend sind in der Abklärung einer ischämischen Genese die kardialen Marker von Interesse [9]. Patienten mit infarktbedingtem kardiogenem Schock sollten umgehend einer Koronarangiografie zugeführt werden [10]. Zur Detektion von bradykarden oder tachykarden Herzrhythmusstörungen sind die Monitorüberwachung sowie das 12-Kanal-EKG hilfreich. Für die Diagnostik von mechanischen Komplikationen, Vitien sowie weiteren myogenen Ursachen ist in der Akutsituation die rasche Durchführung einer transthorakalen Echokardiografie die Untersuchung der Wahl [4]. Der sensitivste Parameter zur Abschätzung des Ausmaßes der Gewebehypoperfusion sowie prognostisch von Bedeutung ist der Serumlaktatspiegel [11]. Nieren- und Leberparameter können Hinweise auf ein Multiorganversagen und damit ebenfalls auf die Schwere des Schocks geben [12],[13].

2.2.5 Monitoring

Zum Basismonitoring gehört eine kontinuierliche Überwachung der Vitalparameter mit Blutdruck, Herzfrequenz, EKG, Sauerstoffsättigung, Atemfrequenz, Kapnometrie, Temperaturmessung, Blutzuckerbestimmung und Urinbilanzierung [2],[4]. Ein erweitertes Monitoring mit z. B. Pulmonalarterienkatheter, einer arteriellen Pulskonturanalyse (PiCCO®) oder vergleichbaren Systemen sollte bei komplizierten Verläufen verwendet werden [2]. Dadurch bestimmte Parameter wie das Herzzeitvolumen, der Herzindex (*Cardiac Index*, CI), der periphere Gefäßwiderstand und ggf. der pulmonalarterielle Verschlussdruck geben weitere Informationen zur Hämodynamik. Wie in Kap. 2.2.7 näher erläutert, sollten bei der Therapie folgende hämodynamische Zielwerte berücksichtigt werden [2]:
- mittlerer arterieller Druck (MAD) (invasive Messung) 65–75 mmHg,
- systemarterieller Widerstand (SVR): 800–1000 dyn × sec × cm^{-5},
- Herzindex (CI): > 2,5 l/m^2,
- gemischtvenöse Sauerstoffsättigung (SVO2) > 65 %,
- *Cardiac Power Output* (CPO) > 0,6 W, *Cardiac Power Index* (CPI) > 0,4 W/m^2.

2.2.6 Verlauf und Prognose

Die Sterblichkeit von Patienten mit kardiogenem Schock ist nach wie vor sehr hoch. Bei Patienten mit Myokardinfarkt ist der kardiogene Schock die häufigste intrahospitale Todesursache. Etwa 5–8 % aller Patienten mit akutem Myokardinfarkt entwickeln eine Schocksymptomatik [2]. Die Letalität liegt in dieser Patientengruppe bei etwa 50 %, auch wenn die Inzidenz mit Einführung der sofortigen perkutanen Koronarintervention (PCI) in den vergangenen Jahren reduziert werden konnte [2],[3]. Nur ein Viertel der Patienten zeigt bereits bei Aufnahme Schocksymptome [1]. Bei einem weiteren Viertel entwickelt sich der Schock innerhalb der ersten 6 Stunden, andere entwickeln diesen erst später, z. B. infolge einer mechanischen Infarktkomplikation. Die Gesamtprognose der Patienten wird unter anderem durch Parameter wie Laktatspiegel, Blutzuckerspiegel, Kreatinin, *Thrombolysis in acute myocardial infarction* (TIMI)-Fluss nach Revaskularisation, Schlaganfall in der Anamnese sowie das Patientenalter bestimmt [13]. Zu nichtinfarktbedingten Ursachen des kardiogenen Schocks ist die Datenlage sehr gering.

2.2.7 Therapie

2.2.7.1 Revaskularisation

Bei Patienten mit infarktbedingtem kardiogenem Schock ist die frühe Revaskularisation die wichtigste therapeutische Strategie. Die Durchführung der frühzeitigen Revaskularisation hat in den letzten Jahrzehnten deutlich zugenommen, ist aber weiterhin nicht zufriedenstellend. Laut Leitlinien kann die Revaskularisation je nach Koronaranatomie entweder mittels PCI oder Bypass-Operation erfolgen. In der Praxis wird bei Patienten mit kardiogenem Schock jedoch sehr selten eine Bypass-Operation durchgeführt, so dass die PCI als Standardtherapie akzeptiert ist [11]. Etwa 70–80 % der Patienten mit infarktbedingtem kardiogenem Schock weisen eine Mehrgefäßerkrankung auf. Hier wird nach aktueller Studienlage die alleinige PCI des Infarktgefäßes als bevorzugte Strategie empfohlen; von einer routinemäßigen Revaskularisation anderer Stenosen wird abgeraten [10].

2.2.7.2 Medikamentöse Therapie

Häufig liegt bei Patienten mit kardiogenem Schock ein relativer oder auch absoluter Volumenmangel vor. In diesem Falle steht das zur Aufrechterhaltung einer ausreichenden Zirkulation notwendige Volumen nicht zur Verfügung. Daher sollte zunächst ein Bolus von etwa 500–1000 ml kristalloider Lösung verabreicht werden. Von besonderer Bedeutung ist dies bei Patienten mit rechtsventrikulärem Infarkt. Eine Ausnahme sind Patienten mit Rückwärtsversagen, d. h. manifestem Lungenödem.

Zur kreislaufunterstützenden Therapie des kardiogenen Schocks wird als Inotropikum der ersten Wahl Dobutamin empfohlen. Die positiv inotrope Wirkung wird durch die agonistische Wirkung an ß-1-Rezeptoren vermittelt. Die empfohlene Dosierung beträgt 2,5–10 µg/kg/min. Dosissteigerungen über 20 µg/kg/min sind nicht zu empfehlen, da sie meist nicht zu einer Steigerung der Wirksamkeit führen, jedoch mit einer erhöhten Nebenwirkungsrate verbunden sind. Sollte hierdurch keine ausreichende Stabilisierung erreicht werden können, sollte Noradrenalin als Vasopressor hinzugenommen werden. Noradrenalin führt über eine agonistische Wirkung an α-1-Rezeptoren zu einer Vasokonstriktion und hierdurch zu einer Blutdrucksteigerung [2],[4]. Die empfohlene Dosierung beträgt 0,1–1 µg/kg/min. Bei einem initialen systolischen Blutdruck von < 70 mmHg wird der direkte Beginn mit beiden Katecholaminen empfohlen. Hohe Katecholamindosierungen steigern den myokardialen Sauerstoffverbrauch und können toxische Effekte haben. Weiterhin besteht aufgrund proarrhythmogener Wirkung ein erhöhtes Risiko für maligne Herzrhythmusstörungen. Zudem gibt es trotz ihrer günstigen hämodynamischen Effekte keine Daten aus randomisierten Studien, die die Wirksamkeit belegen. Aus diesen Gründen sollten Katecholamine so gering wie möglich dosiert und auch zeitlich so kurz wie möglich verabreicht werden [2],[4]. Adrenalin hatte in Studien im Vergleich zu Noradrenalin ein ungünstigeres Nebenwirkungsprofil [2]. Dopamin hat im Vergleich zu Noradrenalin bei Patienten mit kardiogenem Schock eine erhöhte Sterblichkeit gezeigt und wird daher nicht empfohlen [2].

Bei Patienten mit refraktärem kardiogenem Schock kann die ergänzende Gabe von Levosimendan erwogen werden, welches in Deutschland aktuell jedoch nicht zugelassen ist [2]. Hierbei handelt es sich um einen Kalziumsensitizer mit positiv inotroper sowie vasodilatierender Wirkung. Eine weitere Option ist die Gabe von Phosphodiesterasehemmern. In einer kleinen randomisierten Studie waren diese jedoch der Levosimendantherapie unterlegen [14].

Zur Steuerung der medikamentösen Therapie wird die Orientierung an Parametern des erweiterten hämodynamischen Monitorings empfohlen, wobei man sich an den oben genannten hämodynamischen Zielkorridoren orientieren sollte [4]. Bei einer Hypotonie mit mittlerem arteriellem Druck < 65 mmHg empfiehlt sich die Steigerung, oberhalb von 75 mmHg die Reduktion der Katecholamine. Steigt der systemische Widerstand über 1000 dyn × sec × cm^{-5}, kann Noradrenalin ebenfalls reduziert werden. Sofern keine Katecholamintherapie mehr besteht, kann eine vasodilatierende Therapie in Erwägung gezogen werden. Bei einem reduzierten systemischen Widerstand < 800 dyn × sec × cm^{-5} sollte der Herzindex (CI) mit herangezogen werden. Zeigt sich ein CI < 2,5 ml/m^2, ist eine Steigerung der Inotropika zu überlegen. Sofern die Dobutamintherapie bereits ausdosiert ist und ein therapierefraktärer Schock besteht, können, wie oben erwähnt, Medikamente wie Levosimendan und Phosphodiesterasehemmer in Erwägung gezogen werden [2],[4].

2.2.7.3 Weitere intensivmedizinische Therapie

In den letzten Jahren erlangte man die Erkenntnis, dass der kardiogene Schock keine isolierte Erkrankung des Herzens ist. Vielmehr wird die Prognose der Patienten maßgeblich durch das im Rahmen des Schockgeschehens auftretende Multiorgandysfunktionssyndrom (MODS) bestimmt. Die Prävention und Therapie des MODS haben daher eine große Bedeutung bei der Behandlung von Patienten mit kardiogenem Schock. Hier werden verschiedene Maßnahmen empfohlen [2].

Bezüglich der respiratorischen Therapie ist es bei Patienten mit leichter Schocksymptomatik und kardialem Lungenödem zunächst vertretbar, eine nichtinvasive Beatmung zu versuchen. Sollte sich jedoch darunter nicht zeitnah eine respiratorische Stabilisierung ergeben, besteht die Indikation zur endotrachealen Intubation und invasiven Beatmung [2],[4]. Psychomotorische Erregung und Erschöpfung sind unbedingt zu vermeiden. Eine möglichst lungenprotektive Beatmung mit möglichst geringen Scherkräften und geringem positiv endexspiratorischem Druck (PEEP) ist anzustreben. Ein Spitzendruck von 30 mbar und ein Atemzugvolumen von 6 ml/kg sollten möglichst nicht überschritten werden.

Die Urinproduktion sollte kontinuierlich gemessen werden. Bei Vorliegen eines Nierenversagens mit klinischen Zeichen der Urämie, hydropischer Dekompensation, refraktärer Hyperkaliämie und/oder metabolischer Azidose sollte eine kontinuierliche Nierenersatztherapie eingeleitet werden [2].

Es sollten regelmäßige Blutzuckermessungen erfolgen. Im Falle einer Hyperglykämie sollte diese korrigiert werden, wobei Blutzuckerwerte < 150 mg/dl (8,3 mmol/l) angestrebt werden sollen. Hypoglykämien sind zu vermeiden [2].

Weiterhin werden eine Thromboseprophylaxe sowie eine Stressulkusprophylaxe empfohlen [2].

2.2.8 Mechanische Unterstützungssysteme

Mechanische Unterstützungssysteme wurden mit dem Ziel entwickelt, das akut geschwächte Herz zu entlasten, die Hämodynamik zu verbessern und die Mortalität zu senken. Die Systeme können sowohl der Unterstützung des linken, des rechten als auch beider Ventrikel dienen. Temporäre mechanische Unterstützungssysteme können eine Rolle in der Stabilisierung des kardiogenen Schocks bis zur Erholung oder bis zur definitiven Versorgung mit einem Transplant- oder Kunstherz spielen. In den vergangenen Jahrzehnten wurden mehrere Unterstützungssysteme auf den Markt gebracht. Die wichtigsten Systeme sind

1. die intraaortale Ballonpumpe (IABP),
2. perkutane linksventrikuläre Unterstützungssysteme (*Left Ventricular Assist Devices*, LVAD) wie das Tandem Heart™ System, die Mikroaxialpumpe Impella® (2.0, 5.0, CP) und das parakorporale pulsatile Device iVAC 2 L® sowie
3. ECLS *(ExtraCorporal Life Support)*.

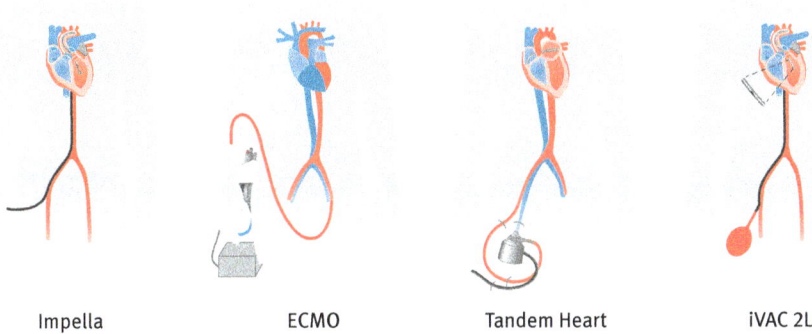

| Impella | ECMO | Tandem Heart | iVAC 2L |

Abb. 2.5: Schematische Darstellung der mechanischen Unterstützungssysteme nach [11].

Abb. 2.5 zeigt eine schematische Übersicht über aktuelle perkutane mechanische Unterstützungssysteme.

Die IABP wurde über Jahrzehnte von den Leitlinien empfohlen und weit verbreitet angewendet. Sie wird über die Arteria femoralis in die Aorta descendens eingebracht. Dort führt sie durch eine „Gegenpulsation" – also eine Inflation in der Diastole und einer Deflation in der Systole – einerseits zu einer Senkung der Nachlast und andererseits zu einer Steigerung der Koronarperfusion. So kommt es unter ihrer Anwendung zu einer Verringerung des endsystolischen Drucks und einer Erhöhung des enddiastolischen Drucks ohne Beeinflussung des arteriellen Mitteldrucks. Die IABP-SHOCK II-Studie hat jedoch bei Patienten mit infarktbedingtem kardiogenem Schock die Wirksamkeit hinsichtlich einer Mortalitätsreduktion widerlegt [15],[16], so dass nun von einer generellen Anwendung einer IABP im kardiogenen Schock abgeraten wird [17],[18].

Linksventrikuläre Unterstützungssysteme wie Impella® oder Tandem Heart™ aspirieren während der Systole Blut aus dem linken Herzsystem und führen es in der Diastole über große proximale Arterien in den Kreislauf zurück. Beim Tandem Heart™-System besteht die Überbrückung vom linken Vorhof zur Arteria femoralis, bei der Impella® und der iVAC 2 L® vom linken Ventrikel zur Aorta ascendens. Die oben genannten LVAD waren der IABP in Studien hinsichtlich einer Verbesserung der Hämodynamik überlegen, sind jedoch mit einer höheren Komplikationsrate verbunden. Eine Mortalitätsreduktion konnte auch für diese Devices nicht nachgewiesen werden [19],[20],[21]. Vorteile bezüglich des Überlebens konnten für Impella® beispielsweise bei der Prä-PCI-Anwendung während Hochrisikoeingriffen wie einer komplexen PCI mit hämodynamischer Instabilität gezeigt werden [22],[23]. Die Implantation ist demnach speziellen Situationen vorbehalten.

In den vergangenen Jahren haben ECLS-Systeme/die venoarterielle ECMO in der Behandlung des kardiogenen Schocks an Bedeutung gewonnen und kommen in der

Behandlung des therapieresistenten kardiogenen Schocks vermehrt zur Anwendung [24],[25]. Die Datenlage ist hierzu jedoch auch für diese Systeme noch unzureichend, so dass auch hier keine generelle Empfehlung besteht; weiterführend verweisen wir auf das Kapitel 3.3 ECLS.

Literatur

[1] Buerke M, Russ M, Prondzinsky R, Werdan K. Infarct-related cardiogenic shock – diagnosis, monitoring and therapy. Intensivmedizin und Notfallmedizin. 2009;46(3):132–145.

[2] Werdan K, Russ M, Buerke M, Delle-Karth G, Geppert A et al. Cardiogenic shock due to myocardial infarction. diagnosis, monitoring and treatment. A German-Austrian S3 Guideline. Dtsch Arztebl Int. 2012;109(19):343–51.

[3] Van Diepen S, Katz JN, Albert NM, Henry TD, Jacobs AK et al. Contemporary management of cardiogenic shock. A scientific statement from the American Heart Association. Circulation. 2017;136(16). e232-e268.

[4] Pöss J, Vollert JO, Böhm M, Thiele H, Hamm C et al. Cardiogenic shock due to myocardial infarction. Der Kardiologe. 2014;8(4):302–312.

[5] Pöss J, Desch S, Thiele H. Shock management in acute myocardial infarction. EuroIntervention. 2014;10Suppl T. T74-82.

[6] Thiele H. [Cardiogenic shock . Current evidence]. Herz. 2017;42(8):795–806.

[7] Thiele H, Allam B, Chatellier G, Schuler G, Lafont A. Shock in acute myocardial infarction. the Cape Horn for trials? Eur Heart J. 2010;31(15):1828–35.

[8] Ibanez B, James S, Agewall S, Antunes MJ, Bucciarelli-Ducci C et al. 2017 ESC Guidelines for the management of acute myocardial infarction in patients presenting with ST-segment elevation. The Task Force for the management of acute myocardial infarction in patients presenting with ST-segment elevation of the European Society of Cardiology (ESC). Eur Heart J. 2018;39(2):119–177.

[9] Roffi M, Patrono C, Collet JP, Mueller C, Valgimigli M et al. 2015 ESC Guidelines for the management of acute coronary syndromes in patients presenting without persistent ST-segment elevation. Task Force for the Management of Acute Coronary Syndromes in Patients Presenting without Persistent ST-Segment Elevation of the European Society of Cardiology (ESC). Eur Heart J. 2016;37(3):267–315.

[10] Neumann FJ, Sousa-Uva M, Ahlsson A, Alfonso F, Banning AP et al. 2018 ESC/EACTS Guidelines on myocardial revascularization. Eur Heart J. 2019;40(2):87–165.

[11] Thiele H, Ohman EM, Desch S, Eitel I, De Waha S. Management of cardiogenic shock. Eur Heart J. 2015;36(20):1223–30.

[12] Jantti T, Tarvasmaki T, Harjola VP, Parissis J, Pulkki K et al. Frequency and prognostic significance of abnormal liver function tests in patients with cardiogenic shock. Am J Cardiol. 2017;120 (7):1090–1097.

[13] Pöss J, Köster J, Fuernau G, Eitel I, De Waha S et al. Risk Stratification for Patients in Cardiogenic Shock After Acute Myocardial Infarction. J Am Coll Cardiol. 2017;69(15):1913–1920.

[14] Fuhrmann JT, Schmeisser A, Schulze MR, Wunderlich C, Schoen SP et al. Levosimendan is superior to enoximone in refractory cardiogenic shock complicating acute myocardial infarction. Crit Care Med. 2008;36(8):2257–66.

[15] Thiele H, Zeymer U, Neumann FJ, Ferenc M, Olbrich HG et al. Intraaortic balloon support for myocardial infarction with cardiogenic shock. N Engl J Med. 2012;367(14):1287–96.

[16] Thiele H, Zeymer U, Neumann FJ, Ferenc M, Olbrich HG et al. Intra-aortic balloon counterpulsation in acute myocardial infarction complicated by cardiogenic shock (IABP-SHOCK II). final 12 month results of a randomised, open-label trial. Lancet. 2013;382(9905):1638–45.

[17] Steg PG, James SK, Atar D, Badano LP, Blomstrom-Lundqvist C et al. ESC Guidelines for the management of acute myocardial infarction in patients presenting with ST-segment elevation. Eur Heart J. 2012;33(20):2569–619.

[18] O'gara PT, Kushner FG, Ascheim DD, Casey DE Jr, Chung MK et al. 2013 ACCF/AHA guideline for the management of ST-elevation myocardial infarction. a report of the American College of Cardiology Foundation/American Heart Association Task Force on Practice Guidelines. J Am Coll Cardiol. 2013;61(4). e78-e140.

[19] Burkhoff D, Cohen H, Brunckhorst C, O'Neill WW, Tandemheart Investigators G. A randomized multicenter clinical study to evaluate the safety and efficacy of the TandemHeart percutaneous ventricular assist device versus conventional therapy with intraaortic balloon pumping for treatment of cardiogenic shock. Am Heart J. 2006;152(3):469 e1-8.

[20] Seyfarth M, Sibbing D, Bauer I, Frohlich G, Bott-Flugel L et al. A randomized clinical trial to evaluate the safety and efficacy of a percutaneous left ventricular assist device versus intra-aortic balloon pumping for treatment of cardiogenic shock caused by myocardial infarction. J Am Coll Cardiol. 2008;52(19):1584–8.

[21] Thiele H, Sick P, Boudriot E, Diederich KW, Hambrecht R et al. Randomized comparison of intra-aortic balloon support with a percutaneous left ventricular assist device in patients with revascularized acute myocardial infarction complicated by cardiogenic shock. Eur Heart J. 2005;26 (13):1276–83.

[22] Burzotta F, Trani C, Doshi SN, Townend J, Van Geuns RJ et al. Impella ventricular support in clinical practice. Collaborative viewpoint from a European expert user group. Int J Cardiol. 2015;201:684–91.

[23] Engstrom AE, Cocchieri R, Driessen AH, Sjauw KD, Vis MM et al.The Impella 2.5 and 5.0 devices for ST-elevation myocardial infarction patients presenting with severe and profound cardiogenic shock. the Academic Medical Center intensive care unit experience. Crit Care Med. 2011;39 (9):2072–9.

[24] Paden ML, Conrad SA, Rycus PT, Thiagarajan RR. Extracorporeal Life Support Organization Registry Report 2012. ASAIO J. 2013;59(3):202–10.

[25] Sauer CM, Yuh DD, Bonde P. Extracorporeal membrane oxygenation use has increased by 433% in adults in the United States from 2006 to 2011. ASAIO J. 2015;61(1):31–6.

2.3 LVAD und Herztransplantation

Alexandra Kretzschmar, Christoph Hörmandinger, Felix Schönrath

2.3.1 Einleitung

Die Zahl der Patienten mit fortgeschrittener Herzinsuffizienz ist seit Jahren steigend. Durch teilweise lange Wartezeiten auf ein Organ, aber auch aufgrund längerer Unterstützungsdauern durch technisch ausgereiftere Systeme und bessere medizinische Versorgung bei Patienten, für die eine Herztransplantation nicht mehr in Frage kommt, leben immer mehr Patienten immer länger mit einem mechanischen Kreislaufunterstützungssystem. Nach Deutschem Herzbericht [1] waren es in Deutschland im Jahr 2016 knapp 3.000 Patienten. Auf der anderen Seite beträgt das Langzeitüberleben bei Patienten, die einer Transplantation zugeführt werden können, im Mittel aktuell 11,1 Jahre und übersteigt damit die Lebenserwartung mit einem Kreislaufunterstützungssystem. Da nach beiden Eingriffen sowohl im Kurz- als auch im Langzeitverlauf typische, teils lebensbedrohliche Komplikationen auftreten können, sollten präklinische und klinische Notfallmediziner auf einen Einsatz bei einem Patienten mit mechanischer Kreislaufunterstützung oder nach Herztransplantation vorbereitet sein.

2.3.2 Mechanische Kreislaufunterstützungssysteme im Überblick

Bei den implantierbaren Langzeitsystemen gibt es zwei grundlegend unterschiedliche Möglichkeiten der mechanischen Kreislaufunterstützung: das Totalherz beziehungsweise komplette Kunstherz (*Total Artificial Heart*, TAH) und das Herzunterstützungssystem (*Ventricular Assist Device*, VAD). Beim Totalherz (Abb. 2.6) werden beide Ventrikel explantiert und durch zwei Pumpen ersetzt, während beim Herzunterstützungssystem die Ventrikel erhalten bleiben (Abb. 2.7).

Bei VADs ist bei ausreichender Erholung der Herzfunktion ein Ausbau des Systems möglich. Zusätzlich sind in einer Notfallsituation lebensrettende Maßnahmen wie Katecholamintherapie, Defibrillation und Herzdruckmassage anwendbar, nicht jedoch beim TAH. Die Zahl der TAH-Implantationen liegt auf einem niedrigen Niveau.

Zur Einordnung der gängigen Systeme zur kurz- und langfristigen mechanischen Kreislaufunterstützung gibt Tab. 2.10 eine Orientierungshilfe.

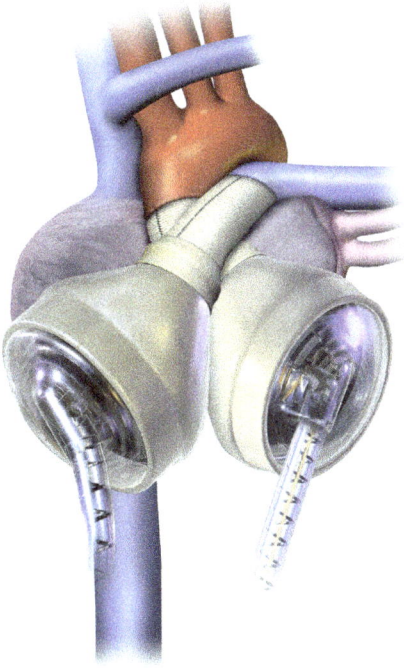

Abb. 2.6: Totaler Herzersatz (Kunstherz).
(Mit freundlicher Genehmigung von Syncardia)

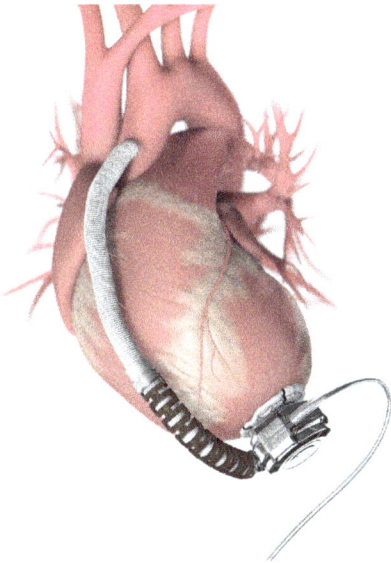

Abb. 2.7: Herzunterstützungssystem (VAD).
(Mit freundlicher Genehmigung von Medtronic)

Tab. 2.10: Mechanische Kreislaufunterstützungssysteme im Überblick.

	Funktionsweise		Ersetzter bzw. unterstützter Ventrikel			Lokalisation der Pumpe		Fluss		Anwendungsdauer	
	Herzersatz	Unterstützung	Links	Rechts	Beidseits	Extrakorporal	Intrakorporal	Pulsatil	Kontinuierlich	Passager	Permanent
HLM	x				x	x			x	x	
ECLS		x			x	x			x	x	
Centrimag Levitronix		x	x	x	x	x			x	x	
Impella		x	x	x	x		x		x	x	
TAH	x				x		x	x			x
Berlin Heart EXCOR		x	x	x	x	x		x			x
VAD HVAD, HMII,HM3		x	x	(x)	(x)		x		x		x

2.3.3 Herzunterstützungssysteme

2.3.3.1 Übersicht
Bei den modernen intrakorporalen Herzunterstützungssystemen (*Ventricular Assist Devices*, VADs) handelt es sich um Rotationsblutpumpen (Zentrifugal- oder Axial-pumpen), die einen kontinuierlichen Fluss bei fest eingestellter Drehzahl generieren. Die drei geläufigsten Systeme sind in Deutschland zurzeit das HVAD® der Firma Medtronic (zuvor HeartWare) sowie das HeartMate II® und das HeartMate 3® der Firma Abbott (zuvor Thoratec). Die einzelnen Systeme unterscheiden sich leicht in Technik und Design, sie sind aber vom Prinzip ähnlich aufgebaut und erfordern in Notfallsituationen dieselben Behandlungsmaßnahmen.

Diese Systeme sind zur linksventrikulären Unterstützung ausgelegt (*Left Ventri-cular Assist Devices*, LVADs). Zwar ist auch eine rechts- oder biventrikuläre Unterstüt-zung möglich, der klinische Einsatz ist in Deutschland jedoch nicht zugelassen, und die Systeme werden in diesem Gebrauch nur im Off-Label-Use implantiert. Die An-zahl ist im Verhältnis zu den Gesamtimplantationen von VADs gering.

2.3.3.2 Aufbau LVAD und Systemkomponenten
Die Rotationsblutpumpe ist an den linken Ventrikel angeschlossen. Das Blut wird über einen Einflusskanal aus dem linken Ventrikel angesaugt und über eine Aus-flusskanüle in die Aorta (in der Regel Aorta ascendens) zurück in den Kreislauf ge-pumpt (Abb. 2.8).

Die Rotationsblutpumpe befindet sich intrakorporal und ist über ein perkutanes Pumpenkabel mit den externen Komponenten (Controller bzw. Steuereinheit) verbun-den. Der Controller kann entweder an den Netzstrom oder an Batterien für den mobi-len Betrieb angeschlossen werden (Abb. 2.9). Über den Controller sind die eingestellte Drehzahl, die Leistungsaufnahme, der Pumpenfluss sowie die Alarme ablesbar.

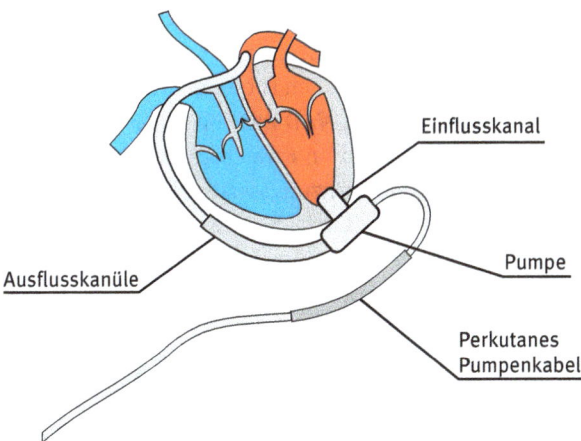

Abb. 2.8: Aufbau LVAD. (Mit freundlicher Genehmigung von Medtronic)

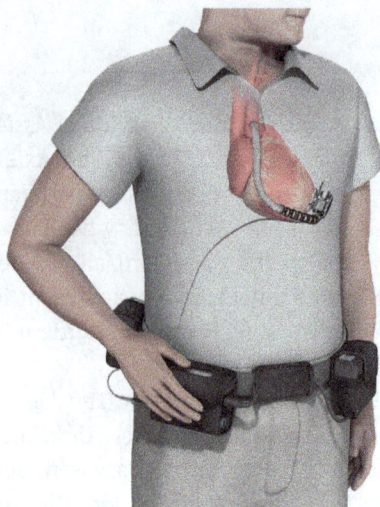

Davon zu unterscheiden ist das Berlin Heart EXCOR®, das nach einem grundsätzlich anderen Prinzip funktioniert. Dieses extrakorporale Herzunterstützungssystem generiert einen physiologischen Puls und ist im Gegensatz zu den anderen VADs auch für die Unterstützung des rechten Ventrikels (RVAD) und damit biventrikulär als BVAD ausgelegt. Ferner ist EXCOR® das einzige VAD mit weltweiter pädiatrischer Zulassung (CE, FDA, PMDA).

Das Hauptunterscheidungsmerkmal des EXCOR®-Systems im Vergleich zu den nachfolgend beschriebenen Systemen liegt darin, dass neben der Pulsatilität eine direkte visuelle Inspektion der Pumpfunktion jederzeit möglich ist. Darüber hinaus kann auch eine nichtinvasive Blutdruckmessung zu jeder Zeit gewährleistet werden. In einer Notfallsituation können Katecholamingabe, Defibrillation und Herzdruckmassage unter strenger Indikationsstellung angewendet werden. Bei Ausfall des elektropneumatischen Pumpenantriebs steht eine Luftpumpe zur Verfügung, mit der das System manuell betrieben werden kann. Implantierende Zentren gewährleisten in der Regel eine Kontaktmöglichkeit in Notfallsituationen rund um die Uhr.

Beim EXCOR® Pediatric handelt es sich um das VAD mit den höchsten Anwenderzahlen im pädiatrischen Bereich in Deutschland. Im Erwachsenenbereich ist EXCOR® Adult das einzige CE-zertifizierte Herzunterstützungssystem für den biventrikulären Langzeiteinsatz. Werden jedoch ausschließlich die univentrikulären Herzunterstützungssysteme und deren Implantationszahlen im Erwachsenenbereich betrachtet, liegt der Fokus auf den intrakorporalen Rotationsblutpumpen, weshalb das EXCOR® System im Folgenden nicht näher betrachtet wird.

2.3.4 Hämodynamik

2.3.4.1 Kreislaufverhältnisse am implantierten LVAD

In Abhängigkeit von der Eigenfunktion des linken Ventrikels und der damit verbundenen Aktivität der Aortenklappe sind zwei unterschiedliche Kreislaufsituationen möglich.

Bei schwach kontrahierendem linken Ventrikel oder Ventrikelstillstand wird intraventrikulär kein ausreichender Druck aufgebaut, um die Aortenklappe zu öffnen. Bei geschlossener Aortenklappe findet ein Umgehungskreislauf vom linken Ventrikel über die Rotationsblutpumpe in die Aorta statt (serieller Fluss). Das Herzzeitvolumen des Patienten besteht aus dem Volumen, das von der Pumpe gefördert wird (Abb. 2.10).

Bei noch gut erhaltener linksventrikulärer Herzfunktion wird durch die Kontraktion während der Systole ein ausreichend hoher intraventrikulärer Druck aufgebaut, um die Aortenklappe zu öffnen. Dies kann je nach Kontraktilität intermittierend oder bei jeder systolischen Herzaktion möglich sein. Es kommt zu einem parallelen Kreislauf: der native über die Aortenklappe und ein Umgehungskreislauf über die Pumpe. Das Herzzeitvolumen dieses Patienten setzt sich somit aus dem Pumpenfluss und dem eigenen Auswurf zusammen (Abb. 2.11).

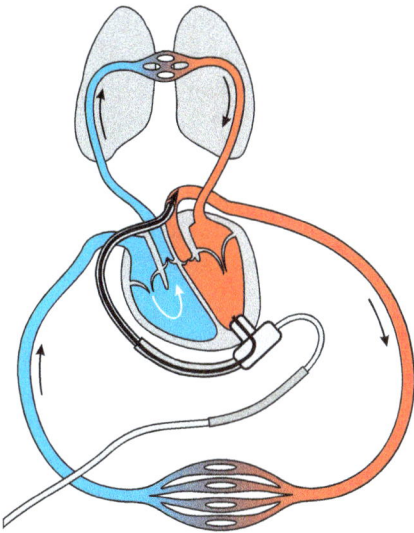

Abb. 2.10: Serieller Kreislauf bei geschlossener Aortenklappe.

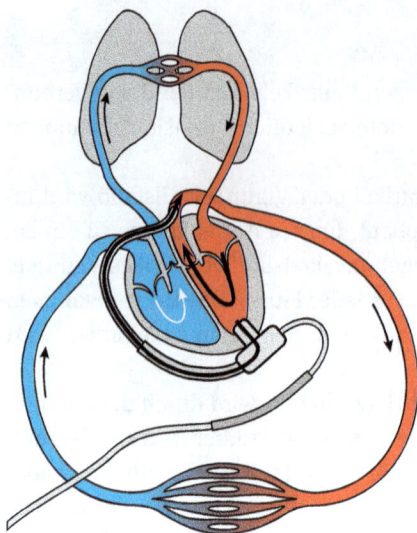

Abb. 2.11: Paralleler Kreislauf bei offener Aortenklappe.

2.3.4.2 Drehzahl und resultierender Pumpenfluss

Anhand klinischer und echokardiografischer Kriterien wird durch das Implantationszentrum eine auf die individuellen Kreislaufverhältnisse des jeweiligen Patienten abgestimmte feste Drehzahl eingestellt.

Abhängig von der Differenz der Drücke vor und nach der Pumpe wird bei jeder Drehzahl ein bestimmter Pumpenfluss gefördert. Das bedeutet, dass die Höhe des resultierenden Pumpenflusses bei fixer Drehzahl nur von der jeweiligen Vor- und Nachlast der Pumpe abhängig ist (Abb. 2.12). Dabei ist zu beachten, dass es sich bei dem Druck vor der Pumpe (Pumpenvorlast) um den Druck im Einflusskanal bzw. im linken Ventrikel und bei dem Druck nach der Pumpe (Pumpennachlast) um den Druck in der Ausflusskanüle bzw. in der Aorta handelt.

2.3.4.3 Puls- und Blutdruckmessung

Puls- und nichtinvasive Blutdruckmessungen sind möglich, wenn eine ausreichende Differenz zwischen systolischem und diastolischem Druck besteht, und sind umso besser durchführbar, je höher die resultierende Blutdruckamplitude ist. Dies trifft auch auf die pulsoxymetrische Untersuchung zu.

Der hämodynamisch optimale mittlere arterielle Blutdruck liegt in einem Bereich zwischen 70–80 mmHg. Ab einem mittleren arteriellen Druck (MAD) von 90 mmHg kann es zu einem Flussabfall am LVAD kommen. Zudem steigt das Risiko für ischämische und hämorrhagische Schlaganfälle signifikant an.

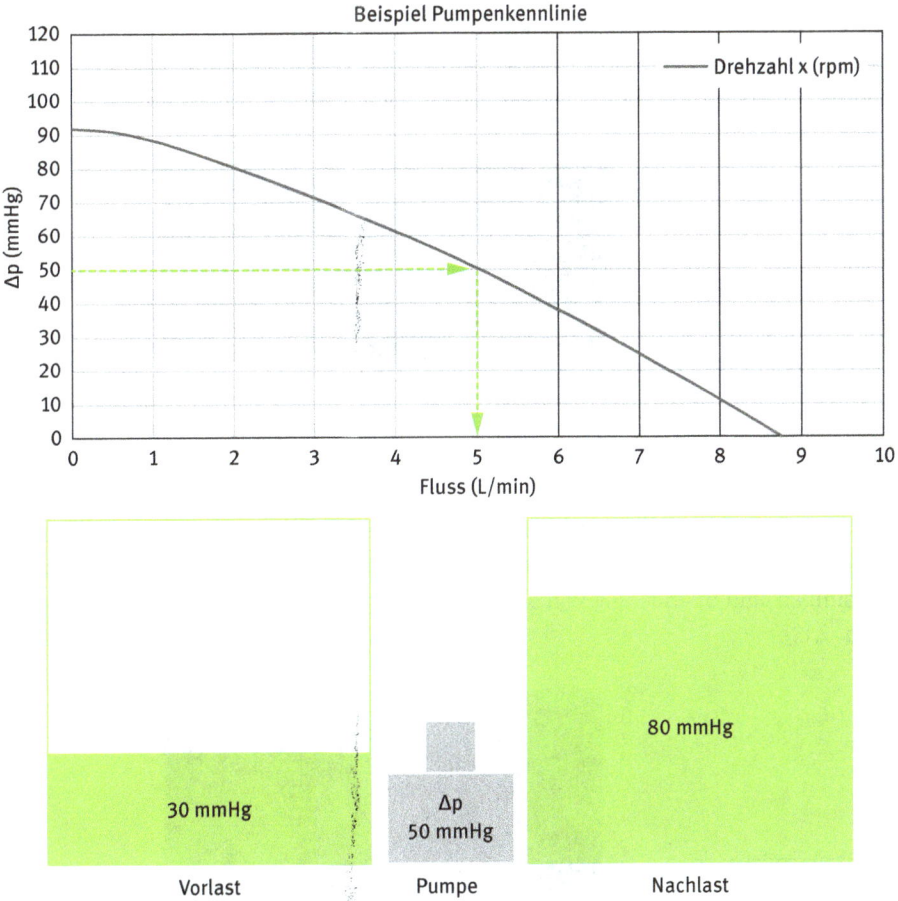

Abb. 2.12: Druckdifferenz und resultierender Pumpenfluss.

Keine linksventrikuläre Kontraktilität

Eine fehlende linksventrikuläre Kontraktionsbewegung ist klinisch sehr selten. Die Aortenklappe ist geschlossen, Puls- und nichtinvasive Blutdruckmessungen sind nicht möglich (Abb. 2.13).

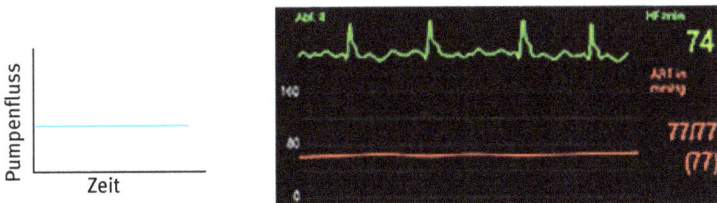

Abb. 2.13: Pumpenfluss und arterielle Druckkurve bei fehlender linksventrikulärer Kontraktilität.

Geringe linksventrikuläre Kontraktilität

Bei schwacher linksventrikulärer Kontraktilität besteht eine leichte Variabilität der Druckdifferenz und der Pumpenfluss wird gering pulsatil moduliert. Nichtinvasive Blutdruckmessungen sind in der Regel nicht möglich (Abb. 2.14).

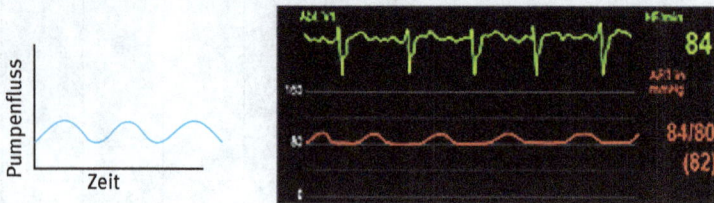

Abb. 2.14: Pumpenfluss und arterielle Druckkurve bei geringer linksventrikulärer Kontraktilität.

Gute linksventrikuläre Kontraktilität

Es besteht eine ausgeprägte Variabilität der Druckdifferenz zwischen Systole und Diastole, der Pumpenfluss wird deutlich pulsatil moduliert. Nichtinvasive Blutdruckmessungen sind unabhängig von der Öffnung der Aortenklappe in der Regel möglich (Abb. 2.15).

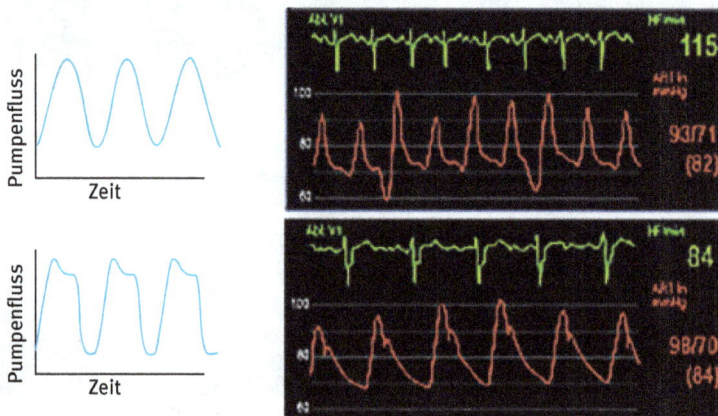

Abb. 2.15: Pumpenfluss und arterielle Druckkurve bei guter linksventrikulärer Kontraktilität mit geschlossener (oben) und öffnender (unten) Aortenklappe.

Tab. 2.11 gibt eine Übersicht über die unterschiedlichen Kreislaufsituationen in Abhängigkeit von der linksventrikulären Kontraktilität.

Tab. 2.11: Übersicht über die Kreislaufsituation in Abhängigkeit von der linksventrikulären Kontraktilität.

	Aortenklappe		Kreislauf		Pumpenfluss	Blutdruck-amplitude	Blutdruck-messung	
	Geschlossen	Offen	Seriell	Parallel	Kontinuierlich		NVBP	IBP
Keine LV-Kontraktilität	x		x		Nicht pulsatil	Keine		x
Geringe LV-Kontraktilität	x		x		Gering pulsatil	Gering		x
Gute LV-Kontraktilität	x		x		Ausgeprägt pulsatil	Hoch	x	x
		x		x			x	x

2.3.5 Komplikationen und Notfallmanagement

Die Thrombogenität des Systems und die erforderliche Antikoagulationstherapie sowie die Infektionsgefahr über das perkutane Pumpenkabel aufgrund der externen Stromversorgung sind die wichtigsten Ursachen für mögliche Komplikationen am VAD und können letztendlich auch therapielimitierende Faktoren für den Patienten darstellen. Zusätzlich spielt die Progression der kardialen Grunderkrankung vor allem in Bezug auf die Rechtsherzfunktion, Entwicklung von malignen Herzrhythmusstörungen und die Entwicklung einer Aortenklappeninsuffizienz eine große Rolle.

In der Praxis hat sich die in Abb. 2.16 dargestellte Einteilung von Komplikationen bewährt, welche sich an den Funktionsstörungen der Pumpe und den daraus ableitbaren Notfallmaßnahmen orientiert.

2.3.5.1 Primäre Funktionsstörungen der Pumpe
Ausfälle der Steuerelektronik, z. B. aufgrund eines Defekts des perkutanen Pumpenkabels oder des Controllers, können zu einem Pumpenstillstand führen. Der Controller gibt einen Alarm, der entsprechend der Ursache angezeigt wird. Auskultatorisch sollte überprüft werden, ob die Pumpe noch läuft. Bei einem Pumpenstillstand fehlt das typische Maschinengeräusch.

Diskonnektierte externe Komponenten
Es sollte in jedem Fall überprüft werden, ob zum einen das Pumpenkabel mit dem Controller und zum anderen der Controller mit einer Stromquelle (Netzstrom oder Batterien) konnektiert ist.

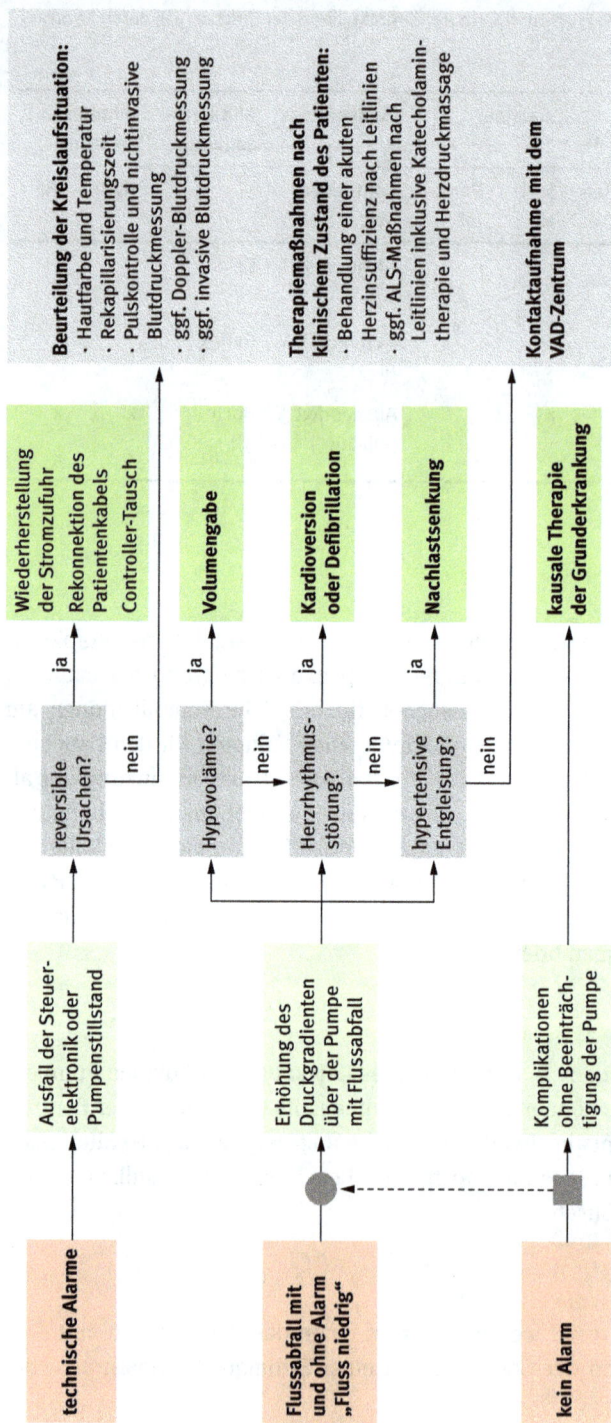

Abb. 2.16: Behandlungspfad Notfallsituation am VAD.

Bei diskonnektierten externen Stromquellen kommt es bei manchen Systemen zum sofortigen Stillstand der Rotationsblutpumpe. Bei anderen Systemen ist im Controller eine Notbatterie integriert, die für eine bestimmte Dauer die Stromversorgung und somit die Funktion der Pumpe aufrechterhalten kann.

Sonderfall: Pumpenthrombose

Aufgrund eines Thrombus am Rotor steigt der Rotationswiderstand, und es kommt zu einem damit verbundenen Anstieg der Leistungsaufnahme bis hin zu Alarmen. Im ausgeprägtesten Fall tritt ein Pumpenstillstand auf. Eine Pumpenthrombose lässt sich neben den Alarmen auch laborchemisch durch erhöhte Hämolyseparameter feststellen.

Behandlungsmaßnahmen

Bei diskonnektierten externen Komponenten kann eine Rekonnektion durchgeführt werden. Auch ein Tausch des Controllers kann in Erwägung gezogen werden, wenn der Patient seinen Ersatzcontroller mit sich führt und falls der Patient dies selbst noch nicht vorgenommen hat.

Bei einem Pumpenstillstand kommt es nach einer gewissen Zeit zu einer Thrombenbildung im System, weshalb ein Neustart der Pumpe mit einem erhöhten Schlaganfallrisiko einhergeht. Ein Neustart sollte deshalb in Abhängigkeit vom klinischen Zustandsbild des Patienten und von der Länge des Pumpenstillstands durchgeführt werden.

Der klinische Zustand des Patienten ist von seiner eigenen Herzfunktion abhängig und kann sich deshalb sehr variabel präsentieren. Von klinischer Beschwerdefreiheit z. B. bei myokardialer Erholung bis hin zum sofortigen Kreislaufversagen sind alle Zustandsbilder möglich. Entsprechend der Schwere des Krankheitsbilds werden Patienten mit einer Funktionsstörung der Pumpe bzw. einem Pumpenstillstand nach den Leitlinien zur Diagnose und Therapie der akuten und chronischen Herzinsuffizienz behandelt. Gegebenenfalls sind Maßnahmen des *advanced life support* (ALS) einzuleiten. Ein Ansprechen des Herzens auf eine positiv inotrope Medikation ist zumindest passager häufig zu erreichen. Ein Kontakt zum VAD-Zentrum sollte aufgenommen werden.

2.3.5.2 Medizinische Ursachen, die sekundär zu einem niedrigen Pumpenfluss führen

Die Höhe des resultierenden Pumpenflusses ist von der jeweiligen Vor- und Nachlast abhängig. Bei einem Abfall des Drucks vor der Pumpe oder bei einem Anstieg des Drucks nach der Pumpe kommt es zu einem Anstieg der Druckdifferenz. Der Pumpenfluss fällt konsekutiv ab, da die Pumpe einen höheren Druckgradienten überwinden muss. Das VAD kann den Pumpenfluss durch eine autonome Drehzahlerhöhung nicht steigern (vgl. Abb. 2.12).

Die Ursachen hierfür sind meist medizinisch, die Pumpe selbst hat keine Funktionsstörung. Hier gilt es, die medizinische Ursache rasch zu erkennen und dementsprechende Behandlungsmaßnahmen einzuleiten.

Hypovolämie

Bei Hypovolämie sinkt der Druck vor der Pumpe im linken Ventrikel ab, und die Druckdifferenz über die Pumpe steigt, wodurch es zu einem Abfall des Pumpenflusses kommt (Abb. 2.17). Häufige Ursachen sind Exsikkose oder Blutungen aufgrund der Antikoagulationstherapie und aufgrund des höheren Aufkommens eines erworbenen von-Willebrand-Syndroms, bedingt durch das hämodynamische Flussprofil des VADs.

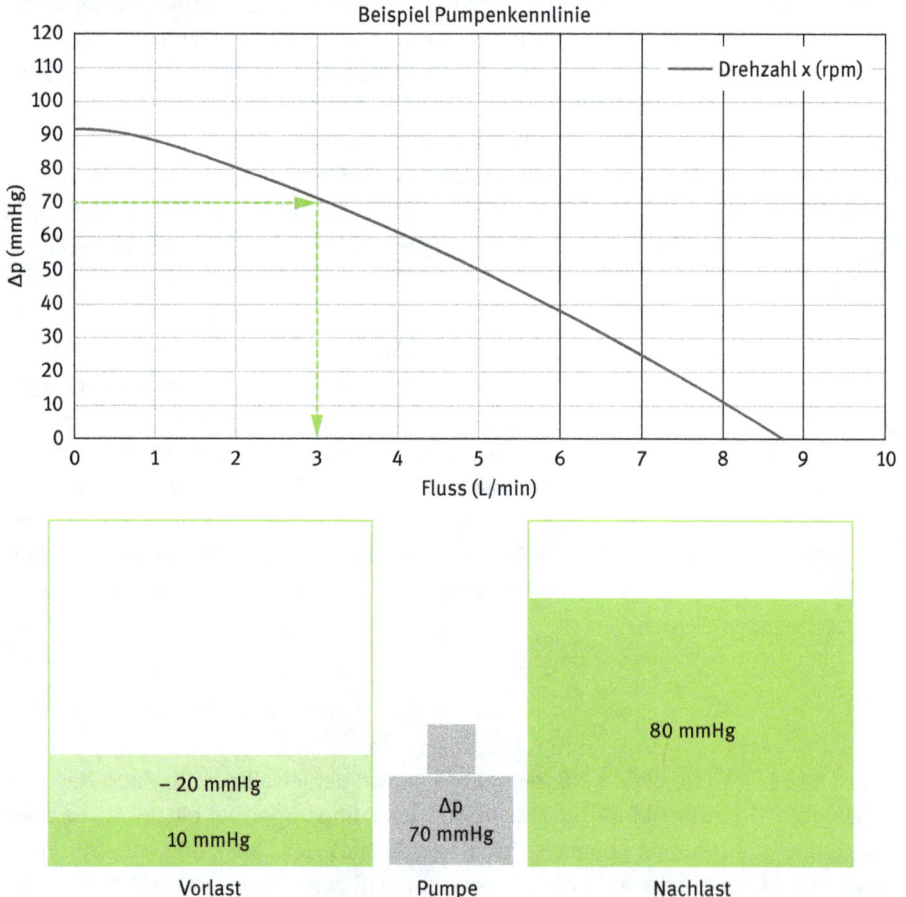

Abb. 2.17: Druckdifferenz und resultierender Pumpenfluss bei Vorlastabfall (optional).

Hämodynamisch wirksame ventrikuläre Herzrhythmusstörungen

Ventrikuläre Herzrhythmusstörungen treten bei VAD-Patienten aufgrund von Progression der kardialen Grunderkrankung und Interaktion des Einflusskanals mit dem Myokard nicht selten auf. Aufgrund der fehlenden Herzkontraktion verliert der Pumpenfluss seine pulsatile Komponente (vgl. Abb. 2.13). Zusätzlich fällt das Niveau des Pumpenflusses insgesamt ab, da der rechte Ventrikel kein Blut mehr in den kleinen Kreislauf pumpt, weshalb es zu einer Senkung der Pumpenvorlast kommt. Bis zu einem gewissen Grad kann die Pumpe in Abhängigkeit von der Pumpendrehzahl aufgrund eines entstehenden Unterdrucks passiv Volumen aus dem Lungenkreislauf saugen, dieses ist jedoch vom pulmonalvaskulären Widerstand des Patienten abhängig. Dementsprechend unterschiedlich kann sich der klinische Zustand des Patienten präsentieren. Von einer leichten Kreislaufbeeinträchtigung bis hin zum sofortigen Kreislaufversagen sind alle Zustandsbilder möglich. Bei symptomatischen Patienten mit VAD und Abfall des Pumpenflusses ist immer eine Rhythmuskontrolle durchzuführen und ggf. eine Kardioversion bzw. Defibrillation in die Wege zu leiten.

Hypertensive Entgleisung

Bei einer hypertensiven Entgleisung kommt es zu einer Erhöhung der Nachlast der Pumpe mit einer Erhöhung der Druckdifferenz und einem Abfall des Pumpenflusses (Abb. 2.18). Zu beachten ist, dass ein MAD zwischen 70–80 mmHg optimal für die Pumpenfunktion ist. Ein MAD über 90 mmHg kann schon einen Flussabfall bewirken. Hypertensive Blutdruckwerte gehen in der Regel mit einer hohen Blutdruckamplitude einher und können nichtinvasiv gemessen werden, eine entsprechend leitliniengerechte antihypertensive Therapie sollte angewandt werden.

Weitere Ursachen für einen Flussabfall

Eine Senkung der Pumpenvorlast kann bei jeder weiteren Ursache einer akuten oder chronischen Rechtsherzinsuffizienz oder durch eine Obstruktion des Einflusskanals, z. B. durch einen Thrombus, entstehen. Des Weiteren kann eine Malposition des Einflusskanals mit möglichem Ansaugen im Bereich des interventrikulären Septums oder eine Perikardtamponade Ursache für einen Flussabfall sein.

Eine Erhöhung der Pumpennachlast kann auch durch eine Obstruktion der Ausflusskanüle, z. B. durch einen Twist oder einen Thrombus, verursacht sein.

Sollten bei Flussabfall eine Hypovolämie, eine hämodynamisch wirksame Rhythmusstörung und eine hypertensive Entgleisung ausgeschlossen bzw. behandelt worden sein, ist der Patient weiter nach klinischem Zustandsbild symptomatisch nach den Leitlinien zur Diagnose und Therapie der akuten und chronischen Herzinsuffizienz zu behandeln. Maßnahmen des ALS sollten ggf. durchgeführt und Kontakt mit dem VAD-Zentrum sollte aufgenommen werden.

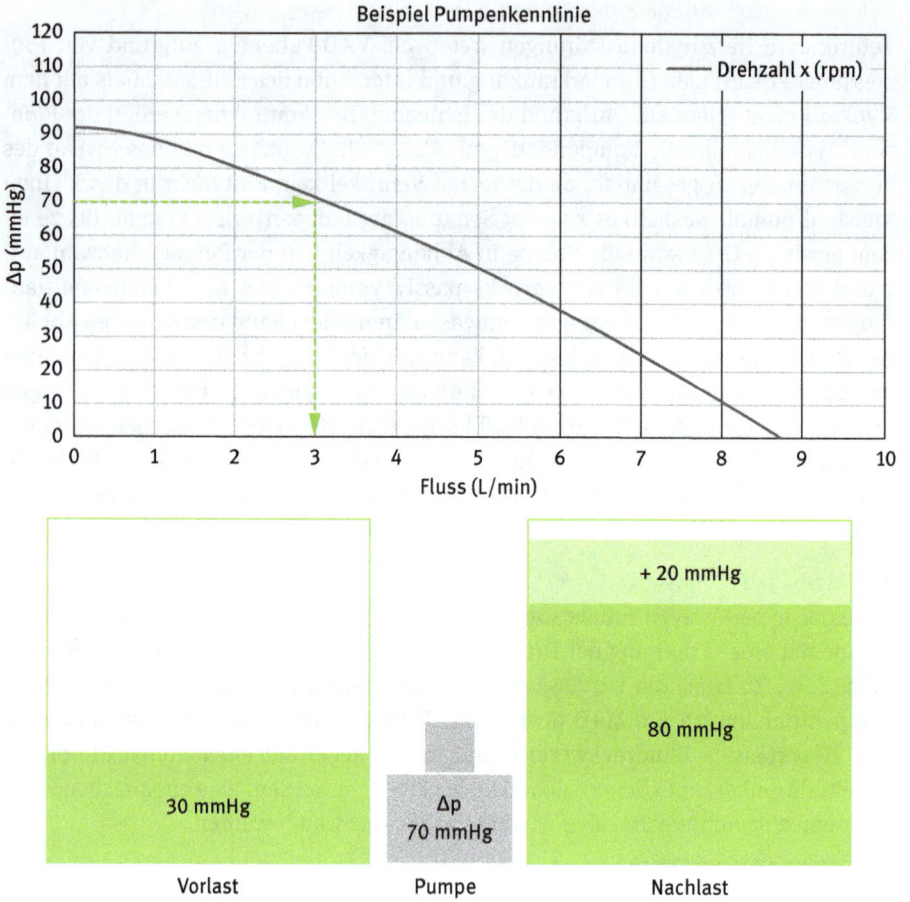

Abb. 2.18: Druckdifferenz und resultierender Pumpenfluss bei Nachlastanstieg (optional).

2.3.5.3 Komplikationen ohne Beeinträchtigung der Pumpe

Darunter fallen sämtliche Erkrankungen, welche keinen Einfluss auf die Pumpenvorlast oder die Pumpennachlast haben. Notfallmedizinisch relevant sind dabei beim bewusstlosen Patienten vor allem neurologische Komplikationen wie ischämischer oder hämorrhagischer Schlaganfall oder metabolisch-toxische Ursachen wie Blutzuckerentgleisungen oder Nierenversagen.

Bei Abwesenheit eines Pumpenalarms und Vorhandensein eines auskultatorischen Maschinengeräusches kann man in der Regel von einer normalen Funktion der Pumpe und einem suffizienten Kreislauf des Patienten ausgehen. Ausnahmen bilden Komplikationen (siehe oben unter Abschn. 2.3.5.2), welche in Abhängigkeit der eingestellten Alarmgrenzen trotz Flussabfall noch keinen Alarm „Fluss niedrig" erzeugen. Herzrhythmusstörungen, Hypovolämie und hypertensive Entgleisungen sollten bei jedem symptomatischen Patienten mit VAD ausgeschlossen werden.

Weitere Ausnahmen bilden die schwere Aortenklappeninsuffizienz mit hohem Pumpenfluss, jedoch regurgitationsbedingt eingeschränktem Herzzeitvolumen, und die Sepsis mit hohem Pumpenfluss und hohem Herzzeitvolumen im Sinne eines *high output failure*.

Der Kreislauf des Patienten ist auf jeden Fall nach klinischen Gesichtspunkten zu beurteilen, sofern eine nichtinvasive Blutdruckmessung nicht möglich ist. Sollte Unsicherheit zur Kreislaufsituation bestehen, wird eine invasive Blutdruckmessung empfohlen. Weitere Maßnahmen bestehen in der Behandlung der zugrundeliegenden Erkrankung nach den jeweiligen Leitlinien.

2.3.6 Patientenmanagement

Jeder VAD-Patient ist in einer Notfallsituation klinisch nach dem geläufigen ABCDE-Schema zu beurteilen. Bei der Beurteilung des Kreislaufs ist zu beachten, dass die Messbarkeit des Blutdrucks nicht von dessen absoluter Höhe, sondern von der Pulsatilität, also der linksventrikulären Restherzfunktion, abhängt. Insbesondere beim bewusstlosen Patienten können Hautfarbe und Temperatur sowie die Rekapillarisierungszeit einen schnellen Hinweis auf die Kreislaufsituation geben. Bei Unsicherheit bzw. Unmöglichkeit der nichtinvasiven Blutdruckmessung wird eine dopplersonografische oder invasive Blutdruckmessung empfohlen.

Zur Beurteilung des Kreislaufs gehört auch die Beurteilung der Pumpenfunktion mit der Überprüfung von Alarmen und der Konnektion aller externen Komponenten. Insbesondere beim Auftreten von Alarmen und bei bewusstlosen Patienten sollte immer eine auskultatorische Überprüfung der Pumpenfunktion durchgeführt werden. Am deutlichsten ist das Maschinengeräusch direkt über der Pumpe linksthorakal über der Herzspitze zu hören.

Bei allen symptomatischen Patienten sind Herzrhythmusstörungen, Hypovolämie und hypertensive Entgleisungen auszuschließen bzw. rasch zu beheben.

Bei persistierender Kreislaufinsuffizienz ist der Patient in Abhängigkeit von seinem klinischen Zustandsbild nach den Leitlinien zur Diagnose und Therapie der akuten und chronischen Herzinsuffizienz zu behandeln, ggf. werden Maßnahmen des ALS nach den aktuellen Leitlinien initiiert. Eine Kontaktaufnahme mit dem VAD-Zentrum wird empfohlen.

Die Durchführung einer Herzdruckmassage wird weltweit kontrovers diskutiert. In der Literatur gibt es jedoch keinen Hinweis für Kanülen-Dislokationen der Pumpe. Die American Heart Association (AHA) empfiehlt eine Herzdruckmassage bei bewusstlosen Patienten mit Pumpenstillstand und bei Patienten mit laufender Pumpe und Kreislaufinsuffizienz. Keine Herzdruckmassage wird empfohlen bei bewusstlosen Patienten mit laufender Pumpe und suffizientem Kreislauf. Bei diesen Patienten sollten andere Ursachen der Bewusstlosigkeit in Erwägung gezogen und entsprechend behandelt werden.

2.3.7 Herztransplantation: Komplikationen und Notfallmanagement

Die orthotope Herztransplantation ist die Regel, die heterotope eine Rarität. Die bicavale Technik wird seit Längerem der initial verwendeten biatrialen Technik vorgezogen. Bei der biatrialen Technik wird das Spenderherz an partielle Teile beider Vorhöfe des Empfängers anastomosiert, bei der bicavalen Technik wird der rechte Empfängervorhof vollständig entfernt.

Zur Indikationsstellung und bezüglich der aktuell für die Herztransplantation geltenden Kontraindikationen wird auf die gängigen Leitlinien der International Society for Heart and Lung Transplantation (ISHLT) [2] und auf entsprechende Standardlehrbücher verwiesen.

2.3.7.1 Kurz- und Langzeitprognose nach Herztransplantation
Mit Einführung der Calcineurininhibitoren zu Beginn der 1980er Jahre konnte der soliden Organtransplantation zum Durchbruch verholfen werden. Auch heute stellt diese Medikamentenklasse mit den Wirkstoffen Cyclosporin A und Tacrolimus den Eckpfeiler der immunsuppressiven Therapie dar. Erst durch sie konnten die in der Einleitung erwähnten mittleren Überlebensraten von aktuell 11,1 Jahren erreicht werden.

2.3.7.2 Hauptkomplikationen
Die Hauptkomplikationen im ersten Jahr nach Transplantation sind akute Abstoßungen und Infektionen. Im Langzeitverlauf kommt es zu einer Zunahme an malignen Erkrankungen. Eine sogenannte Transplantatvaskulopathie, ein spätes Graftversagen und Infektionen sind im Langzeitverlauf maßgeblich für Komplikationen (Tab. 2.12).

Tab. 2.12: Auftreten von wichtigen Komplikationen nach Herztransplantation im zeitlichen Verlauf.

	Akut (1 Monat)	Mittelfristig (1 Jahr)	Langfristig (> 1 Jahr)
Menge Immunsuppression	+ + +	+ +	+
Infektionen	Nosokomiale Infektionen	Atypische Infektionen	Klassische Infektionen
Abstoßungsreaktionen	Hyperakut Akut	Akut	Akut Chronisch
Transplantatvaskulopathie		+	+ +
Malignome		(+)	+

2.3.7.3 Infektionen

Wie bei allen Patienten unter einer immunsuppressiven Therapie muss auch bei atypischen Symptomen und Fehlen klassischer Infektmarker (Fieber, reaktive Proteine, Leukozytose) an Infektionserkrankungen gedacht werden. Diese verlaufen häufig foudroyanter, weswegen eine rasche und breite initiale antimikrobielle Therapie gewährleistet werden muss. Des Weiteren sollte darauf geachtet werden, dass atypische Erreger wie z. B. Pilze (Candida, Aspergillus species), gramnegative Bakterien und Viren (insbesondere Herpesviren) hier wesentlich häufiger ursächlich sind. Auch Infektionen mit Pneumocystis jivoreci und mit typischen wie auch atypischen Tuberkulosebakterien kommen gehäuft vor. Primär betreffen diese Infektionen die Lunge, ableitende Harnwege, die Haut inklusive möglicher Wundregionen sowie möglicherweise noch liegende Zugänge (Dialysekatheter). Auch eine Endokarditis des Transplantats sowie gastrointestinale Infekte bzw. Lebensmittelintoxikationen (gehäuft unter Immunsuppression) sollten in Abhängigkeit von der klinischen Situation differenzialdiagnostisch in Erwägung gezogen werden. Sehr allgemein kann postuliert werden, dass innerhalb des ersten Monats nach Transplantation vorwiegend nosokomiale Infektionen bedeutend sind, innerhalb des ersten Jahres atypische Erreger häufige Auslöser sind und dass mit zunehmendem Abstand zur Transplantation und damit einhergehender Reduktion der Immunsuppression eher typische Erreger ursächlich erscheinen.

2.3.7.4 Malignome

Malignome und ihr gehäuftes Auftreten spielen in der intensiv- und notfallmedizinischen Betrachtung eine untergeordnete Rolle. Differenzialdiagnostisch sind jedoch vor allem das gehäufte Auftreten von Lymphomen und der damit verbundene Symptomkomplex erwähnenswert.

2.3.7.5 Transplantatvaskulopathie

Sie ist vor allem im Langzeitverlauf häufig ursächlich für kardiale Dekompensationen oder Herzrhythmusstörungen und stellt auch eine der Haupttodesursachen dar. Sowohl supraventrikuläre als auch ventrikuläre Rhythmusstörungen können auftreten, wobei deren Differenzialdiagnose im Weiteren noch besprochen wird. Die kardiale Dekompensation gleicht häufig klinisch wie auch echokardiografisch dem Bild einer restriktiven Kardiomyopathie mit Leberkapselspannungsschmerz und peripheren Ödemen, gestauter Vena cava inferior und guter systolischer, aber eingeschränkter diastolischer myokardialer Funktion. Prähospital sollte neben einer entsprechenden leitliniengerechten Therapie insbesondere eine symptomatische Therapie (Antiarrhythmika, Diuretika) Vorrang haben. Die eigentliche Diagnosesicherung muss häufig invasiv im Herzkatheterlabor erfolgen (Koronarangiografie, intraventrikuläre Druckmessung). Wichtig zu erwähnen ist, dass die Diagnosestellung aufgrund der Denervierung des Transplantats und der dadurch fehlenden typischen Angina-Pectoris-Beschwerden erschwert sein kann. Aus diesem Grund (Denervierung und Fehlen der vagalen Beeinflussung in Ruhe) liegt die Ruheherzfrequenz nach Herztransplantation in der Regel bei 80–100/min. Dies bedeutet im Umkehrschluss, dass eine Herzfrequenz von 50/min immer einer weiterführenden Ursachendiagnostik zugeführt werden sollte. Des Weiteren ist, auch aufgrund der Denervation, Vorsicht bei der Gabe von Betablockern angebracht, da die Herzfrequenzsteigerung aufgrund fehlender sympathischer Innervierung alleinig durch die Nebenniere erfolgt und somit bei Blockade der Betarezeptoren fatal gehemmt werden kann. Differenzialdiagnostisch muss in jedem Fall an eine Abstoßung, aber auch an ein Nierenversagen mit entsprechender Elektrolyt- und Volumenentgleisung durch eine calcineurininhibitorbedingte Niereninsuffizienz gedacht werden.

2.3.7.6 Abstoßung

Die Abstoßung (Rejektion) ist eine Reaktion des körpereigenen Immunsystems auf das Transplantat. Sehr allgemein wird zwischen einer humoralen antikörpervermittelten und einer zellulären T-Zell-vermittelten Rejektion unterschieden. In der Akutsituation können sich Patienten mit einer großen Bandbreite von Symptomen präsentieren, welche von typischen Herzinsuffizienzsymptomen (Dyspnoe, periphere Ödeme, Leberkapselspannungsschmerz, Leistungsinsuffizienz bis hin zur Kreislaufinsuffizienz) über jegliche Formen von Herzrhythmusstörungen bis hin zu unspezifischer Appetenz reichen kann. Anhand des Geschilderten und der Überschneidung zu den vorherigen Abschnitten wird deutlich, dass eine Diagnosestellung oft erst nach detaillierter Anamnese (Medikamenten-Malcompliance, Komedikation Cyp3A4, Malabsorption bei gastrointestinalem Infekt) vermutet und mittels Myokardbiopsie gesichert werden kann. Eine transthorakale Echokardiografie kann bei eingeschränkter systolischer myokardialer Funktion erste Hinweise auf eine Abstoßung bieten, wobei auch eine Transplantatvaskulopathie so imponieren kann. Eine differenzierte Gewebedoppleruntersuchung kann hier weiteren Aufschluss bringen, jedoch sind nahezu zwingend für die Interpretation die Vorbefunde notwendig.

Die Behandlung der Abstoßung sollte nur in absoluten Ausnahmen vor einer definitiven histopathologischen Diagnosesicherung (Endomyokardbiopsie) erfolgen. Sie richtet sich nach Klinik und histopathologischem Schweregrad und beinhaltet neben einer Anpassung der Basisimmunsuppression häufig eine Steroidpulstherapie und teils weiterführende medikamentöse und plasmapheretische Maßnahmen zur T- und B-Zelldepletion. In der initialen Notfallsituation ist in jedem Fall eine Therapie gemäß ALS bei entsprechender Kreislaufinsuffizienz notwendig. Auf der anderen Seite des Spektrums sei als Anmerkung erwähnt, dass bei asymptomatischen Patienten, welche in der Vergangenheit biatrial transplantiert wurden, ein Pararhythmus des eigenen, noch partiell vorhandenen Empfängervorhofs vorliegen kann. Dies hat bei klinischer Stabilität jedoch häufig keine Relevanz.

2.3.7.7 Immunsuppressionstoxizität

Es soll in diesem Abschnitt nicht auf die einzelnen Wirkstoffe eingegangen, jedoch müssen mögliche Interaktionen und Toxizität diskutiert werden. Es ist wichtig zu erwähnen, dass vor allem abdominelle Beschwerden (Mycophenolatmofetil), eine calcineurininhibitorbedingte Niereninsuffizienz (Tacrolimus und Cyclosporin A), aber auch Neurotoxizität (Tremor, Krampfanfälle) notfallmedizinische Relevanz haben und in die differenzialdiagnostischen Erwägungen einbezogen werden sollten. Der deutlich seltener verwendete Antimetabolit Azathioprin kann als spezifische Nebenwirkung zu schweren Pankreatitiden führen. Von den gängigen verwendeten Medikamenten (Mycophenolat, Tacrolimus, Cyclosporin, Everolimus) sind Spiegelbestimmungen möglich. Wichtig ist, dass es sich jeweils um Talspiegel handelt. Des Weiteren ist das Interaktionspotenzial bei Metabolisierung über das CYP3A4-System zu erwähnen. Dies führt bei den über CYP3A4 metabolisierten Immunsuppressiva (Tacrolimus, Cyclosporin, aber auch Everolimus) zu erhöhter Toxizität durch Spiegelanstiege unter gleichzeitiger Therapie mit Verapamil, Diltiazem oder Azol-Antimykotika bzw. zu möglicherweise rejektionstriggernden Spiegelabfällen bei gleichzeitiger Verabreichung von Clindamycin oder Phenytoin. Auch kann eine Kombination mit Statinen zur vermehrten Rhabdomyolyse führen.

Literatur

[1] https://www.herzstiftung.de/herzbericht [letzter Zugriff 01.02.2020]
[2] Khush KK, Cherikh WS, Chambers DC et al. The International Thoracic Organ Transplant Registry of the International Society for Heart and Lung Transplantation: Thirty-fifth Adult Heart Transplantation Report 2018; Focus theme: multiorgan transplantation. J Heart Lung Transplant. 2018;37(10):1155–1168.
[3] Feldman D, Pamboukian SV, Teuteberg JJ et al. The 2013 International Society for Heart and Lung Transplantation Guidelines for mechanical circulatory support: executive summary. J Heart Lung Transplant. 2013;32(2):157–87.
[4] Ponikowski P, Voors AA, Anker SD et al. 2016 ESC Guidelines for the diagnosis and treatment of acute and chronic heart failure: The Task Force for the diagnosis and treatment of acute and chronic heart failure of the European Society of Cardiology (ESC). Developed with the special contribution of the Heart Failure Association (HFA) of the ESC. Eur Heart J. 2016;37(27):2129–220.
[5] Soar J, Nolan JP, Böttiger BW et al. European Resuscitation Council Guidelines for Resuscitation 2015: Section 3. Adult advanced life support. Resuscitation. 2015;95:100–147.
[6] Bowles CT, Hards R, Wrightson N et al. Algorithms to guide ambulance clinicians in the management of emergencies in patients with implanted rotary left ventricular assist devices. Emerg Med J. 2017;34(12):842–850.
[7] Sindermann JR, Scherer M, Hoffmeier A. Komplikationsmanagement: Notfallmanagement bei LVAD-Patienten. In: Boeken U, Assmann A, Born F et al., Hrsg. Mechanische Herz-Kreislauf-Unterstützung: Indikationen, Systeme, Implantationstechniken. Berlin: Springer; 2017:243–252.

3 Reanimation

3.1 Aktuelle Guidelines und zentrale Konzepte der Reanimation: Basic (BLS) und Advanced Cardiovascular Life Support (ACLS)

Martin Möckel

3.1.1 Einleitung

Die Reanimation ist eine ärztliche Kernkompetenz, die im Studium erlernt und später regelmäßig in Simulationstrainings geübt werden muss, wenn entspreche medizinische Notfallsituationen nicht zum Arbeitsalltag gehören. Spezielle Verfahren wie der *Extracorporeal Life Support* (ECLS) bzw. synonym verwendet die extrakorporale Reanimation (eCPR) sowie die Behandlung nach einem Herz-Kreislauf-Stillstand werden in separaten Kapiteln (Kap. 3.3, Kap. 3.2) abgehandelt. Darüber hinaus werden insbesondere von der American Heart Association (AHA) im Kontext des Advanced Cardiovascular Life Support (ACLS) die Themen Schlaganfall und akutes Koronarsyndrom behandelt, die in diesem Fachbuch eigenen Raum einnehmen (Kap. 1 und Kap. 12). Schließlich wird für Reanimationsmaßnahmen bei Säuglingen, Kleinkindern und Kindern auf die entsprechende Fachliteratur verwiesen, zumal kardiovaskuläre Ursachen mit Ausnahme von Intoxikationen und angeborenen Herzfehlern hier selten sind.

Training praktischer Fertigkeiten, der Kommunikation und der Interaktion im Team sind entscheidend für den Reanimationserfolg. Insofern werden in diesem Kapitel schwerpunktmäßig Konzepte behandelt, die aus den aktuellen Leitlinien 2015 und deren Updates abgeleitet werden. Guidelines für die Reanimation erscheinen alle 5 Jahre neu und werden international vom International Liaison Committee on Resuscitation (ILCOR) erstellt. Sämtliche Guidelines der Fachgesellschaften (European Resuscitation Council, American Heart Association) beruhen auf dieser Grundlage und sind daher inhaltlich gut vergleichbar. Der Autor dieses Kapitels leitet seit Jahren ein internationales Trainingscenter der AHA und ist Herausgeber der deutschsprachigen Schulungsmaterialien, so dass Bezüge zu den Guidelines der AHA bestehen.

3.1.2 Fallvignette

Ein 75-jähriger Patient klagt über akut eingetretene starke Brustschmerzen mit Ausstrahlung in beide Arme, Übelkeit und Schweißausbruch. Bei Eintreffen des Rettungsdienstes wird der Patient plötzlich bewusstlos. Die Notfallsanitäter beginnen mit der Herz-Lungen-Wiederbelebung und verabreichen einen Schock mit dem sofort angeschlossenen AED. Anschließend erlangt der Patient schnell das Bewusstsein wieder und reagiert bei Eintreffen des Notarztes adäquat auf Ansprache. Im EKG zei-

https://doi.org/10.1515/9783110597516-003

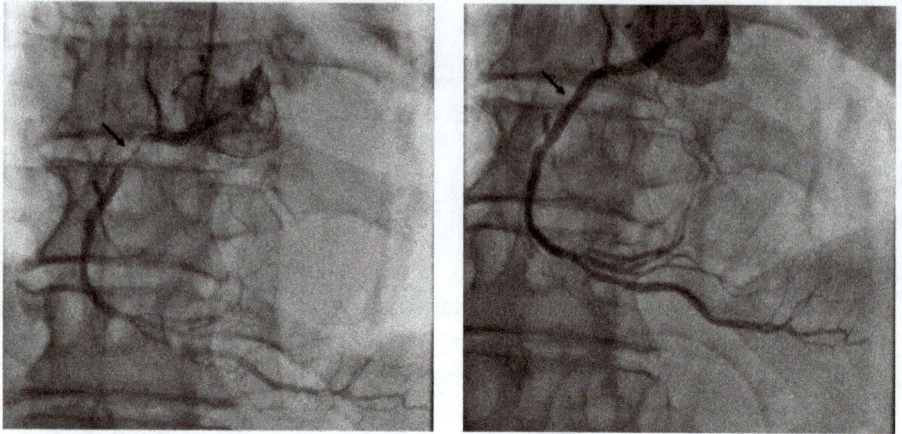

Abb. 3.1: Hinterwand-STEMI mit subtotalem proximalem Verschluss der rechten Koronararterie (RCA, Bild links, Pfeil) und Wiedereröffnung mittels Stentimplantation (rechtes Bild, Pfeil).

gen sich ST-Streckenhebungen in II, III und aVF. Der Notarzt verabreicht 250 mg ASS und 5000 IE Heparin i. v. und begleitet den Patienten in Defibrillationsbereitschaft in die nächste Klinik mit Herzkatheterlabor. Der vorangemeldete Patient wird direkt in das Herzkatheterlabor geleitet. Dort zeigt sich ein subtotaler Verschluss der rechten Kranzarterie, die problemlos mit einem Stent versorgt werden kann (Abb. 3.1). Anschließend ist der Patient beschwerdefrei.

Fazit: Der Fall zeigt die Bedeutung der frühen Reanimation, insbesondere der Defibrillation, und wie die Rettungskette ineinander greift.

3.1.3 Rettungskette und Kommunikation

Die Reanimation ist ein offensichtlich zeitkritischer Notfall, bei dem die Versorgung Hand in Hand bis zur definitiven Therapie des zugrundeliegenden medizinischen Problems erfolgen muss. Zudem befindet sich auch das Team in einer Ausnahmesituation mit hoher Anspannung, so dass eine präzise Kommunikation in den häufig ad hoc gebildeten Teams entscheidend ist und trainiert werden muss.

Die sogenannte Rettungskette (Abb. 3.2) unterscheidet sich in wenigen Punkten bei außerklinischem oder im Krankenhaus aufgetretenem Kreislaufstillstand. Sie fasst zugleich die Erfolgsfaktoren der Wiederbelebung zusammen.

Neben der gut vorbereiteten Rettungskette spielt die Kommunikation im Team eine große Rolle. In den Kursen der AHA werden beim BLS zwei und beim ACLS sechs Rollen trainiert. Je nach Anzahl und Kompetenz der verfügbaren Mitarbeiter werden Aufgaben zusammengefasst.

Herzstillstand im Krankenhaus (IHCA)

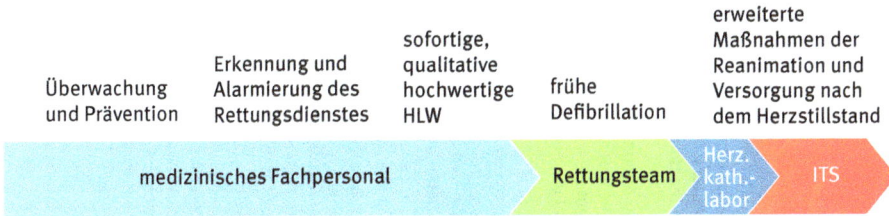

Überwachung und Prävention	Erkennung und Alarmierung des Rettungsdienstes	sofortige, qualitative hochwertige HLW	frühe Defibrillation	erweiterte Maßnahmen der Reanimation und Versorgung nach dem Herzstillstand

medizinisches Fachpersonal — Rettungsteam — Herz.kath.-labor — ITS

Herzstillstand außerhalb des Krankenhauses (OHCA)

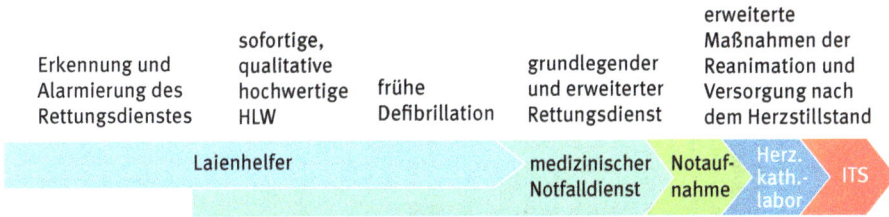

Erkennung und Alarmierung des Rettungsdienstes	sofortige, qualitative hochwertige HLW	frühe Defibrillation	grundlegender und erweiterter Rettungsdienst	erweiterte Maßnahmen der Reanimation und Versorgung nach dem Herzstillstand

Laienhelfer — medizinischer Notfalldienst — Notaufnahme — Herz.kath.-labor — ITS

Abb. 3.2: Rettungsketten beim Herzstillstand im (oben) und außerhalb (unten) des Krankenhauses; ITS: Intensivtherapiestation. Oben: Im Krankenhaus sollen Maßnahmen ergriffen werden, Patienten je nach Erkrankung so zu überwachen, dass frühzeitig kritische Situationen erkannt werden. Präventionsmaßnahmen sind notwendig. Medizinisches Fachpersonal muss geschult sein, einen Herz-Kreislauf-Stillstand sofort zu erkennen, die jeweilige interne Alarmierung vorzunehmen und eine qualitativ hochwertige Herz-Lungen-Wiederbelebung zu beginnen und ggf. so früh wie möglich eine Defibrillation vorzunehmen. Dieser Primärversorgung des Basic Life Support folgen dann die erweiterten Maßnahmen des ACLS, zu denen auch die frühe Koronarangiografie ggf. unter Reanimation zählen kann und die Postreanimationsbehandlung. Unten: Die Rettungskette außerhalb des Krankenhauses unterscheidet sich durch die Notwendigkeit des Transportes in die Notaufnahme, die immer zentraler Anlaufpunkt für alle reanimierten Patienten sein soll. In Deutschland wird bei prähospitaler Reanimation in der Regel ein Notarzt hinzugezogen, der jedoch meist später als der Rettungsdienst eintrifft. Die Einlieferung ins Krankenhaus sollte vorangemeldet werden, damit die entsprechenden Teams zusammengerufen und Ressourcen (z. B. Herzkatheter) reserviert werden können [2].

Abb. 3.3 zeigt beispielhaft die Aufgaben und Rollenverteilung beim ACLS. Die Kommunikation soll nach dem Konzept des *closed loop* erfolgen, das heißt, eine Aussage wird wiederholt und bestätigt, so dass der „Sender" sicher ist, dass der „Empfänger" seine Botschaft verstanden hat. Dies ist in oftmals lauten und unübersichtlichen Reanimationssituation sehr wichtig, um Übermittlungsfehler zu vermeiden. In Reanimationstrainings wird auch Wert darauf gelegt zu üben, dass jedes Teammitglied gleichberechtigt angemessene Anmerkungen zum Prozess machen kann und dadurch vermieden wird, dass Hierarchien die Korrektur offensichtlicher Fehler verhindern. Die internationalen Trainings der AHA laufen weltweit nach denselben Prinzipien ab, so dass geschulte Hilfskräfte in Ad-hoc-Teams miteinander arbeiten können.

Reanimation im Team
Das Team ist der Schlüssel zum Erfolg. Keiner verlässt das Team, es sei denn aus Gründen des Eigenschutzes.

ACLS

Dreiecksrollen bei der Reanimation

Positionen für sechs Personen eines leistungsstarken Teams*

leitende Rollen

Helfer für Herzdruckmassage
- untersucht den Patienten
- führt 5 Zyklen der Herzdruck-massage durch
- wechselt alle 5 Zyklen bzw. 2 Minuten mit AED/Monitor/Defibrillator (oder früher, falls sich Ermüdungserscheinungen zeigen)

AED/Monitor/Defibrillator
- bringt und bedient AED/Monitor/Defibrillator
- wechselt alle 5 Zyklen bzw. 2 Minuten mit Helfer für Herzdruckmassage (oder früher, falls sich Ermüdungs-erscheinungen zeigen), idealerweise während Rhythmusanalyse
- ist ein Monitor vorhanden, platziert er ihn so, dass er für den Teamleiter (und den Großteil des Teams) sichtbar ist

Atemwege
- Freimachen der Atemwege
- führt Beutel-Masken-Beatmung durch
- führt bei Bedarf Atemwegshilfen ein

Teamleiter
- **für jedes Reanimationsteam muss ein Teamleiter bestimmt werden**
- weist den Teammitgliedern ihre Rollen zu
- trifft Behandlungsentscheidungen
- gibt dem Rest des Teams gegebenenfalls Feedback
- übernimmt die nicht zugewiesenen Rollen

i. v./i. o. Medikamente
- ein ACLS-Helfer
- legt i. v./i. o. Zugang
- verabreicht Medikamente

Zeitnehmer/Protokollant
- protokolliert Interventionsmaß-nahmen und Medikamente (und kündigt deren nächste Verabreichung an)
- protokolliert Häufigkeit und Dauer von Unterbrechungen der Kompressionen
- gibt diese Informationen an den Teamleiter weiter (und das restliche Team)

*Hierbei handelt es sich um einen Vorschlag zur Teambildung. Die einzelnen Rollen können an das jeweilige Protokoll angepasst werden.

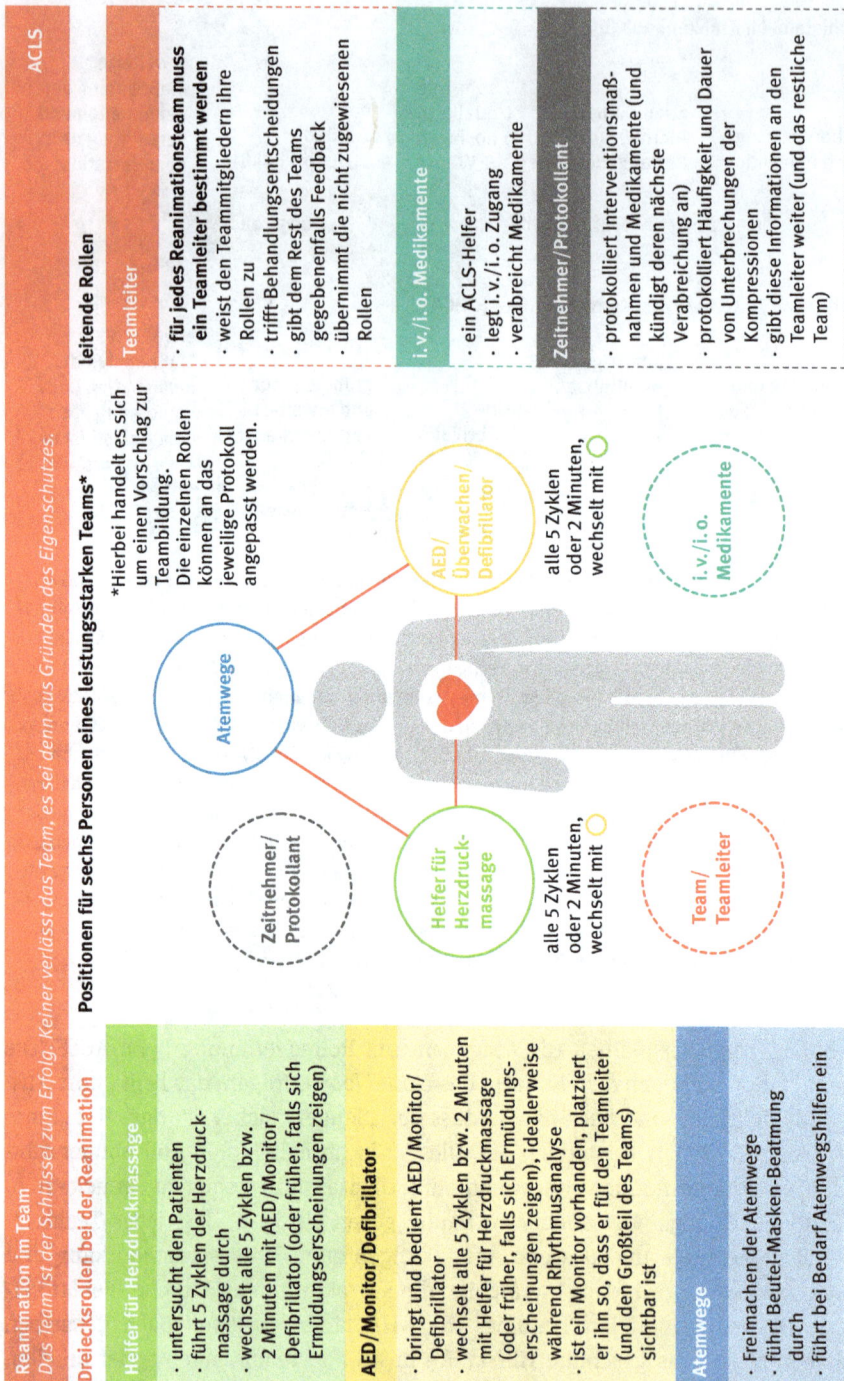

Atemwege

AED/Überwachen/Defibrillator

alle 5 Zyklen oder 2 Minuten, wechselt mit ○

Helfer für Herzdruck-massage

alle 5 Zyklen oder 2 Minuten, wechselt mit ○

Zeitnehmer/Protokollant

i. v./i. o. Medikamente

Team/Teamleiter

Abb. 3.3: Reanimation im Team. Es werden je nach Anzahl der verfügbaren Hilfskräfte bis zu 6 Rollen vergeben. Funktionell ist es wichtig, das Dreieck Atemwege – Herzdruckmassage – Defibrillation zu beachten, das als BLS im Mittelpunkt aller Reanimationsmaßnahmen steht [3].

3.1.4 Basic Life Support – BLS

Beim BLS ist zunächst zu beachten, dass bereits 2010 „aus ABC das CAB" wurde und einige Modifikationen bestehen – je nachdem, ob medizinisches Fachpersonal oder Laienhelfer beteiligt sind. Grundsätzlich beginnt der BLS mit dem Erkennen der Situation des bewusstlosen (keine Reaktion auf Ansprache und Schmerzreiz) und nicht offensichtlich atmenden Patienten (Schnappatmung ist unzureichend). Hier erfolgt dann der Notruf, und unmittelbar danach beginnt die Herzdruckmassage mit einer Frequenz von 100–120/min und 5 cm Eindrücktiefe in der Mitte des Sternums. Medizinisches Fachpersonal soll auch nicht länger als 10 Sekunden den Puls prüfen. Im seltenen Fall von vorhandenem Puls und Atemstillstand erfolgt primär eine Beatmung. Ist der Helfer allein und ohne Mobiltelefon, soll vor Beginn der Maßnahmen ein automatisierter externer Defibrillator (AED) geholt werden, der sehr oft im öffentlichen Raum oder am Arbeitsplatz vorhanden ist. Die sofort begonnene, qualitativ gute Herzdruckmassage und die frühe Defibrillation sind die wesentlichen evidenzbasierten Maßnahmen, die das Überleben beim Herz-Kreislauf-Stillstand verbessern.

3.1.5 Advanced Cardiovascular Life Support – ACLS (ALS)

Die erweiterten Maßnahmen werden durch entsprechend geschulte Notfallsanitäter oder Notärzte durchgeführt. Sie umfassen die Gabe von Notfallmedikamenten (schwerpunktmäßig Adrenalin, Amiodarone; evtl. Lidocain), wenn erforderlich, definitive Atemwegssicherung und Diagnostik/Therapie reversibler Ursachen des Herz-Kreislauf-Stillstandes. In Abb. 3.4 sind die Grundkonzepte des ACLS (gemäß ERC-Leitlinien auch als ALS bezeichnet) zusammengefasst.

Die folgende Übersicht ergänzt Abb. 3.4 um wesentliche Erläuterungen. Sie gibt Hinweise zur Durchführung des ACLS im Hinblick auf die Qualität der HLW, Schockenergie, Dosierungen, Atemwegsmanagement und den *return of spontaneous circulation* (ROSC). Die reversiblen Ursachen werden als „5 Hs und 5 Ts" memoriert und sollten bei jeder Reanimation wiederholt explizit durchgegangen werden. Zukünftig wird bereits prähospital mittels Point-of-Care-Ultraschall (POCUS) z. B. die Perikardtamponade, eine große Wandbewegungsstörung des linken Ventrikels als Hinweis auf einen akuten Myokardinfarkt oder Zeichen der Rechtsherzbelastung als Folge einer akuten Lungenarterienembolie, diagnostiziert werden können.

HLW-Qualität:
– Fest (mindestens 5 cm) und schnell (100–120/Minute) drücken und vollständige Entlastung des Brustkorbs zulassen.
– Unterbrechungen der Herzdruckmassage kurz halten.
– Übermäßige Beatmung vermeiden.

– Bei der Herzdruckmassage alle 2 Minuten abwechseln, bei Ermüdung ggf. früher.
– Wenn keine Atemwegshilfe zur Verfügung steht, Kompressions-Beatmungs-Verhältnis 30:2 beachten.
– Quantitative Waveform-Kapnografie:
  – Wenn der PETCO$_2$-Wert 10 mmHg unterschreitet, Verbesserung der Qualität der HLW anstreben.
– Intraarterieller Blutdruck:
  – Wenn der diastolische Druck 20 mmHg unterschreitet, Verbesserung der Qualität der HLW anstreben.

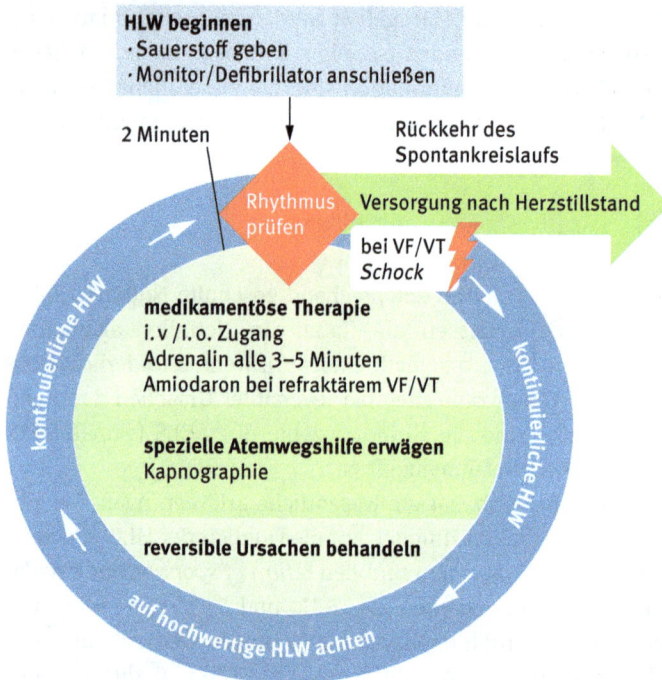

Abb. 3.4: Grundkonzepte des ACLS. Ausgangslage ist die Durchführung qualitativ hochwertiger BLS. Unter kontinuierlich und nur minimal zur (Masken)Beatmung oder Defibrillation unterbrochener Herzdruckmassage (HLW) erfolgt alle 2 Minuten ein Assessment des Rhythmus, der ggf. defibrilliert wird. Regelhaft wird Adrenalin verabreicht (nach neustem Update wahlweise auch Vasopressin) und Amiodarone bei refraktärer ventrikulärer Tachykardie (VT) oder Kammerflimmern (VF) und, falls erforderlich, durch Lidocain ergänzt. Eine Kapnografie ist Standard zum Monitoring der Effektivität der HLW. Die Intubation steht anders als früher nicht mehr im Vordergrund, sollte aber insbesondere bei Beatmungsschwierigkeiten und Aspirationsgefahr erwogen werden [3]. Die reversiblen Ursachen finden sich in der Übersicht im Text.

Schockenergie für Defibrillation:
- Biphasisch: Herstellerempfehlung (z. B. Initialdosis von 120–200 J); wenn unbekannt, maximale Energie verwenden. Die zweite und alle nachfolgenden Dosen sollten gleich hoch sein; höhere Dosen können erwogen werden.
- Monophasisch: 360 J.

Medikamentöse Therapie*:
- Adrenalin, i. v./i. o. Dosis: 1 mg alle 3–5 Minuten
- Amiodaron, i. v./i. o. Dosis: 1. Dosis 300 mg Bolus. 2. Dosis 150 mg.

Erweitertes Atemwegsmanagement:
- Endotracheale Intubation oder supraglottische Atemwegshilfe
- Kapnografie oder Kapnometrie zur Verifizierung und Überwachung der korrekten Lage des Endotrachealtubus
- Nach Platzierung der Atemwegshilfe 1 Beatmung alle 6 Sekunden (10 Beatmungen/Minute) mit kontinuierlicher Herzdruckmassage durchführen.

Rückkehr des Spontankreislaufs:
- Puls und Blutdruck
- Abrupt anhaltende Erhöhung des PETCO$_2$-Werts (normalerweise ≥ 40 mmHg)
- Spontane arterielle Druckwellen bei intraarterieller Überwachung

Reversible Ursachen:
- Hypovolämie
- Hypoxie
- Hydrogen(Wasserstoff-)-Ion (Azidose)
- Hypo-/Hyperkaliämie
- Hypothermie
- T(Tension) Spannungspneumothorax
- Tamponade, kardiale
- Toxine
- Thrombose, pulmonal
- Thrombose, koronar

* In einem Update 2018 wird darauf hingewiesen, dass mitunter auch Lidocain sinnvoll bei der Behandlung therapierefraktärer VT oder Kammerflimmern eingesetzt werden kann.

3.1.6 Mechanische Reanimationshilfen und digitale Unterstützungssysteme

Mechanische Reanimationshilfen bringen gegenüber einer professionell durchgeführten Herzdruckmassage keine Vorteile. Bei langer Reanimationsdauer oder Maßnahmen unter Reanimation, die eine Herzdruckmassage erschweren oder Risiken für die Helfer mit sich bringen (z. B. Strahlung im Herzkatheterlabor), werden diese Systeme heute regelmäßig eingesetzt. Es ist allerdings zu beachten, dass der sachgerechte Einsatz der Systeme geschult und geübt werden muss und die korrekte Lage und Effektivität der Systeme während der Reanimation regelmäßig zu überprüfen ist.

Im Rahmen der Digitalisierung der Medizin werden weltweit Ersthelfer-Applikationen erprobt (z. B. KATRETTER). Die Idee ist, dass kompetente Ersthelfer bei einem Reanimationsnotfall geortet und zum Einsatzort geleitet werden können, um dort früher mit BLS zu beginnen, als der Rettungsdienst vor Ort sein kann. Die Machbarkeit dieses Konzepts wurde bereits gezeigt, allerdings stehen überzeugende Daten zur Effektivität aus. Ungelöste Fragen in diesem Kontext sind die Persönlichkeitsrechte des Helfers und der Patienten, Fragen der Haftung und Risiken (Helfer erleidet auf dem Weg zum Einsatz einen Unfall). Hier werden in den nächsten Jahren weitere wissenschaftliche Erkenntnisse den Weg weisen müssen.

Effektiv ist allerdings die *operator-assisted resuscitation*, bei der medizinische Laien, die den Notruf getätigt haben, durch einen erfahrenen Notfallsanitäter oder Arzt telefonisch angeleitet werden, bis der Rettungsdienst vor Ort ist.

3.1.7 Cardiac Arrest Center

Insbesondere das neueste Update der ILCOR-Guidelines beschäftigt sich mit den Cardiac Arrest Centers (CAC). Diese sind Spezialkliniken, in denen die Versorgung nach einem Herzstillstand mindestens Notfallherzkatheter, TTM und multimodale Prognosestellung beinhaltet. Die genauen Anforderungen an solche CAC und deren mögliche Zertifizierung sind momentan noch im Fluss und umstritten. Der Nutzen regionaler strukturierter Versorgungspfade hat bereits zu einer erfolgreichen Verbesserung der Outcomes bei anderen zeitkritischen Erkrankungen (z. B. Polytrauma, ST-Streckenhebungsinfarkt, Schlaganfall) geführt, bei denen umfassende Maßnahmen nicht in allen Institutionen möglich sind. Die Aktualisierung der AHA-Guidelines zu diesem Thema lautet:

„2019 (aktualisiert): Ein regionalisierter Ansatz zur Versorgung nach einem Herzstillstand, der den Transport von reanimierten Patienten direkt zu einem spezialisierten Cardiac Arrest Center beinhaltet, ist sinnvoll, wenn eine umfassende Versorgung nach dem Herzstillstand nicht in den Einrichtungen vor Ort verfügbar ist."

Genderaspekt: Im Hinblick auf die medizinischen Maßnahmen gibt es keine geschlechtsspezifischen Unterschiede. Im Hinblick auf die Ursachen des Herz-Kreislauf-Stillstandes wird auf die jeweiligen Kapitel wie zum Myokardinfarkt (Kap. 1), Lungenembolie (Kap. 7) und Perikarderguss (Kap. 16) verwiesen.

Literatur

[1] Nikolaou N, Dainty KN, Couper K, Morley P, Tijssen J, Vaillancourt C; International Liaison Committee on Resuscitation's (ILCOR) Basic Life Support and Pediatric Task Forces. A systematic review and meta-analysis of the effect of dispatcher-assisted CPR on outcomes from sudden cardiac arrest in adults and children. Resuscitation. 2019;138:82–105. doi: 10.1016/j.resuscitation.2019.02.035. Epub 2019 Mar 8.

[2] American Heart Association. Leitlinienaktualisierung 2015 für HWL und kardiovaskuläre Notfallmedizin.

[3] American Heart Association: 2015 Handbuch der kardiovaskulären Notfallmedizin für medizinisches Fachpersonal.

[4] Panchal AR, Berg KM, Kudenchuk PJ, Del Rios M, Hirsch KG et al. 2018 American Heart Association focused update on advanced cardiovascular life support use of antiarrhythmic drugs during and immediately after cardiac arrest: an update to the American Heart Association Guidelines for Cardiopulmonary Resuscitation and Emergency Cardiovascular Care. Circulation. 2018;138 (23):e740-e749. doi: 10.1161/CIR.0000000000000613.

[5] Neumar RW, Shuster M, Callaway CW, Gent LM, Atkins DL et al. Part 1: Executive Summary: 2015 American Heart Association Guidelines Update for Cardiopulmonary Resuscitation and Emergency Cardiovascular Care. Circulation 2015;132(18 Suppl 2):S315-67. doi: 10.1161/CIR.0000000000000252.

[6] Panchal AR, Berg KM, Cabañas JG et al. 2019 American Heart Association focused update on systems of care: dispatcher-assisted cardiopulmonary resuscitation and cardiac arrest center: an update to the American Heart Association guidelines for cardiopulmonary resuscitation and emergency cardiovascular care [published online November 14, 2019]. Circulation. doi: 10.1161/CIR.0000000000000733.

[7] Panchal AR, Berg KM, Hirsch KG et al. 2019 American Heart Association focused update on advanced cardiovascular life support: use of advanced airways, vasopressors, and extracorporeal cardiopulmonary resuscitation during cardiac arrest: an update to the American Heart Association guidelines for cardiopulmonary resuscitation and emergency cardiovascular care [published online November 14, 2019]. Circulation. doi: 10.1161/CIR.0000000000000732.

3.2 Postreanimationsbehandlung
Christian Storm

3.2.1 Das Reperfusionssyndrom

Während des Herz-Kreislauf-Stillstandes kommt es zu einer individuell ausgeprägten systemischen Ischämiephase, die zu Zelluntergang insbesondere im Gehirn führen kann. Nach Wiedereinsetzen eines Spontankreislaufs kommt es zur Reperfusion der zuvor nicht versorgten Gewebe und es werden eine Vielzahl von Mediatoren und Kaskaden aktiviert, die zum Teil weiteren Zelluntergang z. B. durch Induktion von Apoptose hervorrufen können [1],[2],[3]. Die Charakterisierung des sogenannten Reperfusionssyndroms hat letztlich dazu geführt, dass Patienten nach Reanimation zusätzlich zur Diagnostik und Therapie der Ursache auch als Neurointensivpatienten zu betrachten sind, die eine weitere Therapie durch ein interdisziplinäres Team benötigen. Die Schwere der hypoxisch-ischämischen Enzephalopathie (HIE) ist allerdings neben der Ausprägung des Reperfusionssyndroms auch unmittelbar von individuellen Umständen wie z. B. Dauer der Herz-Lungen-Wiederbelebung, Alter und Vorerkrankungen des Patienten abhängig bzw. davon, ob der Herz-Kreislauf-Stillstand beobachtet wurde und mit entsprechend schneller Einleitung der Rettungskette begonnen werden konnte oder nicht. Hinsichtlich eines guten neurologischen Outcomes wird eine sofort eingeleitete Laienreanimation durch Ersthelfer aufgrund der vermutet eher kürzeren Hypoxiedauer als günstig angesehen [4],[5]. Zusätzlichen ist der initiale Herzrhythmus von Bedeutung, da Patienten mit einem schockbaren Rhythmus (Kammerflimmern, pulslose ventrikuläre Tachykardie) eine günstigere Prognose haben als jene mit nichtschockbaren Rhythmen (Asystolie, pulslose elektrische Aktivität).

Die Postreanimationsbehandlung lässt sich in verschiedene Phasen einteilen. In der Akutphase stehen die Diagnostik und Therapie der Ursache der Reanimation im Vordergrund. Es folgen die Intensivtherapie und im Anschluss die Prognosephase, die erst einige Tage nach dem eigentlichen Herz-Kreislauf-Stillstand beginnt, da nur so eine sichere Einschätzung der neurologischen Prognose des Patienten auf der Basis eines multimodalen Ansatzes erfolgen kann. Hieran schließt sich eine Phase der Rehabilitation an.

3.2.2 Akutphase nach Reanimation

3.2.2.1 Notfallsituation
Die Akutphase beginnt unmittelbar nach Wiedereinsetzen eines Spontankreislaufs (*return of spontaneous circulation*, ROSC). Die Mehrzahl der Patienten erleidet den Herz-Kreislauf-Stillstand außerhalb eines Krankenhauses, daher hat der Rettungsdienst eine besondere Rolle. Für einen Herz-Kreislauf-Stillstand innerhalb eines

Krankenhauses kommt diese Aufgabe dem Notfall- oder Reanimationsteam der Klinik zu.

Grundsätzlich gilt es, unmittelbar nach bzw. auch während der Reanimation die häufigen, potenziell reversiblen Ursachen abzuklären. Diese werden in zwei Fünfergruppen unterteilt; Hypoxie, Hypo- oder Hyperkaliämie und andere Elektrolytstörungen, Hydrogen (Wasserstoff-)-Ion (Azidose), Hypo- oder Hyperthermie und Hypovolämie (die 5 Hs) sowie Herzbeuteltamponade, Intoxikation, Thrombose der Herzkranzgefäße oder der Lungenarterien und Spannungspneumothorax (die 5 Ts, zusammen HITS) [6].

Der Rettungsdienst oder das Notfallteam sollte unmittelbar die ersten diagnostischen Schritte durchführen, um die richtige Therapie frühzeitig einzuleiten. Häufige Ursachen für einen Herz-Kreislauf-Stillstand sind kardiale Ursachen (ca. 60 %) wie z. B. der Myokardinfarkt oder eine primäre Herzrhythmusstörung [7]. Häufige nicht-kardiale Ursachen sind verschiedene Formen einer respiratorischen Insuffizienz (z. B. COPD, Aspiration oder Bolus). Eine unmittelbare zerebrale Pathologie (intrakranielle Blutung; ICB) als Ursache für einen Herz-Kreislauf-Stillstand ist mit 4–18 % ebenfalls nicht selten [8].

Noch am Notfallort sollte die Ableitung eines 12-Kanal-EKGs zur Diagnostik eines ST-Streckenhebungsinfarktes (STEMI) erfolgen. Auch die Umfeldanamnese kann grundsätzlich helfen, die klinische Symptomatik unmittelbar vor dem Kreislaufstillstand (z. B. Angina Pectoris, Aspiration) in die Situation einzuordnen und eine Ursache einzugrenzen. Zusätzlich sollte die Vormedikation des Patienten dokumentiert werden.

Mit der Übernahme des Patienten im Schockraum der Notaufnahme der aufnehmenden Klinik beginnt die Einleitung der stationären Akutdiagnostik und -versorgung. Der Ort der Übernahme kann, bedingt durch unterschiedliche Klinikstrukturen, allerdings ggf. auch direkt auf der Intensivstation oder im Herzkatheterlabor sein. Neben den allgemeinen Tätigkeiten des Klinikteams bei Übernahme eines beatmeten Patienten kommt es im Übergabegespräch insbesondere auch auf die Umstände der Reanimation an. Besonders wichtig sind im Übergabegespräch der erste abgeleitete Rhythmus, die Dauer der Reanimation, ob eine Laienreanimation erfolgte und das Ergebnis des ersten 12-Kanal-EKGs sowie die klinische Symptomatik des Patienten vor dem Herz-Kreislauf-Stillstand.

Für den Fall eines STEMI ist die direkte Versorgung in einem Herzkatheterlabor ohne Zeitverzögerung empfohlen, die Therapie des STEMI unterscheidet sich bei Patienten nach Herz-Kreislauf-Stillstand nicht von anderen STEMI Patienten [9]. Innerhalb von 90–120 Minuten nach Beginn der Beschwerden sollte eine Rekanalisation erfolgen [7].

3.2.2.2 Aufnahme

Es wird empfohlen, dass ein interdisziplinäres Team den Patienten gemeinsam übernimmt, evaluiert und weiterbehandelt [7]. Neben der strukturierten Übergabe an das weiterversorgende Team sollten parallel oder unmittelbar erste diagnostische Untersuchungen erfolgen, d. h. ein erneutes 12-Kanal EKG, eine erste Ultraschalldiagnostik sowie eine Blutgasanalyse und ein Laborprofil. Die Notfall-Echokardiografie ermöglicht eine unmittelbare Einschätzung der globalen kardialen Funktion, des Volumenstatus und den Ausschluss eines Perikardergusses sowie die Beurteilung einer möglichen Rechtsherzbelastung als Hinweis auf eine Lungenembolie als mögliche Reanimationsursache. Zusätzlich sollte mittels Sonografie der Ausschluss von freier intraabdomineller Flüssigkeit, insbesondere natürlich bei Traumapatienten, nach dem FAST (*Focussed Assessment with Sonography for Trauma*)-Schema erfolgen [7],[10].

Unter Berücksichtigung der Begleitumstände muss dann über die weitere Diagnostik und Therapie entschieden werden. Im Falle einer wahrscheinlich kardialen Genese des Herz-Kreislauf-Stillstandes, z. B. bei einem akutem Koronarsyndrom oder einer primären Herzrhythmusstörung, soll eine großzügige Indikation zur Koronarangiografie gestellt werden [11]. Für den STEMI wurde das Vorgehen bereits dargestellt.

Ist eine primär kardiale Genese unwahrscheinlich, muss zur Diagnostik einer zerebralen (Blutung, Basilaristhrombose) oder thorakal-pulmonalen (Lungenarterienembolie, Pneumothorax, Aortendissektion) Ursache des Herz-Kreislauf-Stillstandes umgehend eine Computertomografie (Kopf/Thorax) erfolgen. Eine CT-Untersuchung zur Diagnostik sollte auch bei einer unauffälligen primären Koronarangiografie erfolgen.

3.2.3 Therapie

3.2.3.1 Allgemeine Therapie
In Abhängigkeit der Ergebnisse der Notfalldiagnostik (Abb. 3.5) schließt sich unmittelbar eine Therapie der Ursache des Herz-Kreislauf-Stillstandes an. Im Falle einer diagnostizierten koronaren Herzerkrankung (KHK) mit relevanten Stenosen werden diese entsprechend dem aktuellen Stand der Empfehlungen der DGK therapiert [12].

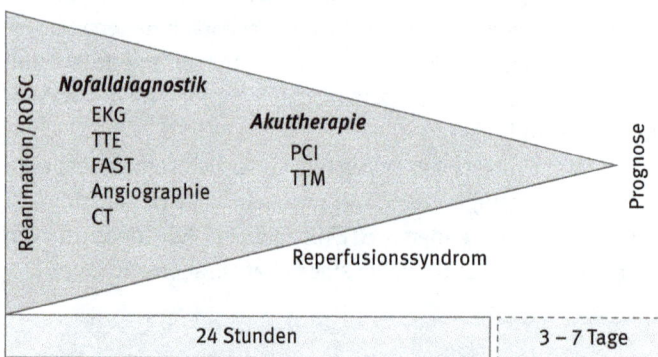

Abb. 3.5: Darstellung der Notfalldiagnostik nach Herz-Kreislauf-Stillstand unter Berücksichtigung der wichtigsten Maßnahmen zur Diagnostik und Therapie. ROSC: *return of spontaneous circulation*; PCI: *percutaneous coronary intervention*; TTM: *target temperature management*; CT: Computertomografie; EKG: Elektrokardiogramm; TTE: transthorakale Echokardiografie; FAST: *Focussed Assessment with Sonography for Trauma*.

Unter Umständen ist bei komplexen Befunden eine erneute Koronarintervention im Verlauf notwendig oder eine Bypass-Operation (akut oder im Verlauf in Abhängigkeit des Befundes). Die Indikation zur Schrittmacher- oder Defibrillator-Implantation sollte sich ebenfalls an den aktuellen Empfehlungen orientieren [13]. Bei pathologischen CT-Befunden erfolgt die weitere Therapie ggf. nach Vorstellung in der Neurochirurgie (ICB) oder mittels systemischer Thrombolysetherapie bzw. Antikoagulation (selten operativ) im Falle einer Lungenarterienembolie (LAE). Bei anderen Ursachen des Herz-Kreislauf-Stillstandes erfolgt die Akuttherapie entsprechend der jeweiligen Ursache (z. B. Pleuradrainage bei Pneumothorax) in der Regel bereits während der Wiederbelebung (gemäß 4 Hs und HITS).

3.2.3.2 Temperaturmanagement

Ein wichtiger Therapiebaustein nach Herz-Kreislauf-Stillstand ist ein konsequentes *target temperature management* (TTM). Dieses sollte so früh wie möglich nach Aufnahme beginnen. Ganz allgemein lässt sich sagen, dass die Kontrolle der Körperkerntemperatur unter 36°C insbesondere die Freisetzung von Glutamat und Kalzium als Mediatoren des Reperfusionssyndroms im Gehirn hemmt, wobei viele Mechanismen noch unbekannt sind. Weiterhin kommt es zur systemischen Reduktion des Metabolismus und reduziertem Sauerstoffbedarf und Verbrauch [14].

In den aktuellen Leitlinien wird bei jedem initial komatösen Patienten nach Reanimation (d. h. Patienten, die keine Reaktion nach ROSC zeigen) ein Feedback-kontrolliertes TTM über mindestens 24 Stunden empfohlen [15]. Dies ist weit gefasst und betrifft fast alle Patienten nach Wiederbelebung, da nur ein sehr geringer Teil der Patienten eine Wachreaktion unmittelbar nach Herz-Kreislauf-Stillstand bietet. Kritisch muss allerdings hierbei angemerkt werden, dass in vielen Fällen die Gabe einer Analgosedierung durch den Rettungsdienst zum Zeitpunkt der Übernahme und Prüfung zur Indikation eines TTM eine Beeinflussung darstellen kann. Diesen Schwachpunkt haben auch die klinischen Studien zu diesem Thema gemeinsam.

Zieltemperatur

Die Zieltemperatur soll im Bereich 32–36°C festgelegt werden, hier gibt es derzeit keine Hilfsmittel zur Orientierung welcher Patient von welcher Zieltemperatur am meisten profitiert [15]. In verschiedenen tierexperimentellen Untersuchungen haben Tiere mit stärkerer Hirnschädigung durch Hypoxie während des Herzstillstandes von niedrigeren Temperaturen im Hinblick auf das neurologische Outcome profitiert. Dies konnte so bisher nicht in klinischen Studien gezeigt werden.

Die erste klinische Meilenstein-Studie zum TTM war die Studie „Mild therapeutic hypothermia to improve the neurologic outcome after cardiac arrest" (HACA) (n = 275) aus dem Jahr 2002 [16]. Hier wurde ein TTM bei 32°C über 12–24 Stunden mit der Standardtherapie (kein TTM) randomisiert, es zeigte sich ein signifikant besseres neurologisches Outcome in der TTM-Gruppe [16]. Eine weitere, größere klinische Studie hat sich im Verlauf mit verschiedenen Zieltemperaturbereichen beschäftigt. Die Studie „Targeted temperature management at 33 degrees C versus 36 degrees C after cardiac arrest" (TTM-1) (n = 939) konnte nach Randomisierung in eine kontrollierte TTM-Gruppe bei 32°C und bei 36°C keinen signifikanten Unterschied im Hinblick auf Mortalität zwischen den Gruppen zeigen (primärer Endpunkt) [17]. Obwohl es verschiedene Kritikpunkte an der TTM-1-Studie und dem Studienkollektiv gibt, insbesondere an der hohen Rate an beobachteten Herz-Kreislauf-Stillständen, der hohen Rate an Laienreanimationen und einem zeitlich längeren Intervall von ROSC bis zum Beginn des TTM (bis zu 8–12 Stunden), wurde aufgrund dieser Daten der Zielbereich des TTM in den aktuellen Leitlinien deutlich von 32–34°C auf 32–36°C erweitert. In der Studie „A multicentre randomized pilot trial on the effectiveness of different levels of cooling in comatose survivors of out-of-hospital cardiac arrest: the FROST-I trial" (n = 150) wurden 3 Gruppen mit 32, 33 und 34°C Zieltemperatur randomisiert, ein signifikanter Einfluss im Hinblick auf ein gutes neurologisches Outcome (primärer Endpunkt) zeigte sich jedoch auch hier nicht. Kürzlich startete die Folgestudie der TTM-1 Studie, die TTM-2 Studie (Clinical Trials Identifier: NCT02908308) – eine Multicenterstudie, die insgesamt 1.900 Patienten einschließen und in eine 33°C-Gruppe und eine Fiebervermeidungsgruppe (aktives TTM, wenn Temperatur > 37,8°C auf dann 37,5°C) randomisieren wird. Primärer Endpunkt ist die Mortalität nach 180 Tagen.

Dauer des TTM

Aktuell empfehlen die Leitlinien eine Dauer von mindestens 24 Stunden [15]. Die Studie „Targeted Temperature Management for 48 vs. 24 hours and neurologic outcome after out-of-hospital cardiac arrest: a randomized clinical trial" (n = 355) hat die derzeit empfohlene TTM-Dauer von 24 Stunden mit einer deutlich längeren TTM-Phase von 48 Stunden verglichen [18]. Es hat sich kein signifikanter Unterschied im Hinblick auf das Erreichen des primären Endpunktes (gutes neurologisches Outcome nach 6 Monaten) gezeigt.

Beginn des TTM

Die Datenlage ist unklar im Hinblick auf den optimalen Zeitpunkt zum Beginn eines TTM. Im Tiermodel (Ratte, Hund) hat sich klar gezeigt, dass ein frühzeitiger Beginn eines TTM zu einer geringeren hypoxisch-ischämischen Enzephalopathie führt [19], [20]. Die auf dem Kongress zur Wiederbelebung der American Heart Association (AHA-Meeting 2018 in Chicago, USA) vorgestellten Ergebnisse der PRINCESS-Studie (ClinicalTrials.gov Identifier: NCT01400373) haben gezeigt, dass es keinen signifikanten Unterschied gab im Hinblick auf das Erreichen des primären Endpunktes (gutes neurologisches Outcome nach 90 Tagen). Es wurde mittels eines Gaskühlsystems über die Nasenhöhle (Perfluorchlorcarbon) ein TTM parallel zu den Wiederbelebungsmaßnahmen begonnen bzw. randomisiert eine Standardtherapie ohne unmittelbares TTM begonnen (TTM-Beginn erst in der Klinik).

Ein Sonderfall ist der Patient, der unmittelbar nach ROSC erwacht und somit auch neurologisch einschätzbar ist. Hier gibt es keinen Grund zur Sedierung und Intubation, um die Durchführung eines TTM zu ermöglichen. Allerdings besteht selbstverständlich die Indikation zu einer intensivmedizinischen Überwachung und Abklärung der Ursachen, die zum Herz-Kreislauf-Stillstand geführt haben können.

Die Mehrzahl der Patienten erleidet den Herz-Kreislauf-Stillstand außerhalb einer Klinik, dennoch empfehlen die aktuellen Leitlinien aufgrund der momentanen Datenlage kein TTM mittels kalten Infusionslösungen [21]. Kritisch ist hierbei anzumerken, dass in dieser Studie zum Teil große Infusionsmengen in sehr kurzer Zeit verabreicht wurden und nur ein Teil der Patienten nach Beginn der Therapie durch den Rettungsdienst dann auch nach stationärer Aufnahme weiter einem TTM unterzogen wurde. Andere Methoden für den präklinischen Bereich konnten bisher keine Überlegenheit zeigen. Daher sollte zumindest auf Wärmeerhalt verzichtet werden. Weiterhin sollte der Rettungsdienst eine Temperaturmessung zur Dokumentation der initialen Ausgangstemperatur nach ROSC durchführen [22].

Physiologische Nebeneffekte des TTM

Die wohl am häufigsten beobachteten Nebeneffekte unter TTM sind Muskelzittern *(Shivering)* und Bradykardie sowie die Entwicklung einer Hypokaliämie [2].

Während des TTM ist eine tiefe Analgosedierung notwendig (Ziel RAAS −5) zur Unterdrückung von Shivering und Toleranz des Kältereizes. Shivering stellt eine physiologische Reaktion des Körpers auf die Absenkung der Körperkerntemperatur dar. Die Schwelle, ab wann ein Shivering zur Wärmeproduktion auftritt, ist individuell und liegt überwiegend im Bereich von 34,5–35,5°C. Allerdings kann die Sedierung diese Schwelle beeinflussen, so senken z. B. Propofol oder Isofluran die Schwelle linear (Propofol) oder nichtlinear (Isofluran) [23]. Es ist wichtig festzuhalten, dass Shivering kein Teil der TTM-Therapie ist. Shivering ist eine eigentlich physiologische Reaktion auf das TTM, sollte aber zu jeder Zeit vermieden werden, da es zu einem erhöhten Bedarf an Sauerstoff sowie zu erhöhter Atem- und Herzfrequenz führt mit sekundär auch erhöhtem myokardialem Sauerstoffbedarf [2]. Es konnte gezeigt werden, dass Patienten, bei denen der Mechanismus für Shivering – insbesondere zentral über den Hypothalamus – intakt ist, häufig eher ein gutes neurologisches Outcome erreichen können im Gegensatz zu denen mit einer relevanten hypoxisch-ischämischen Enzephalopathie unter Schädigung auch von Hypothalamusstrukturen [24]. Pathophysiologisch ist dies nachvollziehbar, jedoch sollte ein Shivering während des TTM dennoch vermieden werden, insbesondere auch deshalb, weil die Therapie bzw. Unterbrechung eines ausgeprägten Shivering schwer sein kann. Eine klinisch gut etablierte Skala zur Feststellung von Shivering ist die *Bedside Shivering Assessment Scale* (BSAS). Hierbei sollte der Patient in 24 Stunden mehrfach anhand einer Skala evaluiert werden, die Therapie erfolgt anhand eines Stufenschemas in Abhängigkeit der Ausprägung des Shivering [25].

Zur Vermeidung von Shivering ist zunächst die tiefe Analgosedierung geeignet. Hier gibt es derzeit bezüglich der eingesetzten Medikation keine Empfehlungen. Es wird daher auf die *S3-Leitlinie 001/012: Analgesie, Sedierung und Delirmanagement in der Intensivmedizin* von 2015 verwiesen, die unter Federführung der Deutschen Gesellschaft für Anästhesiologie und Intensivmedizin (DGAI) und der Deutschen Interdisziplinären Vereinigung für Intensiv- und Notfallmedizin (DIVI) erstellt wurde. Es werden dort grundsätzlich eher kurzwirksame und weniger kreislaufdepressive Sedativa im Hinblick auf die hämodynamische Verträglichkeit und auch auf die mögliche Entwicklung eines späteren Delirs empfohlen. Insbesondere aufgrund einer guten Steuerbarkeit und sehr kurzer Halbwertszeiten mit entsprechend kurzer Aufwachphase und schneller neurologischer Beurteilbarkeit werden zur Verwendung bei Intensivpatienten hier auch volatile Sedativa als zum Teil gleichwertig empfohlen. Allgemein gilt die volatile Sedierung (insbesondere mit Isofluran) auch in der Langzeitanwendung (> 1 Woche) als sicher, dennoch muss auf den Off-Label-Use hingewiesen werden, da diese Substanzen initial nur für eine Anästhesie zugelassen wurden. Erste klinische Daten zur Verwendung von Isofluran auf der Intensivstation bei Patienten nach Herz-Kreislauf-Stillstand zeigen eine gute Verträglichkeit und schnellere neurologische Beurteilbarkeit [26]. Eine weitere Möglichkeit, ein Shivering zu unterdrücken oder zu behandeln, ist eine Muskelrelaxierung zusätzlich zur Analgosedierung.

Bei Abfall der Körpertemperatur kommt es physiologisch unter anderem auch zum Absinken der Herzfrequenz und einer zum Teil deutlichen Verlängerung des QT-Intervalls im EKG. Die Ursache ist überwiegend in einer Reduktion der spontanen Depolarisierung der Schrittmacherzellen und einer Verlängerung des Aktionspotenzials zu sehen. In der Regel werden Frequenzen zwischen 50–60/min erreicht, allerdings sind auch langsamere Frequenzen möglich. Ist der Patienten hierunter hämodynamisch stabil, muss nicht zwingend eine Therapie erfolgen, ggf. sollte die Zieltemperatur etwas angehoben werden (z. B. um 0,5–1°C), was dann sekundär in der Regel zum Anstieg der Herzfrequenz führt. Die Verlängerung des QT-Intervalls kann in diesem Zusammenhang bis über 550 ms betragen, allerdings in der Regel ohne eine signifikante Entwicklung von malignen Herzrhythmusstörungen, am ehesten aufgrund einer experimentell beschriebenen Membranstabilisierung durch das TTM [27]. Es muss allerdings darauf hingewiesen werden, dass eine zusätzliche Therapie mit Substanzen, die ebenfalls zu einer Verlängerung des QT-Intervalls führen können, durchaus einen additiven Effekt haben kann.

Im Rahmen des TTM kommt es regelhaft zum Abfall des Serumkaliums, unter anderem bedingt durch einen Shift nach intrazellulär während der Kühlphase. Aus diesem Grund wird im klinischen Alltag dann mittels Kaliumperfusor das Serumkalium im Referenzbereich gehalten. Dies ist unproblematisch bis zum Moment des Beginns der Erwärmung des Patienten, da das Kalium dann wieder nach extrazellulär gelangt und zu einem schnellen Anstieg und einer Hyperkaliämie führen kann. Daher ist neben einem engmaschigen Monitoring des Serumkaliums die Substitution zum Zeitpunkt des Beginns der Erwärmung zu reduzieren oder zu beenden [2].

3.2.3.3 Allgemeine Intensivtherapie

Es gelten für Ernährung, Thromboseprophylaxe, Nierenfunktion, Infektion und Blut-zuckereinstellung die allgemeinen aktuellen Grundsätze der Intensivmedizin. Eine prophylaktische Antibiotikagabe ist umstritten und wird derzeit für TTM-Patienten nicht empfohlen.

Neben dem Basismonitoring auf der Intensivstation bei beatmeten Patienten wurde und wird derzeit ein erweitertes Monitoring in verschiedenen Studien evaluiert. Hierzu zählen insbesondere die Nah-Infrarotspektroskopie (NIRS) und das kontinuierliche EEG zum Ausschluss nonkonvulsiver epileptischer Krampfanfälle sowie die Pupillometrie mittels digitalem Pupillometer [28],[29],[30]. Bisher wird in den Leitlinien allerdings keines dieser Verfahren als Standardmonitoring empfohlen.

3.2.4 Prognose nach Herz-Kreislauf-Stillstand

Aufgrund des Schwerpunktes des Beitrages zur Akuttherapie nach Herz-Kreislauf-Still-stand soll an dieser Stelle zur Einschätzung der neurologischen Prognose (hypoxisch-ischämische Enzephalopathie, HIE) auf die aktuelle Leitlinie der Deutschen Gesell-schaft für Neurologie (DGN) 2018 verwiesen werden. Hier wird die multimodale Diag-nostik zur Einschätzung der Prognose frühestens nach 5–7 Tagen nach Wiederbele-bung detailliert dargestellt. Zur vereinfachten klinischen Orientierung und Umsetzung wurde ein Prozessablauf als Grafik (siehe Abb. 3.5) eingeführt, der den Anwender schrittweise durch die Diagnostik und Auswertung führt sowie Empfehlungen bei der Interpretation gibt [31].

3.2.5 Zusammenfassung und Ausblick

Diagnostik und Therapie beginnen bereits am Notfallort während und unmittelbar nach dem Herz-Kreislauf-Stillstand. Das Team bei Übernahme des Patienten zur sta-tionären Versorgung sollte interdisziplinär aufgestellt sein und über eine ausrei-chend hohe Expertise verfügen. Von hohem Stellenwert ist insbesondere die Akut-diagnostik zur Bestimmung der Ursache des Herz-Kreislauf-Stillstands. Verschiedene Fachgesellschaften unter der Schirmherrschaft des German Resuscitation Councils (GRC) haben in einem aktuellen Positionspapier die Etablierung von Cardiac Arrest Centers gefordert, um eine Verbesserung der Versorgungsqualität zu erreichen. Erste Zentren wurden in 2019 zertifiziert. In der Zukunft müssen weitere Fragen im Hin-blick auf die optimale oder sogar individuelle Zieltemperatur und Dauer des TTM be-antwortet sowie neue Biomarker zur Therapiesteuerung und Prognosestellung evalu-iert werden. Zusätzlich sollte der Aufbau von Registern weiter vorangebracht wer-den, um insbesondere auch klinische Daten in ausreichender Aussagekraft außer-halb von randomisierten Studien zu generieren.

Literatur

[1] Fukuda T. Targeted temperature management for adult out-of-hospital cardiac arrest: current concepts and clinical applications. J Intensive Care. 2016;4:30.

[2] Polderman KH. Mechanisms of action, physiological effects, and complications of hypothermia. Crit Care Med. 2009;37:186–202.

[3] Nolan JP, Neumar RW, Adrie C, Aibiki M, Berg RA, Bottiger BW et al. Post-cardiac arrest syndrome: epidemiology, pathophysiology, treatment, and prognostication. A Scientific Statement from the International Liaison Committee on Resuscitation; the American Heart Association Emergency Cardiovascular Care Committee; the Council on Cardiovascular Surgery and Anesthesia; the Council on Cardiopulmonary, Perioperative, and Critical Care; the Council on Clinical Cardiology; the Council on Stroke. Resuscitation. 2008;79:350–79.

[4] Abe T, Tokuda Y, Cook EF. Time-based partitioning model for predicting neurologically favorable outcome among adults with witnessed bystander out-of-hospital CPA. PloS one. 2011;6:e28581.

[5] Adielsson A, Hollenberg J, Karlsson T, Lindqvist J, Lundin S, Silfverstolpe J et al. Increase in survival and bystander CPR in out-of-hospital shockable arrhythmia: bystander CPR and female gender are predictors of improved outcome. Experiences from Sweden in an 18-year perspective. Heart. 2011;97:1391–6.

[6] Monsieurs KG, Nolan JP, Bossaert LL, Greif R, Maconochie IK, Nikolaou NI et al. European Resuscitation Council Guidelines for Resuscitation 2015: Section 1. Executive summary. Resuscitation. 2015;95:1–80.

[7] Scholz KH, Andresen D, Bottiger BW, Busch HJ, Fischer M, Frey N et al. [Quality indicators and structural requirements for Cardiac Arrest Centers-German Resuscitation Council (GRC)]. Anaesthesist. 2017;66:360–2.

[8] Skrifvars MB, Parr MJ. Incidence, predisposing factors, management and survival following cardiac arrest due to subarachnoid haemorrhage: a review of the literature. Scandinavian journal of trauma, resuscitation and emergency medicine. 2012;20:75.

[9] Ibanez B, James S, Agewall S, Antunes MJ, Bucciarelli-Ducci C, Bueno H et al. 2017 ESC Guidelines for the management of acute myocardial infarction in patients presenting with ST-segment elevation: The Task Force for the management of acute myocardial infarction in patients presenting with ST-segment elevation of the European Society of Cardiology (ESC). European Heart Journal. 2018;39:119–77.

[10] Scalea TM, Rodriguez A, Chiu WC, Brenneman FD, Fallon WF, Jr., Kato K et al. Focussed Assessment with Sonography for Trauma (FAST): results from an international consensus conference. J Trauma. 1999;46:466–72.

[11] Riessen R, Busch HJ, Haap M. Invasive cardiac procedures in post-cardiac arrest care. Aktuelle Kardiologie. 2017:53–8.

[12] Achenbach S, Naber C, Levenson B et al. Indikationen zur invasiven Koronardiagnostik und Revaskularisation. Kardiologe. 2017;11:272–84.

[13] European Society of Cardiology, European Heart Rhythm Association, Brignole M, Auricchio A, Baron-Esquivias G, Bordachar P et al. 2013 ESC guidelines on cardiac pacing and cardiac resynchronization therapy: the task force on cardiac pacing and resynchronization therapy of the European Society of Cardiology (ESC). Developed in collaboration with the European Heart Rhythm Association (EHRA). Europace. 2013;15(8):1070–118.

[14] Yenari MA, Han HS. Neuroprotective mechanisms of hypothermia in brain ischaemia. Nat Rev Neurosci. 2012;13:267–78.

[15] Nolan JP, Soar J, Cariou A, Cronberg T, Moulaert VR, Deakin C, et al. European Resuscitation Council and European Society of Intensive Care Medicine Guidelines for Post-resuscitation Care 2015 Section 5 of the European Resuscitation Council Guidelines for Resuscitation 2015. Resuscitation. 2015;95:202-222.

[16] Hypothermia after Cardiac Arrest Study Group. Mild therapeutic hypothermia to improve the neurologic outcome after cardiac arrest. N Engl J Med. 2002;346:549–56.

[17] Nielsen N, Wetterslev J, Cronberg T, Erlinge D, Gasche Y, Hassager C et al. Targeted temperature management at 33 degrees C versus 36 degrees C after cardiac arrest. N Engl J Med. 2013;369:2197–206.

[18] Kirkegaard H, Soreide E, de Haas I, Pettila V, Taccone FS, Arus U et al. Targeted Temperature Management for 48 vs 24 Hours and neurologic outcome after out-of-hospital cardiac arrest: a randomized clinical trial. JAMA. 2017;318:341–50.

[19] Takata K, Takeda Y, Sato T, Nakatsuka H, Yokoyama M, Morita K. Effects of hypothermia for a short period on histologic outcome and extracellular glutamate concentration during and after cardiac arrest in rats. Crit Care Med. 2005;33:1340–5.

[20] Kuboyama K, Safar P, Radovsky A, Tisherman SA, Stezoski SW, Alexander H. Delay in cooling negates the beneficial effect of mild resuscitative cerebral hypothermia after cardiac arrest in dogs: a prospective, randomized study. Crit Care Med. 1993;21:1348–58.

[21] Kim F, Nichol G, Maynard C, Hallstrom A, Kudenchuk PJ, Rea T et al. Effect of prehospital induction of mild hypothermia on survival and neurological status among adults with cardiac arrest: a randomized clinical trial. JAMA. 2014;311:45–52.

[22] Hasper D, Nee J, Schefold JC, Krueger A, Storm C. Tympanic temperature during therapeutic hypothermia. EMJ. 2011;28:483–5.

[23] Kurz A, Xiong J, Sessler DI, Plattner O, Christensen R, Dechert M et al. Isoflurane produces marked and nonlinear decreases in the vasoconstriction and shivering thresholds. Annals of the New York Academy of Sciences. 1997;813:778–85.

[24] Nair SU, Lundbye JB. The occurrence of shivering in cardiac arrest survivors undergoing therapeutic hypothermia is associated with a good neurologic outcome. Resuscitation. 2013;84:626–9.

[25] Badjatia N, Strongilis E, Gordon E, Prescutti M, Fernandez L, Fernandez A et al. Metabolic impact of shivering during therapeutic temperature modulation: the Bedside Shivering Assessment Scale. Stroke. 2008;39:3242–7.

[26] Krannich A, Leithner C, Engels M, Nee J, Petzinka V, Schroder T et al. Isoflurane sedation on the ICU in cardiac arrest patients treated with Targeted Temperature Management: an observational propensity-matched study. Crit Care Med. 2017;45:e384–e390.

[27] Storm C, Hasper D, Nee J, Joerres A, Schefold JC, Kaufmann J et al. Severe QTc prolongation under mild hypothermia treatment and incidence of arrhythmias after cardiac arrest. A prospective study in 34 survivors with continuous Holter ECG. Resuscitation. 2011;82:859–862.

[28] Oddo M, Sandroni C, Citerio G, Miroz JP, Horn J, Rundgren M et al. Quantitative versus standard pupillary light reflex for early prognostication in comatose cardiac arrest patients: an international prospective multicenter double-blinded study. Intensive Care Med. 2018;44:2102–11.

[29] Storm C, Leithner C, Krannich A, Wutzler A, Ploner CJ, Trenkmann L et al. Regional cerebral oxygen saturation after cardiac arrest in 60 patients. A prospective outcome study. Resuscitation. 2014;85:1037–41.

[30] Friberg H, Westhall E, Rosen I, Rundgren M, Nielsen N, Cronberg T. Clinical review: Continuous and simplified electroencephalography to monitor brain recovery after cardiac arrest. Crit Care. 2013;17:233.

[31] Bender A. S1-Leitlinie Hypoxisch-ischämische Enzephalopathie im Erwachsenenalter. Deutsche Gesellschaft für Neurologie, Hrsg Leitlinien für Diagnostik und Therapie in der Neurologie. Online: www.dgn.org/leitlinien (abgerufen am 14.01.2019).

3.3 Extracorporal Cardiac Life Support (ECLS)

Klaus Weber, Ralf Michael Muellenbach, Tobias Spangenberg

3.3.1 Einleitung

3.3.1.1 Technische Funktionsweise

Mobile Herz-Lungen-Maschinen ermöglichen eine vollständige Übernahme der Herz-Lungen-Funktion: Extrakorporal wird CO_2 aus dem venösen Blut entfernt (Decarboxylierung), dieses mit O_2 aufgesättigt (Oxygenierung) und aktiv in den körpereigenen Kreislauf zurückgegeben (Pumpfunktion).

Der Zugang zum Gefäßsystem wird perkutan über die Leistengefäße durch kontrollierte (Sonografie, Fluoroskopie) Direktpunktion in Seldingertechnik ermöglicht. Hierbei wird in der Regel die venöse oder „ziehende" Kanüle (Größe 21 bis 29 French) über die V. femoralis bicaval in die V. cava superior und die arterielle oder „zurückgebende" Kanüle (Größe 13 bis 19 French) über die kontralaterale A. femoralis in der Aorta abdominalis platziert. Unterschiedliche Pumpensysteme transportieren das venöse Blut über den Membranoxygenator des ECLS-Systems, wo der Gasaustausch stattfindet, zurück in den Körperkreislauf (Abb. 3.6). Zur Prophylaxe einer Beinischämie durch die arterielle Kanülierung wird eine zusätzliche Beinperfusionskanüle in die A. femoralis superficialis nach distal eingebracht und über einen Y-Konnektor

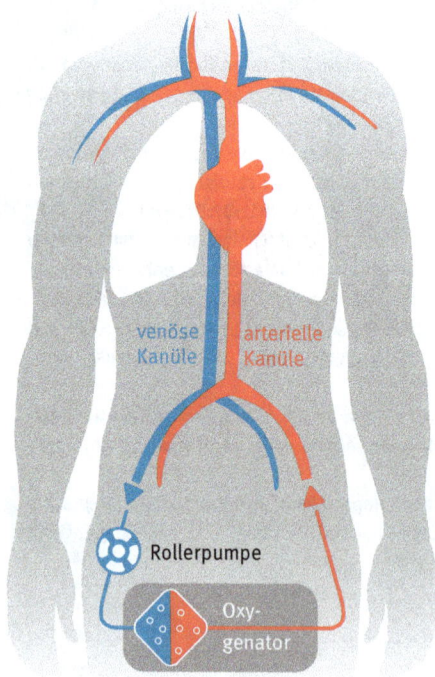

Abb. 3.6: Schematische Darstellung der Funktionsweise der vaECMO.

mit der arteriellen Kanüle verbunden. So ist die Perfusion des Beins sichergestellt. Funktionell ist der extrakorporale Kreislauf eine venoarterielle extrakorporale Membranoxygenierung (vaECMO). Moderne Geräte erreichen ein Herzzeitvolumen von über 5 Litern pro Minute.

3.3.1.2 Entwicklung

Der erste erfolgreiche extrakorporale Herz-Lungen-Ersatz gelang 1953 dem US-amerikanischen Chirurgen John Heysham Gibbon Jr. am Jefferson Medical College in Philadelphia. Die Technik ermöglichte die Operation eines Vorhofseptumdefekts bei einer 18-jährigen Patientin. In der Folge wurde an mehreren Zentren (v. a. in der Mayo Clinic und in Schweden) die Entwicklung und Verbesserung der Herz-Lungen-Maschine vorangetrieben, die in den 1960er Jahren in den Routinebetrieb der Herzchirurgie Einzug hielt. Die intensivmedizinische Anwendung außerhalb des herzchirurgischen Operationssaal begann in den 1970er Jahren bei Patienten mit schwerem Lungenversagen (ARDS) und wurde ab den 1980er Jahren vor allem in der neonatologischen Intensivmedizin weiterentwickelt. Zunächst wurde die venovenöse Kanülierung (vv-ECMO) zum Lungenersatz fokussiert und später die venoarterielle Kanülierung (va-ECMO) zum kompletten Herz-Lungen-Ersatz inklusive Ersatz der myokardialen Pumpleistung. Die technisch-apparative Weiterentwicklung erlaubte eine Miniaturisierung und Reduktion auf die Kernbestandteile der ECMO: Blutpumpe und Oxygenator. Insbesondere seit der Verfügbarkeit transportabler Systeme in der zweiten Hälfte der 2000er Jahre setzte die Verwendung bei kardiopulmonaler Reanimation (CPR) in größerem Umfang ein, die als extrakorporale kardiopulmonale Reanimation (eCPR) bezeichnet wird. Seither weist eine zunehmende wissenschaftliche Literatur auf mögliche Überlebensvorteile hin.

3.3.1.3 Indikationen und strukturelle Voraussetzungen

Durch die ECLS-basierte Strategie kann die unmittelbare Lebensgefahr durch den Kreislaufstillstand zunächst abgewandt werden und es wird Zeit für weitere Maßnahmen gewonnen (*bridge to therapy*, z. B. perkutane koronare Interventionen, PCI). In ätiologisch noch nicht sofort klassifizierbaren Notfallsituationen ermöglicht die ECLS-Strategie einen potenziell lebensrettenden Zeitgewinn, um Notfalldiagnostik durchzuführen und auf diese Weise ein angehbares Therapieziel aufzudecken (*bridge to decision*). Die undifferenzierte, breite Anwendung der personell und technisch aufwändigen Methode, kombiniert mit hochkomplexer Intensivmedizin, ist nicht indiziert und würde notwendigerweise für viele Patientinnen und Patienten unter Reanimation zu keinem Vorteil führen.

Die Leitlinien zur Reanimation des European Resuscitation Council (ERC) empfehlen 2015 die ECLS in Kapitel 3 („Erweiterte Reanimationsmaßnahmen für Erwachsene") im refraktären Kreislaufstillstand und um potenziell lebensrettende Interventionen sinnvoll zu ermöglichen. Eine Arbeitsgruppe aus acht Fachgesellschaften veröffentlichte 2018 ein deutsches Positionspapier zur ECLS-Strategie unter laufender Reanimation: Mit diesem Paper liegen erstmals breit konsentierte und auf der aktuellen Literatur beruhende Kriterien für Indikation und Einsatz vor. Das Positionspapier

Tab. 3.1: Pro- und Contra-Kriterien für eine ECLS-Strategie bei kardiopulmonaler Reanimation.

Pro	Contra
Informationen über die initiale Reanimationssituation	
Beobachteter Kollaps	Kollaps nicht beobachtet
No-flow-Zeit ≤ 5 min	No-flow-Zeit ≥ 5 min
Durchgehende Reanimationsmaßnahmen bis zum Eintreffen professioneller Hilfe	Fehlende, fragliche oder nur intermittierend durchgeführte Laienreanimation
Low-flow-Zeit vor mutmaßlichem Start des extrakorporalen Kreislaufs ≤ 60 min	Low-flow-Zeit vor mutmaßlichem Start des extrakorporalen Kreislaufs ≥ 60min[1]
Informationen über die Ätiologie des Kreislaufstillstands	
Kardiale Genese wahrscheinlich	
Nichtkardiale, aber potenziell reversible Ursache wahrscheinlich[2]	Potenziell reversible oder sinnvoll akut behandelbare Ursache unwahrscheinlich
Erster Rhythmus defibrillierbar	Erster Rhythmus nicht defibrillierbar[3]
Informationen über den aktuellen Status unter laufender Reanimation	
$etCO_2 > 10$ mmHg	$etCO_2 < 10$ mmHg
	Niedriger pH-Wert (≤ 6,8) und hohes Laktat (> 20 mmol/l)
Informationen über den grundsätzlichen Gesundheitszustand und Patientenwillen	
	Komorbiditäten mit stark reduzierter Lebenserwartung
	Ablehnung invasiver Maßnahmen durch eine vorliegende Patientenverfügung
Weitere relevante Informationen	
	Vorliegende Kontraindikation gegen eine ECLS-Strategie, z. B. schwere Blutung

[1]Bei schwerster Hypothermie mit Kreislaufstillstand können nachweislich auch erhebliche längere Kreislaufstillstandzeiten überlebt werden.

[2]„5 H": Hypoxie, Hypovolämie, Hypo-/Hyperkaliämie, Hypothermie, Azidose (siehe oben); 5 Ts: Herzbeuteltamponade, Intoxikation, koronare oder pulmonale Thrombose, Spannungspneumothorax ("HITS"). Mitunter wird von 4 HITS gesprochen, die Azidose weggelassen und die pulmonale Thromboembolie/koronare Thrombose zusammengefasst.

[3]Schwere Lungenarterienembolien gehen häufig nicht mit defibrillierbaren Initialrhythmen einher und können bei gegebenen günstigen Reanimationsumständen trotzdem durchaus sinnvoll mit der ECLS-Strategie behandelt werden.

fokussiert auf den refraktären Kreislaufstillstand und vermeidet dabei Festlegungen auf absolute oder relative Kontraindikationen. Im Zentrum der Entscheidungsfindung soll vielmehr die Abwägung eines Sets von positiven und negativen Entscheidungskriterien stehen, die auf einen möglichen Erfolg oder Misserfolg der ECLS-Strategie im konkret vorliegenden individuellen Setting hinweisen. Die aktuellen Kriterien sind in Tab. 3.1 zusammengefasst.

Die ECLS-Strategie ist per se technisch und personell anspruchsvoll und komplex. Ihr zielgerichteter Einsatz setzt immer eine ausdifferenzierte Anschlussinfrastruktur des behandelnden Zentrums voraus, das in der Lage sein muss, unterschiedlichste Versorgungsformen, Interventionen und Operationen rund um die Uhr anbieten zu können. Konsekutiv ist ein bestimmtes Set an Fachabteilungen unabkömmlich: Notaufnahme, Anästhesiologie und interventionelle Kardiologie sind die Minimalanforderung, idealerweise ergänzt durch Gefäßchirurgie, Herzchirurgie und Neurologie sowie in Zentren mit entsprechenden Behandlungsmöglichkeiten Unfallchirurgie und Pädiatrie. Diese strukturellen Voraussetzungen entsprechen in weiten Bereichen dem strukturellen und prozessualen Anforderungsprofil für die Zertifizierung als Cardiac Arrest Center (CAC, gemäß Vorschlag des German Resuscitation Council – GRC – aus dem Jahr 2017). Unabdingbar und Grundlage der Strategie ist die gesamte Infrastruktur eines ECMO-Zentrums. Dieses Anforderungsprofil verdeutlicht, dass die flächendeckende Anwendung der ECLS-Strategie eine immense Herausforderung und nur eine überschaubare Anzahl von Kliniken in der Lage ist, diese Voraussetzungen zu gewährleisten.

3.3.2 Themenfeld extrakorporale Reanimation im akuten Myokardinfarkt

Durch die Trias (i) einer gesamtgesellschaftlich hochprävalenten Grunderkrankung (Arteriosklerose), (ii) einer suggestiven Stratifizierung im Setting einer Reanimation (defibrillierbarer Rhythmus/ST-Hebungen) und (iii) einer kausalen Therapiemöglichkeit (perkutane Koronarintervention (PCI) ACVB-OP) erklärt sich die aktuelle Empfehlung der Leitlinien, im Falle erfolgloser Wiederbelebungsmaßnahmen eine extrakorporale Reanimation in Erwägung zu ziehen. Dies ermöglicht gezielte weitere Maßnahmen (d. h. PCI). Dennoch gilt es zu berücksichtigen, dass aktuell prospektiv erhobene randomisierte Daten, die eine Überlegenheit der eCPR im Vergleich zur konventionellen Reanimation nachweisen, im spezifischen Setting des akuten Myokardinfarktes nicht vorhanden sind. Grundsätzliche Empfehlungen können sich derzeit lediglich auf Expertenmeinungen sowie retrospektive Registerdaten und Fallserien berufen.

Der plötzliche Herztod als typische Manifestationsform der koronaren Herzkrankheit, der primär defibrillierbare Rhythmus als Stigma des akuten Koronarsyndroms (ACS) sowie die PCI als definitive Therapie verleihen jedoch der extrakorporalen Reanimation im Setting des akuten Myokardinfarktes einen besonderen Stellenwert. In diesem Zusammenhang sollte die eCPR stets als *bundle approach* zum refraktären Kreislaufstillstand wahrgenommen und mit angiografischer Diagnostik, ggf. PCI oder Bypass-Operation sowie intensivmedizinischer *Post-cardiac-arrest*-Therapie in einem Gesamtkonzept angewendet und in eine gefestigte innerklinische Infrastruktur mit abteilungsübergreifender Schnittstellengestaltung integriert werden.

Die innerklinische Therapiephase beginnt in diesem Patientenkollektiv in Anbetracht des analog zur konventionellen Reanimation auch bei der eCPR stets zeitabhängigen Outcomes mit einer strukturierten Evaluation. Hierauf folgt nach Indikationsstellung sofort die Implantation eines ECLS-Systems. Insbesondere wenn die Genese des Kreislaufstillstands mutmaßlich kardialer Natur ist, bietet sich die durch fluoroskopische Bildgebung kontrollierte Implantation in einem Herzkatheterlabor an. Unter Sicht und steuerbar kann in Seldingertechnik so die Einlage der Kanülen erfolgen, regelhaft sind hierbei venöse Kanülen von 23 F und arterielle Kanülen von 17 F ausreichend, um eine adäquate Hämodynamik zu etablieren. In der Frühphase der eCPR kann nach Erreichen eines adäquaten Perfusionsdruckes durch den oxygenierten ECLS-Blutfluss häufig bereits ohne weitere Maßnahmen ein bis dahin refraktäres Kammerflimmern erfolgreich defibrilliert werden. Die parallel durchgeführte Herzkatheteruntersuchung kann in mehr als der Hälfte der Patienten den akuten Myokardinfarkt einzeitig identifizieren und via PCI sofort therapieren. Sollte keine erklärende Läsion in der Koronarangiografie zur Darstellung kommen, kann über eine Pulmonalisangiografie (Lungenembolie), Aortografie (Aortendissektion) sowie Lävokardiografie (Valvulopathie, Kardiomyopathie) ein weiterer Informationsgewinn in einem Untersuchungsgang gewonnen werden.

3.3.2.1 Fallvignette 1: Laufende Reanimation in 20 Minuten

Über die Feuerwehreinsatzzentrale wird eine „laufende Reanimation in 20 Minuten" für die zentrale Notaufnahme (ZNA) angekündigt. Nach Kommunikation dieser Anmeldung an Kardiologie/Herzkatheterlabor, Anästhesie und Intensivstation erwartet ein interdisziplinäres Team (Kardiologe/Anästhesist/Internist) das Rettungsmittel am Triagepunkt, während intensivstationäre Bettenkapazitäten und eine Linksherzkatheteranlage für den Patienten blockiert werden. Während der Patient aus dem Rettungsmittel entladen wird, erfolgt eine fokussierte Übergabe vom Notarztteam an das Cardiac-Arrest-Center-Team, welches bei (i) beobachtetem Kreislaufstillstand mit (ii) sofortiger Laienreanimation, (iii) refraktärem Kammerflimmern und (iv) jungem Alter (26 Jahre) mit einer bisherigen Gesamtreanimationsdauer von 40 Minuten die Indikation zur eCPR stellt. In direkter Folge wird der Patient an der zentralen Notaufnahme vorbei direkt in das Herzkatheterlabor transferiert, er wird dort unter fortgeführter mechanischer Thoraxkompression auf dem Untersuchungstisch gelagert, und es wird eine letzte Puls- und Rhythmuskontrolle vorgenommen. Bei persistierendem Kreislaufstillstand erfolgt die fluoroskopisch kontrollierte Punktion der rechtsseitigen Femoralgefäße, Einlage von Schleusen (10 F), Einwechseln eines harten

Führungsdrahtes sowie die Implantation der ECMO-Kanülen (17F15cm – arteriell; 23F55cm – venös) ohne Vordilatation. Unter einem ECMO-Fluss von 3,5 l/min und Spülgasfluss von 2 l/min persistiert ein nichtdefibrillierbarer Rhythmus, so dass im nächsten Schritt eine koronarangiografische Diagnostik und Darstellung einer 3-Gefäßerkrankung mit akutem Verschluss des linken Hauptstamms (Abb. 3.7) sowie einer *chronic total occlusion* (CTO) der rechten Kranzarterie (Abb. 3.8) erfolgt.

Mittels IVUS-gesteuerter 4-fach-DES-Implantation kann die Culprit-Läsion adäquat interveniert und eine spontane kardiale Aktivität (ROSC) erreicht werden (Abb. 3.9).

In der Lävokardiografie zeigte sich jedoch neben einer höchstgradig kompromittierten linksventrikulären Funktion zudem eine freie Mitralklappeninsuffizienz (Abb. 3.10), so dass einzeitig die zusätzliche Implantation einer transvalvulären axialen Schraubenpumpe (Impella®) erfolgt (Abb. 3.11). Zum Abschluss der Prozedur wurde eine antegrade Beinperfusionskanüle in die Arteria femoralis superficialis des zur ECMO kanülierten Beines platziert.

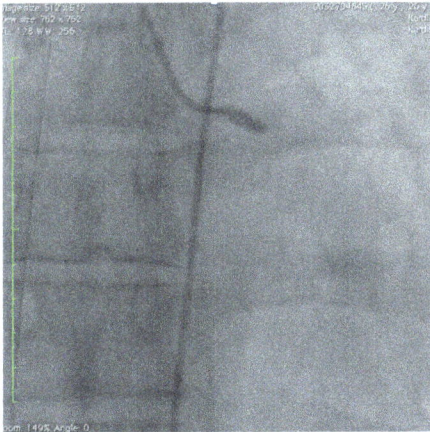

Abb. 3.7: Koronarangiografische Darstellung des Verschlusses des linken Hauptstamms.

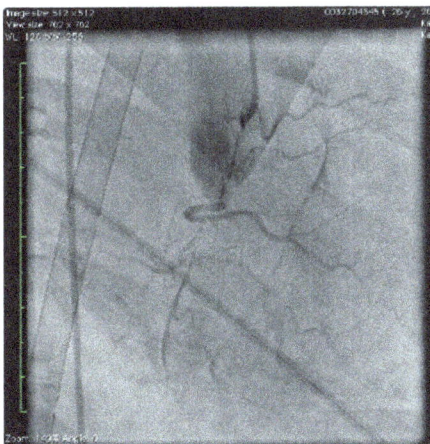

Abb. 3.8: Koronarangiografische Darstellung des chronischen Verschlusses der rechten Koronararterie.

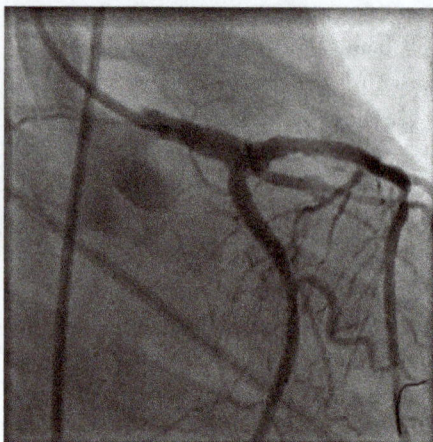

Abb. 3.9: Koronarangiografischer Befund des linkskoronaren Stromgebiets nach Akutintervention (PCI mit 4f-Implantation von DES).

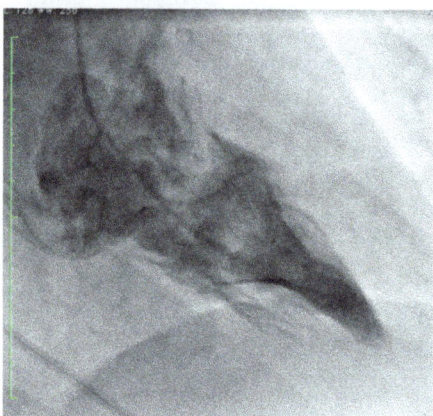

Abb. 3.10: Lävokardiografische Darstellung der freien Mitralklappeninsuffizienz.

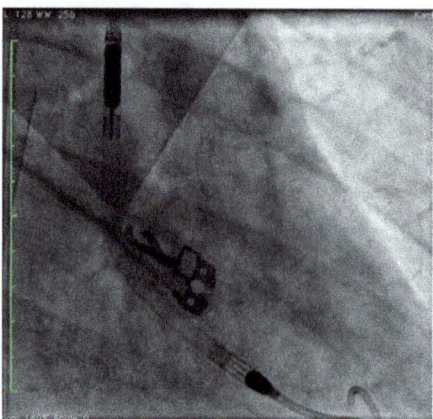

Abb. 3.11: Darstellung der Impella-Schraubenpumpe in situ.

Fazit: Surrogatinformationen wie eine Low-flow-Zeit unter 60 Minuten, eine marginale oder nichtvorhandene No-flow-Zeit und das Alter des Patienten haben in diesem Fall die Indikationsstellung dominiert und eine kausale Therapie ermöglicht. In diesem Einzelfall lag ein Kawasaki-Syndrom mit koronarer Beteiligung vor. Durch die sich der Koronarintervention anschließende Lävokardiografie konnten auch nach ECMO-Implantation zusätzliche therapeutische Maßnahmen abgeleitet werden.

3.3.3 Themenfeld akute Lungenarterienembolie und ECLS

Patienten mit akuten Lungenarterienembolien können in der überwiegenden Zahl der Fälle in der Notaufnahme diagnostiziert und behandelt werden. Bei einer Minderheit besonders schwerer Embolien (*Pulmonal Embolism Severity Score V*, PESI V) erhöht sich durch die teilverlegte pulmonale Strombahn und eine konsekutive Mediatorkaskade die rechtsventrikuläre Nachlast massiv und es kommt zu einem Cor pulmonale: Die plötzliche Druckerhöhung im Lungenkreislauf führt zu einer akuten Dilatation des rechten Ventrikels (RV) mit Verschiebung des Septums nach links und konsekutiver Kompromittierung der Pumpleistung des linken Ventrikels (LV). Da der Embolus zusätzlich die funktionelle pulmonale Gasaustauschfläche stark einschränkt, kommt es zum kombinierten Herz- und Lungenversagen mit Kreislaufstillstand. Die Indikation zur ECLS-Therapie unterscheidet sich nicht von den initial geschilderten Settings. Der Assessmentprozess ist nicht selten erschwert, weil z. B. oft ein nicht defibrillierbarer primärer Rhythmus dokumentiert wird. Somit kommt es in besonderer Weise darauf an, maximal fokussiert die korrekte Verdachtsdiagnose zu formulieren. Unter ECLS sind alle in den ESC-Guidelines zur Lungenarterienembolie angegebenen Therapieoptionen für das akute Cor pulmonale (systemische Lysetherapie und bei frustraner Lyse pulmonale Thrombektomie) anwendbar. Prinzipiell kann jedoch auch nach extrakorporaler Stabilisierung unter Vollheparinisierung der weitere Verlauf abgewartet werden, wenn Kontraindikationen gegen Lyse oder herzchirurgisches Vorgehen bestehen.

3.3.3.1 Fallvignette 2: ECLS-Strategie bei fulminanter Lungenarterienembolie

Der 47-jährige Patient wird unter dem Verdacht auf eine akute Lungenarterienembolie in den Schockraum eingeliefert. Initial wird ihm akut extrem übel, bevor er das Bewusstsein verliert. Als er wieder zu sich kommt, hat er erbrochen und hat sehr starke Dyspnoe. Beim Rettungsdienst ist er tachykard (142/min), entsättigt (sO$_2$ 80 %) und hat einen scheinbar noch stabilen Blutdruck (RR 108/72 mmHg). Im Schockraum passt das Fast-Echo des nun bereits instabilen Patienten, dessen strotzende Halsvenen nicht zu übersehen sind, zur Verdachtsdiagnose und die Lysetherapie wird sofort und ohne weitere Bildgebung eingeleitet. Innerhalb von 10 Minuten kommt es zum kardiogenen Schock mit Asystolie und die Reanimation beginnt. Das parallel alarmierte ECMO-Team kanüliert bifemoral unter laufender Reanimation, und 45 Minuten nach Arrest startet der extrakorporale Kreislauf. Das anschließende CT bestätigt die Verdachtsdiagnose und weist ausgedehnte Infarktpneumonie-Areale als Hinweis auf ein mehrzeitiges Geschehen nach. Unter der Annahme einer nicht effektiven Lyse erfolgt die unmittelbare pulmonale Embolektomie im OP.

Nach 6 Tagen ECLS-Therapie wird der Patient unter niedrigdosierter Katecholamintherapie bei noch deutlich eingeschränktem pulmonalem Gasaustausch auf eine venovenöse ECMO-Therapie umgestellt. Diese kann an Tag 10 beendet werden. Zu diesem Zeitpunkt zeigt der inzwischen tracheotomierte Patient in Analgosedierungspausen adäquate Reaktionen und befolgt einfache Aufforderungen. An Tag 15 verschlechtern sich Gasaustausch und Kreislauf, und es wird eine erneute, diesmal beatmungsassoziierte Pneumonie diagnostiziert. Der Patient verstirbt an Tag 24 im nicht beherrschbaren septischen Schock. Nach eingehender Prognoseabschätzung *quo ad vitam* wird einvernehmlich von einer erneuten ECLS-Therapie abgesehen.

Fazit: Die ECLS-Strategie als *bridge to further therapy* zeigte sich bezüglich des den Kreislaufstillstand auslösenden Ereignisses als effektiv und die zwischenzeitlichen gezielten Reaktionen des Patienten deuteten auf ein prinzipiell günstiges neurologisches Ergebnis hin. Dennoch handelte es sich um einen maximal betroffenen Intensivpatienten, der schließlich an einem Folgeproblem verstarb.

3.3.4 Themenfeld präklinische ECLS

Das oberste Ziel der präklinischen Reanimation ist die Etablierung einer lückenlosen Rettungskette, um die sogenannten No-flow- und Low-Flow-Zeiten zu minimieren. In den letzten Jahren konnten Konzepte wie die Reanimation unter standardisierten Telefonanweisungen, Schulung der Bevölkerung in der präklinischen Reanimation (Prüfen, Rufen, Drücken) sowie die flächendeckende Verbreitung von öffentlich zugänglichen Defibrillatoren erfolgreich ausgebaut werden und stellen sicherlich die wichtigsten Stellschrauben im Bemühen um eine Verbesserung der präklinischen Reanimation dar. Trotz aller Bemühungen ist die Aufrechterhaltung einer suffizienten Perfusion der Zielorgane, z. B. des Gehirns, unter konventioneller Reanimation erschwert und das Outcome nach CPR ist häufig so sehr eingeschränkt, dass weitere Konzepte wie extrakorporale Reanimation (eCPR) zunehmend Einzug in das Management des therapierefraktären Herz-Kreislauf-Stillstandes gefunden haben. Durch den Einsatz der venoarteriellen ECMO unter Reanimation, der sogenannten extrakorporalen Reanimation, wird im Optimalfall sowohl die Perfusion als auch das Sauerstoffangebot an alle lebenswichtigen Organe umgehend sichergestellt und somit die Low-flow-Zeit reduziert.

Grundsätzlich ist die Anlage einer ECLS bei Patienten mit präklinischem Herz-Kreislauf-Stillstand auch außerhalb der Klinik möglich. Aufgrund des erhöhten logistischen Aufwands sowie der zeitkritischen Alarmierung werden an den meisten Zentren die OHCA-Patienten unter Reanimation mit mechanischen Reanimationshilfen an das Zentrum transportiert und die ECLS wird vor Ort im Schockraum oder im Herzkatheter-Labor implantiert. Nur an sehr wenigen nationalen und internationalen Zentren erfolgt die Anlage am Einsatzort. Ein Vorteil könnte jedoch zumindest bei paralleler Alarmierung des eCPR-Teams die Reduktion der Low-flow-Zeit darstellen (Abb. 3.12). Nachteilig sind jedoch die reduzierten apparativen, personellen und strukturellen Voraussetzungen, so dass die präklinische Anlage deutlich erschwert ist. Problematisch ist jedoch der Transport unter Reanimation, da dies u. a. für das Rettungsdienstpersonal mit nicht unerheblichen Risiken verbunden und eine adäquate Herzdruckmassage nicht immer zu gewährleisten ist. Automatisierte mechanische Reanimationshilfen sind notwendige strukturelle Voraussetzungen für einen sicheren und adäquaten Transport des Patienten unter Reanimation. Leider ist eine flächendeckende Anwendung dieser Devices in Deutschland noch nicht erreicht. Valide Daten zum Vergleich einer sogenannten *Scoop-and-run*-Strategie, d. h. ein Transport des Patienten unter CPR ins Krankenhaus kombiniert mit einer innerklinischen ECMO-Anlage im Gegensatz zur präklinischen ECLS-Anlage, existieren bis dato leider nicht.

Erste retrospektive Untersuchungen zur präklinische ECLS scheinen jedoch ebenfalls mit einer verbesserten Überlebensrate mit guter neurologischer Funktion einherzugehen. Unabhängig von einem Transport in die Klinik oder von einer präklinischen ECLS-Anlage sollte die Entscheidung für oder gegen eine eCPR frühzeitig in die Rettungskette implementiert werden. Im optimalen Fall könnte die Entscheidung unmittelbar nach Einsatz des *Advanced Life Supports* (i. d. R. nach 10–15 min) getroffen werden. An dieser Stelle könnte im Gedankenkonstrukt des ABCDE-Schemas das „E" für „ECLS oder eCPR" eine Hilfe für das Rettungsdienstpersonal darstellen. Schätzt der Notarzt den Einsatz einer eCPR als indiziert ein, sollte er über die Rettungsdienstleitstelle oder ggf. direkt Kontakt mit einem eCPR-Team aufnehmen. Im Rahmen dieses Gespräches werden dann das weitere Procedere festgelegt und die Indikationen und Kontraindikationen vorab geprüft.

Der Erfolg dieses „neuen Konzepts" ist u. a. von folgenden Faktoren abhängig:
– von den kurzen Alarmierungswegen zwischen Rettungsdienst und ECPR-Team,
– von den stringenten Zeitabläufen und vom frühzeitigen Gedanken an die ECPR („ABCDE-ECPR/ECLS").

Inwiefern sich zukünftig o. g. Strukturen im präklinischen Management des Herz-Kreislauf-Stillstandes etablieren lassen, hängt von den Ergebnissen weiterer Studien ab. Zudem ist bei einer parallelen Alarmierung des eCPR- und des NEF-Team mit einer erhöhten Rate an Fehlalarmierungen zu rechnen, so dass die Bereitstellung dieses Dienstes mit sehr hohen Vorhaltekosten verbunden ist. Aufgrund der Komplexität des Verfahrens ist das Vorhandensein eines darauf spezialisierten Teams notwendig, so dass eine flächendeckende Anwendung des Verfahrens sehr schwierig ist.

3.3.4.1 Fallvignette 3: Präklinische ECLS

Eine 38-jährige Patientin kollabiert im häuslichen Umfeld im Beisein ihrer Familie. Durch die Mitglieder der Familie erfolgt umgehend die Alarmierung des Rettungsdienstes. Bis zum Eintreffen des Notarztes wird eine ca. 8-minütige Laienreanimation („Telefonreanimation", TCPR) durchgeführt. Nach ca. weiteren 20 Minuten therapierefraktärer CPR mit mehrfachen Defibrillationen wird bei schwieriger technischer Rettung das eCPR-Team vom Notarzt über die Rettungsleitstelle kontaktiert und die Ein- und Ausschlusskriterien einer eCPR werden besprochen. Die ECLS kann ca. 60 Minuten post Herz-Kreislauf-Stillstand vor Ort implantiert werden und die Patientin kann mittels Drehleiter gerettet und erfolgreich in das Zentrum transportiert werden. Während des Transportes kommt es unter ECLS zu einem ROSC, so dass die Patientin unmittelbar über das Herzkatheterlabor zur diagnostischen und therapeutischen Koronarangiografie aufgenommen wird.

Beispielhaft werden im Folgenden die präklinischen Screeningkriterien für eine mögliche eCPR-Anwendung im Rettungsdienstbereich Kassel (ABCD-ECLS) genannt.

Indikation zur ECLS:
– Beobachteter Herz-Kreislauf-Stillstand
– Laien- oder Telefonreanimation
– Schockbarer Rhythmus (VF/VT)
– Asystolie mit V. a. Lungenembolie
– CPR < 60 min bis Start ECLS
– Keine Multimorbidität oder Patientenverfügung („DNR")

Wenn alle Kriterien erfüllt sind, frühzeitig nach den ALS-Maßnahmen (10–15 min Reanimation) an die ECLS denken.

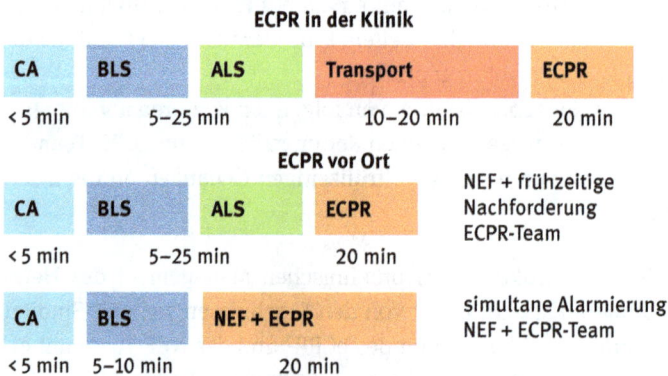

Abb. 3.12: Vergleich der Prozesszeiten bei ECLS nach Einlieferung vs. ECLS präklinisch.

- Transport unter LUCAS in den Schockraum des Klinikums Kassel. Anmeldung über IVENA (PZC 124). Bemerkung „ECLS-Kriterien erfüllt" eintragen.
- Wenn der Transport unter LUCAS nicht möglich ist, dann Kontaktaufnahme mit dem ECLS-Team des Klinikums Kassel (Arzt-Arzt-Gespräch).

3.3.5 Ausblick

3.3.5.1 Klinischer Forschungsbedarf

Die ECLS-Strategie ist getrieben durch die zunehmende Mobilität und vereinfachte Handhabbarkeit moderner Devices im Aufwind. Die internationale Literatur bildet mit Beobachtungsstudien, retrospektiven Auswertungen und Registerdaten einen wachsenden *body of evidence*: Bei differenzierter Indikationsstellung und adäquater Expertise scheinen höhere Überlebensraten im Vergleich zur konventionellen Reanimation bei refraktärem Kreislaufstillstand möglich zu sein (siehe z. B. CHEER-Studie 2014) [6]. Methodologisch steht der hochwertige Beweis einer Nicht-Unterlegenheit in einer prospektiven, multizentrischen und randomisierten Studie aber nach wie vor aus. In diesem Spannungsfeld könnte eine Situation eintreten, in der die ethische Vertretbarkeit einer randomisierten Studie in Zweifel gezogen werden könnte. Um diesen Aspekt zu berücksichtigen, wäre ein Studiensetup vorstellbar, in dem Ergebnisse in ECLS-Zentren und Nicht-ECLS-Zentren bei ansonsten gleicher Gesamtstrategie verglichen werden. Ein großer Vorteil einer hochqualitativ und prospektiv nachgewiesenen Nicht-Unterlegenheit läge darin, dass das Studiendesign konkrete wissenschaftlich abgesicherte Indikationsstellungen ergeben könnte (oder diese falsifiziert). Hier könnte das zu Anfang dargestellte, unter hohem Zeitdruck stattfindende Assessment der Pro- und Contra-Kriterien vereinfacht werden. Neben der Grundfrage nach der wissenschaftlichen Absicherung der Strategie im Grundsatz bietet die optimale Gestaltung verschiedener Teilaspekte der Postreanimationsbehandlung unter ECLS eine Fülle weiterer interessanter Ansätze. Die folgende Liste gibt einen Überblick über die Einzelaspekte einer ECLS-Gesamtstrategie, die zukünftig in Studien weiter untersucht werden sollten:

- Analgosedierungsstrategie,
- Ausmaß, Intensität und Dauer einer therapeutischen Hypothermie,
- Weaningstrategie bei vaECMO,
- Bridgingstrategie bei schwerster Herzinsuffizienz zu langfristigen Assist Devices (z. B. *left ventricular assist devices*, LVAD),
- Antikoagulationsstrategie (Vollheparinisierung vs. reduzierte Antikoagulation und Verwendung von *Heparin-coated-devices* bei stark erhöhter Blutungsgefahr),
- Pflegestrategien (Lagerung? Mobilisation?).

3.3.5.2 Technische Perspektiven und ihre Folgen für die Anwendung

Vor dem Hintergrund der technischen Entwicklung der Methode über die letzten Jahrzehnte und insbesondere seit der Jahrtausendwende ergibt sich die Frage, welche weiteren Fortschritte in Vereinfachung, Mobilität und Miniaturisierung zu erwarten sind. Die Entwicklung legt nahe, dass weiteres Optimierungspotenzial besteht und es eher nicht wahrscheinlich ist, dass das technische Optimum bereits erreicht ist. Dies betrifft zunächst die verwendeten Kanülen, deren Handhabung zukünftig sicher weiter vereinfacht werden wird. Insbesondere die inflationäre Entwicklung der Digitalisierung in der Medizintechnik wird mit implementierten Algorithmen und Steuersoftware auch die ECLS-Technik erreichen: Teilautomatisierung und Selbstregulation des extrakorporalen Kreislaufs mit sofortiger Reaktionsfähigkeit auf dynamische Zustandsänderungen der Patienten sind möglicherweise nur noch wenige Jahre entfernt. Verbessertes, rundes Design der Oxygenatoren (Reduktion von Winkeln im Oxygenator, die Mikrostase begünstigen), neue gerinnungshemmende Oberflächentechniken und Antikoagulationsstrategien haben das Potenzial, Stase und Thrombusformation im artifiziellen Kreislauf, aber auch patientenseitige Blutungskomplikationen zu reduzieren.

Treten die skizzierten, nicht unwahrscheinlichen technischen Fortentwicklungen ein, wird dies aufgrund weiter vereinfachter Handhabbarkeit Auswirkungen auf Indikationsstellung und Anwendungsbereich von ECLS-Strategien haben. Die bereits in einzelnen Zentren in Deutschland und Europa gestarteten Modelle einer systematischen (nicht nur durch den Einzelfall mit erschwerter Rettung getriggerten) präklinischen Anwendung *on scene* könnten in der Rettungsmedizin zunehmende Bedeutung gelangen. Eine Entwicklung analog zur präklinischen Anwendung invasiver Beatmungstechnik oder mechanischer Reanimationshilfen erscheint vor diesem Hintergrund sehr gut vorstellbar, wirft jedoch vielfältige ökonomische Fragen auf. Schlussendlich ist der entscheidende nächste Schritt zur systematischen Implementierung der ECLS-Strategie jedoch ein wissenschaftlich belastbarer Nachweis der Nicht-Unterlegenheit.

Literatur

[1] Bartlett RH. Extracorporal life support: history and new directions. ASAIO J. 2005;51:487–9.
[2] Kippnich M, Lotz C, Kredel M, Schimmer C, Weismann D, Sommer C, Kranke P, Roewer N, Muellenbach RM. Venoarterial extracorporal membrane oxygenation for out-of-hospital cardiac arrest. Case series of prehospital and in-hospital therapies. Der Anaesthesist. 2015;64:580–5.
[3] Lotz C, Roewer N, Muellenbach RM. Cardiac support and replacement therapies. AINS. 2016;51:564–72.
[4] Michels G, Wengenmayer T, Hagl C, Dohmen C, Böttiger BW et al. Recommendations for extracorporeal cardiopulmonary resuscitation (eCPR): Consensus statement of DGIIN, DGK, DGTHG, DGfK, DGNI, DGAI, DIVI and GRC. Der Anaesthesist. 2018;67:607–616.
[5] Spangenberg T, Schewel J, Dreher A, Meincke F, Bahlamann E et al. Health related quality of life after extracorporeal cardiopulmonary resuscitation in refractory cardiac arrest. Resuscitation. 2018;127:73–78.
[6] Stub D, Bernard S, Pellegrino V, Smith K, Walker T, Sheldrake J, Hockings L, Shaw J, Duffy SJ, Burrell A, Cameron P, Smit de V, Kaye DM. Refractory cardiac arrest treated with mechanical CPR, hypothermia, ECMO and early reperfusion (the CHEER trial). Resuscitation. 2015 Jan;86:88–94

4 Arrhythmien

Patrick Nagel

4.1 Einleitung

Herzrhythmusstörungen können mit einer Vielzahl klinischer Symptome einhergehen. Vom nahezu beschwerdefreien Patienten, bei dem eine Rhythmusstörung nur als Zufallsbefund im Rahmen eines diagnostischen Workups auffällt, bis zum reanimationspflichtigen Patienten mit tachykarder, ventrikulärer Rhythmusstörung, welche unbehandelt unmittelbar zum Tode führen würde, ist die Spannbreite des klinischen Beschwerdebildes bei Präsentation sehr groß. Auch können Herzrhythmusstörungen prinzipiell in jedem Alter auftreten. Es gibt für die jeweilige Rhythmusstörung jedoch durchaus geschlechts- sowie altersspezifische Häufungen. Daneben können auch Assoziationen mit anderen kardiovaskulären Krankheitsbildern bestehen, beispielsweise mit dem Auftreten tachykarder, aber auch bradykarder Rhythmusstörungen im Rahmen eines Myokardinfarktes.

Rhythmusstörungen verlangen in der Notfallmedizin nach einer korrekten Diagnose, um eine spezifische und zielgerichtete Therapie überhaupt erst zu ermöglichen, und erfordern fundierte Kenntnisse in der Interpretation des hierfür unerlässlichen EKGs. Neben einem 12-Kanal-EKG spielt aus diagnostischer Sicht bei Patienten mit vermuteter Rhythmusstörung auch ein kontinuierliches Monitoring während eines außerklinischen Transportes oder während eines Aufenthaltes in einer Notaufnahme eine gewichtige Rolle. Hiermit können auch eventuell nur intermittierend auftretende Rhythmusstörungen erfasst werden. Kenntnisse über bestehende Vorerkrankungen, ein eventuell bestehender Zusammenhang zu einer medikamentösen Dauertherapie oder die einfache Anamnese des Patienten hinsichtlich bereits stattgehabter ähnlicher Episoden helfen, eine Verdachtsdiagnose zu erhärten, und können die weitere Behandlung des Patienten maßgeblich beeinflussen. Hinsichtlich der Therapie stehen dem in der kardiovaskulären Notfallmedizin tätigen Arzt neben Pharmaka auch technische Hilfsmittel in Form von Defibrillatoren und Schrittmachern zur Verfügung. Auch hier sind zumindest grundlegende Kenntnisse von elementarer Bedeutung, um eine sichere Behandlung gewährleisten zu können.

Zur Differenzierung der verschiedenen Rhythmusstörungen hat sich auch nach der sich hieraus ergebenden Handlungskonsequenz eine grobe Unterteilung in tachykarde und bradykarde Rhythmusstörungen bewährt. Dieser wird auch im weiteren Kapitelverlauf gefolgt.

Merke: Die klinische Präsentation von Patienten mit Herzrhythmusstörungen kann abhängig von der vorliegenden Pathologie sehr stark variieren und unterliegt daneben auch häufig einer zeitlichen Dynamik. Fundierte EKG-Kenntnisse sind für eine korrekte Diagnose von elementarer Bedeutung!

https://doi.org/10.1515/9783110597516-004

4.2 Tachykarde Herzrhythmusstörungen: Diagnostik, Differenzierung und Akuttherapie

Tachykarde Herzrhythmusstörungen können sich klinisch in Form von Herzrasen, Herzstolpern, Unwohlsein, Schwindel oder auch thorakalem Druckgefühl bemerkbar machen. Daneben können sie je nach hämodynamischer Auswirkung mit einer Kreislaufdepression einhergehen und hierüber zum Bild eines kardiogenen Schocks, einer Bewusstlosigkeit und im schlimmsten Falle unmittelbar zum Tode führen. Der plötzliche Herztod tritt für gewöhnlich durch schnelle ventrikuläre Herzrhythmusstörungen ein, die zum Kammerflimmern degenerieren können. Aber auch schnell übergeleitete supraventrikuläre Rhythmusstörungen können, besonders bei vorgeschädigtem Herzen, zu einer relevanten klinischen Beeinträchtigung und unbehandelt zur Ausbildung eines kardiogenen Schocks führen.

4.2.1 Diagnostik

Das wichtigste diagnostische Tool in der Behandlung tachykarder Herzrhythmusstörungen und gleichzeitig das eventuell lebensrettende Therapeutikum stellt in der präklinischen Notfallsituation der Defibrillator mit EKG-Funktion dar. Bereits über eine 3-Kanal-EKG-Erfassung lassen sich die Frequenz, die Regelmäßigkeit, die Komplexbreite sowie eventuell die P-Wellen-Morphologie bestimmen und bereits die wichtige Unterscheidung zwischen Schmal- und Breitkomplextachykardie treffen. Es empfiehlt sich bei hämodynamischer Toleranz der Rhythmusstörung jedoch auch in der Notfallsituation, nach Möglichkeit immer ein 12-Kanal-EKG der Rhythmusstörung zu schreiben, da dies die weitere Behandlung im klinischen Verlauf des Patienten maßgeblich unterstützen kann. Das Vorhandensein eines solchen „Anfalls-EKG" ist gerade bei der Differenzierung supraventrikulärer Herzrhythmusstörungen von hohem diagnostischem Wert. Aber auch bei gesicherten ventrikulären Rhythmusstörungen lassen sich über Bestimmung des Erregungsvektors im 12-Kanal-EKG Aussagen hinsichtlich des genauen Ursprungs der Tachykardie treffen.

Merke: Bei hämodynamischer Toleranz sollte eine tachykarde Herzrhythmusstörung mittels 12-Kanal-EKG erfasst werden.

Neben der EKG-Registrierung müssen aber auch die weiteren Vitalwerte präklinisch erfasst werden. Eine Messung des Blutdrucks sowie der peripheren Sauerstoffsättigung ist unerlässlich, um eine Aussage zur hämodynamischen Auswirkung einer Rhythmusstörung zu treffen. Daneben kann über eine Pulskontrolle die mechanische Effektivität einer Ventrikelerregung erfasst werden. Dies zeigt sich etwa bei einem peripheren Pulsdefizit im Rahmen eines tachyarrhythmischen Vorhofflimmerns oder bei gehäufter ventrikulärer Extrasystolie mit ineffektiver Kontraktion. In der körperlichen Untersuchung können tachykardiespezifische Symptome wie z. B. die als *frog sign* bezeichneten schnellen Jugularvenenpulsationen bei Vorliegen einer AVNRT auffallen, welche bereits Rückschlüsse auf die Pathophysiologie der vorliegenden Rhythmusstörung zulassen.

4.2.2 Differenzierung tachykarder Rhythmusstörungen

Um die richtige Therapiemaßnahme einleiten zu können, ist die Differenzierung einer vorliegenden Rhythmusstörung von elementarer Bedeutung. Grundsätzlich wird von einer Tachykardie ab einer Herzfrequenz von > 100/min gesprochen.

Für die weitere Differenzierung spielen die Regelmäßigkeit sowie die QRS-Dauer einer Tachykardie eine entscheidende Rolle. Man kann folglich unregelmäßige von regelmäßigen Tachykardien unterscheiden sowie Tachykardien mit schmalem Kammerkomplex und kurzer QRS-Dauer von Breitkomplextachykardien mit verlängerter QRS-Dauer. Ein weiteres hilfreiches Unterscheidungsmerkmal ist das Vorhandensein von P-Wellen als Zeichen einer geordneten Vorhoferregung sowie deren Verhältnis zu den bestehenden QRS-Komplexen.

Merke: Tachykardien differenziert man anhand der Regelmäßigkeit, der QRS-Breite sowie des Verhältnisses von P-Wellen und QRS-Komplexen.

Daneben können Tachykardien nach der Art ihres elektrischen Mechanismus unterschieden werden. Hierbei differenziert man in erster Linie zwischen fokalen Tachykardien sowie Tachykardien mit Reentry-Mechanismen. Bei fokalen Tachykardien breitet sich die Myokarderregung von ihrem Ursprungsort radiär über das umliegende Gewebe aus. Eine Unterbrechung der Tachykardie durch medikamentöse Einflussnahme auf die AV-Überleitung z. B. mittels Adenosin gelingt hier nicht. Dem gegenüber stehen Reentry-Tachykardien mit sogenannten kreisenden Erregungsabläufen. Hier agieren unterschiedliche Zellverbände mit unterschiedlichen Leitungseigenschaften als Teile eines Erregungskreises, welcher elektrische Einheiten des Herzens (etwa das Ventrikelmyokard oder das Vorhofmyokard) beinhalten kann. Stellt der AV-Knoten einen Teil dieses Erregungskreislaufes dar, kann eine Terminierung der Tachykardie durch AV-Knoten beeinflussende Medikamente wie Adenosin oder Betablocker gelingen. Auch bei vielen ventrikulären Rhythmusstörungen handelt es sich um Reentry-Mechanismen. Hierbei kann es etwa durch Ischämie, Fibrosierung oder entzündliche Schädigung zu veränderten Leitungseigenschaften unmittelbar benachbarter Myokardareale gekommen sein.

Bei der Abschätzung der klinischen Wertigkeit einer Tachykardie steht vor allem die Differenzierung des Ursprungsortes im Vordergrund. So gilt es, eine Tachykardie mit supraventrikulärem Ursprung von einer zumeist hämodynamisch relevanteren ventrikulären Tachykardie zu unterscheiden. In der Praxis gelingt dies gerade in der Notfallsituation nicht immer auf den ersten Blick. Auch können hier eventuell implantierte kardiale Devices wie Schrittmacher, Defibrillatoren oder CRT-Aggregate bei den betroffenen Patienten zu einer Veränderung des Grundrhythmus beitragen und die Diagnosestellung zusätzlich erschweren.

4.2.2.1 Supraventrikuläre Tachyarrhythmien

Tachykardien mit schmalem Kammerkomplex haben immer einen supraventrikulären Ursprung. Sie können mit regelmäßiger oder unregelmäßiger Kammererregung einhergehen. Als einfachste Form einer supraventrikulären Tachykardie gilt die inadäquate Sinustachykardie. Bei dieser kommt es ohne physiologische Notwendigkeit zu einem Anstieg im Frequenzverhalten des Sinusknotens. Im EKG erscheint dies als tachykarder Sinusrhythmus ohne Veränderung hinsichtlich der P-Wellen-Morphologie oder der QRS-Dauer bei einer 1:1-Korrelation zwischen P-Welle und QR-Komplex. Die Abgrenzung hinsichtlich eines adäquaten oder inadäquaten Ansprechverhaltens lässt sich jedoch präklinisch nur schwer stellen, da zur Diagnosestellung auch stoffwechselbedingte Ursachen wie etwa eine Schilddrüsenüberfunktion ausgeschlossen werden müssen.

Merke: Sinustachykardien können als Hinweis auf eine erhöhte Kreislaufanforderung physiologisch bestehen oder im Rahmen einer stoffwechselbedingt inadäquat erhöhten Stimulation auftreten.

Bei den regelmäßigen Tachykardien mit schmalem Kammerkomplex kommt es jedoch sehr häufig zu einem plötzlich auftretenden, anfallsartigen Beschwerdebeginn. Die betroffenen Patienten berichten nicht selten von einem zunächst als Herzstolpern vernommenen Ereignis, welches dann in Herzrasen übergeht. Dieses Beschwerdebild steht exemplarisch für paroxysmale Reentry-Tachykardien. Nicht selten werden diese als supraventrikuläre Tachykardien im engeren Sinne verstanden. Hierbei initiiert eine früh einfallende Extrasystole eine kreisende Erregung, welche im Verlauf durch eine erneute Extrasystole oder eine Unterbrechung des Erregungskreislaufes terminiert wird. Die beiden häufigsten Vertreter solcher Tachykardien sind die AV-Knoten-Reentry-Tachykardie (AVNRT) sowie die AV-Reentry-Tachykardie (AVRT) mit akzessorischer Leitungsbahn. Letztere können jedoch, wenn auch selten, mit einem verbreiterten Kammerkomplex einhergehen.

Bei der AVNRT bestehen innerhalb des AV-Knotens duale Leitungseigenschaften. Dies bedeutet, dass es innerhalb der AV-Überleitung verschiedene Leitungsbahnen mit unterschiedlichen Leitungscharakteristika gibt. Zumeist bestehen bei schnell leitenden Anteilen lange Refraktärzeiten und bei langsam leitenden Anteilen kurze Refraktärzeiten. Kommt es zu einer frühzeitig eintreffenden Erregung in Form einer

Extrasystole, bildet sich hier über die verschiedenen Leitungsanteile innerhalb des AV-Knotens selbst eine kreisende Erregung aus. Klassischerweise führt dies zu einer fast zeitgleichen Erregung des Ventrikels sowie des Vorhofs, was sich im EKG als häufig kaum wahrnehmbare P-Welle nahezu innerhalb des QRS-Komplexes zeigt. Es besteht daneben eine strikte 1:1-Korrelation zwischen Vorhof- und Kammeraktion. Die Tachykardie wird ebenso durch eine frühzeitig einfallende Extrasystole oder häufiger durch kurzzeitige Blockierung der AV-Überleitung durchbrochen. Viele Patienten erlernen im Verlauf durch gehäuft auftretende Episoden diese mittels verschiedener vagaler Manöver selbst zu terminieren. Hierzu gehören etwa ein Valsalva-Manöver, eine Karotismassage oder das Trinken kalter oder heißer Flüssigkeiten.

Die AVNRT tritt gehäuft im mittleren Lebensalter auf. Der Häufigkeitsgipfel der Erstmanifestation besteht zwischen dem 50. und dem 60. Lebensjahr. Frauen sind häufiger betroffen als Männer beziehungsweise werden deutlich häufiger aufgrund dieser Rhythmusstörung behandelt.

Merke: AV-Knoten-Reentry-Tachykardien treten als häufigste paroxysmale Schmalkomplextachykardien gehäuft bei Frauen im mittleren Lebensalter auf.

Bei der AVRT wird der Erregungskreis über eine zusätzliche sogenannte akzessorische Leitungsbahn zwischen dem Vorhof und dem Kammermyokard zum einen sowie über die reguläre AV-Knoten-Leitung zum anderen gebildet. Falls die akzessorische Leitungsbahn antegrad, also vom Vorhof Richtung Ventrikel leitet, kann es bereits im Ruhe-EKG zur Ausbildung einer sogenannten Delta-Welle kommen, welche der vorzeitigen Erregung (Präexzitation) von Ventrikelarealen über diese Leitungsbahn entspricht. Es kommt hierbei zu einer Verkürzung der PQ-Zeit mit trägem R-Zacken-Anstieg des verbreiterten QRS-Komplexes bereits direkt aus der P-Welle. Ebenso zeigt sich dabei eine zur Delta-Welle diskordante T-Wellen-Polarität. Je nach Ausbildung einer Delta-Welle in den entsprechenden Ableitungen des 12-Kanal-EKGs lassen sich hierüber Rückschlüsse über die Lokalisation der akzessorischen Leitungsbahn treffen. Das Zusammentreffen einer Präexzitation mit Nachweis einer Delta-Welle mit anfallsartigen Tachykardien wird nach den Erstbeschreibern als Wolff-Parkinson-White (WPW)-Syndrom bezeichnet. Besteht keine Präexzitation im Ruhe-EKG, kann es sich jedoch trotzdem um eine AVRT bei nur streng retrograd leitender akzessorischer Bahn handeln. Man spricht hierbei von einer verborgenen (concealed) Leitungsbahn.

Die Rhythmusstörung selbst kann ihrerseits als orthodrome Tachykardie sowie als antidrome Tachykardie auftreten. Bei der orthodromen AVRT (> 90 % der Fälle) erfolgt die Erregung des Ventrikels während der Tachykardie über den AV-Knoten, die retrograde Erregung der Vorhöfe erfolgt über die akzessorische Leitungsbahn. Bei der antidromen AVRT erfolgt die Ventrikelerregung bereits initial über die akzessorische Bahn, die retrograde Leitung über den AV-Knoten. Es zeigt sich je nach Lokalisation der Bahn ein mehr oder weniger breiter Kammerkomplex mit Ausbildung einer regelmäßigen Tachykardie. Als Sonderform gilt die Kombination von Vorhofflimmern bei antegrad leitender Bahn, welche zu einer unregelmäßigen Tachykardie mit wechselnder QRS-Breite führen kann und die Gefahr des Übergangs in eine ventrikuläre Tachyarrhythmie bis zum Kammerflimmern birgt.

AV-Reentry-Tachykardien treten gehäuft bereits im jugendlichen Alter auf. Der Häufigkeitsgipfel besteht zwischen dem 20. und dem 30. Lebensjahr, jedoch können bereits Säuglinge, Kleinkinder und Jugendliche hiervon betroffen sein. Männer sind etwas häufiger betroffen als Frauen. Die Inzidenz einer Präexzitation (jedoch nicht zwangsweise mit Auftreten von Tachykardien) in der Allgemeinbevölkerung wird mit 0,1–0,3 % angegeben.

Merke: AV-Reentry-Tachykardien treten häufig bereits im Jugendalter auf. Bei bestehender Präexzitation kann eine Delta-Welle im Ruhe-EKG nachweisbar sein.

Als ebenfalls regelmäßige Schmalkomplextachykardien mit jedoch meist niedrigerer Kammerfrequenz um bis zu 160/min treten sogenannte atriale Tachykardien mit ektopem Fokus auf. Hier besteht zumeist eine 1:1-Korrelation zwischen den P-Wellen und den QRS-Komplexen. Die P-Wellen-Morphologie kann sich je nach Ursprungslokalisation während der Tachykardie deutlich vom Sinusrhythmus unterscheiden. Klinisch ist diese Tachykardieform durch ihr fehlendes Ansprechen auf AV-leitungsmodulierende Substanzen gekennzeichnet, da sich die Tachykardie unabhängig vom AV-Knoten und den Ventrikeln unterhält. Daneben besteht typischerweise ein sogenanntes *Warming-in-* und *Cooling-off*-Verhalten, d. h., es kann im Gegensatz zu typischen paroxysmalen SVTs zu einem graduellen Anstieg und Abfall der Frequenz kommen. Ursächlich sind zumeist atriale Zentren mit erhöhter Automatie, wie sie zwar selten auch beim ansonsten Herzgesunden, jedoch deutlich häufiger beim kardial vorerkrankten Patienten (z. B. bei Voroperation, stattgehabtem Myokardinfarkt oder im Rahmen entzündlicher Prozesse) auftreten können. Entsprechend sind es häufig ältere Patienten mit ausgeprägter kardialer Voranamnese, die sich mit einem solchen Beschwerdebild präsentieren.

Eng vergesellschaftet mit den vorigen und zum Teil auch pathophysiologisch schwierig hiervon zu unterscheiden Tachykardien sind Tachykardien aus dem Formenkreis des Vorhofflatterns. Hierbei kommt es ebenfalls zu einer auf den Vorhof begrenzten kreisenden Tachykardie mit atrialen Frequenzen um 220–350/min. Typischerweise beinhalten diese Tachyarrhythmien neben einer möglicherweise fokalen Genese jedoch auch ein Mikro- oder Makroreentry als Erregungskreis. Es kommt zumeist nicht zu einer 1:1-Überleitung der Vorhoferregung auf die Ventrikel, sondern je nach AV-Leitungsqualität etwa zu einer 2:1-, 3:1- oder noch langsameren und hierbei gegebenenfalls auch wechselnden Überleitung. Als mit Abstand häufigste dieser Tachykardien gilt das sogenannte typische, gegen den Uhrzeigersinn (*counter-clock-*

wise) vor allem im rechten Vorhof kreisende Vorhofflattern. Hierbei kommt es durch die umgekehrte Erregung eines Großteils des Vorhofmyokards zur Ausbildung der typischen sägezahnartigen negativen P-Wellen in den inferioren Ableitungen II/III/aVF bei gleichzeitig positiven P-Wellen in V1/V2. Bei klinischer Präsentation besteht am häufigsten eine 2:1-Überleitung mit starrer Ventrikelfrequenz um 150/min. Aufgrund der Überlagerung mit der vorangegangenen T-Welle kann es hierbei jedoch zum Teil sehr schwierig sein, das typische Sägezahnmuster der P-Wellen zu identifizieren. Typisches Vorhofflattern tritt häufiger beim kardial vorerkrankten Patienten auf, es besteht daneben eine gehäufte Assoziation zwischen typischem Vorhofflattern und Vorhofflimmern. Sogenanntes atypisches, zumeist linksatriales Vorhofflattern ist beim nicht vorbehandelten Patienten dagegen eine Rarität, jedoch nach stattgehabtem operativem oder elektrophysiologischem (linksatrialem) Eingriff nicht selten. Hier zeigen sich aufgrund des anderen Erregungsablaufs keine typischen sägezahnartigen Veränderungen.

Merke: Typisches Vorhofflattern geht mit negativen P-Wellen in den inferioren Ableitungen einher.

Als häufigste supraventrikuläre Tachyarrhythmie begegnet Vorhofflimmern auch dem in der Notfallmedizin tätigen Arzt sehr oft. Hierbei kann diese Rhythmusstörung gerade bei schneller Kammerüberleitung einerseits den initialen Vorstellungsgrund darstellen. Nicht selten fällt sie jedoch andererseits auch nur als Nebenbefund im Rahmen anderer Erkrankungen auf. Vorhofflimmern ist durch chaotische, hochfrequente atriale Depolarisationswellen gekennzeichnet, welche ihren Ursprung häufig aus dem Bereich der Pulmonalvenen nehmen. Hierdurch kommt es im EKG charakteristischerweise zum Fehlen von P-Wellen bei vollständig unregelmäßiger AV-Überleitung. Je nach Leitfähigkeit der AV-Bahn können sich Tachyarrhythmien mit Ventrikelfrequenzen bis zu 200/min entwickeln. Kommt es hierbei zu frequenzabhängigen Schenkelblockierungen mit Ausbildung einer sogenannten Aberranz oder besteht bereits in Ruhe ein intraventrikuläres Blockbild, kann hier die Differenzierung zu ventrikulären Rhythmusstörungen unter Umständen schwerfallen. Neben dem Vorhofflimmern können jedoch auch alle anderen supraventrikulären Rhythmusstörungen bei hohen Frequenzen zu Blockierungen innerhalb des infrahissären Reizleitungssystems führen und konsekutiv mit einem verbeiterten QRS-Komplex einhergehen.

Als behandlungsbedürftig gilt tachyarrhythmisches Vorhofflimmern bei hieraus resultierender hämodynamischer Kompromittierung. Diese hängt in deutlichem Maße von den bestehenden Nebenerkrankungen ab. So können etwa ansonsten kardial gesunde Menschen eine Tachyarrhythmia absoluta auch mit hohen Ventrikelfrequenzen um 200/min hämodynamisch häufig relativ lange tolerieren, während ein Patient mit bestehender Herzinsuffizienz hierunter rasch dekompensieren und in das Vollbild des kardiogenen Schocks übergehen kann. Häufig geht vor allem paroxysmales, also nur anfallsartig auftretendes Vorhofflimmern mit hohen Ventrikelfrequenzen einher, während Patienten mit permanentem Vorhofflimmern meist eine normofrequente Überleitung zeigen. Vorhofflimmern kann auch im Rahmen eines entzündlichen Geschehens, einer veränderten Stoffwechselsituation oder im Rahmen ischämischer Ereignisse auftreten und die klinische Situation des Patienten durch eine erhöhte kardiale Belastung aggravieren.

> **Merke:** Vorhofflimmern ist die häufigste supraventrikuläre Rhythmusstörung mit sehr variablem klinischem Beschwerdebild.

4.2.2.2 Ventrikuläre Tachyarrhythmien

Als ventrikuläre Tachykardien (VT) werden Arrythmien mit einer Herzfrequenz > 100/min bezeichnet, welche über mindestens 3 Schläge anhalten und entweder dem infrahissären Reizleitungssystem oder dem Arbeitsmyokard der Ventrikel entspringen. Sie zeigen immer einen verbreiterten QRS-Komplex mit einer QRS-Dauer > 120 ms. Die QRS-Morphologie innerhalb einer ventrikulären Tachykardie kann monomorph, also mit gleichbleibendem QRS-Bild, oder polymorph mit wechselnden QRS-Morphologien auftreten. Dies hängt maßgeblich mit dem Ursprung sowie dem beteiligten Substrat der Tachykardie zusammen. Anhand der Morphologie sowie des QRS-Vektors kann daneben auch der Ursprungsort der Erregung genauer definiert werden. So zeigen beispielsweise Tachykardien mit Ursprung aus dem Reizleitungssystem häufig einen eher schmalen QRS-Komplex mit rechts- oder linksschenkelblockartig konfiguriertem Kammerkomplex. Ventrikuläre Tachykardien können des Weiteren auch hinsichtlich der Tachykardiedauer in nichtanhaltende (< 30 sec Dauer) sowie anhaltende (> 30 sec Dauer) VTs unterschieden werden. Daneben spricht man bei einer nur wenige Schläge anhaltenden Tachykardie von einer Salve. Einzelne ventrikuläre Extrasystolen stellen für sich genommen kein pathologisches Krankheitsbild dar, können aber auch bei akuten Erkrankungen wie etwa einem Myokardinfarkt oder einer Myokarditis häufiger beobachtet werden. Bei massiv erhöhter Anzahl ventrikulärer Extrasystolen kann es mittelfristig zur Entwicklung einer Herzinsuffizienz kommen. Auch können Extrasystolen beim Patienten als belastend wahrgenommen werden und Ursache einer ärztlichen Vorstellung sein.

> **Merke:** Ventrikuläre Extrasystolen können im Rahmen einer myokardialen Ischämie oder Myokarditis gehäuft auftreten.

Bei den meisten Tachykardien mit ventrikulärem Ursprung handelt es sich um Mikro- oder Makroreentry-Tachykardien, welche um ein als Substrat bezeichnetes histopathologisch verändertes Myokardgewebe kreisen. Hierbei kann es sich um ein ischämisches oder infarziertes Areal handeln oder auch nur um eine Übergangszone zwischen spezialisiertem Gewebe des Reizleitungssystems und dem Arbeitsmyokard.

Auch fibrotische Myokardanteile nach stattgehabten Entzündungsprozessen stellen als Narbengebiete ein Substrat für die spätere Entwicklung ventrikulärer Rhythmusstörungen dar. Daneben kann die ventrikuläre Automatie durch Stoffwechselveränderungen (z. B. Hyperthyreose, Elektrolytveränderungen etc.) deutlich gesteigert sein und hierdurch vermehrt als Trigger agieren. Ventrikuläre Tachykardien können jedoch auch beim ansonsten herzgesunden Patienten auftreten. In diesem Fall spricht man von idiopathischen ventrikulären Tachykardien, welche häufig mit einer relativ guten Prognose vergesellschaftet sind. Eine Reihe genetischer Erkrankungen führen ebenfalls zu einem gehäuften Auftreten ventrikulärer Rhythmusstörungen. Zu diesen gehören die sogenannten Ionenkanalerkrankungen. Hier handelt es sich um sehr selten auftretende Erkrankungen, welche zum Teil durch spezifische Veränderungen im Ruhe-EKG detektiert werden können. Hierzu gehören Veränderungen der QT-Zeit bei den verschiedenen Long- sowie Short-QT-Syndromen oder etwa typische ST-Streckenveränderungen beim Brugada-Syndrom. Zu weiteren Sonderformen zählt die sogenannte Torsade-de-Pointes-Tachykardie, welche in erster Linie bei genetischer Veranlagung (z. B. Long-QT-Syndrom) oder medikamentös veränderten Leitungseigenschaften mit verlängerten QT-Dauern auftritt.

Je nach Frequenz, Dauer und kardialer Vorbelastung gehen ventrikuläre Tachykardien mit einer mehr oder minder ausgeprägten hämodynamischen Auswirkung einher. Zwar können sie komplett asymptomatisch verbleiben, deutlich häufiger führen sie jedoch zu Symptomen wie Palpitationen, Schwindel oder Bewusstlosigkeit. Es besteht daneben das Risiko einer Akzelerierung und letztlich auch des Übergangs in Kammerflimmern, welches unbehandelt unmittelbar zum Tod führt. Neben der möglichen Kreislaufdepression unter der Tachykardie selbst kann der Patient jedoch auch unter den Symptomen der mit den ventrikulären Rhythmusstörungen assoziierten Grunderkrankung (etwa Angina Pectoris bei kardialer Ischämie) leiden.

Merke: Breitkomplextachykardie entspricht in der Mehrzahl der Fälle ventrikulärer Tachykardie und sollte bis zum Beweis des Gegenteils als solche behandelt werden.

In aller Regel besteht bei Auftreten einer ventrikulären Tachykardie für den notfallmedizinisch tätigen Arzt dringender Handlungsbedarf. Es ist daher unerlässlich, die Differenzialdiagnosen einer dokumentierten Breitkomplextachykardie zu kennen, um im Notfall die richtige Therapieentscheidung treffen zu können. Dazu gehört die Abgrenzung einer ventrikulären Tachykardie zur Breitkomplextachykardie mit nichtventrikulärem Ursprung. Zu Letzterer zählen in erster Linie supraventrikuläre Tachyarrhythmien bei vorbestehender QRS-Verbreiterung oder mit Ausbildung einer Aberranz. Als deutlich seltenere Entität kommt daneben als Differenzialdiagnose eine antidrome AV-Reentry-Tachykardie in Betracht. Verschiedene klassische Unterscheidungskriterien sind in Tab. 4.1 zusammengefasst.

Tab. 4.1: Differenzialdiagnose Breitkomplextachykardie.

Rhythmusstörung	Kriterien
Ventrikuläre Tachykardie (80 % der Fälle)	– QRS-Verbreiterung > 160 ms – AV-Dissoziation, dissoziierte P-Wellen – Capture-Beats, Fusionbeats – Überdrehter Lagetyp *(northwest axis)* – Positive oder negative QRS-Konkordanz in Brustwandableitungen – Keine typische Blockbild-Morphologie
Supraventrikuläre Tachyarrhythmie mit vorbestehendem oder funktionalem Blockbild (15–20 % der Fälle)	– Typische Blockbildmorphologie (LSB oder RSB) – QRS-Verbreiterung unter hohen Frequenzen – AV-Assoziation
AVRT mit antidromer Leitung (selten)	– Vorgeschichte, junges Alter. Keine bekannte kardiale VE – Nachweis von Delta-Welle im Sinusrhythmus

Als ventrikulärer oder elektrischer Sturm wird das Auftreten von mehr als drei hämodynamisch relevanten ventrikulären Tachykardien in 24 Stunden bezeichnet. Häufig kommt es hier direkt nach Terminierung einer VT zum Einsetzen einer weiteren. Nicht selten führt dabei die intrinsische adrenerge Stimulation beim agitierten Patienten zu einem Aufrechterhalten der ventrikulären Arrhythmieneigung.

4.2.3 Akuttherapie tachykarder Arrhythmien

Die Akuttherapie supraventrikulärer Tachyarrhythmien basiert in erster Linie auf der Pharmakotherapie zur Rhythmisierung oder Frequenzregulierung einer Rhythmusstörung und eher nachrangig bei instabilem Patienten auf der geräteunterstützten Therapie mittels elektrischer Kardioversion. In der Behandlung ventrikulärer Rhythmusstörungen ist dagegen vor allem die elektrische Kardioversion oder bei schnellen Tachyarrhythmien beziehungsweise Kammerflimmern die Defibrillation zu erwähnen, die Pharmakotherapie hat hier eher supportiven Charakter. Unerlässlich in der notfallmedizinischen Behandlung von Patienten mit tachykarden Rhythmusstörungen ist die initiale Sichtung der Vitalfunktion des Patienten nach dem ACBD-Schema. Daneben empfiehlt sich die Etablierung eines intravenösen Zugangs. Bei eventuell zu erwartender Instabilität unter fortbestehender Rhythmusstörung muss neben einer Sauerstoffgabe auch an die Möglichkeit einer erweiterten Atemwegssicherung gedacht werden. Ebenso empfiehlt sich die Bereitstellung einer Analgosedierung, falls eine Kardioversion erforderlich sein sollte. Die weitere Behandlung richtet sich nach der klinischen Situation des Patienten.

Bei Hinweisen auf eine bestehende kritische Kreislaufinstabilität kommt auch bei der Behandlung schmalkomplexiger Rhythmusstörungen der Elektrotherapie mittels elektrischer Kardioversion die dringlichste Bedeutung zu. In den ERC-Guidelines von 2015 (s. Abb. 4.1) werden hierzu als hinweislich das Auftreten einer Synkope, das klinische Bild eines kardiogenen Schocks, das Vorliegen einer Myokardischämie sowie eine vorbestehende relevante Herzinsuffizienz benannt. Hier sollte so rasch wie möglich nach Einleitung einer ausreichenden Analgosedierung eine elektrische Kardioversion erfolgen. Bei nicht erfolgreichen mehrfachen Kardioversionsversuchen (mindestens 3-malig) ist die Gabe von 300 mg Amiodaron als Kurzinfusion sowie ein erneuter Kardioversionsversuch nach 15–20 Minuten indiziert. Gleiches gilt selbstverständlich auch für Tachykardien mit breitem Kammerkomplex. Hier ist zusätzlich eine möglicherweise drohende Degeneration in Kammerflimmern zu beachten, welches nur mittels Defibrillation terminiert werden kann. Ein geschulter Umgang mit dem verwendeten Defibrillator ist hier unerlässlich, um zwischen den entsprechenden Betriebsmodi (synchronisierte vs. unsynchronisierte Energieabgabe) ohne Zeitverlust wechseln zu können. Nach Behandlung einer Tachyarrhythmie mit hämodynamischer Relevanz muss immer die Möglichkeit einer Myokardischämie als Kausalursache in Betracht gezogen werden. Es ist daher unerlässlich, nach stattgefundener Behandlung ein erneutes 12-Kanal-EKG zu erfassen und gegebenenfalls eine weitere invasive Diagnostik zu erwägen. Bei präklinischer Behandlung empfiehlt sich daher ausdrücklich die Verlegung in ein Haus mit 24-Stunden-Herzkatheterversorgung.

Merke: Bei hämodynamischer Instabilität unter Tachyarrhythmie erfolgt eine elektrische Kardioversion beziehungsweise bei Kammerflimmern eine Defibrillation.

Bei stabilem Patienten richtet sich das weitere therapeutische Vorgehen nach dem Befund des erhobenen EKGs. Hierbei ist die QRS-Breite von entscheidender Bedeutung. Tachykardien mit schmalem Kammerkomplex sind immer supraventrikulären Ursprungs. Bei Schmalkomplextachykardien mit unregelmäßiger Zykluslänge handelt es sich fast immer um Vorhofflimmern als zugrundeliegende Rhythmusstörung. Hier sollte in der Akutsituation beim klinisch stabilen Patienten nur eine Frequenzregulation in Erwägung gezogen werden. Bei häufig schwierig zu erhebender Antikoagulationssituation und präklinisch nicht auszuschließendem Vorliegen intrakardialer Thromben sollte außer bei klinischer Instabilität von einer medikamentösen oder elektrischen Rhythmisierung abgesehen werden. Als frequenzregulierende Substanzen kommen intravenös verabreichte Betablocker (z. B. Metoprolol), Kalziumantagonisten (z. B. Verapamil) sowie Digitalispräparate in Betracht. Auf eine Kombination mehrerer Wirkstoffgruppen sollte bei hierunter hohem Risiko der Entwicklung atrioventrikulärer Blockierungen verzichtet werden. Schmalkomplextachykardien mit regelmäßiger Zykluslänge können einer paroxysmalen SVT oder Vorhofflattern mit hohem Überleitungsverhältnis entsprechen. Daneben kann auch tachykard übergeleitetes Vorhofflimmern bei sehr hohen Frequenzen pseudoregularisiert erscheinen. Häufig bietet die Anamnese des Patienten bei der Differenzierung hier erste Hinweise. Als therapeutische Maßnahme empfiehlt sich zunächst die rasche Durchführung eines vagalen Manövers, ggf. in Form einer Karotissinusmassage. Bei Nichtansprechen sollte die Gabe von Adenosin intravenös erfolgen. Hierunter kommt es zu einer dosisabhängigen, sehr kurz anhaltenden AV-Blockierung über wenige Sekunden. Entscheidend ist hierbei die schnelle Gabe einer ausreichend hohen Dosis (mindestens 6 mg, besser 12 mg) unter kontinuierlichem EKG-Monitoring. Die Blockierung der atrio-ventrikulären Überleitung kann vom Patienten als sehr unangenehm wahrgenommen werden und sollte bei entsprechend prädisponierten Patienten nur unter strenger Indikationsstellung verabreicht werden. AV-Knoten-abhängige Tachykardien können durch Adenosingabe terminiert werden. Hierzu gehören die AVNRT sowie die AVRT. Bei Vorhofflattern kann durch Adenosingabe die P-Wellen-Morphologie demaskiert werden und hierdurch zwar nicht zur Therapie, jedoch zur Diagnosestellung beitragen.

Merke: Bei regelmäßigen Schmalkomplextachykardien sollte ein Therapieversuch mittels Adenosin, bei tachykardem Vorhofflattern oder Vorhofflimmern eine Frequenzregularisierung mittels Betablocker, Kalziumantagonist oder Digitalis erfolgen.

Breitkomplextachykardien mit regelmäßiger Zykluslänge sind immer verdächtig auf das Vorliegen einer ventrikulären Tachykardie. Differenzialdiagnostisch kommen jedoch, wie oben beschrieben, auch supraventrikuläre Tachyarrhythmien bei vorbestehendem Blockbild sowie mit Ausbildung einer Aberranz in Frage. Bei stabilem Patienten kann ein Therapieversuch mittels Amiodaron intravenös erfolgen. Bei bekannter SVT mit Blockbild kommt daneben auch eine Gabe von Adenosin in Frage. Hier muss bei Nichtansprechen an das Vorliegen einer VT oder alternativ an eine eventuell zu niedrig gewählte Dosis als Ursache gedacht werden. Breitkomplextachykardien mit unregelmäßiger Zykluslänge können Vorhofflimmern mit Aberranz entsprechen. Eine Behandlung erfolgt dann konkordant zum schmalkomplexigen Vorhofflimmern. Daneben kommen differenzialdiagnostisch auch Vorhofflimmern mit Überleitungen über eine akzessorische Bahn oder Torsades-de-Pointes-Tachykardien in Frage. Bei Letzteren ist die Gabe von Magnesium intravenös indiziert. Bei anhaltender *(incessant)* VT oder elektrischem Sturm ist neben einer antiarrhythmischen Therapie mittels Amiodaron auch eine Sedierung des Patienten, im Zweifel bis zur Intubationsnarkose, zu erwägen. Daneben muss zwingend eine eventuell bestehende Stoffwechseldysbalance ausgeglichen werden.

- Untersuchung nach dem ABCDE-Schema
- Sauerstoffgabe, wenn erforderlich, i. v. Zugang legen
- EKG-, RR-, SpO_2-Monitoring, 12-Kanal-EKG
- reversible Ursachen erkennen und behandeln (z. B. Elektrolytstörungen)

Untersuchung auf Anzeichen bedrohlicher Symptome

1. Schock   3. Myokardischämie
2. Synkope   4. Herzinsuffizienz

instabil → stabil

synchronisierte Kardioversion*
bis zu 3 Versuche

- Amiodaron 300 mg i. v. über 10–20 min,
dann synchronisierte Kardioversion
wiederholen; gefolgt von:
- Amiodaron 900 mg über 24 h

ist der QRS-Komplex schmal (< 0,12 s)?

breit →

breiter QRS-Komplex
regelmäßiger Rhythmus?

unregelmäßig → **Experten zu Rate ziehen**

regelmäßig →

bei **ventrikulärer Tachykardie**
(oder unklarem Rhythmus):
- Amiodaron 300 mg i. v.
über 20–60 min, dann
900 mg über 24 h
- bei zuvor bestätigter SVT
mit Schenkelblock:
- Adenosin wie bei regelmäßiger
Schmal-Komplex-Tachykardie
verabreichen

zu den Möglichkeiten
gehören:
- **Vorhofflimmern mit**
Schenkelblock wie bei
schmalem Komplex behandeln
- **Tachykardie**
(z. B. Torsades de pointes –
Magnesium 2 g über 10 min
verabreichen)

schmal →

schmaler QRS-Komplex
regelmäßiger Rhythmus?

regelmäßig →

- Vagusmanöver
- Adenosin 6 mg Bolus schnell i. v.;
falls erfolglos, 12 mg;
falls erfolglos, weitere 12 mg
- kontinuierliche EKG-Überwachung

normaler Sinusrhythmus
wiederhergestellt?

ja →

eventuell Re-entry-PSVT:
- bei Sinusrhythmus 12-Kanal-EKG aufzeichnen
- bei Wiederauftreten, erneut Adenosin
verabreichen & die Möglichkeit einer
Prophylaxe mit Antiarrhythmika erwägen

nein → **Experten zu Rate ziehen**

eventuell **Vorhofflattern**
- Frequenzkontrolle
(z. B. β-Blocker)

unregelmäßig →

unregelmäßige Schmal-
Komplex-Tachykardie
vermutlich Vorhofflimmern
Frequenzkontrolle mit:
- β-Blocker oder Diltiazem
- bei Hinweisen auf Herzinsuffizienz
Digoxin oder Amiodaron erwägen
- Antikoagulation, wenn Dauer > 48 h

* Der Versuch einer elektrischen Kardioversion beim wachen Patienten
erfolgt immer unter Sedierung oder in Allgemeinanästhesie

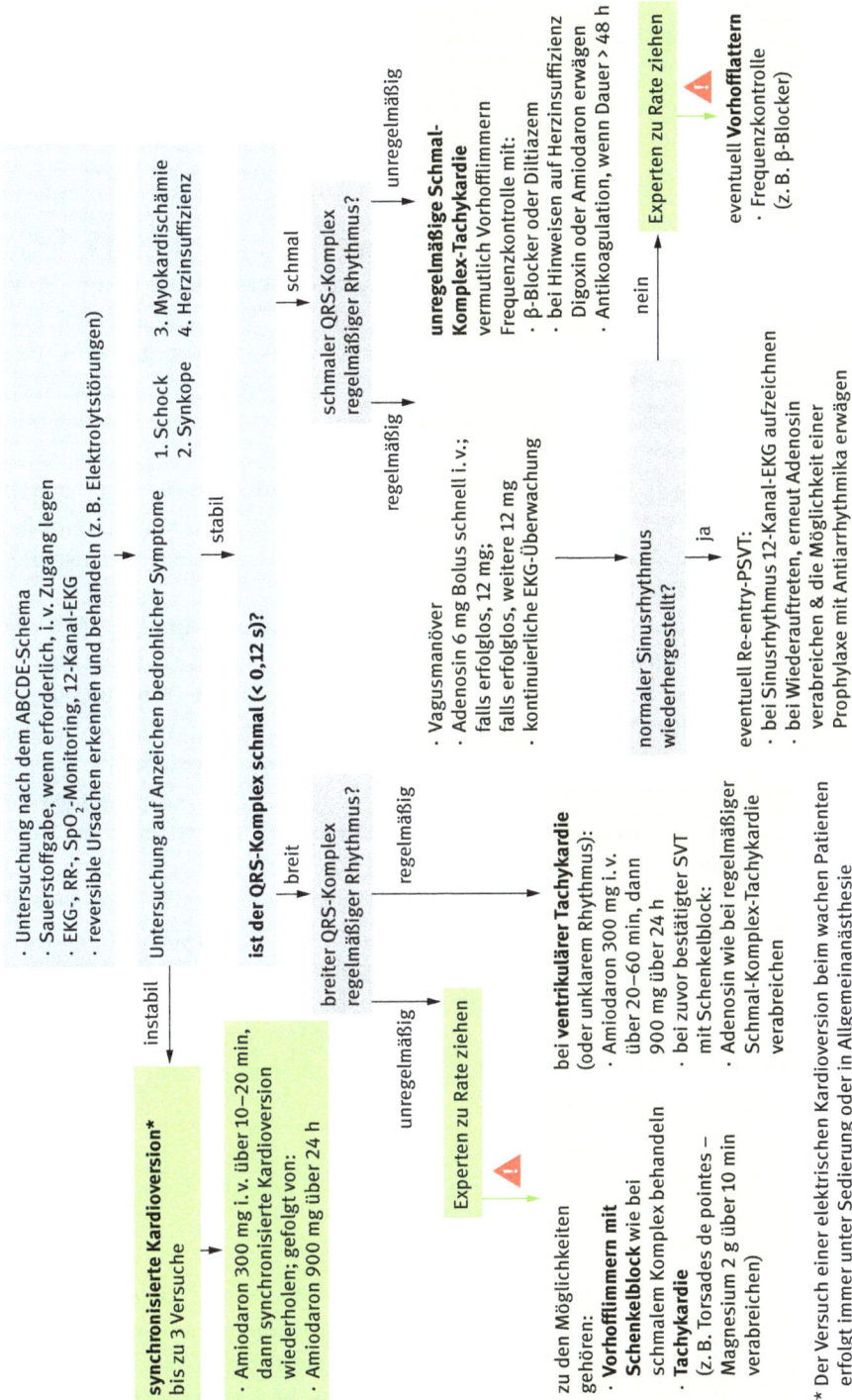

Abb. 4.1: Tachykardie-Algorithmus (mit Pulse) [1].

Merke: Bei anhaltenden Breitkomplextachykardien ist eine Sedierung und Optimierung der Stoffwechselverhältnisse angezeigt.

4.3 Bradykarde Herzrhythmusstörungen: Diagnostik, Differenzierung und Akuttherapie

Von einer Bradykardie wird bei einer Herzfrequenz unter 60/min gesprochen. Diese Frequenzen erreichen sehr viele Menschen während des Tagesverlaufs, etwa in Ruhe oder im Schlaf, ohne jegliche Symptome zu zeigen. In der Tat besteht eine individuelle Korrelation zwischen der Höhe (oder vielmehr Tiefe) der Herzfrequenz und den damit einhergehenden Beschwerden. So können etwa Patienten mit vorgeschädigtem Herz auf eine gewisse Frequenzhöhe angewiesen sein, da es sonst zu einem Abfall des Herzminutenvolumens und konsekutiv zu einer Hypoxämie des ZNS kommen kann. Dagegen zeigen austrainierte Ausdauersportler häufig Ruhefrequenzen weit unter 40/min, ohne hierunter jegliche Symptome zu verspüren. Im klinischen Alltag muss daher die Relevanz einer Bradykardie von den eventuell bestehenden Symptomen abhängig gemacht werden.

Das häufigste Beschwerdebild bei bradykarden Rhythmusstörungen stellt der transiente Bewusstseinsverlust in Form einer Synkope dar. Typisch hierfür ist die Unabhängigkeit von der Körperposition des Patienten, also etwa auch ein Auftreten in der Horizontalen oder im Sitzen. Daneben können Patienten jedoch von einem zuvor auftretenden ungerichteten Schwindel berichten. In aller Regel besteht eine direkte Reorientierung nach stattgehabter Bewusstlosigkeit, nicht selten zeigen sich jedoch traumatische Sturzfolgen. Synkopen sind typischerweise mit nur intermittierend auftretenden Bradykardien vergesellschaftet. Eine klare Diagnosestellung kann hierbei in der Notfallsituation nur bei weiterhin bestehenden EKG-Veränderungen gestellt werden, jedoch ergeben sich durch die Anamnese häufig bereits gute Hinweise auf Vorliegen einer Rhythmusstörung als Ursache der Bewusstlosigkeit. Daneben können anhaltende Bradykardien zum Beispiel zu Belastungseinschränkungen bei fehlender chronotroper Kompetenz führen. Auch Endorganschäden durch Minderperfusion (etwa ein akutes Nierenversagen) können durch eine anhaltend erniedrigte Herzfrequenz hervorgerufen werden.

Merke: Intermittierende Bradykardien treten klinisch häufig als Synkopen in Erscheinung, anhaltende Bradykardien führen zu Belastungseinschränkungen.

Bradykardien stellen jedoch häufig nicht die alleinige Ursache einer Beschwerde dar, sondern treten in Folge beziehungsweise als Begleiterscheinung anderer Krankheitsbilder auf. So führen Elektrolytverschiebungen wie etwa eine Hyperkaliämie oder Stoffwechselentgleisungen (z. B. Hypothyreose) zur Ausbildung relevanter Bradykardien. Daneben können bradykarde Rhythmusstörungen im Zusammenhang mit Myo-kardischämien auftreten. Als eine der häufigsten Ursachen bradykarder Rhythmus-störungen gelten mittlerweile die verschiedenen Auswirkungen von Pharmakothera-peutika. Hier sind vor allem Betablocker, Kalziumantagonisten wie Verapamil oder Digitalispräparate zu nennen.

4.3.1 Diagnostik bradykarder Rhythmusstörungen

Für die Akutdiagnostik bradykarder Rhythmusstörungen spielt die Erfassung des EKGs naturgemäß die bedeutendste Rolle. Hierbei kommt jedoch weniger dem 12-Ka-nal-EKG, sondern vor allem der kontinuierlich durchgeführten EKG-Überwachung die entscheidende Rolle zu. Für die Diagnose bradykarder Rhythmusstörungen be-darf es prinzipiell nur einer Ableitung, hier ist jedoch die Wahl einer Ableitung mit sicher zu differenzierendem QRS-Komplex sowie erkennbarer P-Welle (falls vorhan-den) anzuraten. Neben dem EKG sind zwingend auch die anderen Vitalparameter zu erfassen, um die hämodynamische Auswirkung einer Bradykardie einordnen zu kön-nen. So kann eine anhaltende Bradykardie, wie oben beschrieben, bereits auch bei nur gering erniedrigten Frequenzen zur Ausbildung einer relevanten Hypotension führen. Auch kann über die Erfassung der peripheren Sauerstoffsättigung sowie der Pulskurve die Effektivität einer Kontraktion überprüft werden. Die Anamnese und hier insbesondere die Medikationshistorie können Hinweise auf die Ursache einer Bradykardie erbringen.

Merke: Bei Bradykardien ist immer auch an auslösende Stoffwechselverschiebungen (z. B. Hyper-kaliämie) sowie Medikamentennebenwirkungen zu denken.

4.3.2 Differenzierung bradykarder Rhythmusstörungen

Eine Unterscheidung bradykarder Rhythmusstörungen erfolgt funktionell in Erre-gungsbildungsstörungen sowie Erregungsüberleitungsstörungen. Pathophysiolo-gisch, aber auch hinsichtlich der späteren Therapie spielt die betroffene anatomische Struktur eine entscheidende Rolle. So können Erkrankungen des Sinusknotens von Beteiligungen des atrioventrikulären Überganges unterschieden werden (Tab. 4.2). Allerdings muss angemerkt werden, dass es nicht selten zu einer Doppelbeteiligung kommen kann, man spricht hier von binodalen Erkrankungen. Daneben sollte kli-nisch zwischen intermittierenden und anhaltenden Bradykardien unterteilt werden.

4.3.2.1 Sinusknotenerkrankungen

Zu den Erkrankungen des Sinusknotens zählen die Sinusbradykardie mit oder ohne chronotrope Kompetenz, der Sinusarrest, die verschiedenen Formen des sinuatrialen

Tab. 4.2: Differenzialdiagnose bradykarder Rhythmusstörungen.

Lokalisation der Rhythmusstörung	Art der Störung
Sinusknoten	– Sinusbradykardie
	– Sinusarrest
	– Sinuatrialer Block
	– Brady-Tachykardie-Syndrom
AV-Knoten – suprahissär	– AV-Block°I
	– AV-Block°II Mobitz Typ 1
AV-Knoten – infrahissär	– AV-Block°II Mobitz Typ 2
	– AV-Block°III
	– Vorhofflimmern mit AV-Block (Bradyarrhythmia absoluta)

Blocks sowie das sogenannte Brady-Tachykardie-Syndrom mit Ausbildung prä-automatischer Pausen. All diese Erscheinungsformen werden unter dem Sammelbegriff des erkrankten Sinusknoten *(sick sinus)*-Syndroms zusammengefasst.

Der Sinusknoten stellt unter physiologischen Bedingungen den primären Taktgeber des Herzens dar. Er befindet sich als subepikardiale Struktur im Bereich der posterioren Wand des rechten Vorhofs. Die spezialisierten Myozyten in seinem Zentrum zeigen die höchste Neigung zur spontanen Selbstdepolarisation aller Herzmuskelzellen. Das hierbei erzeugte Sinusknotenpotenzial wird über die Randgebiete des Sinusknotens an das umliegende atriale Myokard weitergeleitet. Verschiedene intrinsische Faktoren können Einfluss auf das Sinusknotenpotenzial ausüben. Hierzu gehören das sympathische und parasympathische Nervensystem, Elektrolytverschiebungen oder hormonelle Prozesse. Im Rahmen der Alterung kommt es am Sinusknoten zu physiologischen Fibrosierungsprozessen, welche zu einer abnehmenden Spontandepolarisationsrate und damit einhergehender zunehmender Sinusbradykardie führen kann. Ebenso kommt es hierunter auch zu einem verminderten Frequenzansprechen auf eine über den Sympathikus vermittelte Belastungsreaktion. Klinisch verspürt der Patient eine Leistungsminderung durch Einsetzen einer chronotropen Inkompetenz. Auch degenerative Umbauvorgänge können zum Ersatz von Myozyten durch Bindegewebe führen. Hier bestehen Assoziationen mit Systemerkrankungen wie Diabetes, Arteriosklerose sowie rheumatischen Erkrankungen. Auch besteht eine deutliche Korrelation zwischen atrialen Tachyarrhythmien, vor allem Vorhofflimmern, und Sinusknotenerkrankungen. Besonders deutlich wird dies beim Brady-Tachykardie-Syndrom. Hier kommt es zum Wechsel zwischen tachykarden Vorhofflimmer- oder Vorhofflatterepisoden mit Phasen eines bradykarden Sinusrhythmus. Kommt es nach Beendigung einer Flimmerepisode zu einem nur zögerlichen Einsetzen der Automatie des Sinusknotens, können relevante Pausen auftreten. Diese führen häufig zu Synkopen bei den betroffenen Patienten. Sinusknotenstörungen findet man daneben auch häufig als vegetative Begleitsymptome anderer Beschwerdebilder. So können etwa Sinusbradykardien bis zu Phasen mit vollständigem Sinusarrest im Rahmen von Schmerzereignissen, psychischer Erregung oder auch zerebralen Pathologien (etwa bei erhöhtem Hirndruck) auftreten.

Sowohl die Sinusbradykardie als auch das Brady-Tachykardie-Syndrom werden den Erregungsbildungsstörungen zugerechnet. Im Gegensatz hierzu spricht man von Überleitungsstörungen am Sinusknoten, wenn es zu einer verzögerten, blockierten oder vollständig ausbleibenden Erregungsausbreitung an das umliegende atriale Myokard kommt. Dies bezeichnet man als sinuatrialen Block. Kongruent zu den im Folgenden beschriebenen AV-Blockierungen unterscheidet man auch hier drei Typen. Bei einem SA-Block Typ 1 kommt es zu einer Leitungsverlängerung, bei Typ 2 zu einer intermittierenden Blockierung und bei Typ 3 zu einem vollständigen Block. Nur Typ 2 lässt sich im EKG identifizieren in Form regelmäßig ausbleibender P-Wellen. Bei Typ 3 kommt es im EKG zu einer Pause mit Ausbleiben der P-Welle. Diese wird entweder durch Wiedereinsetzen der sinuatrialen Überleitung oder durch Einsetzen eines sekundären Automatiezentrums beendet.

4.3.2.2 Erkrankungen des AV-Knotens sowie infrahissäre Leitungsstörungen

Neben den Sinusknotenstörungen sind Überleitungsstörungen im Bereich des AV-Knotens sowie des infrahissären Leitungsbündels am häufigsten als Ursache einer Bradykardie zu finden. Hierbei kann es sich um eine primäre Pathologie im Bereich des AV-Knotens handeln oder um eine intrinsisch oder pharmakologisch vermittelte Überleitungsverzögerung. Beim AV-Knoten handelt es sich weniger um eine streng umrandete Struktur, sondern vielmehr um einen losen Zellverband im basalen Bereich des atrialen Septums. Er geht über in das His-Bündel, welches unter physiologischen Bedingungen die einzige elektrische Verbindung zwischen Vorhof- und Kammermyokard darstellt. Auch der AV-Knoten zeigt im Alter ähnlich wie der Sinusknoten eine zunehmende Fibrosierung. Dies führt zu einer physiologischen Überleitungsverlängerung beim älteren Menschen. Ebenso wirken daneben auch das vegetative Nervensystem sowie hormonelle Faktoren auf die Überleitungskapazität ein.

Überleitungsstörungen im Bereich des AV-Knotens werden klassischerweise in die drei Typen des AV-Blocks aufgeteilt. Elektrophysiologisch kann man hier noch zwischen supra- und infrahissärem Ort der Blockierung unterscheiden. Als AV-Block I. Grades wird eine konstante Leitungsverzögerung bezeichnet. Hierbei besteht im EKG eine verlängerte PQ-Zeit > 200 ms. Klinisch wird diese vom Patienten zumeist nicht wahrgenommen. Als AV-Block II. Grades Mobitz Typ 1 oder auch Typ Wenckebach wird eine progrediente Leitungsverzögerung bis zum Ausfall einer Überleitung bezeichnet. Im EKG geht dies mit einer Verlängerung der PQ-Zeit von Schlag zu Schlag bis zu einer nicht übergeleiteten P-Welle einher. Hiernach kommt es zu einer Erholung der AV-Bahn mit dann wieder kurzer PQ-Zeit. Bezeichnet wird dieses Muster nach dem Beschreiber als Wenckebachperiodik. Sowohl beim AV-Block°I wie auch beim AV-Block°II Typ Mobitz 1 handelt es sich um suprahissäre

Überleitungsstörungen, welche im Allgemeinen mit einer guten Prognose einhergehen, d. h., nicht in einen vollständigen Block übergehen. Demgegenüber werden die folgenden Rhythmusstörungen als infrahissäre Blockbilder bezeichnet. Als AV-Block II. Grades Mobitz Typ 2 bezeichnet man eine plötzlich aussetzende Erregungsüberleitung. Im EKG zeigt sich hierbei bei zuvor nicht verlängerter PQ-Zeit ein nachfolgend auf eine P-Welle fehlender QRS-Komplex. Häufig tritt dies mit einer bestimmten Periodik auf, etwa in einem 2:1- oder 3:1-Block-Verhältnis. Als AV-Block III. Grades wird letztlich der vollständige Überleitungsblock bezeichnet. Hierbei kommt es zu einer AV-Dissoziation ohne zuordenbares Verhältnis zwischen P-Wellen und Kammerkomplexen im EKG. Bei anhaltend blockierter Überleitung im Rahmen eines AV-Blocks III kommt es zur Asystolie mit entsprechender Pause im EKG. Häufig kommt es dann zum Auftreten eines sogenannten Ersatzrhythmus. Handelt es sich hierbei um ein AV-Knoten-nahes Zentrum, setzt ein junktionaler Rhythmus mit zumeist schmalem Kammerkomplex ein. Die hierbei erreichte Herzfrequenz liegt bei 40–45/min. Von einem ventrikulären Ersatzrhythmus spricht man bei Einsetzen eines Automatiezentrums im Bereich des Ventrikelmyokards. Dieses geht zumeist mit einer relativ niedrigen Frequenz um 30/min einher. Nicht selten kann eine zwischenzeitliche Schrittmacherstimulation (z. B. über einen passageren Pacer) zu einer vollständigen Suppression eines solchen Ersatzrhythmus führen. Kommt es im Verlauf zu einem Ausbleiben der Stimulation, etwa durch Dislokation einer Schrittmacherelektrode, kann dies zu einer anhaltenden Asystolie führen.

Merke: Infrahissäre Blockierungen gehen mit schlechterer Prognose und häufigerer Entwicklung eines vollständigen AV-Blocks einher.

Bei dem als Bradyarrhythmia absoluta bezeichneten Vorhofflimmern mit langsamer Kammerfrequenz handelt es sich ebenfalls um eine Überleitungsstörung im Bereich des AV-Knotens. Diese kann mit relevanten Pausen einhergehen und zu Synkopen beim Patienten führen.

4.3.3 Akuttherapie bradykarder Rhythmusstörungen

Wie bei den tachykarden Rhythmusstörungen ist es auch bei vorliegender Bradykardie von Bedeutung, sich zunächst einen umfassenden Überblick über die klinische Gesamtsituation des Patienten zu verschaffen. Hierzu gehört die Bestimmung aller relevanten Vitalparameter sowie des Bewusstseinszustandes des Patienten. Die Überwachung mittels kontinuierlicher EKG-Ableitung ist von besonderer Bedeutung. Gerade bei nur intermittierender Symptomatik genügt nicht nur die einmalige Erfassung eines 12-Kanal-EKGs. Bei Hinweisen auf Kreislaufdepression unter Bradykardie oder Nachweis höhergradiger Blockierungen des AV-Knotens empfiehlt sich daneben auch die Anlage von EKG-Patches, über welche bei Bedarf auch eine externe Stimulation erfolgen könnte. Hier ist auch die Anlage eines intravenösen Zugangs obligat, um neben antibradykarder Medikation auch eine ausreichende Analgosedierung verabreichen zu können. Daneben sollte je nach Verfügbarkeit eine möglichst rasche Elektrolytbestimmung erfolgen, um eventuell ursächliche Stoffwechselveränderungen (z. B. Hyperkaliämie) primär behandeln zu können.

Zur pharmakologischen Therapie bradykarder Rhythmusstörungen (Abb. 4.2) stehen nur wenige Präparate zur Verfügung. Atropin als Anticholinergikum reduziert die inhibierende Vaguswirkung auf das Sinusknotenpotenzial sowie die atrioventrikuläre Überleitung. Bei infrahissären Blockierungen ist es häufig wenig wirksam, da

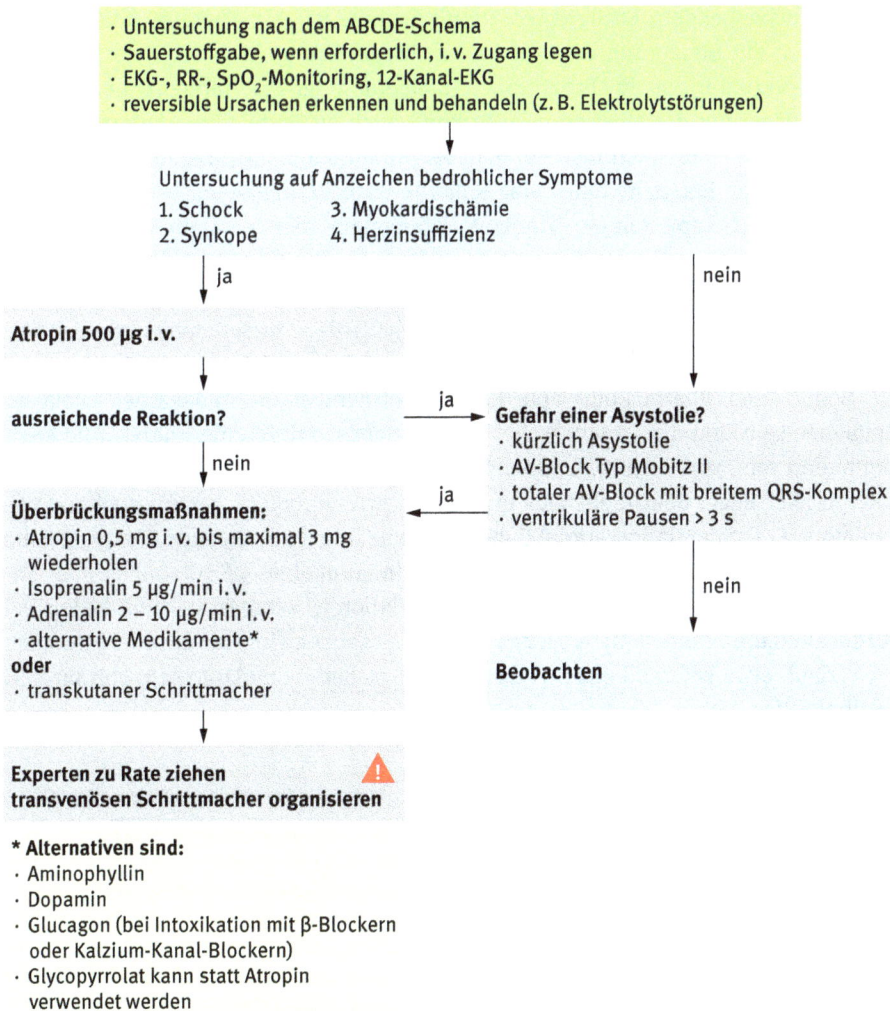

- · Untersuchung nach dem ABCDE-Schema
- · Sauerstoffgabe, wenn erforderlich, i. v. Zugang legen
- · EKG-, RR-, SpO_2-Monitoring, 12-Kanal-EKG
- · reversible Ursachen erkennen und behandeln (z. B. Elektrolytstörungen)

Untersuchung auf Anzeichen bedrohlicher Symptome

1. Schock   3. Myokardischämie
2. Synkope   4. Herzinsuffizienz

ja   nein

Atropin 500 µg i. v.

ausreichende Reaktion?   ja →

nein

Gefahr einer Asystolie?
- · kürzlich Asystolie
- · AV-Block Typ Mobitz II
- · totaler AV-Block mit breitem QRS-Komplex
- · ventrikuläre Pausen > 3 s

ja

Überbrückungsmaßnahmen:
- · Atropin 0,5 mg i. v. bis maximal 3 mg wiederholen
- · Isoprenalin 5 µg/min i. v.
- · Adrenalin 2 – 10 µg/min i. v.
- · alternative Medikamente*

oder
- · transkutaner Schrittmacher

nein

Beobachten

Experten zu Rate ziehen ⚠
transvenösen Schrittmacher organisieren

* Alternativen sind:
- · Aminophyllin
- · Dopamin
- · Glucagon (bei Intoxikation mit β-Blockern oder Kalzium-Kanal-Blockern)
- · Glycopyrrolat kann statt Atropin verwendet werden

Abb. 4.2: Bradykardie-Algorithmus [1].

hier generell nur eine geringe Beeinflussung durch das vegetative Nervensystem besteht. Die minimale Dosis sollte bei 500 µg liegen, Dosierungen hierunter führen häufig paradox zu einer weiteren Frequenzreduktion. Gesunde Erwachsene erreichen unter Gabe von 3.000 µg ihre maximal erreichbare Ruhefrequenz durch vollständige Inhibition der Vaguswirkung. Atropin führt zu Mundtrockenheit beim Patienten. Die hiermit einhergehende Steigerung der Sinusfrequenz kann im Rahmen eines ischämischen Geschehens als Ursache einer Bradykardie auch zu gesteigerten ischämieassoziierten Beschwerden wie Angina Pectoris führen. Eine Atropingabe von initial mindestens 500 µg wird aktuell bei allen hämodynamisch relevanten Bradykardien als Initialtherapie empfohlen. Bei Nichtansprechen sollte die Dosis bis auf 3000 µg gesteigert werden.

Bei ausbleibendem Erfolg einer Atropintherapie ist eine Therapie mittels Katecholaminen zur Steigerung der adrenergen Stimulation zu nennen. Katecholamine führen neben ihrer positiv chronotropen (Steigerung der Herzfrequenz) und dromotropen (Steigerung der Überleitung) Wirkung auch zu gesteigerter Automatie aller Myokardanteile. Dies spielt insbesondere bei infrahissären Blockbildern und eventuell bestehendem Ersatzrhythmus eine Rolle. Je nach Verfügbarkeit besteht die Möglichkeit einer Therapie mittels Adrenalin, Isoprenalin oder Dopamin. Als Nebenwirkungen sind die typischen Begleiterscheinungen einer Katecholamintherapie zu nennen. Einen Sonderfall in der Pharmakotherapie der Bradykardien stellt Glucagon dar. Dieses wird bei medikamentös induzierten Bradykardien durch Betablocker oder Kalziumantagonisten (Verapamil) als Alternativtherapeutikum empfohlen.

Sollte unter Pharmakotherapie kein ausreichender antibradykarder Effekt zu etablieren sein und der Patient weiter hämodynamisch durch die Bradykardie kompromittiert sein, muss eine externe elektrische Stimulation erwogen werden. Dies erfolgt in aller Regel über Klebepads und die Pacerfunktion des bereitgestellten Defibrillators. Eine Stimulation erfolgt dabei über eine initial ansteigende Energieabgabe (output), bis eine sichere Ventrikelstimulation in Form eines QRS-Komplexes als Pacingantwort erreicht ist. Die transkutane Stimulation ist schmerzhaft und bedarf bei Aufrechterhaltung einer Analgosedierung. Es ist dabei zwingend erforderlich, auch im Verlauf, etwa während eines Transports, die sichere Stimulationsantwort im EKG zu überprüfen.

Merke: Es gilt, stets an die Möglichkeit des externen Pacings zu denken und sich mit den erforderlichen technischen Einstellungen und Geräten bereits im Vorfeld vertraut zu machen.

4.4 Besonderheiten bei Patienten mit implantierten Schrittmachern und Defibrillatoren

Durch die steigende Anzahl an Implantationen in den letzten Jahren begegnen auch dem notfallmedizinisch tätigen Arzt Patienten mit kardialen Devices immer häufiger. Hierbei spielen vor allem Schrittmacher, Defibrillatoren sowie CRT-Systeme eine Rolle. Bei diesen Geräten kann es zum einen zu spezifischen EKG-Veränderungen kommen, welche die Diagnostik im Rahmen der Notfallversorgung erschweren können. Zum anderen können jedoch kardiale Devices, hier insbesondere Defibrillatoren, auch durch Fehlfunktionen zu lebensbedrohlichen Beschwerden bei ihren Trägern führen. Eine grundlegende Kenntnis solcher Therapieformen und ihrer möglichen Schwächen ist daher in der Notfallmedizin mittlerweile unerlässlich.

Zu den typischen EKG-Veränderungen durch Schrittmacherstimulation gehört der Nachweis eines sogenannten Schrittmacherspikes. Dieser entspricht dem elektrischen Impuls, welcher zu einer Erregung des Vorhof- oder Ventrikelmyokards führen soll. Wird er von einer P-Welle gefolgt, handelt es sich um eine atriale Stimulation, wird er von einem QRS-Komplex gefolgt, um eine ventrikuläre Stimulation. Deutlich zu sehen ist ein solcher Spike jedoch nur bei unipolarer Stimulationsform. Bei der mittlerweile häufigeren bipolaren Stimulationsform erfolgt die Impulsgabe zwischen der Kathode und Anode an der Elektrodenspitze. Ein Spike lässt sich hier im Oberflächen-EKG häufig nicht oder nur sehr schwer ausmachen. Die Morphologie des QRS-Komplexes, welcher durch eine ventrikuläre Stimulationsform erzeugt wird, ist von der Lokalisation der Impulsabgabe und letztlich von der Elektrodenposition im oder auf dem Ventrikel abhängig. Die klassische apikale rechtsventrikuläre Stimulation führt zu einer linksschenkelblockartigen, verbreiterten QRS-Morphologie. Eine linksventrikuläre oder biventrikuläre Stimulation im Rahmen der CRT-Therapie zeigt hingegen einen anderen QRS-Vektor.

Reine Schrittmachersysteme sind nur zu einer Energieabgabe zur Stimulation des entsprechenden Myokardanteils in der Lage. Fehlfunktionen solcher Geräte führen im schlimmsten Fall zu einem Ausfall beziehungsweise zur Ineffektivität dieser Therapieform mit in der Folge auftretender Bradykardie oder gar Asystolie, je nach bestehender Grunderkrankung. In der Notfallsituation kann dies beispielsweise als fehlende Kammeraktion nach erkennbarem Spike auffallen. Daneben weist ein bestehender bradykarder Grundrhythmus unter 40 Schlägen pro Minuten bei einem Schrittmacherträger auf eine ineffektive Funktion hin. Zumeist wird bei Schrittmacherpatienten eine Basisfrequenz von 60/min programmiert, welche bei Unterschreiten zu Schrittmacheraktionen führt. Bei Defibrillatorsystemen hingegen besteht häufig nur eine Backup-Frequenz von 40/min. Hier weist also eine Bradykardie nicht automatisch auf eine Fehlfunktion hin. Als sehr hilfreich in diesem Zusammenhang ist das Vorhandensein eines Schrittmacher- oder Defibrillatorausweises zu werten. Der verwendete Gerätetyp, die Programmierung sowie eventuell die Indikation zur Schrittmachertherapie sollten hier vermerkt sein.

Als spezifische Rhythmusstörung bei Patienten mit 2-Kammer-Schrittmachersystemen gilt die sogenannte Schrittmacher- oder *Endless-Loop*-Tachykardie. Hierbei kommt es zu einer kreisenden Erregung durch Wahrnehmung der Kammeraktion im Vorhofkanal und zur hierauf folgenden erneuten Ankopplung eines ventrikulären Stimulus. Diese kann durch Auflegen eines Magneten zum Teil durch extern unterbrochen werden, da sich hierunter bei den meisten Aggregaten ein sogenannter Backup- oder Safety-Modus einstellt mit ventrikulärer Stimulation unabhängig von der Vorhofwahrnehmung (VOO-Modus). In der Folge sollte eine Anpassung der Programmierung durch einen Spezialisten erfolgen.

Implantierte Defibrillatorsysteme (ICDs) unterscheiden sich von regulären Schrittmachersystemen durch ihre Fähigkeit zur antitachykarden Therapieabgabe. Diese kann in Form eines antitachykarden Pacings, d. h. durch ventrikuläre Überstimulation, sowie durch Schockabgabe erfolgen. Hierfür muss ein ICD-System eine Rhythmusstörung beim Patienten detektieren und diese als potenziell lebensbedrohlich bewerten. Verschiedene Parameter können hier je nach verwendetem Algorithmus eine Rolle spielen. Eines der Hauptkriterien stellt dabei eine kurze Zykluslänge, also eine hohe Frequenz, der wahrgenommenen Erregung dar. Je nach Programmierung erfolgt bei Erreichen und konstantem Überschreiten einer solchen Frequenz eine Therapieabgabe. In der Regel stellt die zugrundeliegende behandlungsbedürftige Rhythmusstörung (schnelle VT oder Kammerflimmern) bei einem Patienten bereits eine so starke Kompromittierung der hämodynamischen Situation dar, dass es bei Einsetzen einer Therapie mittels Schockabgabe bereits zu einem Bewusstseinsverlust kommt. Führt jedoch bereits die antitachykarde Stimulation (ATP) zu einer Terminierung der Rhythmusstörung, kann dies vom Patienten als Palpitation wahrgenommen und berichtet werden. Das implantierte Device sollte in beiden Fällen abgefragt werden und es sollte eine weitere klinische Abklärung erfolgen.

Merke: Stattgehabte Therapieabgaben eines Defibrillators sollten zwingend zu einer Abfrage des Gerätes führen.

Bei der Detektion ventrikulärer Rhythmusstörungen kann es hierbei jedoch auch zu Missinterpretationen durch das implantierte Device kommen. Häufig können etwa schnelle supraventrikuläre Rhythmen mit tachykarder Überleitung zum Erreichen von Kammerfrequenzen oberhalb der programmierten Detektionsfrequenzen führen. Daneben sind Fehlwahrnehmungen äußerer Einflüsse nicht selten Grund für eine Therapieabgabe eines ICDs. Die Folge sind schlimmstenfalls inadäquate Schockabgaben beim wachen, kardial ansonsten beschwerdefreien Patienten. Nicht selten entstehen solche Fehlwahrnehmungen durch Defekte der Elektrodenintegrität. Hierbei können wiederholt elektrische, hochfrequente Artefakte zur vermeintlichen Detektion von Kammerflimmern und damit konsekutiv zur Therapieabgabe führen. Auch Muskelpotenziale der Brustmuskulatur können im Rahmen körperlicher Belastung zu solchen Fehldetektionen führen. In der Akuttherapie sind hier die Auflage eines Magneten zur Inhibition der antitachykarden Therapie sowie gegebenenfalls eine ausreichende Analgosedierung indiziert. Dabei muss der Patient zwingend bis zur weiteren Versorgung monitorüberwacht sein, damit auch potenziell „echte" Rhythmusstörungen erkannt und behandelt werden können.

Literatur

[1] 2015 ESC Guidelines for the management of patients with ventricular arrhythmias and the prevention of sudden cardiac death: The Task Force for the Management of Patients with Ventricular Arrhythmias and the Prevention of Sudden Cardiac Death of the European Society of Cardiology (ESC) Endorsed by: Association for European Paediatric and Congenital Cardiology (AEPC). Europace. 2015 Nov;17(11):1601–87. doi: 10.1093/europace/euv319. Epub 2015 Aug 29

[2] European Society of Cardiology, European Heart Rhythm Association, Brignole M, Auricchio A, Baron-Esquivias G, Bordachar P et al. 2013 ESC Guidelines on cardiac pacing and cardiac resynchronization therapy: the task force on cardiac pacing and resynchronization therapy of the European Society of Cardiology (ESC). Developed in collaboration with the European Heart Rhythm Association (EHRA). Europace. 2013;15(8):1070–118. Epub 2013 Jun 24

[3] Truhlář A, Deakin CD, Soar J, Khalifa GE, Alfonzo A et al. European Resuscitation Council Guidelines for Resuscitation 2015: Section 4. Cardiac arrest in special circumstances. Resuscitation. 2015;95:148–201. doi: 10.1016/j.resuscitation.2015.07.017. Epub 2015 Oct 15.

[4] Drew BJ, Scheinman MM. ECG criteria to distinguish between aberrantly conducted supraventricular tachycardia and ventricular tachycardia: practical aspects for the immediate care setting. Pacing Clin Electrophysiol. 1995;18(12 Pt 1):2194–208.

5 Akute Herzklappenerkrankungen

Tobias Graf

5.1 Infektiöse Endokarditis

5.1.1 Fallvignette Endokarditis

Ein 48-jähriger Patient stellt sich mit Fieber, Abgeschlagenheit und Gelenkschmerzen in der Notaufnahme vor. Seine Atemfrequenz beträgt 22/min, die periphere Sauerstoffsättigung 94 % unter Raumluft. Blutdruckwerte werden mit 110/70 vermessen. Der Patient hat keine nennenswerten Vorerkrankungen, gibt aber zu, sehr unregelmäßig Kontakt zum Hausarzt zu haben.

Die klinische Untersuchung ergibt einen auffälligen Auskultationsbefund mit einem 2/6-Systolikum über der Herzspitze. Das initiale Troponin T liegt bei 32 ng/l (N: < 10), NT-proBNP bei 600 ng/l (N: < 125), das Procalcitonin bei 1,0 µg/l (N: < 0,05).

Das erste Röntgenbild zeigt eine leichte pulmonalvenöse Stauung. Die Initialdiagnostik wird durch drei Blutkulturen abgerundet. Der Patient erhält eine Sauerstofftherapie. Eine frühzeitige transösophageale Echokardiografie zeigt eine flottierende Vegetation von 6 mm am anterioren Segel der Mitralklappe atrialseits.

Fazit: Patient mit Zeichen einer Infektion mit einem hinweisenden, nicht vorbekannten Herzgeräusch. Die Differenzialdiagnose wird primär durch die Bildgebung im TEE gesteuert. Bei Nachweis von vegetationstypischen Strukturen oder Abszessen sollte nach Asservierung von Blutkulturen frühzeitig mit einer kalkulierten Antibiotikatherapie begonnen werden. Die Therapie sollte im interdisziplinären Konsens erfolgen.

5.1.2 Einleitung

Die infektiöse Herzklappenendokarditis ist eine gefährliche und auch schwerwiegende Erkrankung mit hoher Letalität (je nach Literaturstelle 20–30 %). Mit dem demografischen Wandel ändert sich in den letzten Jahren in Deutschland auch das Bild der Erkrankten. So sind eher ältere Patienten betroffen, es trifft herzchirurgisch voroperierte oder Patienten nach interventionellem Klappenersatz (TAVI). Auch der Ort der Ansteckung wandelt sich zunehmend von ambulant erworbenen zu nosokomialen Infektionen. Letzteres führt natürlich zu einer Veränderung des zu erwartenden Keimspektrums. Staphylococcus aureus (methicillinsensibel, aber auch -resistent) nimmt somit einen immer größeren Anteil der Blutkultur-Isolate ein. Aufgrund der nicht immer eindeutigen klinischen Präsentation der Patienten kommt es häufig zu einer Fehldiagnose oder auch zur fehlerhaften Therapie. Nur ein multidisziplinärer Ansatz mit Zusammenarbeit von Kardiologen, Herzchirurgen, Mikrobiologen und In-

https://doi.org/10.1515/9783110597516-005

fektiologen kann optimale Ergebnisse für den Patienten erreichen. Die Bildung von Endokarditis-Teams wird empfohlen.

Zusätzlich sollten klare Diagnostik- und Behandlungspfade für die Erkennung und die optimale Behandlung der Endokarditis schriftlich fixiert und für jeden Behandler im medizinischen Alltag verfügbar sein (*Standard Operating Procedures*).

5.1.3 Diagnosestellung

Wie schon erwähnt, ist die infektiöse Endokarditis eine sehr heterogene Erkrankung mit sehr unterschiedlicher klinischer Manifestation, was die Diagnosestellung häufig initial erschwert.

Merke: Infektiöse Endokarditis ist häufig klinisch nicht eindeutig zu diagnostizieren.

Die Prognose der an infektiöser Endokarditis leidenden Patienten ist abhängig von einer frühzeitigen Diagnosestellung. Dabei zeigen sich häufig unspezifische Symptome wie Fieber, Abgeschlagenheit, Gewichtsverlust, Luftnot und Arthralgien. Häufig kommt es zusätzlich zu arteriellen Embolisationen oder einem neu aufgetretenen Herzgeräusch. Spätestens dann sollte die infektiöse Endokarditis als Differenzialdiagnose gestellt werden. Schon mit dem Verdacht sollten sofort Blutkulturen abgenommen werden, um den Nachweis einer Bakteriämie zu führen. Zusätzlich sollte eine echokardiografische Bildgebung veranlasst werden. Hierbei gilt: Transösophageal ist besser als transthorakal, denn Vegetationen von an Klappen oder im Herz einliegendem Fremdmaterial sind meist von außen schwerer nachzuweisen.

Um die Diagnose zu präzisieren, gibt es die modifizierten Duke-Kriterien, die mit Hilfe von klinischen, echokardiografischen und mikrobiologischen Befunden eine Hilfestellung für das behandelnde Team bieten (Tab. 5.1).

Eine wirklich entscheidende diagnostische Maßnahme nach dem Stellen der Verdachtsdiagnose infektiöse Endokarditis ist die Abnahme von mindestens drei venösen Blutkultursets (aerob und anaerob) innerhalb eines Zeitraums von einer halben Stunde. Die Abnahme des Blutes sollte allerdings unabhängig von Fieber durchgeführt werden, da die Bakteriämie auch bei Patienten mit infektiöser Endokarditis ohne Fieber persistiert.

Besteht allerdings der Verdacht auf eine katheterassoziierte Genese der Endokarditis, sollte neben einer Blutkultur aus einer peripheren Venenpunktion eine Blutkultur aus dem liegenden Katheter entnommen werden. Hier empfiehlt sich, wenn mikrobiologisch verfügbar, die Durchführung einer DTTP (*Differential Time to Positivity*), um den möglichen Katheterherd zu bestätigen oder eher auszuschließen. Unnötiges Fremdmaterial sollte umgehend aus dem Patienten entfernt werden.

Tab. 5.1: Modifizierte Duke-Kriterien der infektiösen Endokarditis nach den ESC-Leitlinien 2015 [1].

Major-Kriterien

1. Positive Blutkulturen

Nachweis endokarditistypischer Erreger in ≥ 2 BK:
- Viridans-Streptokokken, Streptococcus gallolyticus (bovis)
- HACEK-Gruppe, Staph. aureus, ambulant erworbene Enterokokken
- Mikroorganismen vereinbar mit einer IE in pers. pos. BK (≥ 2 BK im Abstand von > 12 h; bei 3 von 3 pos. BK oder 4 separaten pos. BK)
- BK mit Nachweis von Coxiella burnetii oder Phase-I-IgG-AK-Titer > 1:800

2. Bildgebung

- Echo: Vegetation, Abszess, Pseudoaneurysma, Fistel, Perforation, neue partielle Dehiszenz einer Klappenprothese
- Klappenprothesen: Pos. ^{18}F-FDG PET/CT (OP vor > 3 Monaten), Leukozyten SPECT/CT
- Nachweis paravalvulärer Läsionen im Herz-CT

Minor-Kriterien

- Prädisposition oder i. v. Drogenabusus
- Fieber > 38°C
- Vaskuläre Phänomene/Embolien
- Immunologische Phänomene (GN etc.)
- Positive BK außerhalb der Major-Kriterien

Diagnose

Definitive IE	Mögliche IE	Ausschluss IE
– 2 Major; 1 Major + 3 Minor – Histologischer Erregernachweis	– 1 Major + 1 Minor – 3 Minor	– 5 Minor – Gesicherte alternative Diagnose; negative Pathologie nach ≤ 4 Tagen – Unter AB-Therapie (post OP, *post mortem*) – Symptomregredienz nach ≤ 4 Tagen unter AB-Therapie

BK: Blutkultur; IE: Infektiöse Endokarditis; GN: Glomerulonephritis; AK: Antikörper

---

Bei Antibiotika-naiven Patienten lässt sich bei infektiöser Endokarditis etwa bei 80 % ein Keim in Blutkulturmedien anzüchten und entsprechend ein Resistogramm erstellen, um eine gezielte Therapie zu erwirken.

Die übrigen kulturnegativen Patienten sind häufig zu früh antibiotisch therapiert worden oder sind von einer Infektion mit in der Blutkultur besonders schwer anzüchtbaren Bakterien wie z. B. Keimen aus der HACEK-Gruppe (Haemophilus aphrophilus, H. paraphrophilus, Actinobacillus actinomycetemcomitans, Cardiobacterium hominis, Eikenella corrodens, Kingella kingae) betroffen. Ergänzende Methoden wie ELISA und PCR sind inzwischen ebenfalls im klinischen Alltag angekommen, aber entgegen der Blutkulturgewinnung und -anzüchtung noch nicht so gut validiert.

Bei der Bildgebung nimmt die transösophageale Echokardiografie (TEE) die Schlüsselrolle zur Detektion der infektiösen Endokarditis ein. Dabei erfolgt häufig primär eine transthorakale Echokardiografie (TTE) zum Screening, allerdings mit unbefriedigender Sensitivität, und dann im zweiten Schritt eine TEE mit deutlich höherer Detektionsrate. Hier liegt die Sensitivitätsrate über 90 % gegenüber 40 % im TTE. Die Trikuspidalklappeninsuffizienz lässt sich als einzige Entität eher im TTE als im TEE bemerken.

Merke: TEE ist der diagnostische Goldstandard der infektiösen Endokarditis.

Typischerweise zeigt sich im TEE eine Vegetation als lokalisierte, flottierende oder fixierte intrakardiale Struktur, die nicht der normalen Klappenanatomie entspricht. Je nach Erreger lassen sich aber auch Abszesse, Pseudoaneurysmata, Perforationen oder sogar eine komplette Destruktion des Klappenapparates mit Insuffizienz nachweisen. Bei Klappenersatz-Patienten zeigen sich paravalvuläre Regurgitationsjets und im Maximalbefund die Dehiszenz des operierten Klappenapparates. Ein bereits im TTE sichtbarer Verdacht auf eine infektiöse Endokarditis sollte immer eine TEE nach sich ziehen, da es sich um eine Beteiligung mehrerer intrakardialer Strukturen handeln kann.

Sollte der Verdacht auf eine infektiöse Endokarditis trotz eines negativen TEE-Befunds weiterbestehen, sollte die TEE in einem Abstand von 7–10 Tagen wiederholt werden, bei Staphylococcus-aureus-Nachweis in der Blutkultur sogar früher (3–5 Tage). Auch bei klinischer Verschlechterung des Patienten sollte eine erneute TEE erwogen werden.

Wenn sich die Diagnose einer Endokarditis erhärtet, empfiehlt sich zur Therapiekontrolle ebenfalls die Wiederholung der TEE mindestens im Wochentakt oder in Abhängigkeit von der klinischen Situation auch früher.

Bei operierten Klappenprothesen, die im TEE schwerer beurteilbar sind, empfiehlt sich bei nicht eindeutiger Diagnose, ein 18F-FDG-PET/CT durchzuführen, wenn die OP länger als drei Monate zurückliegt.

5.1.4 Therapie

5.1.4.1 Antimikrobielle Therapie

Bei den meisten Patienten muss bis zum Nachweis von Bakterien in den drei initialen Blutkulturpaaren (anaerob, aerob) mit einer kalkulierten Antibiotikatherapie begonnen werden. Dabei unterscheidet man primär eine Endokarditis von Nativklappen und Klappenprothesen. Bei der Nativklappen-Endokarditis sollte die kalkulierte Antibiotikatherapie Staphylokokken, Streptokokken, die Erreger der HACEK-Gruppe (s. Kap. 5.1.3) und Bartonella spp. erfassen. Dagegen sollte man bei Patienten mit dem

Verdacht auf eine Klappenprothesen-Endokarditis auch Erreger wie methicillinresistente Staphylococcus-aureus-Stämme (MRSA) im Wirkspektrum der Antibiotikatherapie miterfassen.

Die Nativklappen-Endokarditis ist nach Empfehlung der DGK und ESC primär mit einer Kombination aus einem Aminopenicillin und einem Aminoglykosid zu behandeln. Bei der nicht so seltenen Gruppenallergie auf β-Laktam-Antibiotika sollte eine kombinierte Therapie mit Vancomycin, Gentamicin und Ciprofloxacin erfolgen.

Im Fall einer Klappenprothesen-Endokarditis mit noch unbekanntem Erreger sollte die Therapie mit einer Kombination aus Vancomycin, Gentamicin und Rifampicin bevorzugt werden. Eine Empfehlung zur kalkulierten Therapie häufiger Erreger ist in Tab. 5.2 dargestellt.

Tab. 5.2: Therapieempfehlung gemäß ESC-Leitlinie 2015 für ausgesuchte bakterielle Erreger bei infektiösen Endokarditiden [1].

Antibiotisches Standardregime	Anzahl Dosen/Tag	Zeitraum
Unbekannter Erreger (initiale empirische Therapie)		
Native Klappe und Klappenprothese (spät, ≥ 12 Monate nach Implantation)		
Ampicillin 12 g/d i. v.	4–6 Dosen	4–6 Wochen
+ Flucloxacillin 12 g/d i. v.	4–6 Dosen	4–6 Wochen
+ Gentamicin (Talspiegel)** 3 mg/kg/d i. v.	1 Dosis	2 Wochen
Klappenprothese (früh, < 12 Monate nach Implantation)		
Vancomycin (Talspiegel)** 30 mg/kg/d i. v.	2 Dosen	6 Wochen
+ Gentamicin (Talspiegel)** 3 mg/kg/d i. v.	1 Dosis	2 Wochen
+ Rifampicin 1200 mg i. v. oder p. o.	2 Dosen	6 Wochen
Vergrünende Streptokokken und Streptococcus gallolyticus		
Penicillin G * 20 Mio. U/d i. v.	4–6 Dosen	2–4 Wochen
oder		
Ampicillin 200 mg/kg/d i. v.	4–6 Dosen	2–4 Wochen
± Gentamicin (Talspiegel)** 3 mg/kg/d i. v.		2 Wochen
Staphylokokken		
Native Klappe methicillinsensible Staphylokokken		
Flucloxacillin 12 g/d i. v.	4–6 Dosen	4–6 Wochen
Native Klappe methicillinresistente Staphylokokken		
Vancomycin (Talspiegel)** 30–60 mg/kg/d i. v.	2 Dosen	4–6 Wochen
oder		
Daptomycin 10 mg/kg/d i. v.	1 Dosis	4–6 Wochen
Klappenprothese methicillinsensible Staphylokokken		
Flucloxacillin 12 g/d i. v.	4–6 Dosen	≥ 6 Wochen
+ Rifampicin 1200 mg i. v. oder p. o.	2 Dosen	≥ 6 Wochen
+ Gentamicin (Talspiegel)** 3 mg/kg/d i. v.	1 Dosis	2 Wochen

Tab. 5.2: (fortgesetzt)

Antibiotisches Standardregime	Anzahl Dosen/Tag	Zeitraum
Klappenprothese methicillinresistente Staphylokokken		
Vancomycin (Talspiegel)** 30–60 mg/kg/d i. v. oder	2 Dosen	≥ 6 Wochen
Daptomycin 10 mg/kg/d i. v.	1 Dosis	≥ 6 Wochen
+ Rifampicin 1200 mg i. v. oder p. o.	2 Dosen	≥ 6 Wochen
+ Gentamicin (Talspiegel)** 3 mg/kg/d i. v.	1 Dosis	2 Wochen
Enterokokken		
Native/Klappenprothese		
Ampicillin 200 mg/kg/d i. v.	4–6 Dosen	4–6 Wochen
+ Gentamicin (Talspiegel)** 3 mg/kg/d i. v. oder	1 Dosis	2–6 Wochen
Vancomycin (Talspiegel)** 30–60 mg/kg/d i. v.	2 Dosen	6 Wochen
+ Gentamicin (Talspiegel)** 3 mg/kg/d i. v.	1 Dosis	6 Wochen
CDRIE *(Cardiac device related infective endocarditis)*		
Vancomycin (Talspiegel)** 30–60 mg/kg/d i. v. oder	2 Dosen	4–6 Wochen
Daptomycin 10 mg/kg/d i. v.	1 Dosis	4–6 Wochen
HACEK-Gruppe		
Native/Klappenprothese		
Ceftriaxon 2 g/d i. v.	2 Dosen	4–6 Wochen

** Talspiegel messen und ggf. bevorzugt das Dosierungsintervall anpassen

Merke: Eine kalkulierte Antibiotikatherapie sollte nach Gewinnung von Blutkulturen begonnen werden.

5.1.4.2 Operative Therapie

Die operative Sanierung einer infektiösen Endokarditis erfolgt bei ca. der Hälfte aller betroffenen Patienten. Dabei spielen vier Kriterien eine Hauptrolle bei der Entscheidung pro OP:
- Syndrom der akuten Herzinsuffizienz,
- Ausbreitung der Infektion *per continuitatem,*
- Prävention systemischer Embolien,
- Vegetationsgröße.

Die akute Herzinsuffizienz bis zum Maximalbild eines kardiogenen Schocks ist der stärkste Trigger für eine Operation, aber auch der stärkste perioperative Mortalitätsprädiktor. Die Notfallindikation bei akuter Herzinsuffizienz ergibt sich hierbei bei Patienten mit hochgradigen Vitien und kardiogenem Schock sowie LV-oder Perikardfisteln, die ebenfalls einen kardiogenen Schock verursachen können.

Die Ausbreitung der Infektion *per continuitatem* erfolgt meist unter einer Antibiotikatherapie und ist gekennzeichnet durch persistierendes Fieber und erhöhte laborchemische Entzündungswerte trotz adäquater Therapie. Häufig kommt es zur Bildung von Vegetationen, Abszessen, Pseudoaneurysmata oder Fisteln als Zeichen der lokalen Ausbreitung. Klinisch apparente und inapparente systemische Embolisationen werden bei infektiöser Endokarditis häufig beobachtet (bis zu 50 %). Je nach Lokalisation des Primärherdes embolisieren Linksherz-Endokarditiden in Gehirn, Milz und Niere am häufigsten, während Rechtsherz-Endokarditiden in die Lunge embolisieren. Das Risiko für eine Embolisation steigt mit der Größe der Vegetation, ab einer Vegetationsgröße von 10 mm einer abgelaufenen systemischen Embolisation spricht man von einer dringenden Operationsindikation. Nach der Initiation einer kalkulierten Antibiose sinkt das Embolisationsrisiko allerdings deutlich ab.

Merke: Eine infektiöse Endokarditis sollte frühzeitig in einem interdisziplinären Team mit Kardiologen und Herzchirurgen therapiert werden, um ggf. einen optimalen Operationszeitpunkt zu benennen. In großen Krankenhäusern bilden sich spezialisierte Endokarditis-Teams.

Als mögliche vorbereitende Maßnahme zur OP-Planung sollte bei folgenden Risikogruppen eine Koronarangiografie durchgeführt werden, um eine Bypass-Versorgung während der herzchirurgischen Klappensanierung möglich zu machen:
– bei Männern über 40 Jahren,
– bei postmenopausalen Frauen,
– bei Patienten mit mindestens einem kardiovaskulären Risikofaktor,
– bei bekannter koronarer Herzkrankheit.

Die Antibiotikatherapie sollte im Fall einer Operation kalkuliert und schließlich gezielt für die vorgegebene Zeit der Leitlinie fortgesetzt werden.

In vielen Krankenhäusern haben sich inzwischen sogenannte Endokarditis-Teams gebildet, um das Outcome der Patienten zu verbessern. Mitglieder dieses Teams sind Kardiologen, Kardiochirurgen, Mikrobiologen und Infektiologen. Der interdisziplinäre Erfahrungsaustausch aus diesen Fachrichtungen soll die besten Ergebnisse für den Patienten ermöglichen.

Genderaspekt: Die Inzidenz, Gesamtsterblichkeit und Therapie einer infektiösen Endokarditis unterscheidet sich nicht zwischen Männern und Frauen.

5.2 Akut dekompensierte Aortenklappenstenose

5.2.1 Fallvignette

Ein 80-jähriger Mann kommt mit Ruhedyspnoe in die Notaufnahme. In der körperlichen Untersuchung fallen sofort ubiquitäre Rasselgeräusche in der Auskultation beider Lungen auf sowie ein 3/6-Systolikum über dem 2. ICR rechts mit Fortleitung in die Carotiden. Die Herzfrequenz ist initial 90/min, der Blutdruck wird mit 140/95 mmHg gemessen. Die Atemfrequenz ist auf 24/min akzeleriert. Die periphere Sauerstoffsättigung zeigt sich auf 89 % erniedrigt. Das initiale Troponin T liegt bei 45 ng/l (N: < 10), NT-proBNP bei 1.867 ng/l (N: < 125), das Procalcitonin bei 0,12 µg/l (N: < 0,05).

Das erste Röntgenbild zeigt das Vollbild eines Lungenödems. Der Patient erhält sofort eine Sauerstofftherapie. Im EKG zeigen sich Hinweise für eine linksventrikuläre Hypertrophie. Die transthorakale Echokardiografie zeigt ebenfalls Hinweise für eine konzentrische LV-Hypertrophie und eine stark verkalkte Aortenklappe mit hochgradiger Stenose mit einer Klappenöffnungsfläche von < 0,6 cm².

Fazit: Lungenödem als Ausdruck einer dekompensierten Aortenklappenstenose. Eine Bewertung der Biomarker erlaubt die Diagnose einer akuten Herzinsuffizienz (PCT niedrig, NT-proBNP erhöht). Die körperliche Untersuchung und die Echokardiografie (Abb. 5.1) helfen, eine schnelle Diagnose zu stellen. Die NIV-Beatmung hilft bei diesen Patienten, eine schnelle Stabilisation herbeizuführen.

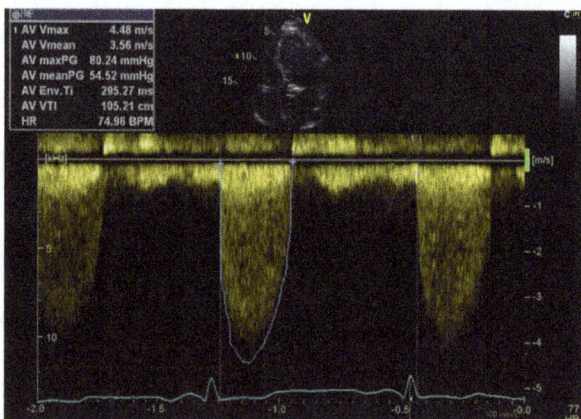

Abb. 5.1: Transthorakale Echokardiografie eines Patienten mit hochgradiger Aortenklappenstenose mit deutlich erhöhtem Gradienten auf dem Boden einer deutlich erhöhten Flussgeschwindigkeit von 4,5 m/s im CW-Doppler über der Klappe.

5.2.2 Einleitung

Die Aortenklappenstenose (AS) ist die häufigste valvuläre Erkrankung in der Bevölkerung und die Inzidenz steigt mit dem Alter. Besonders die kalzifizierte „senile"

Aortenklappenstenose und die angeborenen Formen der Aortenklappenstenose (einschließlich bikuspider Aortenklappe) sind die häufigsten in Deutschland. Rheumatische Formen sind eher selten. Die kalzifizierte Aortenklappenstenose präsentiert sich am häufigsten im 6.–9. Lebensjahrzehnt bei Patienten mit vielen zusätzlichen Komorbiditäten. Hochgradige Aortenklappenstenosen werden klassischerweise entweder mit einer Synkope, Angina Pectoris oder mit Zeichen der Herzinsuffizienz symptomatisch.

Merke: Eine dekompensierte Aortenklappenstenose ist ein häufiger Grund für eine akute Herzinsuffizienz.

Die hochgradige Aortenklappenstenose führt dazu, dass der linke Ventrikel gegen einen hohen Widerstand, der den enddiastolischen Druck im Ventrikel erhöht, ausstößt, was zu einer ausgeprägten LV-Hypertrophie führt. Im Laufe der Zeit beeinträchtigt diese ihrerseits die LV-Füllung und führt zu einer diastolischen Dysfunktion, zu verminderter Belastungstoleranz und zu sich verschlechternder Dyspnoe bei Belastung aufgrund der Unfähigkeit des linken Ventrikels, den Cardiac Output bei Anstrengung adäquat zu steigern. Ein erhöhter Sauerstoffbedarf des Myokards, die Kompression der Herzkranzgefäße und die verkürzte koronare Perfusionszeit während der Diastole verursachen die Angina. Synkopen können durch systemische Vasodilatation aus der Unfähigkeit resultieren, das Herzzeitvolumen während einer Anstrengung zu erhöhen. Sobald sich Symptome entwickeln, ist die Sterblichkeit hoch und die einzige kurative Therapieform ist der operative oder interventionelle Aortenklappenersatz.

Merke: Häufigste Symptome einer Aortenklappenstenose sind Synkope, Angina Pectoris oder Zeichen der akuten Herzinsuffizienz.

5.2.3 Klinische Präsentation

Das Management der rekompensierten akuten schweren Aortenklappenstenose wird durch eine Beurteilung des hämodynamischen Status geleitet. Dabei präsentieren sich die Patienten mit einer großen Bandbreite von klinischen Manifestationen, die von verminderter Leistungsfähigkeit bis hin zum kardiogenen Schock reicht. Die Herzauskultation ist durch ein Crescendo-Decrescendo-Systolikum, eine verminderte (oder abwesende) S2-Intensität durch die verminderte Aortenklappenmobilität und den klassischen schwachen und „verspäteten" Puls *(pulsus parvus et tardus)* gekennzeichnet.

Das EKG kann Anzeichen einer LV-Hypertrophie (z. B. im Sokolow-Lyon-Index) aufweisen, aber ansonsten sind Befunde oft unspezifisch und können aufgrund der subendokardialen Ischämie eine aktive myokardiale Ischämie nahelegen. Das Röntgenthoraxbild zeigt häufig eine pulmonalvenöse Kongestion bis hin zum Lungenödem. Die Echokardiografie ist bei der Diagnose einer hochgradigen Aortenklappenstenose unerlässlich. Der Schweregrad der Aortenklappenstenose zeigt sich am besten durch Nachweis von hohen Druckgradienten über der Aortenklappe von mehr als 50 mmHg, einer Vmax von mehr als 4,0 m/s, durch eine berechnete Aortenklappenöffnungsfläche von weniger als 1,0 cm^2 oder einen Klappenflächen-Index auf die Körperfläche von weniger als 0,60 cm^2/m^2 und letztlich natürlich in der Anatomie der Aortenklappe. Schwieriger ist die echokardiografische Bestimmung einer hochgradigen *Low-Flow-Low-Gradient*-Aortenklappenstenose, da hier Gradienten und Geschwindigkeiten trotz hochgradiger Obstruktion geringgradiger erscheinen. Eine bikuspide Aortenklappe wird bei ca. 1–2 % der Bevölkerung gesehen, und Patienten mit bikuspider Aortenklappe entwickeln Sklerose und Stenose der Aortenklappe bereits in einem viel jüngeren Alter aufgrund erhöhter hämodynamischer Turbulenzen über der Klappe. Eine echokardiografisch festgestellte konzentrische linksventrikuläre Hypertrophie kann ein Hinweis auf eine Aortenklappenstenose sein, die sich oft über Jahre entwickelt.

Merke: Eine hochgradige Aortenklappenstenose wird am schnellsten durch die Echokardiografie diagnostiziert.

Bei Patienten mit diskordanten Echokardiografie-Befunden oder Symptomen kann der mittlere Gradient über der Aortenklappe direkt durch eine kombinierte Links-/ Rechtsherzkatheteruntersuchung mit retrograder Klappenpassage und Rückzug über der Aortenklappe bestimmt werden. Zu den Risiken dieser Prozedur gehört ein kleines Schlaganfallrisiko durch die Mobilisation von Kalk auf der Klappe oder in der Aorta ascendens oder das Auslösen von ventrikulären Arrhythmien durch den Katheter im linken Ventrikel.

5.2.4 Therapie

Die medikamentöse Stabilisierung der hochgradigen Aortenklappenstenose wird durch das Vorhandensein einer fixierten Nachlast erschwert, so dass die Patienten vorlastabhängig sein können. Unter Vasodilatatoren besteht die Gefahr, den systemischen Blutdruck zu stark zu senken und die koronare Perfusion zu reduzieren, Diuretika können die Vorlast senken und damit das Herzminutenvolumen verringern und Inotropika können die Myokardischämie verschlimmern, wenn sie vorhanden ist. Daher sollte die medikamentöse Therapie in einem streng überwachten klinischen Umfeld durchgeführt werden und auf die Behandlung von Symptomen und eine stabilisierende Hämodynamik ausgerichtet sein. Diuretika sollten zur Behandlung bei Lungenödem eingesetzt werden und Vasodilatatoren, um hypertensive Blutdruckwerte zu reduzieren. Das kardiale Lungenödem als Folge einer dekompensierten Aorten-klappenstenose ist eine gute Indikation für eine nichtinvasive Beatmung (NIV).

Bei Patienten mit Vorhofflimmern ist eine Rhythmuskontrollstrategie empfohlen, die die Wiederherstellung des normalen Sinusrhythmus beinhaltet, da beim Vorhof-flimmern der Verlust der Vorhofkontraktion die LV-Dysfunktion verschlechtern kann.

Bei kritisch kranken Patienten mit schlechter Perfusion wird eine anfängliche Stabilisierung in Hinblick auf ein gutes chirurgisches Ergebnis bevorzugt, aber nur wenige medikamentöse Therapien bieten wirkliche einen Nutzen für die Sterblich-keit. Unter intensivmedizinischen Bedingungen erhöht Nitroprussid-Natrium bei Pa-tienten mit dekompensierter schwerer Aortenklappenstenose und niedriger Auswurf-fraktion die Herzleistung und verringert den systemischen Gefäßwiderstand, was das Outcome der Patienten verbessern kann. Das verminderte Cardiac Output kann den Auswurf erhöhen, aber der Effekt kann begrenzt sein, wenn man die Obstruktion bei hochgradiger Aortenklappenstenose bedenkt.

Eine perkutane Aortenklappen-Ballonvalvuloplastie (PABV) kann als eine Bridge-Therapie zur Operation oder einer Transkatheter-Aortenklappen-Implantation (TAVI) dienen, indem sie den mittleren Gradienten über der Aortenklappe reduziert und die Klappenöffnungsfläche bei kritisch kranken Patienten vergrößert. Der Effekt dieses Eingriffs ist jedoch nur kurz anhaltend und hat eine Reihe von gefürchteten Komplikationen, darunter eine Verschleppung von Kalk bei der Ballonvalvuloplastie und die Entwicklung einer akuten hochgradigen Aortenklappeninsuffizienz. In ein-zelnen Fällen wurde beschrieben, dass eine *Rescue*-TAVI bei der Entwicklung einer schweren Aortenklappeninsuffizienz eingesetzt werden kann. Bikuspide Aortenklap-pen sind nicht für eine PABV geeignet, und eine vorbestehende moderate oder hoch-gradige Aortenklappeninsuffizienz ist ebenfalls eine Kontraindikation für eine PABV.

Merke: Eine perkutane Aortenklappen-Ballonvalvuloplastie (PABV) kann als Bridging-Therapie zu OP oder TAVI erwogen werden.

Schwere symptomatische AS ist eine Klasse-1-Indikation für chirurgischen Klappen-ersatz in Abhängigkeit von Alter, Komorbiditäten und körperlicher Verfassung. TAVI ist inzwischen zum Routineeingriff beim Klappenersatz geworden und zeigte sich in großen Studien bei Hochrisikopatienten und Patienten mit mittlerem Risiko der offe-nen Operation in Mortalitätsdaten gleichwertig, obwohl sie weiterhin mit einem hö-heren Grad an Gefäßzugangskomplikationen verbunden ist. Die Optionen einer ope-rativen oder interventionellen Form des Klappenersatzes werden heutzutage nach ESC-Leitlinien in einem Heart-Team-Ansatz besprochen. Dabei kommt es interdiszi-plinär zu einer konsentierten Entscheidung in der Zusammenarbeit von interventionel-len Kardiologen, Herzchirurgen und Anästhesisten in Zusammenschau von Alter,

Anatomie, Komorbiditäten und Gebrechlichkeit, häufig zusammengefasst in Score-Systemen wie dem STS-Score oder dem logistischen Euro-Score.

> **Merke:** Die Entscheidung zu OP oder TAVI muss immer im interdisziplinären Herz-Team besprochen werden.

> **Genderaspekt:** Die Inzidenz, Gesamtsterblichkeit und Therapie einer akut dekompensierten Aortenklappenstenose unterscheiden sich nicht zwischen Männern und Frauen.

5.3 Akute Mitralklappeninsuffizienz

5.3.1 Fallvignette

Eine 65-jährige Patientin stellt sich selbstständig mit akutem dumpfem Thoraxschmerz und Ruhedyspnoe in der Notaufnahme vor. Die Beschwerden bestehen seit einigen Tagen. Die Atemfrequenz beträgt 25/min, der Blutdruck ist 110/70 mmHg, die periphere Sauerstoffsättigung zeigt sich mit 90 % erniedrigt. In der körperlichen Untersuchung fällt sofort ein ubiquitäres grobblasiges Rasselgeräusch auf. Zusätzlich zeigt sich ein 2/6-Systolikum über der Herzspitze. Das initiale Troponin T liegt bei 700 ng/l (N: < 10), NT-proBNP bei 3507 ng/l (N: < 125), das Procalcitonin bei 0,12 µg/l (N: < 0,05).

Das erste Röntgenbild zeigt das Vollbild eines Lungenödems. Die Patientin erhält sofort eine Sauerstofftherapie. Im EKG zeigen sich Hinweise für einen lateralen STEMI. Die transthorakale Echokardiografie (Abb. 5.2) zeigt ebenfalls Wandbewegungsstörungen im anterolateralen Bereich und eine hochgradige Mitralklappeninsuffizienz.

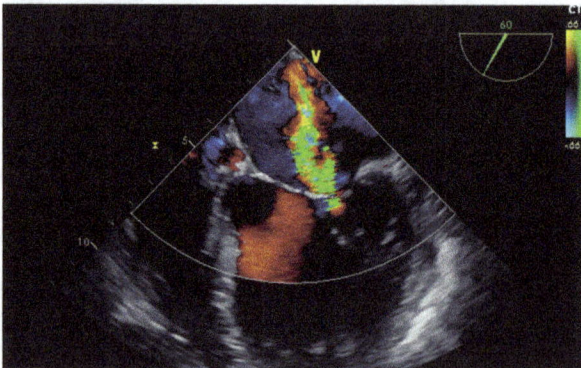

Abb. 5.2: Transösophageale Echokardiografie mit dem Bild einer hochgradigen Mitralklappeninsuffizienz mit zentralem Jet.

Fazit: Lungenödem als Ausdruck einer ischämischen Mitralklappeninsuffizienz. Eine Bewertung der Biomarker erlaubt die Diagnose einer akuten Herzinsuffizienz (PCT niedrig, NT-proBNP erhöht). Der STEMI im EKG ist die führende Diagnose und führt zu einer schnellen Koronarangiografie. Die körperliche Untersuchung und die Echokardiografie helfen eine schnelle Diagnose zu stellen. Die NIV-Beatmung kann einen Zeitgewinn zu einer Diagnostik und Therapie erbringen.

5.3.2 Einleitung

Die akute Mitralklappeninsuffizienz hat von Endokarditis über Myokarditis bis hin zu iatrogenen Verletzungen zahlreiche Ursachen. Die drei primären Mechanismen, in denen sich eine akute Mitralklappeninsuffizienz manifestiert, sind eine (1) Ruptur der Chorda tendinie, (2) die Bewegungseinschränkung oder die Ruptur der Papillarmuskulatur des linken Ventrikels (LV) klassischerweise bei einer Myokardischämie (in der Literatur auch „ischämische Mitralklappeninsuffizienz" genannt) und (3) das Auftreten von hämodynamisch relevanter LV-Ausflusstrakt-Obstruktion sowie funktioneller LV-Dilatation.

> **Merke:** Die ischämische Mitralklappeninsuffizienz ist eine mechanische Komplikation des Myokardinfarktes.

Bei echokardiografischen Untersuchungen von Patienten mit akutem Koronarsyndrom hat sich gezeigt, dass bis 14 % mindestens eine milde Mitralklappeninsuffizienz und etwa 3 % eine moderate bis hochgradige Mitralklappeninsuffizienz (MI) aufzuweisen hatten. Diese Patienten mit moderater bis schwerer MI haben dabei eine deutlich höhere Mortalität. Der schwerwiegendste Verlauf zeigt sich im Papillarmuskelabriss.

Dabei treten Funktionsstörungen oder Rupturen vor allem im Bereich des posterioren Papillarmuskels auf, weil dieser anders als der anteriore Papillarmuskel keine doppelte Blutversorgung hat und im Rahmen von ausgedehnten Ischämien schneller nekrotisiert. Die anteriore ischämische Papillarmuskelruptur ist äußerst selten.

In der akuten Mitralklappeninsuffizienz hat der linke Vorhof keine Zeit, sich an die abrupte Zunahme des Volumens von zurückfließendem Blut anzupassen. Die Folgen sind eine deutliche Zunahme des LA-Drucks und ein Lungenödem durch das hohe Regurgitationsvolumen. Das Schlagvolumen und der Cardiac Output nehmen ab und führen zum kardiogenen Schock.

5.3.3 Klinische Präsentation

Die hochgradige akute Mitralklappeninsuffizienz stellt sich in der Regel als hämodynamischer Kollaps mit allen Anzeichen von schlechter Gewebeperfusion und dem Vollbild eines kardiogenen Schocks dar. In der körperlichen Untersuchung imponiert auskultatorisch ein Lungenödem und häufig eine marmorierte Hautzeichnung und blasses Hautkolorit.

Ein systolisches Herzgeräusch ist oft zu hören, aber aufgrund des schnellen Druckausgleiches zwischen linkem Vorhof und linkem Ventrikel endet es meist abrupt vor dem zweiten Herzton. Auch aus diesem Grund findet sich eine große Anzahl von Patienten mit akuter Mitralklappeninsuffizienz, die keinen wegweisenden Herzauskultationsbefund in der Akutsituation nachweisen.

Im EKG zeigen sich keine spezifischen Erregungsausbreitungs- oder -rückbildungsstörungen, die auf eine akute Mitralklappeninsuffizienz hinweisen, es sei denn, dass Zeichen für eine akute Ischämie als Ursache bestehen. Im Röntgenthoraxbild zeigt sich das Vollbild eines Lungenödems, wobei es gerade bei der akuten Mitralklappeninsuffizienz auch zum seltenen Bild eines einseitigen Lungenödems kommen kann. Dieses Phänomen beruht auf dem Rückfluss eines Insuffizienzjets direkt in eine Pulmonalvene und ist interessanterweise mit einer erhöhten Mortalität verbunden.

Merke: Akute Luftnot oder ein Lungenödem beim Myokardinfarkt sollten immer an eine Mitralklappeninsuffizienz bei Papillarmuskelabriss denken lassen.

5.3.4 Diagnose

Transthorakale und transösophageale Echokardiografie sind zur Diagnosestellung der akuten Mitralklappeninsuffizienz unerlässlich und können die Ätiologie differenzieren. Der Schweregrad kann dabei mittels Farbdoppler schon in der transthorakalen Untersuchung bewertet werden. Allerdings wird häufig aufgrund des schnellen Ausgleichs von LA-LV-Drücken und der inadäquaten Farbflussvisualisierung des Jets im Schock der Schweregrad der akuten Mitralklappeninsuffizienz unterschätzt. Somit bleibt die transösophageale Echokardiografie (TEE) als Bildgebung der Goldstandard zur Diagnosesicherung, zur Feststellung des Schweregrades und zur objektiven Vermessung des effektiven Regurgitationsvolumens. Dabei kommen der Vermessung der Vena contracta, der Regurgitationsöffnung, der Jetlänge und der Vorhofgröße ebenfalls Bedeutung zu. Auch die systolische Strömungsumkehr im Pulmonalisstromgebiet kann beobachtet werden. Bei Papillarmuskelabriss wird häufig eine frei flottierende Struktur mit Verbindung zum posterioren Mitralsegel sichtbar. Bei einer Myokardischämie zeigen sich zudem Hinweise auf regionale Wandbewegungsstörungen des linken Ventrikels.

Wird eine akute Mitralklappeninsuffizienz vermutet, die sich aber nicht vollends echokardiografisch darstellen lässt, kann je nach Stabilität des Patienten eine kombinierte Links-/Rechtsherzkatheter-Untersuchung erwogen werden. Das Vorhandensein von überhöhten V-Wellen *(giant V-waves)* in der Messung des pulmonalkapillären Verschlussdruckes (PCWP) kann ein zusätzlicher Hinweis auf eine akute Mitralklappeninsuffizienz sein. In Zusammenschau mit den klinischen und echokardiografischen Untersuchungsergebnissen können diese Messungen bei der Diagnosestellung hilfreich sein.

Merke: Transthorakale und transösophageale Echokardiografie führen zur Diagnosestellung der akuten Mitralklappeninsuffizienz.

5.3.5 Therapie

Die medikamentöse Stabilisierung der akuten schweren Mitralklappeninsuffizienz hängt sehr stark vom hämodynamischen Status des Patienten ab. Hypertensive oder normotensive Patienten profitieren von einer gezielten Nachlastsenkung mittels intravenöser Vasodilatatorentherapie. Dabei gilt es, den arteriellen Mitteldruck schnell auf niedrig-normale Werte zu bringen, um das Regurgitationsvolumen so gering wie möglich und die kardiale Auswurfleistung und damit das Herzminutenvolumen so groß wie möglich zu halten. Hypotensive Patienten im Schock profitieren vor allem von Inotropikagaben (besonders Dobutamin). Diuretika lindern das Lungenödem.

Ein intraaortale Ballonpumpe (IABP) kann bei Patienten mit akuter schwerer Mitralklappeninsuffizienz (gerade bei ischämischer bzw. infarktbedingter Ursache) erwogen werden. Sie kann theoretisch die Herzarbeit verringern und die periphere Perfusion verbessern und als *bridge to surgery* gelten. Der Einsatz von venoarterieller extrakorporaler Membranoxygenierung (ECMO) und Mikroaxialpumpen bei akuter Mitralklappeninsuffizienz ist selten und nur in Einzelfallberichten beschrieben. Theoretisch könnten diese Devices das Herzzeitvolumen im Schock steigern, aber vor allem die Impella®-Pumpe muss retrograd in den linken Ventrikel eingeführt werden und ist somit bei einem Papillarmuskelabriss eher kontraindiziert. Die Durchführung einer Koronarangiografie sollte in Abhängigkeit von der Dringlichkeit des herzchirurgischen Eingriffs geplant werden. Nur bei einem entsprechenden ST-Streckenhebungs-Myokardinfarkt mit entsprechendem Ischämiegebiet als Auslöser der akuten Mitralklappeninsuffizienz kann die Revaskularisation die Mitralklappeninsuffizienz z. T. verbessern. Andererseits sollte bei hämodynamisch stabilen Patienten vor einem herzchirurgischen Eingriff eine Koronarangiografie erfolgen, um eine mögliche Bypass-Versorgung zusätzlich zu einer Mitralklappenoperation besser planen zu können.

Merke: Ein Papillarmuskelabriss mit hochgradiger Mitralklappeninsuffizienz ist eine Notfall-OP-Indikation.

5.3.6 Operation

Der klinische Schweregrad der akuten Mitralklappeninsuffizienz ist entscheidend für die Dringlichkeit der Operation. Aufgrund der Akuität der Erkrankung und der häufigen Präsentation im kardiogenen Schock ist die präoperative Sterblichkeit hoch. Klinische Zeichen und Symptome der akuten Herzinsuffizienz oder echokardiografische Hinweise auf eine hämodynamische Kompromittierung sollten zu einer umgehenden herzchirurgischen Versorgung der Patienten führen. Ein Papillarmuskelabriss während der ischämischen Mitralklappeninsuffizienz erfordert sofortige chirurgische Reparatur und ist ein massiver Trigger für eine hohe Mortalität der betroffenen Patienten. Nach chirurgischer Reparatur ist die Sterblichkeit ähnlich wie bei Patienten ohne Papillarmuskelabriss bei akuter Mitralklappeninsuffizienz.

Die Reperfusionstherapie durch primäre perkutane Koronarintervention der infarktbezogenen Arterie ist immer bei Patienten mit STEMI angezeigt, auch bei Patienten mit ischämischer Mitralklappeninsuffizienz. Eine primäre perkutane Koronarintervention im STEMI senkt die Inzidenz von ischämischer Mitralklappeninsuffizienz. Bei hämodynamisch stabilen Patienten ohne Papillarmuskelabriss sind die Notwendigkeit und das Timing der Durchführung einer chirurgischen Reparatur für ischämische Mitralklappeninsuffizienz von der Datenlage her nicht eindeutig und werden weiterhin kontrovers diskutiert.

Eine hochgradige Mitralklappeninsuffizienz als Ergebnis einer Endokarditis sollte zusätzlich zur Behandlung mit Antibiotika dringend einer herzchirurgischen Operation zugeführt werden, insbesondere bei hämodynamischer Verschlechterung oder im kardiogenen Schock.

Genderaspekt: Die Inzidenz, Gesamtsterblichkeit und Therapie einer akuten Mitralklappeninsuffizienz unterscheidet sich nicht zwischen Männern und Frauen.

Literatur

[1] Habib G et al. ESC Guidelines for the management of infective endocarditis: The Task Force for the Management of Infective Endocarditis of the European Society of Cardiology (ESC) European Heart Journal. 2015;44:3075–3128. https://doi.org/10.1093/eurheartj/ehv319

[2] Dietz S et al. Infective endocarditis : emergency treatment and long-term surveillance. Der Internist. 2013;54:51–62. doi: 10.1007/s00108-012-3090-x.

[3] Baddour LM et. al. Infective endocarditis in adults: diagnosis, antimicrobial therapy, and management of complications. Circulation. 2015;132:1435–1486. doi: 10.1161/CIR.0000000000000296.

[4] Baumgartner H et al. ESC/EACTS Guidelines for the management of valvular heart disease. European Heart Journal. 2017;38:2739–2791. https://doi.org/10.1093/eurheartj/ehx391

6 Synkopen

Friedhelm Sayk

6.1 Einleitung

Eine Synkope (umgangssprachlich als Kreislaufkollaps bezeichnet) ist definiert als eine plötzlich einsetzende, kurz andauernde Bewusstlosigkeit (Sekunden bis wenige Minuten), die mit einem Verlust des Haltetonus einhergeht und ohne besondere Behandlungsmaßnahmen umgehend aufhört, ohne neurologische Residuen zu hinterlassen. Ursächlich ist eine vorübergehende globale Minderdurchblutung des Zerebrums oder aber eine fokale Minderperfusion mittelliniennaher Strukturen des mesenzephalen retikulären Aktivierungssystems. Nach ihrer Ursache werden Synkopen in neurogen reflexvermittelte (vasovagale), orthostatische oder kardiale Synkopen eingeteilt.

> **Merke:** Präsynkope und Synkope gelten als unterschiedliche klinische Ausprägung derselben pathophysiologischen Mechanismen und müssen daher prinzipiell gleichartig abgeklärt werden. Sie werden in diesem Kapitel unter dem Begriff „Synkope" zusammengefasst.

Synkopen gehören zum ätiologisch und prognostisch sehr heterogenen Leitsymptom der passageren Bewusstlosigkeit (*Transient Loss of Consciousness*, TLoC). Neben den Synkopen gehören hierzu nichtsynkopale Ursachen z. B. im Rahmen primärer zerebraler Ereignisse, metabolischer Störungen, Intoxikationen oder psychogener Auslöser. Für einen TLoC gelten laut ESC-Leitlinie folgende Diagnosekriterien [1]:

- kurze Dauer (< 5 min),
- abnormale motorische Kontrolle,
- passager fehlende Reaktion auf Ansprache oder Stimuli,
- Amnesie für die Dauer des TLoC.

6.2 Synkopenformen

6.2.1 Reflexvermittelte oder vasovagale Synkope

Die vasovagale Synkope ist mit bis zu 65 % der Fälle die häufigste Synkopenform. Sie geht mit einer kurzzeitigen extremen Bradykardie und/oder Hypotension als Grund für die zerebrale Minderperfusion einher. Ursächlich für die Bradykardie sind überaktive kardioinhibitorische Efferenzen des N. vagus. Die Inhibition vasokonstriktorischer sympathischer Efferenzen des Baroreflexbogens führt zu einer Vasodilatation mit Blutdruckabfall (synonym: vasovagale Synkope). Häufig lassen sich für die diagnostische Einordnung typische auslösende Konstellationen, klassische Prodromi und vegetative Begleitsymptome wie „Schwarzwerden vor Augen", Benommenheit,

https://doi.org/10.1515/9783110597516-006

Hitzegefühl, Schweißausbruch, Blässe, Übelkeit und gelegentlich unspezifische abdominelle Schmerzen eruieren (s. Übersicht). Patienten mit gesicherter vasovagaler Synkope haben eine gute Prognose ohne erhöhte Morbidität oder Mortalität im Vergleich zur Normalbevölkerung.

Die folgende Übersicht fasst die charakteristischen klinisch-anamnestischen Merkmale für die Synkopenbeurteilung zusammen.

Vasovagale/reflexvermittelte Synkope (3 „Ps": Position, Provokation, veg. Prodromi):
–   Fehlender Anhalt für eine kardiale Erkrankung
–   Langfristige Synkopenanamnese, insbesondere bei Beginn vor dem 40. Lebensjahr
–   Charakteristische vegetative Prodromi
–   Typische emotionale Trigger oder unerwartete unangenehme Sinneseindrücke wie Schreck, Schmerz, Lärm, Kälte, Gerüche, Sehen von Blut (Situationssynkope)
–   Pressorische Synkopen bei Miktion/Defäkation, Husten, Valsalva-Manöver
–   Langes Stehen, insbesondere in warmer Umgebung
–   Druck auf den Karotissinus, z. B. bei Kopfrotation, enger Krawatte, Rasur
–   Im Anschluss an starke körperliche Belastung

Orthostatische Synkope:
–   Aufrichten aus liegender Position und langes Stehen
–   Beginn oder Dosisänderung einer blutdrucksenkenden Medikation
–   Flüssigkeitsverluste durch Diarrhoe, Blutung oder Fieber
–   Autonome Neuropathie oder M. Parkinson

Kardiale Synkope:
–   Bekannte strukturelle Herzerkrankung
–   In liegender Position oder während körperlicher Belastung
–   Begleitsymptome wie Palpitationen, Brustschmerz oder Dyspnoe
–   Plötzlicher Herztod in der Familienanamnese

6.2.1.1 Fallvignette vasovagale Synkope

Der 19-jährige Mann verspürt bei einer Routineblutabnahme ein flaues Gefühl epigastrisch, dann generalisiertes Hitzegefühl mit Schweißausbruch, gefolgt von „Schwarzwerden vor Augen". Um einen Sturz zu vermeiden, begibt er sich in eine halbliegende Position, verliert dann aber das Bewusstsein für ca. 30 Sekunden. Beobachtet werden Gesichtsblässe und bei Pulskontrolle ein bradykarder flacher Puls. Nach unmittelbarer Reorientierung lässt sich im Ruhe-EKG ein altersentsprechender Befund ableiten, Familienanamnese und klinische Untersuchung sind unauffällig, es erfolgte keine Verletzung.

Fazit: Anamnese und klinische Präsentation entsprechen einer vasovagalen Situationssynkope, es bestehen keine Risikoindikatoren, eine weitere Diagnostik oder stationäre Aufnahme ist nicht indiziert. Anmerkung: Würde während des Ereignisses ein EKG-Monitoring durchgeführt, so wäre eine rasch zunehmende Sinusbradykardie mit kurzzeitiger selbstlimitierter Asystolie zu beobachten.

6.2.2 Orthostatische Synkope

Orthostatische Synkopen machen bis zu 24 % aller Synkopen aus. Ursächlich für die zerebrale Minderperfusion ist ein reduzierter Rückstrom des intravasalen Volumens zum Herzen beim Wechsel von einer liegenden oder knienden in eine aufrechte Position (venöses Pooling). Dies liegt entweder an einem Versagen der baroreflexvermittelten gegenregulatorischen Vasokonstriktion oder an einem absoluten oder relativen intravasalen Volumenmangel. Eine (diabetische) autonome Neuropathie, eine Anämie sowie eine herzfrequenz- und blutdrucksenkende Medikation sollten als Kofaktoren beachtet werden. Venöses Pooling in den Darmgefäßen nach einem reichhaltigen Mahl insbesondere in Kombination mit vorbestehender Exsikkose oder Alkoholgenuss kann zur *postprandialen Synkope* führen. Bei Schwangeren kann im Rahmen eines *Vena-cava-Kompressionssyndroms* der Blutrückfluss zum Herzen im Liegen kritisch vermindert sein. Eine Multisystematrophie ist eine seltene Ursache.

Obschon die orthostatische Synkope für sich genommen eine gute Prognose hat, kann sie Epiphänomen einer lebensbedrohlichen Störung sein. Hierzu zählen signifikante Blutverluste, schwere Exsikkose, überschießende Medikamentenwirkungen und kardiale Funktionsstörungen. Die Diagnose einer einfachen orthostatischen Hypotension ist daher eine Ausschlussdiagnose, die im Rahmen einer Synkopenabklärung nur bei Patienten ohne Risikofaktoren (siehe unten Abb. 6.1) gestellt werden sollte.

6.2.2.1 Fallvignette orthostatische Synkope
Ein 78-jähriger Mann hat seit Tagen epigastrische Schmerzen und erleidet heute eine Synkope bei orthostatischer Belastung und ist auch jetzt „plümerant", sobald er aufsteht. Vorbekannt sind M. Parkinson mit L-Dopa-Medikation und wiederholter orthostatischer Intoleranz. Der Patient ist blass, abgeschlagen, hat kein Fieber und keine Dyspnoe. Die kardiale Anamnese und Untersuchung sind unauffällig. In der BGA zeigt sich ein Hb-Wert von 7 g/dl, wenig später wird massiv Teerstuhl abgesetzt.

Fazit: Eine orthostatische Synkope kann Epiphänomen einer bedrohlichen Erkrankung sein. Grunderkrankungen und Medikation können orthostatische Intoleranz begünstigen.

6.2.3 Kardiale Synkope

Patienten mit kardialer Synkope haben ein deutlich erhöhtes Risiko, innerhalb der nächsten Monate an einem plötzlichen Herztod zu versterben. Die Einjahresmortalität liegt bei 30 % und ist noch höher bei vorbestehender Herzinsuffizienz. Unterschieden werden hier rhythmogene Synkopen und Einschränkungen der kardialen Auswurfleistung durch strukturelle Erkrankungen.

6.2.3.1 Rhythmogene Synkope

Da die meisten bradykarden oder tachykarden Rhythmusereignisse unvermittelt auftreten, gehen der Synkope typischerweise keine Prodromi voraus. Rhythmogene Auslöser liegen bei ca. 14 % der Synkopen vor. EKG-Auffälligkeiten, die auf eine rhythmogene Synkope hinweisen, finden sich in nachfolgender Aufzählung. Die Einnahme proarrhythmogener Medikamente und eine etwaige Schrittmacher-Dysfunktion können den Verdacht auf eine rhythmogene Ursache unterstützen.

EKG-Auffälligkeiten, die auf eine rhythmogene Synkope hinweisen [1]:
- Bifaszikulärer Block, definiert als Linksschenkelblock oder als Rechtsschenkelblock mit linksseitigem anterioren oder posterioren Hemiblock
- Andere intraventrikuläre Leitungsstörungen (QRS-Dauer 0,12 sec)
- AV-Block II Mobitz und AV-Block I mit stark verlängertem PR-Intervall
- Asymptomatische Sinusbradykardie (40–50/min) oder sinuatrialer Block ohne bradykardisierende Medikation
- Präexzitationssyndrome
- Nichtanhaltende ventrikuläre Tachykardie
- Verlängerung oder Verkürzung des QT-Intervalls
- Brugada-Syndrom-typische Veränderungen oder Hinweise auf arrhythmogene rechtsventrikuläre Dysplasie
- Q-Zacken als Hinweis auf abgelaufene Herzinfarkte
- Linksventrikuläre Hypertrophiezeichen i. S. linksventrikulärer Kardiomyopathie

Fallvignette: Rhythmogene Synkope

Eine 82-jährige Patientin sei während der letzten zwei Tage mindestens dreimal passager bewusstlos gewesen, hierbei gestürzt und hat sich dabei eine kleine Kopfplatzwunde zugezogen. Fremdanamnestisch werden zudem motorische Entäußerungen berichtet, daher erfolgt die stationäre Aufnahme unter V. a. epileptisches Anfallsgeschehen in die neurologische Klinik, ein CCT und das initiale Ruhe-EKG sind unauffällig. Auf der neurologischen Station wird ein erneutes Ereignis mit kurzzeitigen asymmetrischen Myoklonien der Arme beobachtet und hier nun neurologisch eher als konvulsive Synkope gedeutet. Im EKG zeigt sich ein AV-Block III.

Fazit: Rhythmogene Synkope i. R. eines Adams-Stokes-Anfalls. Die Unterscheidung zwischen Krampfanfall und konvulsiver Synkope ist anamnestisch nicht immer eindeutig, bei DD innerhalb kurzer Zeit wiederholter unklarer Synkope empfiehlt die europäische Synkopen-Leitlinie die stationäre Aufnahme mit zentralem EKG-Monitoring.

6.2.3.2 Synkope bei struktureller Herzerkrankung/kardiopulmonaler Zirkulationsstörung

Typische Beispiele sind symptomatische Herzklappenerkrankungen (Mitral- oder Aortenklappenstenose), akutes kardiales Pumpversagen infolge myokardialer Ischämie, Lungenarterienembolien, seltener Perikardtamponade, die Typ-A-Dissektion der Aorta oder atriale Myxome. Das jährliche Risiko für den plötzlichen Herztod als Komplikation einer obstruktiven Kardiomyopathie (Inzidenz 1:500) beträgt 0,6–1 %. Eine Synkope ist hierfür als Hochrisikofaktor anzusehen (relatives Risiko 5), insbesondere, wenn sie rezidivierend oder bei Belastung auftritt.

6.2.4 Unklare Synkope

6.2.4.1 Fallvignette 1: Unklare Synkope

Eine 28-jährige Patientin war zweimalig synkopiert. In der Notaufnahme wirkt sie ängstlich und verneint aktuelle Beschwerden, sie ist Raucherin und übergewichtig. Blutdruck 100/70 mmHg, HF 110/min., AF 28/min., SaO_2 91 % bei Raumluft, normale Auskultation, Ruhe-EKG bis auf inkompletten RSB unauffällig. Die auffällige Basisuntersuchung erfordert ein weiteres strukturiertes Assessment in der Notaufnahme: Die kapilläre BGA zeigt eine respiratorische Partialinsuffizienz, echokardiografisch bestehen akute Rechtsherzbelastungszeichen. Wells-Score, D-Dimere und CTA-Pulmonalis bestätigen die beidseits zentrale Lungenarterienembolie.

Fazit: Bei unklarer Synkope und instabilen Vitalparametern müssen bedrohliche Differenzialdiagnosen aktiv ausgeschlossen werden.

6.2.4.2 Fallvignette 2: Unklare Synkope

Ein 65-jähriger Patient erleidet während eines Saunabesuchs unbeobachtet einen Sturz mit Kopfplatzwunde; für das Ereignis besteht eine Amnesie. Anamnestisch bestehen gelegentlicher belastungsabhängiger Schwindel und Belastungsdyspnoe, ansonsten ist der Patient rüstig. Für das Ereignis sind typische vegetative Begleitsymptome nicht erinnerlich, Brustschmerz wird verneint. Im Ruhe-EKG bestehen linksventrikuläre Hypertrophiezeichen, auskultatorisch besteht ein raues spindelförmiges Systolikum p.max aortal. Echokardiografisch bestätigt sich eine bislang nicht bekannte Aortenklappenstenose. Der Befund führt zur stationären Aufnahme.

Fazit: Bei unklarer Synkope muss in der Notaufnahme eine weiterführende Diagnostik z. B. mittels Echo erfolgen, um die individuelle Risikokonstellation zu klären.

6.3 Nichtsynkopale passagere Bewusstlosigkeit

Bei nichtsynkopalem TLoC liegt definitionsgemäß keine passagere globale Hirnminderperfusion vor. Ihre Abgrenzung stellt oft eine diagnostische Herausforderung dar und beeinflusst die weitere Strategie der Abklärung, die Risikoabwägung und ggf. Therapie ganz entscheidend. Die wichtigsten Differenzialdiagnosen sind:

Epileptischer Anfall

Da auch Synkopen häufig von kurz andauernden motorischen Entäußerungen begleitet werden („konvulsive Synkope"), ist die Abgrenzung oft schwierig. Phänomenologische Unterschiede zwischen Aura und vasovagalen Prodromi, Dauer und Art der Konvulsionen (Synkope < 20 sec, einzelne asynchrone Myoklonien, keine tonische Phase), Dauer der Bewusstlosigkeit (Synkope meist < 1 min), rasche Reorientierung versus postiktale Umdämmerung, mit Einschränkungen auch Zungenbiss und Enuresis helfen bei der Differenzierung.

Metabolische Ursache, insbesondere Hypoglykämie, Hypoxämie, Hyperventilation mit Hypokapnie

Symptome der sympathoadrenergen Gegenregulation wie Schwitzen können bei Hypoglykämie als vegetative Begleitsymptome einer Reflexsynkope fehlgedeutet werden.

Intoxikationen

Diese können über die substanzspezifischen zentralnervösen Bewusstseinseffekte hinaus auch tatsächliche Synkopen präzipitieren. So begünstigt z. B. Alkohol aufgrund seiner diuretischen und vasodilatatorischen Effekte das Auftreten orthostatischer Synkopen. Viele psychotrope Substanzen haben proarrhythmogenes Potenzial.

Vertebrobasiläre TIA

Fast immer bestehen weitere Hirnstamm- oder zerebelläre Symptome wie Doppelbilder, Dysarthrie, Drehschwindel, gelegentlich auch eine halbseitige Taubheit oder Schwäche.

Nichtsynkopale Differenzialdiagnosen mit nur scheinbarem Bewusstseinsverlust

Diese beinhalten Kataplexie, funktionelle bzw. psychogene transiente Bewusstseinsstörungen sowie TIAs der karotidenabhängigen Hirnareale. Sogenannt *drop attacks* sind charakterisiert durch einen plötzlichen Sturz ohne Prodromi. Typischerweise können die Patienten umgehend wieder aufstehen und verneinen einen passageren Bewusstseinsverlust. Dennoch können kurze Verwirrtheitsepisoden bestehen. Mögliche Ursachen sind Vestibulopathien (z. B. M. Menière) oder atonische Krampfanfälle. Da *Panikattacken*, akute Verwirrtheit bzw. Delir auch Ausdruck akuter metabolisch-toxischer, hypoxämischer oder infektiologischer Erkrankungen sein können, bedürfen sie – abgesehen vom Leidensdruck der Patienten – einer ebenso sorgfältigen notfallmäßigen Evaluation wie Zustände mit tatsächlichem Bewusstseinsverlust. Psychogene Pseudosynkopen (z. B. dissoziative Störung) treten eher bei jüngeren Patienten auf.

6.4 Risikoadaptiertes Notfallmanagement

Ca. 40 % aller Menschen erleiden in ihrem Leben eine Synkope. Häufigkeitsgipfel zeigen sich im adoleszenten Alter und ansteigend jenseits des 70. Lebensjahres. Synkopale wie auch nichtsynkopale TLoC können in jedem Lebensalter Ausdruck einer akut lebensgefährdenden Erkrankung sein oder aber auf einer völlig ungefährlichen und vollreversiblen Dysregulation beruhen. Nur ein Bruchteil der TLoC/Synkopenereignisse führt zur Vorstellung in einer Notaufnahme. Dies entspricht 3–5 % aller Notaufnahmepatienten. Die Ursache sowie eine mögliche persistierende vitale Gefährdung sind oft nicht sofort erkennbar und nur in ca. 50 % der Fälle in der Notaufnahme sicher zu klären. Andererseits ist in der Mehrzahl der Fälle eine langwierige stationäre Abklärung nicht erforderlich. Die Aufgabe des klinischen Notfallmediziners ist es, lebensgefährdende Situationen unverzüglich zu erkennen und zu behandeln und in den anderen Fällen eine Strategie zu wählen, die das Gefährdungspotenzial analysiert und in Abhängigkeit davon das weitere Vorgehen festlegt. Ein strukturiertes, fachübergreifendes Denken und Arbeiten ist essenziell. Überflüssige Diagnostik und unnötige stationäre Behandlungen sollen vermieden werden. Zum rationellen und risikoadaptierten Management passagerer Bewusstseinsstörungen und insbesondere von Synkopen empfehlen nationale und internationale Leitlinien standardisierte Algorithmen. Die primäre Abklärung des TLoC wird durch folgende Fragen geleitet [1]:
- Handelt es sich um eine Synkope oder liegen dem vorübergehenden Bewusstseinsverlust (TLoC) anderweitige schwerwiegende Störungen zugrunde?
- Steht die TLoC/Synkope in ursächlichem Zusammenhang mit einem lebensbedrohlichen Ereignis?
- Bestehen behandlungsbedürftige Sturzfolgen?
- Im Falle einer ungeklärten Synkopenursache: Handelt es sich um einen Risikopatienten oder kann ich ihn ohne Risiko entlassen?

6.4.1 Handelt es sich um eine Synkope oder liegen dem vorübergehenden Bewusstseinsverlust anderweitige schwerwiegende Störungen zugrunde?

Ein TLoC beruht mit hoher Wahrscheinlichkeit auf einer Synkope, wenn Charakteristika einer vasovagalen Reflex-, orthostatischen oder kardialen Synkope vorliegen und typische Kennzeichen nichtsynkopaler Ereignisse (epileptischer Anfall, psychogene Pseudosynkope oder seltene Differenzialdiagnosen) fehlen.

6.4.2 Steht der passagere Bewusstseinsverlust in Zusammenhang mit einem lebensbedrohlichen Ereignis?

Die wichtigsten zu bedenkenden lebensbedrohlichen Situationen für Synkopen *(red flags)* sind:
- **Kardiale Ereignisse:** Sie sind die häufigste Ursache für eine vitale Bedrohung im Rahmen einer stattgehabten Synkope.
- **Volumenmangel:** Schwere akute Blutverluste können sich noch vor Abfall des Hämatokrits mit einer Synkope manifestieren. Relativer Volumenmangel bei schwerer Exsikkose, Sepsis oder z. B. anaphylaktischer Reaktion müssen klinisch ausgeschlossen werden.
- **Lungenarterienembolie:** Präklinisch ist sie eine seltene, aber gut belegte Synkopenursache. Bei stationär behandelten Patienten besteht diese Konstellation häufiger.
- **Subarachnoidale Blutung:** Sie sollte insbesondere bei Ereignissen, die von Cephalgien, meningealen und Hirndruckzeichen begleitet sind, ausgeschlossen werden.

Nichtsynkopale TLoC-Ereignisse wie Krampf- und Schlaganfälle oder Schädel-Hirn-Traumata bedürfen gleicher Aufmerksamkeit. Folgende Störungen müssen insbesondere bei nur teilreversiblem oder fluktuierendem Bewusstseinsverlust aktiv ausgeschlossen werden:
- metabolische Entgleisungen inkl. Elektrolytstörungen,
- septische Enzephalopathie,
- Intoxikationen oder Entzugssyndrome.

Die nachfolgend genannten diagnostischen Elemente der Erstbeurteilung sind für diese Zielsetzung geeignet. Der Algorithmus wird in Abb. 6.1 zusammengefasst.

transienter Bewusstseinsverlust (TLoC)? — nein → – qualitative Bewusstseinsstörung / – Sturzereignis

ja

TLoC nach Schädel-Hirn-Trauma? — ja → geeignetes Management

nein

Synkope oder nicht synkopal?

Nicht synkopaler TLoC? (e. g. Krampfanfall, zerebraler Insult, metabolisch-toxische Störung, psychogen) → geeignetes Management

offensichtliche Synkopenursache? (Basisabklärung: Anamnese, körperliche Basisuntersuchung, EKG, Blutdruck im Liegen und Stehen, (kapilläre) BGA)

nein → Risikostratifizierung:

ja

ernste Ursache → stationäre Aufnahme entsprechendes Management →
· kardiale Synkope (strukturell, rhythmogen)
· Lungenarterienembolie
· neurologische Synkope
· Volumenmangel/Blutung

benigne Ursache → Entlassung →
· vasovagal
· orthostatisch

Rot:
· ACS-typ. Brustschmerz, ECG, erhöhtes Troponin
· akut dekompensierte Herzinsuffizienz, erhöhtes BNP
· Synkope unter Belastung
· relevantes Klappenvitium/pathologische Auskultation
· auffälliges EKG: siehe Infobox
· pathol. Monitoring (Pausen > 2 sec), SM- oder ICD-Dysfunktion
· Volumenmangel, Fieber/Sepsis, Anämie, metabol./Elektrolyt-Störung
· Trauma mit relevanter Verletzung
→ Echo, Labor Rö-Thorax → stationäre Aufnahme, Monitoring

Gelb:
· KHK-/Myokardinfarktanamnese, komp. Herzinsuffizienz
· bekanntes Blockbild im EKG
· SM oder ICD ohne Anhalt für Dysfunktion
· pos. Familienanamnese für plötzlichen Herztod (< 50. Lebensjahr)
· Synkope im Liegen
· rezidivierende Synkope in den letzten Wochen
· kardiovaskuläre oder neurologische Medikation
· Alter > 45 Jahre
· strukturelle Lungenerkrankung
· kardiogene Synkope möglich
→ Echo, Labor Rö-Thorax → individuelle stationäre Aufnahme-entscheidung

Grün:
· unauffällige Basis-Abklärung
· Alter < 45 Jahre
· Synkope ohne körperliche Anstrengung
· negative kardiale Anamnese
· typische vegetative Prodromi, Synkopenrezidive seit Jahren
· normales EKG und Monitoring
→ Entlassung → ambulantes Follow-up bei rez. Synkope

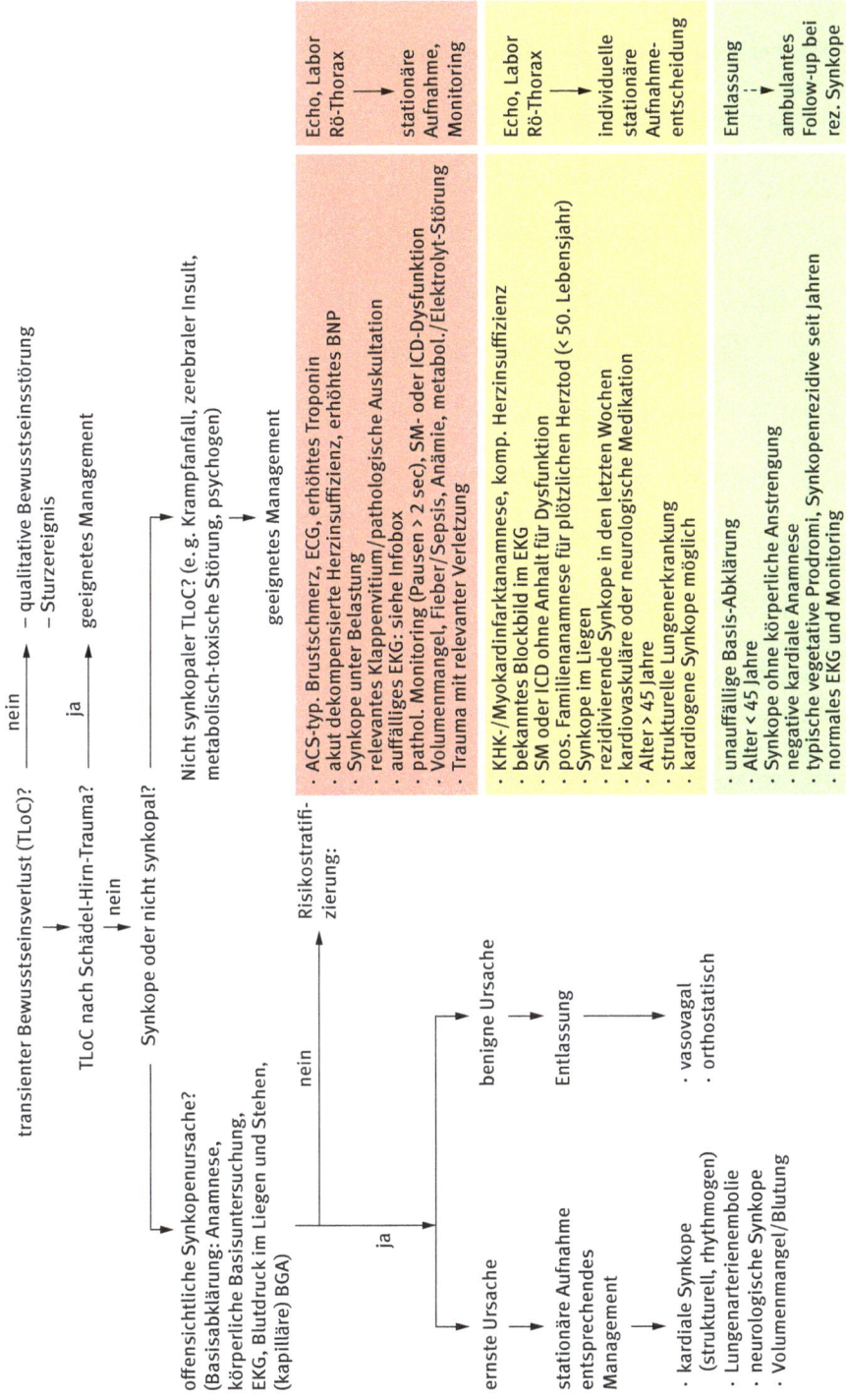

Abb. 6.1: Algorithmus für die Synkopendiagnostik in der Notaufnahme.

6.4.2.1 Diagnostisches Vorgehen in der Notaufnahme

Der akkuraten Eigen- und Fremdanamnese kommt eine Schlüsselfunktion zu. Sie führt oft bereits zu einer hochwahrscheinlichen Ursachenklärung und bestimmt die weitere diagnostische Strategie. Anamnestische Charakteristika der unterschiedlichen Synkopenformen sind im Abschnitt 6.2 dargestellt. Fokussiert wird auf Symptome, die der Synkope unmittelbar vorausgehen oder folgen. Checklisten helfen, die anamnestischen Schlüsselfragen systematisch zu adressieren.

Anamnese

- **Begleitsymptome und auslösenden Faktoren** wie thorakale Schmerzen, Luftnot, Auftreten unter Belastung, Cephalgien oder typische situative Trigger für reflexvermittelte Synkopen sowie *Ablauf* und möglichst genaue Abschätzung der Dauer: Ein Bewusstseinsverlust < 30 Sekunden spricht stark für eine Synkope, bereits eine Dauer > 1–2 Minuten ebenso wie transitorische *fokale neurologische Defizite* oder prolongierte Verwirrtheit sprechen für nichtsynkopale Ursachen.
- **Körperposition**: Langes Stehen (z. B. bei Operationen oder Paraden) legt eine vasovagale Synkope nahe; Synkopen in sitzender oder liegender Position sind im Gegensatz zu orthostatischen Lageänderungen suggestiv für rhythmogene Ursachen.
- **Kardiale Vorerkrankungen und kritische Komorbidität**
- **Medikamentenanamnese**
- Unerklärte **plötzliche Todesfälle bei Familienangehörigen** in relativ jungem Alter erhöhen das Risiko für kardiale Synkopen.
- **Erstereignis oder Rezidiv:** Multiple gleichartige Rezidive über mehrere Jahre sprechen für eine benigne Ätiologie. Neuartige wiederholte Episoden innerhalb kurzer Zeit können hingegen auf eine ernste Genese wie z. B. Rhythmusstörungen hinweisen. Patienten mit psychogenem transientem Bewusstseinsverlust sind meistens jung, herzgesund und beklagen multiple Episoden.

Klinische und apparative Basisuntersuchung

- **Vitalparameter** inklusive Temperatur, Sauerstoffsättigung und Atemfrequenz.
- **Zentrales Kreislaufmonitoring** inklusive EKG-Ableitung für die Dauer des Aufenthaltes in der Notaufnahme (Leitlinienempfehlung).
- Sorgfältige **klinische Untersuchung** von Herz (insb. Auskultation) und Lunge, Karotiden, Thrombose- oder Anämiezeichen sowie Volumenstatus.
- **Neurologische Basis-Untersuchung,** um auch latente fokale Defizite aufzudecken, was – sofern nicht vorbestehend – *per definitionem* gegen eine Synkope spricht.
- Suche nach eventuellen **Verletzungen** infolge eines möglichen Sturzereignisses.
- **Standard-12-Kanal-Ruhe-EKG** ist integraler Bestandteil der Primärdiagnostik.

- Laut europäischen und amerikanischen Leitlinien (ESC, AHA) Durchführung eines vereinfachten **Schellong-Orthostase-Tests.** Hierzu Blutdruckmessung nach 5-minütigem Liegen und erneut nach 3-minütigem Stehen. Abfall des systolischen Blutdrucks um > 20 mmHg oder Herzfrequenzanstieg um > 20/min sprechen für eine orthostatische Dysregulation. Spezifität und Sensitivität dieses Tests sind allerdings gering. Die neue ESC-Leitlinie wertet zudem einen systolischen Blutdruckabfall auf < 90 mmHg in Kombination mit (prä-)synkopalen Symptomen als diagnostisch [1].

Routinemäßige *Laboruntersuchungen* werden zur Synkopenabklärung in den aktuellen Leitlinien nicht gefordert. Gezielte Laboruntersuchungen liefern jedoch insbesondere zum Ausschluss lebensgefährdender Differenzialdiagnosen entscheidende Zusatzinformationen. Sinnvoll und meistens auch ausreichend ist ein Minimalprogramm, das Hb-Gehalt, Hämatokrit, Glukose, Laktat, Elektrolyte, pH, pO_2 und pCO_2 umfasst. Hierfür eignet sich die (kapilläre) Blutgasanalyse. Selbst bei kardialen Synkopen besteht keine Evidenz für Troponin- und BNP-Bestimmungen als Routineuntersuchung.

6.4.2.2 Weiterführende Diagnostik

Über die Notwendigkeit und Dringlichkeit weiterführender Untersuchungen muss in Abhängigkeit der initial erhobenen Befunde entschieden werden. Bei Hinweisen auf schwerwiegende (Begleit-)Erkrankungen (z. B. Fieber/Infekt, Intoxikation, akutes Koronarsyndrom, LAE, Blutungen) ist dies selbstverständlich sinnvoll. In der Notaufnahme spielen der Wells-Score, die Echokardiografie, Bildgebung mittels CT und die gezielte Labordiagnostik (kardiales Troponin, Copeptin, Blutbild, D-Dimere, Infektparameter etc.) für die weiterführende Klärung akut lebensbedrohlicher Ursachen und zur Risikostratifizierung je nach Kontext, jedoch nicht ungezielt, eine wichtige Rolle. Bei positiven D-Dimeren sollte eine Lungenarterienembolie bei Synkopen-Erstereignis mittels CT-Angiografie ausgeschlossen werden. Bei Frauen im gebärfähigen Alter ist ein Schwangerschaftstest indiziert.

Echokardiografie

Großzügige Indikation bei Patienten mit anamnestischen oder klinischen Hinweisen für eine strukturelle Herzerkrankung. Die Untersuchung fokussiert auf die Detektion systolischer linksventrikulärer Dysfunktion, höhergradiger Klappenvitien (insb. Aortenklappenstenose), von Rechtsherzbelastung, Perikarderguss, Volumenstatus und Typ-A-Aortendissektion.

Maßnahmen zur weiteren Synkopenabklärung wie Langzeit-Holter-Monitoring, Kipptisch-Untersuchung, Ergometrie, elektrophysiologische Untersuchung, Duplex-Sonografie der Hirnarterien und cMRT oder EEG sind keine Domäne der Notaufnahme. Eine routinemäßige Durchführung bei allen Synkopenpatienten stellt eine Überdiagnostik dar, die sogar schaden kann.

6.4.3 Bestehen behandlungsbedürftige Sturzfolgen?

Die Unterscheidung zwischen traumatischer und nicht traumatischer Bewusstlosigkeit ist für das klinische Management essenziell. Ein fachübergreifender Ansatz verbessert die Koordinierung zwischen der traumatologischen Therapie und z. B. eventuell notwendiger Rhythmusüberwachung. Die *Canadian-CT-Head Injury/Trauma Rule* ist eine Entscheidungshilfe für die Notwendigkeit einer kranialen CT bei Patienten mit geringgradigen Kopfverletzungen. Für Alkoholintoxikierte ist ihre Sensitivität für die Erkennung von klinisch bedeutsamen Verletzungen niedriger. Neben der Wundversorgung kann eine Auffrischung des Tetanus-Impfschutzes erforderlich sein.

6.4.4 Kann ich den Patienten ohne Risiko entlassen?

Die notfallmedizinische Synkopenabklärung führt nur in ca. der Hälfte der Fälle zu einer ursächlichen Einordnung. Auch stattgehabte Blutzuckerschwankungen, Hyperventilation und selbst epileptische Anfälle können nicht immer klar identifiziert werden. In den ungeklärten Fällen stellt sich die Frage, ob der Patient ohne Risiko nach Hause entlassen werden kann oder ob eine weitere stationäre Überwachung und Abklärung sinnvoll ist. In der ESC-Leitlinie werden bei unklarer Synkope drei Risikogruppen (hoch – mittel – niedrig) unterschieden [1]. Für die Risikostratifizierung ist ein Ampel-Schema (rot – gelb – grün) sinnvoll (s. Abb. 6.1). Hohes Risiko (rot) sollte in der Regel zur stationären Abklärung führen, bei niedrigem Risiko (grün) ist eine ambulante Disposition zu empfehlen, in der mittleren Gruppe (gelb) sollte nach eventueller Zusatzdiagnostik vor Ort ein individuelles Vorgehen durch einen erfahrenen Notfallmediziner festgelegt werden.

Das Fehlen anamnestischer, klinischer und elektrokardiografischer Hinweise auf eine strukturelle Herzerkrankung oder ein Rhythmusereignis schließt eine kardiale Synkope nahezu aus. Die fokussierte Echokardiografie kann wertvolle Hilfestellung bieten. Andererseits ist das Vorhandensein einer Herzerkrankung zwar ein starker Prädiktor für eine kardiale Genese, die Spezifität ist allerdings gering, da auch bei kardial Vorerkrankten in ca. der Hälfte der Fälle ein nichtkardialer Synkopengrund vorliegt. In nicht eindeutigen Fällen sollten folgende klinische Hinweise zur vorsorglichen stationären Aufnahme raten:
- Synkopen, die von Brustschmerz oder Dyspnoe begleitet werden,
- Synkopen unter körperlicher Anstrengung (nicht Valsalva),
- auffällige Vitalparameter wie anhaltende Hypotonie oder Fieber,
- kritische Laborveränderungen,

– auffällige Herzauskultation oder pathologische pulmonale und neurologische Befunde sowie schwere Verletzungen insbesondere des Kopfes.

Symptomatische Hochrisikopatienten bedürfen bereits in der Notaufnahme einer weiterführenden Diagnostik (siehe Abschnitt 6.4.2.2) und sollten stationär weiterbehandelt werden. Bei asymptomatischen Patienten mit unklarer Synkope determinieren folgende Befunde eine Hochrisikokonstellation:
– abnormes EKG,
– Anamnese oder klinische Zeichen einer Herzinsuffizienz,
– Hämatokrit < 30 oder Hinweise auf relevanten Volumenmangel,
– hohes Lebensalter oder schwerwiegende Komorbidität,
– positive Familienanamnese eines plötzlichen Herztodes.

Asymptomatische Patienten mit unklarer Synkope, aber niedrigem Risiko können zeitnah entlassen werden, ein ambulantes Follow-up ist aber empfehlenswert. Dies gilt auch für häufig rezidivierende reflexvermittelte Synkopen. Asymptomatische Patienten mit offensichtlicher und erstmaliger Reflex-Synkope ohne nennenswerte Verletzungen sollten entlassen werden; eine ambulante Synkopendiagnostik ist nicht erforderlich.

6.4.4.1 Anwendung von klinischen Scores zur Risikostratifizierung
In der aktualisierten ESC-Leitlinie zur Synkopendiagnostik wird die Risikostratifizierung nach klinischen Scores (z. B. OESIL-, SFSR- oder EGSYS-Score) kritisch gesehen. Sie zeigen in Validierungsstudien inkonsistente Ergebnisse und waren als Entscheidungsinstrumente der an Leitlinien orientierten klinischen Beurteilung nicht überlegen. Sie können als Orientierungshilfe in unklaren Situationen für die Risikostratifizierung erwogen werden, jedoch nicht die klinische Beurteilung durch einen erfahrenen Notfallmediziner ersetzen.

6.4.4.2 Autofahren nach Synkope
Zwischen 3 und 10 % der Patienten mit Synkope erleben (präsynkopale) Episoden während des Autofahrens. Eine einmalige reflexvermittelte Synkope bedarf jedoch keiner Einschränkung beim privaten Führen von PKW. Berufsfahrer und private Fahrer sollten, wie in der ESC Leitlinie spezifiziert, bei rezidivierenden Synkopen bis zur wirkungsvollen Therapie bzw. Symptomkontrolle keine Kraftfahrzeuge führen [1]. Die Empfehlungen zur Fahrtauglichkeit werden in den Begutachtungsleitlinien zur Kraftfahreignung der Bundesanstalt für Straßenwesen von 2017 präzisiert. Ärztlicherseits muss diesbezüglich eine Aufklärung des Patienten erfolgen.

6.5 Besonderheiten der Synkope beim alten Menschen

Knapp 50 % der Patienten, die sich wegen einer Synkope in der Notaufnahme vorstellen, sind > 70 Jahre alt. Geriatrische kardiovaskuläre und neuropsychiatrische Erkrankungen, wie z. B. M. Parkinson, vestibuläre Störungen sowie deren medikamentöse Therapie und Nebenwirkungen (Hyponatriämie) prädisponieren sowohl für Synkopen als auch für nichtsynkopale Sturzereignisse. Oft liegt eine Kombination mehrerer Faktoren vor. Vermindertes Durstgefühl und eine Diuretikatherapie begünstigen Volumenmangel. Eine gehäuft vorliegende autonome Dysfunktion i. S. einer verminderten Baroreflexantwort auf Hypotension, eine Karotissinushyperaktivität ebenso wie postprandiale Bewusstlosigkeit sind häufiger als bei jüngeren Patienten. Der Bewusstseinsverlust ist oft nicht klar erinnerlich, so dass lediglich der Sturz geschildert wird. Orthopädische Probleme und Polyneuropathien gefährden zudem für nichtsynkopale Stürze. Häufig kommt es zu einer Überlappung aus Sturz, orthostatischer Hypotension oder Arrhythmie und Schwächeanfällen. Die Präsentation kann atypisch sein. Weiterführende Maßnahmen sind individuell anzupassen. Polypharmazie kann auch bei leitliniengerechter Indikation die Synkopenneigung älterer Menschen verstärken. Bei jedem Arztkontakt nach Synkope sollte daher die Medikamentenliste kritisch überprüft und nach Risiko-Nutzen-Abwägung und klinischer Priorisierung reduziert werden.

Eine sorgfältige klinische und laborchemische Basisabklärung (BGA, E'lyte, Hb, Nieren- und Infektwerte, ggf. TSH), ergänzt um ein geriatrisches Basis-Assessment in der Notaufnahme, hilft, unnötige Krankenhausaufenthalte und den Einsatz aufwändiger, aber in der Mehrzahl wenig ergiebiger apparativer Diagnostik zu reduzieren.

6.6 Zusammenfassung

Transiente Bewusstlosigkeit ist ein häufiges Leitsymptom in der Notaufnahme.
–   Die Leitfragen in der Notaufnahme lauten:
    1. Handelt es sich um eine Synkope oder liegen dem vorübergehenden Bewusstseinsverlust schwerwiegende anderweitige Störungen zugrunde?
    2. Steht die passagere partielle oder komplette Bewusstlosigkeit in Zusammenhang mit einem lebensbedrohlichen Ereignis?
    3. Bestehen behandlungsbedürftige Sturzfolgen?
    4. Im Falle einer ungeklärten Synkope – handelt es sich um einen Risikopatienten?
–   Ein strukturiertes Vorgehen anhand eines Algorithmus hilft, Patienten mit hohem Risiko für eine schwerwiegende Gesundheitsstörung zuverlässig zu identifizieren. Die aktuelle ESC-Leitlinie 2018 bietet Checklisten mit anamnestischen und klinischen Hinweisen zur Synkopenätiologie sowie zu Risikoindikatoren.

- Die risikoadaptierte weitere Abklärung kann helfen, ungünstige Verläufe abzuwenden und unnötige Krankenhausaufenthalte und apparative Überdiagnostik zu vermeiden.
- Bei geriatrischen Patienten mit transientem Bewusstseinsverlust oder Stürzen ist die exakte Diagnosestellung durch Überlappung von Vorerkrankungen, Polypharmazie und mnestischer Störung oft erschwert.

Literatur

[1] Brignole M, Moya A, de Lange FJ et al. 2018 ESC Guidelines for the diagnosis and management of syncope. Eur Heart J. 2018;39(21):1883–1948.

[2] Costantino G, Sun BC, Barbic F et al. Syncope clinical management in the emergency department: a consensus from the first international workshop on syncope risk stratification in the emergency department. Eur Heart J. 2016;37(19):1493–8.

[3] Dovjak P. Polypharmazie in der Kardiologie – ein beachtliches Problem bei Synkopen, QT-Zeit-Verlängerung, Bradykardie und Tachykardie. Wien Med Wochenschr. 2010;160/11–12:264–269.

[4] Heeger CH, Rillig A, Ouyang F, Kuck KH, Tilz RR Syncope: epidemiology, definition, classification, pathophysiology and prognosis. Herz. 2014;39(4):423–8.

[5] Sayk F, Frimmel M, Dodt C, Busch HJ, Wolfrum S. Passagere Bewusstlosigkeit – Algorithmus für die Notaufnahme zur (Differenzial-)Diagnostik von Synkopen. Med Klin Intensivmed Notfmed. 2019 Jun;114(5):410–419.

[6] Shen WK et al. 2017 ACC/AHA/HRS Guideline for evaluation and management of patients with syncope: executive summary. Circulation. 2017;136(5):e25–e59.

7 Akute Lungenarterienembolie und tiefe Beinvenenthrombose

Peter W. Radke

7.1 Fallvignette

Am frühen Nachmittag erleidet eine 58-jährige Frau zuhause eine Synkope ohne Prodromi. Sie wird von ihrem Ehemann kurz darauf ansprechbar und orientiert, aber blass auf dem Boden im Wohnzimmer gefunden. Der Ehemann alarmiert den Rettungsdienst. Bei dessen Eintreffen ist die Patientin orthopnoeisch und schildert einen leichten Druck hinter dem Sternum. Äußerliche Sturzfolgen sind nicht zu erkennen. Der Blutdruck wird bei einer Herzfrequenz von 110/min mit 105/60 mmHg gemessen. Die Sauerstoffsättigung am Pulsoxymeter beträgt 88 %. Das EKG weist keine akuten Ischämiezeichen, keinen Schenkelblock und auch keine AV-Blockierungen auf. Der Patientin werden mit einer Nasensonde 5 l/min Sauerstoff und aufgrund des Verdachts auf ein akutes Koronarsyndrom durch den hinzugezogenen Notarzt intravenös 5.000 IE unfraktioniertes Heparin und 500 mg Acetylsalicylsäure verabreicht.

Bei Aufnahme in der Klinik 25 Minuten später ist der klinische Zustand unverändert bei einer aktuellen Herzfrequenz von 100/min und einem Blutdruck von 110/70 mmHg. In der Notaufnahme wird zunächst nach ESI-Algorithmus triagiert und die Patientin aufgrund der Leitsymptome der Stufe 2 zugeordnet. Das unmittelbar abgeleitete 12-Kanal-EKG zeigt keine Befundänderung, die arterielle Blutgasanalyse zeigt einen Sauerstoffpartialdruck von 61 mmHg, einen Kohlendioxidpartialdruck von 30 mmHg und ein Laktat von 2,4 mmol/l. Nach 30 Minuten meldet sich das Notfalllabor und meldet ein Troponin-I-Testergebnis von 124 ng/l (Referenzbereich < 61 ng/l). Die fokussiert durchgeführte Echokardiografie zeigt eine gute linksventrikuläre Pumpfunktion, jedoch einen dilatierten linken Ventrikel mit einem erhöhten pulmonalarteriellen Druck von 38 mmHg (+ ZVD).

Aufgrund der Klinik, des deutlich erhöhten Troponintests sowie vor allem auch der echokardiografischen Rechtsherzbelastung entscheidet sich das Behandlungsteam zur Durchführung einer Computertomografie-Angiografie des Thorax (LAE CT-A) sowie einer Nativ-CCT des Kopfes nach Sturz. Diese ergibt den Befund einer beidseitigen Lungenarterienembolie mit einem auf der Pulmonalisgabel reitenden Thrombus. Die CCT ist unauffällig und ohne jeden Hinweis auf eine intrakranielle Blutung. Die sich anschließende Duplexsonografie der Beine ergibt den Befund einer tiefen Beinvenenthrombose rechtsseitig, die von der Mitte des Oberschenkels bis zum Leistenband reicht. Der Thrombuskopf ist abgrenzbar. Im Rückblick berichtet die Patientin von einer leichten Zunahme der Unterschenkelödeme auf der rechten Seite in den letzten Tagen sowie von einer Belastungsdyspnoe seit dem Vortag.

Die Patientin erhält aufgrund der initial grenzwertigen Blutdruckwerte zunächst unfraktioniertes Heparin mit einer Ziel-aPTT von 70–90 Sekunden, da eine Fibrinoly-

https://doi.org/10.1515/9783110597516-007

setherapie im Verlauf, beispielweise durch eine sich verschlechternde Hämodynamik, initial nicht auszuschließen ist. Sie wird auf die Intensivstation verlegt. Am dritten Tag nach Aufnahme wird die Antikoagulation auf ein nicht-Vitamin-K-abhängiges Antikoagulans (NOAK) umgestellt, und die Patientin wird an Tag 6 nach Aufnahme von Normalstation entlassen.

7.2 Einleitung

Die tiefe Beinvenenthrombose und die Lungenarterienembolie werden aufgrund ihrer pathophysiologischen Gemeinsamkeiten und auch ihres häufig gemeinsamen Auftretens als venöse Thromboembolien (VTE) bezeichnet. Sie sind nach dem Myokardinfarkt und dem Schlaganfall die dritthäufigste kardiovaskuläre Todesursache in Deutschland. Die Deutsche Gesellschaft für Angiologie (Aktionsbündnis Thrombose) geht alleine in Deutschland von jährlich mehr als 50.000 Todesfällen in Folge einer Lungenarterienembolie aus, in Europa ist von fast einer halben Million Todesfälle pro Jahr auszugehen. Der demografische Wandel wird perspektivisch zu einer deutlichen Zunahme der Erkrankungen führen.

Die Herausforderungen in der Diagnostik und Therapie thromboembolischer Erkrankungen resultieren einerseits aus einer geringen Sensitivität und vor allem Spezifität einzelner Leitsymptome. Dies gilt auch für klinische Untersuchungsbefunde sowie die initiale apparative Diagnostik. Vor allem die Lungenarterienembolie kann sehr dynamisch verlaufen, so dass die Risikostratifizierung und eine daran angelehnte Antikoagulationstherapie entscheidend für die Prognose der Patienten sind.

In diesem Kapitel werden die klinisch relevanten Entscheidungsschritte von der Primärpräsentation über die initialen diagnostischen Algorithmen bis hin zu Therapiestandards aufgezeigt.

Merke: Tiefe Beinvenenthrombose und Lungenarterienembolie werden als thromboembolische Erkrankungen zusammengefasst.

7.3 Primärpräsentation und initiale Diagnostik bei thromboembolischen Erkrankungen

Die Venenthrombose kann sich sehr unterschiedlich präsentieren. Die häufig geschilderten Symptome wie Schmerzen, Spannungsgefühl, Unterschenkelödeme sowie die „klassischen" klinischen Zeichen nach Homans, Sigg oder Payr haben zwar eine hohe Sensitivität, sind jedoch unspezifisch. Die Patientin in der klinischen Vignette beschrieb erst im Rückblick ein leichtes Spannungsgefühl und leicht zunehmende Unterschenkelödeme auf der betroffenen Seite. Bei älteren, immobilisierten Patienten verläuft eine Venenthrombose häufig auch asymptomatisch.

Die bei der akuten Lungenarterienembolie häufigsten Leitsymptome sind in absteigender Häufigkeit eine plötzlich auftretende Dyspnoe, akuter Thoraxschmerz, eine Synkope (wie bei der Patientin in der Vignette) oder auch Hämoptysen. Diese sind sensitiv aber leider wenig spezifisch (Dyspnoe tritt beispielsweise nur bei etwa 50 % der Fälle auf, wobei die Angaben in der Literatur dazu schwanken). Eine arterielle Hypotension oder gar der kardiogene Schock sind seltene, aber prognostisch ungünstige klinische Konstellationen bei Lungenarterienembolie. Ähnlich der Venenthrombose können Lungenarterienembolien auch asymptomatisch verlaufen und werden dann erst post mortem oder gar nicht diagnostiziert.

Die rasche Diagnosestellung kann häufig eine Herausforderung darstellen. Wenn jedoch aufgrund anamnestischer oder klinischer Hinweise eine Lungenarterienembolie differenzialdiagnostisch erwogen wird, muss sich aufgrund der hohen Frühsterblichkeit der LAE, wie aber auch der potenziellen Differenzialdiagnosen, wie beispielsweise dem akuten Koronarsyndrom, zwingend zeitnah eine weitergehende Diagnostik anschließen.

Diese basiert zunächst auf dem klinischen Abschätzen der Vortestwahrscheinlichkeit, welche eine ganz entscheidende Rolle in der Diagnostik thromboembolischer Erkrankungen einnimmt. Die Bestimmung der D-Dimere sollte erst nach Abschätzung der Vortestwahrscheinlichkeit erfolgen.

Im Alltag werden am häufigsten die Wells-Scores verwendet (2- oder 3-stufig) Tab. 7.1. Das Ergebnis der geschätzten klinischen Wahrscheinlichkeit sollte als eigenständiger diagnostischer Schritt unbedingt dokumentiert werden. Sowohl bei Verdacht auf eine tiefe Beinvenenthrombose wie auch bei Verdacht auf eine Lungenarterienembolie sollte ein D-Dimer-Test nur bei niedriger/mittlerer (oder beim 2-stufigen Vorgehen „unwahrscheinlicher") Vortestwahrscheinlichkeit durchgeführt werden. Die Etablierung altersadjustierter Grenzwerte (Alter in Jahren × 10 μg/l) führt hierbei zu einer signifikanten Reduktion falsch positiver Ergebnisse, wodurch die Anzahl unnötig durchgeführter Bildgebungsverfahren (Kompressionsultraschall, Pulmonalis-CT-A) reduziert werden kann. Bei hoher Vortestwahrscheinlichkeit oder auch im Schock ist direkt eine Bildgebung durchzuführen.

Konkret wird bei hoher klinischer Wahrscheinlichkeit für das Vorliegen einer tiefen Beinvenenthrombose die Kompressionsultraschalluntersuchung (KUS) empfohlen. Gleiches gilt für Patienten mit niedriger/mittlerer Vortestwahrscheinlichkeit und positivem D-Dimer-Test. Bei positiver KUS muss der Patient umgehend behandelt werden. Bei eindeutig negativem Ergebnis ist keine Therapie indiziert, bei unklarem Befund sollte in jedem Fall eine Wiederholung innerhalb von 4–7 Tagen erfolgen.

Merke: Bei klinisch stabilen Patienten wird ein D-Dimer-Test erst nach Abschätzung der Vortestwahrscheinlichkeit durchgeführt.

Tab. 7.1: Wells-Score zur Abschätzung der klinischen Wahrscheinlichkeit einer Lungenarterienembolie [1].

	Ursprüngliche Version	Vereinfachte Version
Wells Score		
Frühere Thromboembolie	1,5	1
Herzfrequenz ≥ 100/min	1,5	1
Operation oder Immobilisation innerhalb der letzten 4 Wochen	1,5	1
Hämoptysen	1	1
Aktive Krebserkrankung	1	1
Thrombosezeichen	3	1
Alternative Diagnose unwahrscheinlicher als LAE	3	1
Klinische Wahrscheinlichkeit		
3-Stufen-Score		
Niedrig	0–1	–
Mittel	2–6	–
Hoch	≥ 7	–
2-Stufen-Score		
LAE unwahrscheinlich	0–1	0–1
LAE wahrscheinlich	> 5	≥ 2

LAE: Lungenarterienembolie
LAE-Wahrscheinlichkeit: niedrig 10 %; mittel 30 %; hoch 70 %

Bei anamnestischem und/oder klinischem Verdacht auf eine Lungenarterienembolie wird bei Patienten mit instabiler Klinik eine sofortige Computertomografie-Angiografie empfohlen. Sollte dies technisch nicht möglich sein, kann zunächst eine Echokardiografie mit der Frage nach Rechtsherzbelastung erfolgen, um dann nach Stabilisierung eine CT-A durchzuführen. Bei Patienten im Schock, anamnestischen sowie klinischen Hinweisen auf eine Lungenarterienembolie sowie vielleicht auch echokardiografisch deutlichen Zeichen eines akuten Cor pulmonale muss unter Berücksichtigung anderer Differenzialdiagnosen eine Thrombolysetherapie erwogen werden (Abb. 7.1).

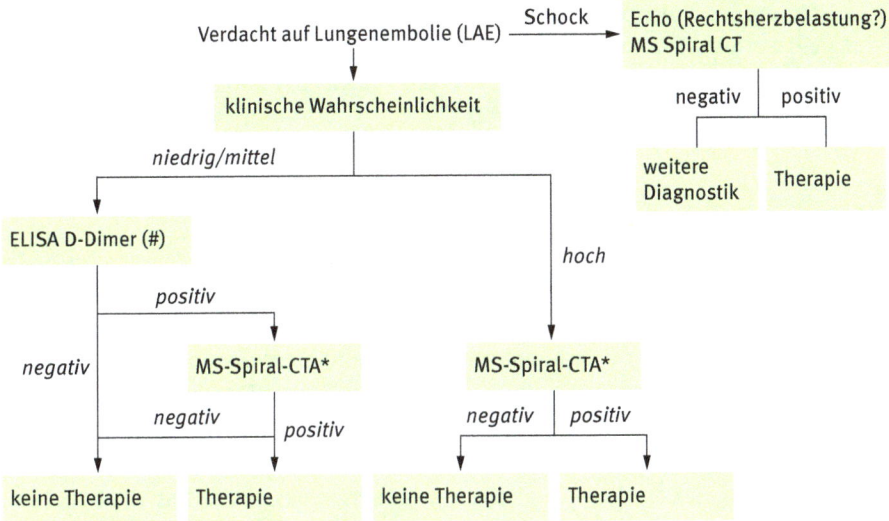

Abb. 7.1: Diagnostischer Algorithmus bei Patienten mit klinischem Verdacht auf eine Lungenarterienembolie. LAE: Lungenarterienembolie; MS-Spiral CTA: Mehrzeilen-Spiral-Computertomografie-Angiografie. Adaptiert nach [4].

Merke: Bei instabilen Patienten mit Verdacht auf eine Lungenarterienembolie muss eine sofortige Bildgebung erfolgen (CT-A).

Bei fehlenden Zeichen einer hämodynamischen Instabilität sollten bei hoher klinischer Wahrscheinlichkeit direkt eine CT-A oder ein alternatives Verfahren wie die Ventilations-Perfusions-Szintigrafie erfolgen. Bei niedriger oder intermediärer Vortestwahrscheinlichkeit wird ein D-Dimer-Test empfohlen. Bei negativem Testergebnis oder positivem Ergebnis mit negativer Bildgebung (v. a. CT-A) muss die Diagnostik hinsichtlich alternativer Differenzialdiagnosen ausgeweitet werden (Abb. 7.1).

7.4 Therapiestandards

7.4.1 Ambulante Behandlung

Ausgesuchte Patienten mit alleiniger tiefer Venenthrombose, Ausschluss einer Lungenarterienembolie und fehlenden schweren Begleiterkrankungen können zeitnah entlassen oder sogar ambulant geführt werden. Wichtig sind in diesen Fällen immer die ambulante Sicherstellung der notwendigen Antikoagulationstherapie sowie eine fortlaufende ärztliche Betreuung.

Patienten mit akuter Lungenarterienembolie und sehr niedrigem Risiko können prinzipiell auch kurzstationär oder ambulant geführt werden. Problematisch ist allerdings, dass der häufig verwendete PESI-Score *(Pulmonary Embolism Severity Index)* in diesem Kontext noch nicht evaluiert ist.

7.4.2 Tiefe Beinvenenthrombose

Nach Diagnose einer tiefen Beinvenenthrombose ist eine therapeutische Antikoagulation indiziert. Das Therapieziel besteht in der Reduktion einer Thrombuspropagation und somit auch eines postthrombotischen Syndroms sowie auch in der Verhinderung einer Lungenarterienembolie. Bei hoher klinischer Wahrscheinlichkeit sollte auch schon vor Diagnosesicherung in der Bildgebung eine therapeutische Antikoagulation erfolgen.

Die Antikoagulationstherapie gliedert sich in drei Phasen. Die Initialbehandlung (ca. 5–21 Tage) kann entweder schon primär mit einem direkten oralen Antikoagulans in erhöhter Dosierung erfolgen (Apixaban oder Rivaroxaban) oder mit einem Heparin/Pentasaccharid (unfraktioniertes/fraktioniertes Heparin, Fondaparinux). Die sich anschließende Erhaltungstherapie erfolgt durch Fortführung des initialen direkten Antikoagulans (Apixaban oder Rivaroxaban), mit einem anderen NOAC (Dabigatran oder Edoxaban) oder mit Phenprocuomon (Marcumar, 3–6 Monate). Aktuelle Daten zeigen, dass nach Abschluss der Erhaltungsphase eine verlängerte Erhaltungstherapie mit geringerer Dosierung erfolgen (z. B. Apixaban 2 × 2,5 mg/Tag oder Rivaroxaban 1 × 10 mg/Tag) und zu einer deutlichen Reduktion der Rezidivrate führen kann.

Eine Fibrinolyse oder gar eine Thrombektomie ist in Einzelfällen einer akuten Thrombose indiziert. In Frage kommen vor allem junge Patienten mit einer ausgedehnten ersten Thrombose mit umspülten Thromben und/oder einer akuten Bedrohung der Extremität (z. B. Phlegmasia coerulea dolens).

Patienten mit tiefer Beinvenenthrombose beklagen häufig starke Schmerzen. Angepasste Kompressionsstrümpfe der Klasse 2 sind bezüglich Schmerz- und Ödemreduktion in ihrer Wirkung vergleichbar mit festen Fixverbänden. Patienten, die zunächst mit einem Verband versorgt werden, können nach wenigen Tagen und Anpassung auf eine Kompressionsstrumpfhose wechseln.

Patienten nach einem thromboembolischen Rezidiv oder einer aktiven Krebserkrankung qualifizieren sich für eine dauerhafte Antikoagulation.

7.4.3 Lungenarterienembolie

Die Prinzipien für die Antikoagulationstherapie einer tiefen Beinvenenthrombose gelten auch für die Mehrheit der Patienten mit Lungenarterienembolie. Ziele der Antikoagulation sind eine Reduzierung der Frühsterblichkeit, der Rezidivwahrscheinlichkeit und letztendlich auch der Entwicklung einer chronisch-thromboembolischen pulmonalen Hypertonie.

Eine bedeutende Rolle in der Therapiesteuerung nimmt die Risikostratifizierung von Patienten mit Lungenarterienembolie ein. Hierzu stehen mehrere Scores zur Verfügung. Die Leitlinien der Europäischen Gesellschaft für Kardiologie empfehlen eine Einteilung in die Risikogruppen hoch (Schock), intermediär (kein Schock, aber Zeichen der Rechtsherzbelastung über Echokardiografie oder Biomarker) und niedrig (weder Schock noch Rechtsherzbelastung). Die Gruppe von Patienten mit echokardiografischen Zeichen einer akuten Rechtsherzbelastung und positiven Biomarkern besitzt ein erhöhtes Frühsterblichkeitsrisiko und wird daher als „intermediär–hoch" klassifiziert.

Merke: Bei klinisch stabilen Patienten mit Lungenembolie muss eine Risikostratifizierung erfolgen. Hierzu sind validierte Scores geeignet, die zwischen niedrigem und mittlerem/hohem Risiko differenzieren können.

Patienten, die sich im kardiogenen Schock befinden, qualifizieren sich für eine Thrombolysetherapie. NOACs sind in dieser Situation kontraindiziert. Jene Patienten mit grenzwertiger Hämodynamik (wie die Patientin in der Vignette) sollten zunächst mit einem niedermolekularen Heparin oder Pentasaccharid behandelt werden.

Bei allen Patienten mit *a priori* stabiler Kreislaufsituation oder auch nach Stabilisierung der Hämodynamik kann in der Initialphase eine parenterale Antikoagulationstherapie mit Heparinen (unfraktioniert, fraktioniert) oder dem Pentasaccharid Fondaparinux erfolgen. Die Initiierung von Vitamin-K-Antagonisten (z. B. Phenprocoumon, Marcumar®, Falithrom®) solle überlappend eingeleitet werden. Alternativ können sowohl Dabigatran oder Edoxaban der initialen parenteralen Antikoagulation folgen. Die direkten Faktor-Xa-Inhibitoren Apixaban und Rivaroxaban können auch ohne vorherige Heparintherapie als Antikoagulanzien begonnen werden. Aufgrund des in der Frühphase von VTE erhöhten Risikos für Rezidive werden sowohl Rivaroxaban (3 Wochen) als auch Apixaban (7 Tage) in diesem Zeitraum höher dosiert (Rivaroxaban 2 × 15 mg, Apixaban 2 × 10 mg).

In Ausnahmefällen (z. B. Kontraindikation gegen systemische Thrombolyse) können bei Patienten mit massiver LAE und rechtsventrikulärer Dysfunktion kathetergestützte Verfahren eingesetzt werden. Dies erfordert jedoch eine hohe Expertise des behandelnden Zentrums.

Genderaspekt: Die Gesamtsterblichkeit und therapiebedingte Inzidenz schwerer Blutungen ist bei Frauen signifikant höher als bei Männern mit Lungenarterienembolie. Diese Beobachtungen erfordern weitergehende Studien in Analogie zum akuten Koronarsyndrom.

Literatur

[1] Konstantinides S et al. Kommentar zur 2014-ESC-Leitlinie zum Management der akuten Lungenembolie. Der Kardiologe. 2015; 9: 289–94.

[2] Konstantinides SV, Barco S, Lankeit M, Meyer G (2016) Management of pulmonary embolism: an update. J Am Coll Cardiol. 67:976–90.

[3] Clive Kearon, MD et al. Antithrombotic therapy for VTE disease. CHEST Guideline and Expert Panel Report. CHEST. 2016;149(2):315–352.

[4] AWMF Leitlinien-Register Nr. 065/002. Diagnostik und Therapie der Venenthrombose und der Lungenembolie. Stand 10. Oktober 2015. http://www.awmf.org/leitlinien/detail/ll/065-002.html [letzter Zugriff: 03.02.2020]

[5] The Task Force for the diagnosis and management of acute pulmonary embolism of the European Society of Cardiology (ESC). 2014 ESC Guidelines on the diagnosis and management of acute pulmonary embolism. European Heart Journal. 2014;35:3033–3080.

[6] Giannitis E et al. How to use D-dimer in acute cardiovascular care. European Heart Journal: Acute Cardiovascular Care. Eur Heart J Acute Cardiovasc Care 2017;6 (1):69–80

8 Akute Myokarditis

Jeanette Schulz-Menger, Edyta Blaszczyk, Holger Thiele, Martin Möckel

8.1 Einleitung

Die akute Präsentation der Myokarditis ähnelt oftmals stark einem Myokardinfarkt oder einer akuten Herzinsuffizienz und erfordert daher die schnelle und zielführende Diagnostik, die vielfach neben der Echokardiografie primär eine Koronarangiografie beinhaltet. Eine wichtige diagnostische Methode einer Myokarditis nach dem Ausschluss signifikanter Koronarstenosen ist die kardiale MRT (CMR), wobei zur Diagnostik spezifischer Ursachen mitunter die überwiegend linksventrikuläre Myokardbiopsie herangezogen wird. Insbesondere bei fulminant verlaufenden Formen können so therapeutisch relevante Informationen gewonnen werden. Die Myokarditis wird oft im Kontext der Kardiomyopathien dargestellt, da ein chronisches Residuum die linksventrikuläre Dilatation mit Herzinsuffizienz im Sinne einer dilatativen bzw. inflammatorischen Kardiomyopathie ist. In dem aktuellen Kontext beschränken wir uns auf die akute *infarct-like* Myokarditis.

8.2 Fallvignette 1

Ein 25-jähriger Mann stellt sich mit akuten Brustschmerzen in der Notaufnahme vor. Das EKG zeigt mäßige ST-Streckenhebungen aus der S-Zacke in den Ableitungen II, III, aVF bei Artefaktüberlagerungen und einzelne ventrikuläre Extrasystolen (Abb. 8.1 und 8.2). Das hs-c-Troponin T ist mit 586 ng/l (Referenz < 14) deutlich erhöht.

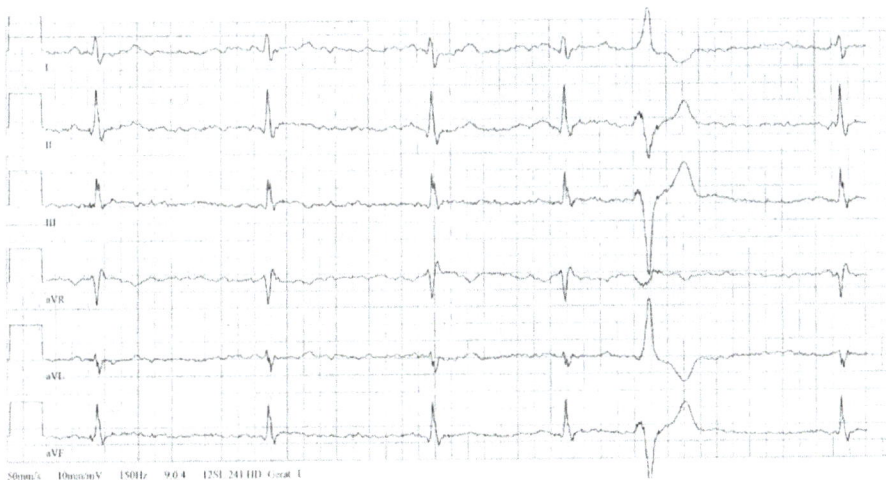

Abb. 8.1: EKG, Extremitätenableitungen.

https://doi.org/10.1515/9783110597516-008

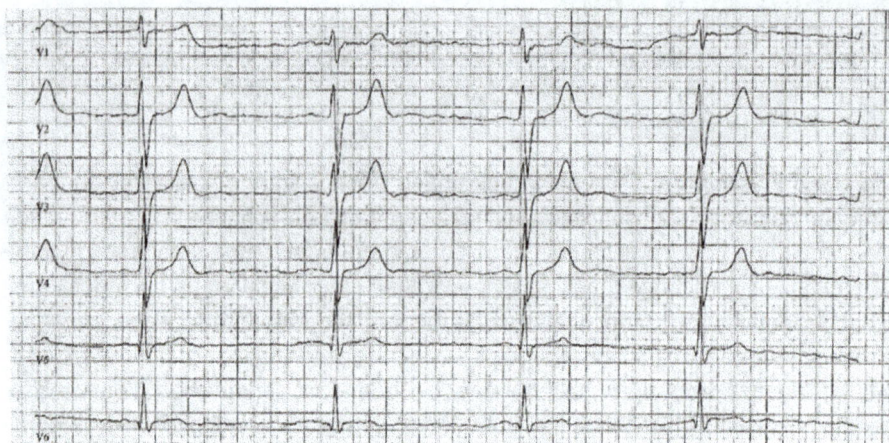

Abb. 8.2: EKG, Brustwandableitungen.

Es erfolgt eine akute Koronarangiografie mit Ausschluss relevanter Koronarstenosen. Anschließend gelingt in der kardialen MRT (Abb. 8.3, Abb. 8.4) der Nachweis einer Myokarditis mit fokalen Nekrosen.

Fazit: Die Myokarditis kann fokal auftreten und auch regionale Wandbewegungsstörungen verursachen. Im Zweifel sollte immer primär die invasive Koronarangiografie erfolgen. Die primäre CMR sollte nur erfolgen, wenn die klinische Präsentation es erlaubt oder suggestiv ist. Sie sollte Zentren vorbehalten sein, die eine schnelle zielführende CMR umsetzen und die Überwachung gewährleisten können.

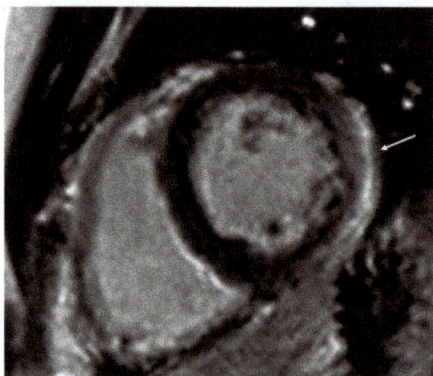

Abb. 8.3: CMR inferolaterales, epikardial betontes *late enhancement* in der *Late-Gadolinium-Enhancement*-Bildgebung (s. Pfeil) als Ausdruck fokaler Nekrosen bei Myokarditis.

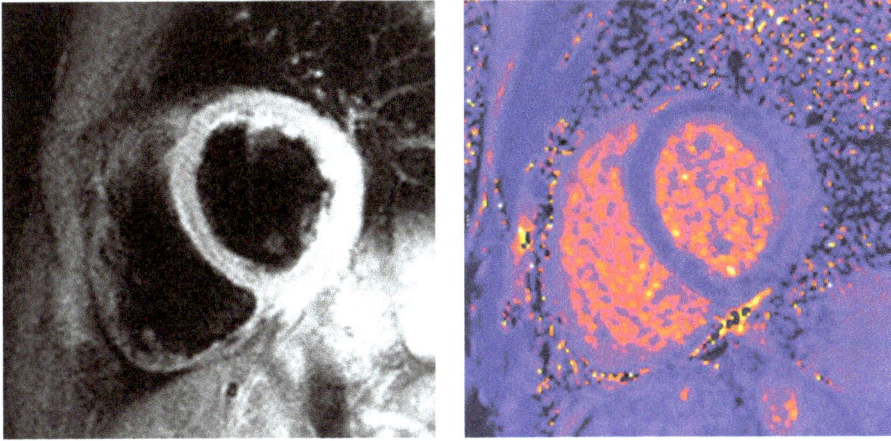

Abb. 8.4: CMR-Nachweis eines myokardialen Ödems in der T2-Wichtung (links) und im T2-Mapping (rechts).

8.3 Klinische Präsentation, Anamnese und Ursachen

8.3.1 Klinische Präsentation

Eine akute und oftmals viral bedingte Myokarditis manifestiert sich häufig mit dem Symptom akuter Brustschmerz und ggf. einer Herzinsuffizienz, wobei die Brustschmerzen oft eher atemabhängig sind und sich bei Lagewechsel verstärken oder verringern können. In Kombination mit ST-Streckenhebungen im EKG, die sich oft nicht einem Koronarversorgungstyp zuordnen lassen und eher konkav imponieren, kann bei typischer Klinik und klarem EKG oft auf eine Koronarangiografie verzichtet werden. Sind die ST-Streckenhebungen aber doch eher infarkttypisch einem Koronarversorgungstyp zuzuordnen, müssen diese Patienten oft initial wie bei einem ST-Streckenhebungsinfarkt versorgt werden. Mitunter wird die klinische Präsentation von Rhythmusstörungen dominiert oder von einer pulmonalen oder systemischen Embolie infolge intrakardialer Thromben. Pathologische Veränderungen im EKG oder in der Echokardiografie können allerdings auch als Zufallsbefund bei der Evaluation anderer Erkrankungen auftreten. Das klinische Bild der Myokarditis ist aber oft auch eine progrediente Dyspnoe und Schwäche, die bei jungen Erwachsenen auftritt und innerhalb mehrerer Tage bis Wochen nach einem Virusinfekt mit Fieber und Myalgien auftritt.

Bei einem kleinen Teil der Patienten besteht eine fulminante Myokarditis mit rapider Progression innerhalb weniger Stunden von einem schweren fieberhaften respiratorischen Infekt bis hin zum kardiogenen Schock mit Beteiligung mehrerer Organsysteme (Nierenversagen, Leberversagen und Verbrauchskoagulopathie). Diese

Patienten sind typischerweise junge Erwachsene, die oft erst vor kurzem wegen einer Bronchitis mit Antibiotika bzw. wegen eines viralen Infekts mit Oseltamivir behandelt wurden, um dann innerhalb einiger Tage mit rasch progredientem kardiogenem Schock wieder vorstellig zu werden. Diese Patienten müssen sofort intensivmedizinisch behandelt werden und benötigen eventuell eine mechanische Kreislaufunterstützung (s. Kap. 3.3). Mehr als die Hälfte dieser Patienten können überleben, wenn das Krankheitsbild schnell erkannt, richtig eingeordnet und entsprechend therapiert wird. Häufig stellt sich im Verlauf eine normale systolische Funktion wieder ein, wobei bei manchen Patienten eine residuale diastolische Dysfunktion oder Einschränkung der systolischen linksventrikulären Funktion besteht, die eine starke körperliche Belastung verhindern kann.

8.3.2 Ursachen und Anamnese

Eine Myokarditis kann unterschiedliche Ursachen haben, am häufigsten sind aber Infektionen durch Krankheitserreger, welche das Myokard durch direkte Invasion, Produktion kardiotoxischer Substanzen oder chronische Entzündungsprozesse (mit oder ohne persistierende Infektion) schädigen. Bei einer reduzierten systolischen Funktion im Rahmen einer akuten Infektion darf nicht automatisch auf eine Myokarditis geschlossen werden, da es bei jeder schweren Infektion durch eine systemische Freisetzung von Zytokinen zu einer vorübergehenden Verschlechterung der kardialen Funktion kommen kann (z. B. septische Kardiomyopathie). Eine infektiöse Myokarditis ist bei nahezu allen Krankheitserregern beschrieben, am häufigsten ist sie jedoch mit Virusinfektionen oder dem Protozoon Trypanosoma cruzi (in Lateinamerika) assoziiert.

Es ist nicht bekannt, wie lange Viren beim Menschen im Herzen verweilen können, ob eine langfristige Persistenz des Virusgenoms schädliche Auswirkungen hat oder wie oft ein ruhendes Virus erneut als Pathogen aktiv wird. Das Genom häufig anzutreffender Viren konnte vielfach bei Patienten mit bestätigter Myokarditis oder dilatativer Kardiomyopathie nachgewiesen werden; es ist jedoch nicht bekannt, wie oft diese Viren bei Patienten ohne Herzerkrankung zu finden sind.

Der Verdacht einer *chronischen viralen Myokarditis* besteht dann, wenn sich keine andere Ursache einer dilatativen Kardiomyopathie findet, die sich in der Notfallsituation eventuell als Zufallsbefund zeigt, wenn beispielsweise bei einem Unfall eine kardiovaskuläre Funktionseinschätzung mittels Echokardiografie vor Operation durchgeführt wird. Nur selten kann diese Diagnose gesichert werden. In vielen Fällen einer Kardiomyopathie, die vermeintlich auf eine klinisch stumme Myokarditis zurückgeführt werden, finden sich auch genetische Veränderungen oder ein übermäßiger Konsum von Alkohol oder Drogen.

8.4 Diagnostik

8.4.1 Akutdiagnostik

Die initiale Diagnostik bei Verdacht auf Myokarditis besteht aus EKG, Echokardiografie und einer Bestimmung der kardialen Troponin- und CK-Konzentrationen. Zunehmend wird auch akut die Magnetresonanztomografie zur Diagnostik der Myokarditis eingesetzt, bei der ein Gewebeödem und eine Gadoliniumanreicherung (s. Fallvignette 1 in Abschnitt 8.2), die vor allem intramural oder subepikardial ist (und nicht im typischen Versorgungsgebiet der Koronararterien), beobachtet werden können. Kriterien in der CMR, die zur Diagnose einer Myokarditis herangezogen werden, sind der Nachweis eines myokardialen Ödems, potenziell der Nachweis von Nekrosen oder Fibrosen (Narben) im *late gadolinium enhancement* oder T1-Techniken. Zusätzlich können Zeichen einer Hyperämie oder eines kapillären Lecks im *early gadolinium enhancement* verwendet werden. Neue Techniken wie das parametrische Mapping erlauben kontrastmittelfreie quantitative Aussagen [1]. Zudem lassen sich teilweise regionale oder globale systolische oder diastolische Funktionsstörungen, erhöhte Wanddicke, ein Perikarderguss und intrakavitäre Thromben nachweisen, die auch zum Teil echokardiografisch erfassbar sind, wenn die individuelle Schallbarkeit dies zulässt. Details der CMR-Kriterien sind in den revidierten Lake-Louise-Kriterien verfügbar [1].

Eine Endomyokardbiopsie ist nur selten zur initialen Diagnostik bei Verdacht auf eine virale Myokarditis indiziert, es sei denn, ventrikuläre Tachyarrhythmien weisen auf eine Sarkoidose oder Riesenzellmyokarditis als mögliche Ursache hin. Laut der IV. universellen Definition des Myokardinfarkts stellt die Myokarditis eine typische Ursache der nichtischämischen *myocardial injury* dar.

Die Indikationen und der mögliche Nutzen der Endomyokardbiopsie zur Beurteilung einer Myokarditis oder einer neu aufgetretenen Kardiomyopathie sind nicht eindeutig geklärt. In der Endomyokardbiopsie sichert laut Dallas-Kriterien ein Lymphozyteninfiltrat mit Myozytennekrose die Myokarditis; dieses liegt jedoch bei 80–90 % der Fälle mit typischer klinischer Symptomatik nicht vor. Ein negatives Ergebnis laut Dallas-Kriterien kann auf eine Entnahme in einem nicht betroffenen Myokardsegment, eine frühe Auflösung der Lymphozyteninfiltrate oder die mangelnde Sensitivität der Untersuchung bei einer vorwiegend zytokin- und antikörpervermittelten Entzündung zurückzuführen sein. Obwohl die Dallas-Kriterien nach wie vor in Standardlehrbüchern verbreitet werden, gelten heute bereits erweiterte Kriterien, die sich unter anderem an immunologisch charakterisierter quantitativer zellulärer Infiltration (CD3-T-Lymphozyten und/oder CD68-Makrophagen) orientieren [2]. Die routinemäßige histologische Aufarbeitung der Endomyokardbiopsie ergibt nur selten einen spezifischen Auslöser der Infektion wie Toxoplasmose oder Zytomegalievirus. In der Immunhistochemie können aktive Lymphozytensubtypen, eine Hochregulierung von HLA-Antigenen sowie das Vorhandensein von Komplementkomponenten, die bei der

Entzündungsreaktion eine Rolle spielen, erkannt werden. Spezifität und Genauigkeit der Befunde sind unklar. Die Bestimmung von Virustitern und von deren Verläufen wird nicht empfohlen, da sie keinen Zusatznutzen bietet und nur unnötige Kosten verursacht. Patienten mit kürzlichem oder akutem viralem Infekt können bei der Diagnostik in drei Klassen eingeteilt werden:

1. Eine mögliche subklinische akute Myokarditis kann diagnostiziert werden, wenn ein Patient typische Anzeichen eines viralen Infekts ohne kardiale Symptomatik zeigt, jedoch erhöhte kardiale Biomarker oder das EKG für eine akute Myokardschädigung sprechen, die linksventrikuläre EF reduziert ist oder regionale Wandbewegungsstörungen bestehen.
2. Eine akute Myokarditis ist wahrscheinlich, wenn die vorgenannten Kriterien zutreffen und kardiale Symptome vorhanden sind, die durch eine Perikarditis oder Myokarditis hervorgerufen werden können. Sind neben den Anzeichen einer Perikarditis eine Erhöhung des kardialen Troponins und/oder Wandbewegungsstörungen vorhanden, wird mitunter von einer Perimyokarditis gesprochen.
3. Die Diagnose akute Myokarditis gilt als definitiv gesichert, wenn in der Endomyokardbiopsie histologisch oder immunhistochemisch eine Entzündung nachgewiesen werden kann (s. oben). Weitere labormedizinische oder klinische Kriterien sind in diesem Fall nicht zwingend nötig.

Befunde aus der CMR fließen bislang nicht in diese Klassifizierung mit ein, jedoch ist aus Sicht der Autoren ein typischer MRT-Befund zur Diagnosestellung hinreichend, wenn ein entsprechend erfahrenes Team die Untersuchung durchgeführt hat.

8.4.2 Ausblick: Typische Ursachen

In der Akutsituation spielt die genaue Bestimmung der Ursache der Myokarditis mit den genannten Ausnahmen (Sarkoidose oder Riesenzellmyokarditis) oft eine untergeordnete Rolle, da es primär um die Abgrenzung von therapierelevanten Differenzialdiagnosen, vor allem dem akuten Myokardinfarkt, geht und zum anderen um die Therapie einer eventuell akuten Herzinsuffizienz. Dennoch ist es hilfreich, die typischen (viralen) Ursachen zu kennen, um die weitere stationäre oder ambulante Diagnostik zu planen.

Viren werden oft primär als Auslöser einer Myokarditis vermutet, aber nur selten nachgewiesen. Zunächst werden in der Regel die Picornaviren angeführt, zu der die Enteroviren Coxsackie, Echo und Polio zählen. Influenzaviren werden in der Grippesaison mit unterschiedlicher Häufigkeit mit Myokarditiden in Zusammenhang gebracht. Unter den DNA-Viren werden Adeno, das Vaccinia-Virus (Pockenimpfstoff) sowie Herpes (Varicella-Zoster, Zytomegalie, Epstein-Barr und humanes Herpes 6) als Verursacher von Myokarditiden angesehen. Am häufigsten werden das Parvovirus B19 und das humane Herpesvirus 6 nachgewiesen, die das kardiovaskuläre System aber auch durch eine Infektion vaskulärer Endothelzellen schädigen können. Ihr Beitrag zur Entstehung einer chronischen Myokarditis ist jedoch unklar, da sich bei vielen Kindern und den meisten Erwachsenen in der Serologie eine Exposition gegenüber diesen Viren nachweisen lässt.

Das *Human Immunodeficiency Virus* (HIV) war bei 1–2 % der Patienten mit einer dilatativen Kardiomyopathie assoziiert. Mit dem Aufkommen der hochaktiven antiretroviralen Therapie (HAART) hat die Inzidenz assoziierter Herzerkrankungen allerdings deutlich abgenommen. Die Kardiomyopathie bei HIV-Infektion kann durch eine kardiale Beteiligung durch andere assoziierte Viren entstehen, wie das Zytomegalievirus oder das Hepatitis-C-Virus, oder aber direkt durch HIV verursacht werden. Außerdem können Virustatika zur Behandlung der chronischen HIV-Infektion direkt durch eine kardiotoxische Wirkung zu einer Kardiomyopathie führen. Oft treten komplizierend Perikardergüsse und eine pulmonale Hypertonie auf. In der Autopsie findet sich sehr häufig eine lymphozytäre Myokarditis, außerdem wurden gelegentlich Viruspartikel als direkte Auslöser im Myokard nachgewiesen.

Bei einer Infektion mit dem Hepatitis-C-Virus wird mitunter eine kardiale Beteiligung angenommen. Nach einer Interferontherapie bessert sich die Herzfunktion oftmals wieder. Da dieses Zytokin jedoch auch selbst die Herzfunktion vorübergehend negativ beeinflussen kann, muss eine sorgfältige Abstimmung der Interferongabe mit der laufenden klinischen Evaluation erfolgen. Die Auswirkungen neuer Behandlungsoptionen bei Hepatitis C auf die kardiale Funktion wurden noch nicht ausreichend untersucht.

Bei Hepatitis B ist eine Herzbeteiligung sehr selten, nicht hingegen bei einer systemischen Vaskulitis (Polyarteriitis nodosa). Daneben gibt es noch weitere Virusinfektionen, bei denen spezifisch eine Myokarditis auftreten kann, wie das Mumpsvirus, das *Respiratory-syncytial*-Virus, die Arboviren (Dengue-Fieber und Gelbfieber) und die Arenaviren (Lassa-Fieber). Es muss jedoch erneut angemerkt werden, dass es prinzipiell bei jeder schweren Infektion infolge der systemischen Entzündungsreaktion zu einer unspezifischen kardialen Depression kommen kann, die normalerweise reversibel ist, wenn es gelingt, die Grundkrankheit erfolgreich zu therapieren.

8.5 Spezifische Ursachen und Therapie

8.5.1 Allgemeine Prinzipien

Es gibt derzeit für kein Krankheitsstadium der viralen Myokarditis eine spezifische Therapie, die eindeutig empfohlen werden kann. Bei einer akuten Infektion sollten antiinflammatorische und immunsuppressive Medikamente vermieden werden, da im Tiermodell gezeigt werden konnte, dass unter einer Behandlung mit diesen Substanzen die Virusreplikation und die Myokardschädigung zunehmen. Dies widerspricht der in Deutschland noch zeitweise zu findenden Praxis, Patienten mit höheren Dosierungen von ASS oder anderen NSAR zu therapieren. Spezifische antivirale Substanzen (z. B. Oseltamivir) wurden nicht in Bezug auf eine kardiale Beteiligung untersucht. Laufende Studien untersuchen den Effekt einer antiviralen Therapie zur Behandlung einer chronischen Persistenz des Virus, die mittels Endomyokardbiopsie nachgewiesen wurde. Große Studien zur Behandlung einer anhand der Dallas-Kriterien diagnostizierten Myokarditis mit Immunsuppressiva erbrachten keine positiven Ergebnisse. Es gibt jedoch einige ermutigende Ergebnisse und weitere laufende Studien zum Einsatz von Immunsuppressiva bei einer immunvermittelten Myokarditis mit entsprechenden Hinweisen in der Immunhistologie oder Nachweis zirkulierender Antikörper. Derzeit kann allerdings weder eine antivirale noch eine antiinflammatorische Therapie außerhalb von Studien oder individuellen Heilversuchen in spezialisierten Zentren empfohlen werden. Demzufolge besteht die akute Therapie in der medikamentösen oder ggf. mechanischen Therapie der Herzinsuffizienz sowie in der Überwachung zur Vermeidung tödlicher rhythmogener Komplikationen.

8.5.2 Fallvignette 2

Ein 39-jähriger Mann stellt sich mit hohem Fieber (39°C), Übelkeit, Erbrechen und einem Exanthem am Stamm und der oberen Extremität in der Notaufnahme vor. Die Reiseanamnese ist negativ, der Hausarzt hatte bei V. a. Influenza Oseltamivir verordnet. Im Labor findet sich ein CRP von 282 mg/l (Referenz < 5) bei negativem Procalcitonin. Die routinemäßig mitbestimmte CK ist auf 825 U/l, das hs-kardiale Troponin T nur gering auf 26 ng/l erhöht. Es erfolgt die interdisziplinäre Einschätzung durch Allgemeinchirurgie, Innere Medizin und Dermatologie mit dem Ergebnis, dass ein schwerer viraler Infekt vorliegt, und der Patient wird zur Fokussuche und symptomatischen Therapie stationär aufgenommen. Im Verlauf erfolgt eine kardiale MRT, die eine schwere Myokarditis zeigt (Abb. 8.5).

8.5.3 Spezifische Therapien bei parasitären Formen der Myokarditis

8.5.3.1 Chagas-Krankheit

Die Chagas-Krankheit ist die weltweit dritthäufigste parasitäre Infektion und die häufigste Ursache der Kardiomyopathie. Das Protozoon Trypanosoma cruzi (T. cruzi) wird gewöhnlich durch den Biss einer Raubwanze übertragen, die in den ländlichen Gebieten Süd- und Mittelamerikas endemisch ist. Weitere Übertragungswege sind Bluttransfusionen, Organspende, von der Mutter auf das Kind sowie gelegentlich oral. Während die Prävalenz in Südamerika durch die gezielte Eradikation des Insektenvektors von etwa 16 Millionen auf unter 10 Millionen gesenkt werden konnte, treten zunehmend Erkrankungen in den westlichen Industrienationen auf. Die Akutphase der Chagas-Krankheit mit Parasitämie verläuft oft unerkannt, und weniger als

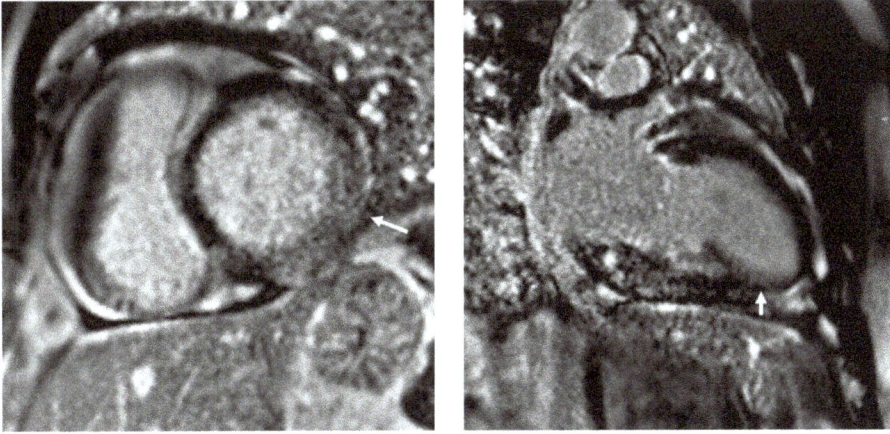

Abb. 8.5: Myokardiale Nekrose/Fibrose im Bereich der basalen Hinter-/Seitenwand in der *Late-Gadolinium-Enhancement*-Bildgebung.

5 % der Patienten werden klinisch innerhalb weniger Wochen nach Beginn der Infektion mit unspezifischen Symptomen oder gelegentlich mit einer akuten Myokarditis und Meningoenzephalitis vorstellig. Typische Symptome der Chagas-Krankheit sind Reizleitungsstörungen, vor allem sind der Sinus- und der AV-Knoten betroffen, und es treten Rechtsschenkelblockbilder auf. Auch Vorhofflimmern und ventrikuläre Tachykardien sind nachweisbar. Vor allem in der Herzspitze finden sich kleine Ventrikelaneurysmen. In den dilatierten Ventrikeln bilden sich oft Thromben, die zu pulmonalen und systemischen Embolien führen können. Der serologische Nachweis von spezifischen IgG-Antikörpern gegen Trypanosomen ist nur wenig spezifisch und sensitiv; daher ist für eine sichere Diagnose ein positives Ergebnis von zwei separaten Tests erforderlich. Die Behandlung der fortgeschrittenen Stadien konzentriert sich auf die klinischen Manifestationen und erfolgt mittels Therapie der Herzinsuffizienz, die möglicherweise der primäre Vorstellungsgrund in der Notaufnahme ist, Schrittmacher/Defibrillator und Antikoagulation. Die am häufigsten eingesetzten Wirkstoffe sind Benznidazol und Nifurtimox, deren Wirksamkeit bei Kindern mit chronischer Infektion durch T. cruzi nachgewiesen wurde. Beide Substanzen können mit schweren unerwünschten Reaktionen einhergehen wie einer Dermatitis, gastrointestinalen Störungen und einer Neuropathie. In einer großen Studie an Erwachsenen mit gesicherter Chagas-Kardiomyopathie war es zudem unter einer Behandlung mit Benznidazol nicht möglich, eine Krankheitsprogression zu verhindern; daher kann der Stellenwert einer antiparasitären Therapie weiterhin nicht eindeutig beurteilt werden. Die 5-Jahres-Überlebensrate nach Auftreten einer klinisch relevanten Herzinsuffizienz beträgt weniger als 30 %. Bei Patienten mit schwerwiegender extrakardialer Erkrankung wurden gelegentlich Transplantationen mit anschließenden le-

benslangen Kontrollen und wiederholten antiparasitären Behandlungen zur Suppression der Reaktivierung der Krankheit durchgeführt.

8.5.3.2 Toxoplasmose

Die Toxoplasmose kann mit einer Enzephalitis oder Chorioretinitis einhergehen sowie am Herzen mit einer Myokarditis, einem Perikarderguss, einer konstriktiven Perikarditis und einer Herzinsuffizienz, die der Vorstellungsgrund in der Notaufnahme sein kann, wenn neurologische oder Augensymptome fehlen. Die Diagnose bei einem immunkompetenten Patienten ist gesichert, wenn der IgM-Nachweis gelingt und IgG im weiteren Verlauf nachgewiesen werden kann. Der Verdacht auf eine aktive Toxoplasmose besteht bei immungeschwächten Patienten mit einer Myokarditis und einem positiven IgG-Titer. Hier ist eine Myokardbiopsie hilfreich, bei der sich oft Zysten nachweisen lassen. Die Kombinationstherapie erfolgt z. B. mit Pyrimethamin und Sulfadiazin oder Clindamycin.

8.5.3.3 Weitere parasitäre Ursachen

Die afrikanische Trypanosomiasis wird durch den Stich der Tsetsefliege übertragen und tritt nach Reisen durch Afrika auf. Die westafrikanische Form wird durch Trypanosoma brucei gambiense ausgelöst und schreitet klinisch stumm über Jahre fort. Die ostafrikanische Form entsteht durch T. brucei rhodesiense und kann durch eine perivaskuläre Myokardinfiltration rasch zu Myokarditis und Herzinsuffizienz, häufig mit Arrhythmien, fortschreiten. Die Diagnose erfolgt durch Nachweis von Trypanosomen aus Blut, Lymphknoten oder anderen betroffenen Stellen. Eine antiparasitäre Therapie ist nur eingeschränkt wirksam, je nach Typ und Stadium der Infektion.

Die Trichinellose wird durch die Larven von Trichinella spiralis übertragen, die bei Verzehr von rohem Fleisch aufgenommen werden. Gelangen die Larven in die Skelettmuskulatur, verursachen sie Myalgien, Schwäche und Fieber. Manchmal finden sich auch ein Gesichtsödem und konjunktivale und retinale Blutungen. Obwohl die Larven gelegentlich in das Myokard eindringen, ist eine klinisch relevante Herzinsuffizienz selten und beruht dann auf einer eosinophilen Entzündungsreaktion. Die Diagnose erfolgt durch den Nachweis spezifischer Serumantikörper und wird durch eine Eosinophilie unterstützt. Zur Behandlung werden Anthelminthika (Albendazol, Mebendazol) sowie bei starker Entzündung Glukokortikoide eingesetzt.

Selten kommt es beim Befall mit Echinococcus zur Herzbeteiligung mit Myokard- und Perikardzysten, die rupturieren können.

8.5.4 Bakterielle Myokarditis

Eine bakterielle Myokarditis ist sehr selten. Eine indirekte, meist zytokinvermittelte myokardiale Beteiligung bei einer schweren Infektion oder Sepsis ist häufiger. Die

Diphtherie führt in fast der Hälfte der Fälle zur Herzbeteiligung, die auch die häufigste Todesursache bei Patienten mit dieser Infektion ist. Heute tritt die Diphterie aufgrund der hohen Impfrate nicht mehr wie früher hauptsächlich bei Kindern, sondern vor allem in Ländern auf, in denen keine routinemäßigen Impfungen durchgeführt werden, sowie bei älteren Menschen, die ihren Impfschutz verloren haben. Das Bakterium setzt ein Toxin frei, das die Proteinsynthese stört und sich vor allem auf das Reizleitungssystem auswirkt. Das spezifische Antitoxin sollte so früh wie irgend möglich gegeben werden und ist wichtiger als die Antibiotikatherapie. Weitere systemische bakterielle Infektionen mit möglicher Herzbeteiligung sind solche mit Brucellen, Chlamydien, Legionellen, Meningokokken und Mykoplasmen, die Psittakose sowie die Salmonellose, deren Behandlung sich gegen die systemische Infektion richtet. Clostridieninfektionen können durch ein Toxin zum Myokardschaden führen. Es kann zu Gasblasen im Myokard und gelegentlich zu Abszessen kommen. Die Infektion mit β-hämolysierenden Streptokokken erfolgt meistens im Rahmen eines rheumatischen Fiebers und geht mit einer Entzündung und Fibrose der Herzklappen und der Bindegewebe einher, kann aber auch zur Myokarditis mit fokalen und diffusen Infiltraten aus mononukleären Zellen führen. Die Tuberkulose kann das Myokard direkt sowie über eine tuberkulöse Perikarditis schädigen, was aber bei einer Antibiotikabehandlung eher selten der Fall ist. Die Whipple-Krankheit durch Tropheryma whippelii manifestiert sich in der Regel im Gastrointestinaltrakt, kann aber auch mit einer Perikarditis oder koronaren Arteriitis einhergehen. Die Behandlung erfolgt mit einer Kombination von Tuberkulostatika. Trotz adäquater Behandlung sind Rezidive häufig.

8.5.5 Andere Infektionen

Eine Myokarditis mit Spirochäten wurde in Myokardbiopsien mit Borrelia burgdorferi diagnostiziert, dem Erreger der Borreliose. Die sogenannte Lyme-Karditis geht meistens mit einer Arthritis und Reizleitungsstörung einher und klingt nach ein- bis zweiwöchiger Gabe von Antibiotika wieder ab. Nur selten kommt es zur chronischen Herzinsuffizienz. Die mykotische Myokarditis entsteht durch hämatogene oder direkte Ausbreitung von Infektionen bei Aspergillose, Aktinomykose, Blastomykose, Candidose, Kokzidioidomykose, Kryptokokkose, Histoplasmose und Mukormykose. Allerdings steht die kardiale Beteiligung bei diesen Krankheiten nur selten im Vordergrund. Die Rickettsieninfektionen, Q-Fieber, Rocky-Mountain-Fleckfieber und Tsutsugamushi-Fieber gehen oft mit EKG-Veränderungen einher, die klinischen Manifestationen hängen aber überwiegend mit der systemischen Gefäßbeteiligung zusammen.

8.5.6 Myokarditis bei Systemerkrankungen

Eine Myokarditis ist auch ohne vorausgegangene Infektion möglich. Das Modell der nichtinfektiösen Myokarditis ist die Abstoßung von Herztransplantaten, bei der sich eine linksventrikuläre Funktionseinschränkung rasch entwickeln und wieder verschwinden kann, neben Lymphozyten auch nichtzelluläre Mediatoren wie Antikörper und Zytokine eine wichtige Rolle spielen und Myokardantigene durch einen vorausgegangenen physikalischen Schaden oder eine Virusinfektion exponiert sind.

Die am häufigsten diagnostizierte nichtinfektiöse Myokarditis ist die granulomatöse Myokarditis, zu der die Sarkoidose und die Riesenzellmyokarditis gehören. Die Sarkoidose ist eine Systemerkrankung, die meistens die Lungen betrifft. Patienten mit Lungensarkoidose haben ein hohes Risiko für eine Herzbeteiligung, die kardiale Sarkoidose kann jedoch auch ohne klinische Lungenerkrankung auftreten. Lage und Dichte der kardialen Granulome, zeitlicher Verlauf und Ausprägung der extrakardialen Symptome variieren erheblich. Die Klinik reicht von einer rasch einsetzenden Herzinsuffizienz sowie ventrikulären Tachyarrhythmien über Leitungsblöcke, pektanginöse Beschwerden bis hin zu nur leichten Herzmitbeteiligungen. Wenn initial bei einer Herzinsuffizienz ohne koronare Herzkrankheit eine ventrikuläre Tachykardie oder ein Leitungsblock im Vordergrund stehen, sollte der Verdacht auf diese Form der granulomatösen Myokarditis geäußert werden. Abhängig vom zeitlichen Verlauf imponieren die Ventrikel restriktiv oder dilatativ. Der rechte Ventrikel ist oft stärker betroffen, sowohl was die Dilatation als auch was die Arrhythmien (die initial manchmal einer arrhythmogenen rechtsventrikulären Dysplasie ähneln) betrifft. Oft finden sich kleine Ventrikelaneurysmen. Die Computertomografie des Thorax zeigt mitunter in Abwesenheit einer klinischen Lungenerkrankung eine pulmonale Lymphadenopathie. Die kardiale Magnetresonanztomografie (CMR) des Herzens deckt entzündliche Bereiche auf. Zum Ausschluss einer chronischen Infektion (z. B. Tuberkulose) als Ursache der Lymphadenopathie ist gewöhnlich eine Biopsie mit histologischer Bestätigung erforderlich. Am besten geeignet ist eine Biopsie der vergrößerten mediastinalen Lymphknoten. Die verstreut liegenden Granulome der Sarkoidose können mit einer kardialen Biopsie oft verpasst werden. Die immunsuppressive Behandlung der Sarkoidose beginnt mit hoch dosierten Glukokortikoiden, die oft besser gegen die Arrhythmien als gegen die Herzinsuffizienz helfen. Bei Patienten, deren Sarkoidose nach Ausschleichen der Glukokortikoidtherapie persistiert oder erneut auftritt, können andere immunsuppressive Therapien erwogen werden. Um lebensbedrohliche Überleitungsstörungen und ventrikuläre Tachykardien zu verhindern, sind häufig Herzschrittmacher respektive implantierbare Defibrillatoren indiziert.

Die Riesenzellmyokarditis ist seltener als die Sarkoidose, macht aber 10–20 % der Biopsie-positiven Fälle der Myokarditis aus. Die Riesenzellmyokarditis manifestiert sich gewöhnlich mit einer fulminanten Herzinsuffizienz und Tachyarrhythmien. Die diffusen granulomatösen Läsionen mit ausgedehntem, entzündlichem Umgebungsinfiltrat sind in der Endomyokardbiopsie gut zu erfassen, oft mit ausgeprägter eosinophiler Infiltration. Begleiterkrankungen sind Thymome, eine Thyreoiditis, eine perniziöse Anämie und andere Autoimmunerkrankungen sowie gelegentlich kurz zurückliegende Infektionen. Die Glukokortikoidtherapie ist weniger effektiv als bei der Sarkoidose und erfolgt gelegentlich in Kombination mit anderen Immunsuppressiva. Aufgrund der oft raschen Verschlechterung ist eine zügige mechanische Kreislaufunterstützung oder Transplantation erforderlich. Obwohl die klinische Schwere und die Myokardhistologie fulminanter sind als bei der Sarkoidose, deutet das gelegentliche Auftreten der Riesenzellmyokarditis nach einer Sarkoidose darauf hin, dass es sich in einigen Fällen um verschiedene Stadien desselben Krankheitsbildes handeln könnte. Die eosinophile Myokarditis ist eine wichtige Manifestation des hypereosinophilen Syndroms, das in westlichen Ländern oft als idiopathisch angesehen wird, während es in Mittelmeerländern und in Afrika häufig im Zusammenhang mit einer vorherigen Infektion auftritt. Sie kann auch im Rahmen systemischer eosinophiler Syndrome (z. B. Churg-Strauss) oder bei Malignomen vorkommen.

Die Hypersensitivitätsmyokarditis ist gewöhnlich eine Zufallsdiagnose, wenn die Biopsie ein Infiltrat aus Lymphozyten und mononukleären Zellen mit hohem Anteil der Eosinophilen aufweist. Meistens werden Reaktionen auf Antibiotika verantwortlich gemacht, daneben aber auch Reaktionen auf Thiazide, Antiepileptika, Indomethacin und Methyldopa. Hochdosierte Glukokortikoide und ein Vermeiden des auslösenden Triggers können zur Heilung führen.

Eine schwere Form einer lymphozytären Myokarditis konnte unter einer kombinierten Gabe von Immun-Checkpoint-Inhibitoren beobachtet und muss bei onkologischen Patienten mit dieser Medikation beachtet werden. Eine Myokarditis findet sich häufig auch bei systemischen entzündlichen Erkrankungen wie der Polymyositis und der Dermatomyositis, welche sowohl Skelett- als auch Herzmuskulatur betreffen. Eine nichtinfektiöse entzündliche Myokarditis wird zwar manchmal als Differenzialdiagnose kardialer Befunde bei Patienten mit Kollagenose, beispielsweise einem systemischen Lupus erythematodes, angeführt, Perikarditis, Vaskulitis, pulmonale Hypertonie oder eine progressive koronare Herzkrankheit sind in diesem Fall aber häufigere kardiale Manifestationen.

Die peripartale Kardiomyopathie entsteht im letzten Trimenon oder in den ersten sechs Monaten nach dem Ende einer Schwangerschaft. Risikofaktoren sind ein höheres mütterliches Alter, Mehrfachgebärende, Mehrlingsschwangerschaften, Mangelernährung, der Einsatz von Tokolytika bei vorzeitigen Wehen sowie eine Präeklampsie oder Schwangerschaftstoxikose. Mehrere dieser Risikofaktoren führen durch die Sekretion von VEGF *(vascular endothelial growth factor)*-Inhibitoren wie beispielsweise löslichem ELT-1 (sELT) zur Aktivierung antiangiogener Signalwege. Als ein Mechanismus wird unter anderem ein abnormes Prolaktin-Spaltprodukt diskutiert, das durch oxidativen Stress induziert wird und die Angiogenese beeinflusst. Dies hat dazu geführt, dass erste Untersuchungen mit Bromocriptin als möglicher Therapieoption durchgeführt werden.

8.6 Zusammenfassung

Für die klinische Praxis ist die Myokarditis vor allem als viral bedingt und im Kontext eines entsprechenden Infektes auftretend anzusehen. Die primäre klinische Präsentation im Notfallkontext ist die einer akuten Herzinsuffizienz oder einer *infarct-like* Myokarditis, es gibt aber auch sehr unspezifische Symptome und Verläufe. Zudem ist insbesondere beim Auftreten von ST-Hebungen und Brustschmerzen die Differenzialdiagnose zum ST-Hebungsinfarkt wichtig. Die frühe Echokardiografie kann hier weiterhelfen, allerdings ist zu beachten, dass die Myokarditis häufig auch fokal auftritt und regionale Wandbewegungsstörungen zur Folge hat. Biomarker helfen in der Differenzialdiagnose nur weiter, wenn sie negativ sind, die Troponindynamik kann der beim STEMI ähnlich sein. Eine weitere Diagnoseverfestigung kann mit der CMR gelingen. Die Myokardbiopsie dient der definitiven Diagnose, wenn erforderlich, und der Diagnose seltener Formen mit Therapieoptionen und ist in der Regel keine Akutmaßnahme mit Ausnahme bei der fulminanten Myokarditis. Für die Virusmyokarditis gibt es keine spezifische Therapie, so dass eine symptomatische Therapie der Herzinsuffizienz im Vordergrund steht. Auf antiinflammatorische Medikamente wie NSAR oder Glukokortikoide soll verzichtet werden. Abb. 8.6 zeigt das Vorgehen bei der Differenzialdiagnose unter besonderer Berücksichtigung der kardialen MRT.

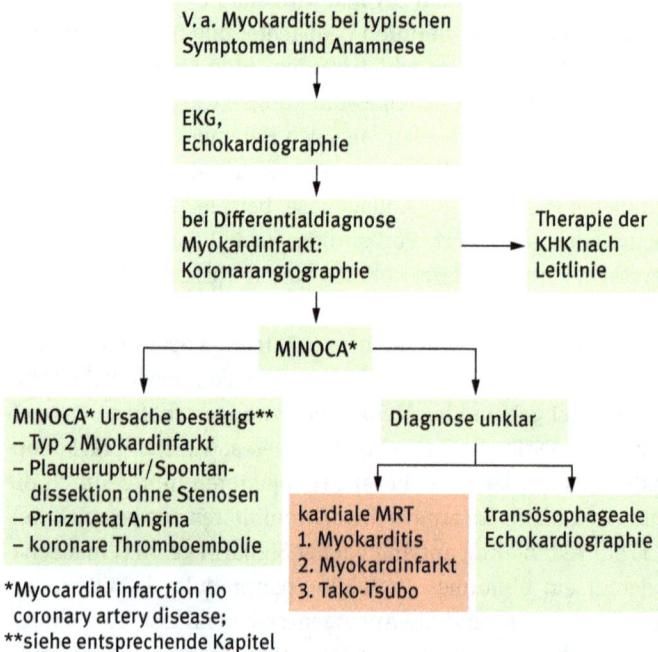

Abb. 8.6: Primäres diagnostisches Vorgehen und Differenzialdiagnose bei akuter *infarct-like* Myokarditis.

Literatur

[1]   Ferreira VM, Schulz-Menger J, Holmvang G, Kramer CM, Carbone I et al. Cardiovascular magnetic resonance in nonischemic myocardial inflammation: expert recommendations. J Am Coll Cardiol. 2018;72(24):3158–76.

[2]   Lurz P, Luecke C, Eitel I, Föhrenbach F, Frank C, Grothoff M et al. Comprehensive cardiac magnetic resonance imaging in patients with suspected myocarditis: the MyoRacer-Trial. J Am Coll Cardiol. 2016;67(15):1800–11.

9 Akute Intoxikationen mit kardialer Beteiligung

Gerald Hackl

Die kardiovaskuläre Toxizität diverser Drogen und Medikamente ist eine wesentliche Ursache für die vergiftungsbedingte Morbidität und Mortalität und äußert sich klinisch beispielsweise in Form von Arrhythmien, Ischämien oder hämodynamischer Instabilität. Grundsätzlich kommt es beinahe im Rahmen jeder akuten Intoxikation zu einer mehr oder weniger stark ausgeprägten Beteiligung des kardiovaskulären Systems. Daher muss im Einzelfall auf weiterführende Literatur zurückgegriffen werden.

9.1 Amphetamine und andere „Recreational Drugs"

9.1.1 Recreational Drugs

Der Terminus *recreational drugs* bezieht sich auf den Konsum von psychoaktiven Substanzen, um eine Veränderung des Bewusstseinszustands herbeizuführen. Der Konsum derartiger Drogen spielt weltweit eine immense Rolle. Während Cannabis die am häufigsten konsumierte Droge darstellt, sind Opioide (vor allem Heroin) für die meisten drogenassoziierten Todesfälle verantwortlich. Problematisch ist auch der Konsum von (Met-)Amphetaminen, wobei auch für Kokain und dessen Base Crack von zunehmender Verwendung berichtet wird. Auch der nichtmedizinische Gebrauch von verschreibungspflichtigen Medikamenten stellt ein globales Problem dar. Dabei haben vor allem Benzodiazepine, welche häufig in Kombination mit Opioiden missbraucht werden, eine große Bedeutung.

Prinzipiell können *recreational drugs* in drei unterschiedliche Kategorien zusammengefasst werden:
- Stimulanzien (z. B. Crystal Meth, Kokain),
- Halluzinogene (z. B. Lysergsäurediethylamid [LSD], Phencyclidin),
- Sedativa und Opioide (z. B. Diazepam, Heroin).

Merke: Hinsichtlich kardiovaskulärer Nebenwirkungen haben Stimulanzien unter den *recreational drugs* die größte klinische Relevanz.

9.1.1.1 Amphetamine, Metamphetamine

Der Konsum von Amphetaminen und Metamphetaminen war im Zweiten Weltkrieg als sogenanntes Pervitin (L-Phenyl-2-methylaminopropan) sehr beliebt, um die Wachheit und den Kampfeswillen der Soldaten zu steigern. Seit den 1990er Jahren erlangten vor allem die Metamphetamine Extasy (3,4-methylendioxymetampheta-

https://doi.org/10.1515/9783110597516-009

min, MDMA) und Crystal Meth (N-methyl-1-phenylpropan-2-amin) sowie das Amphetamin Speed (1-Phenylpropan-2-amin) in der Drogenszene neue Popularität. Amphetamine und Metamphetamine sind lipidlösliche Substanzen, welche entweder oral eingenommen, geschnupft, injiziert oder geraucht werden und die Blut-Hirn-Schranke passieren. Aus den präsynaptischen Neuronen des zentralen Nervensystems (ZNS) werden dann monoaminerge Neurotransmitter (Dopamin, Serotonin und Noradrenalin) freigesetzt. Außerdem wird die Wiederaufnahme von Dopamin gehemmt und indirekt auch die Freisetzung von Gamma-Aminobuttersäure (GABA) inhibiert. Die beobachteten euphorischen und psychotropen Wirkungen werden vorwiegend über Dopamin vermittelt, wohingegen die Auswirkungen auf das kardiovaskuläre System vorwiegend mit Noradrenalin in Verbindung stehen.

Eine Assoziation von hypertensiven Notfällen mit Hirnmassenblutungen oder Subarachnoidalblutungen, ACS und dem Auftreten von tödlichen Arrhythmien durch einen Missbrauch von Amphetaminen und seiner Derivate ist seit langem bekannt. In der Notaufnahme präsentieren sich Patienten mit akuten Intoxikationen vorwiegend mit Mydriasis, Agitation, paranoidem Verhalten, Tremor, Angst, Hyperthermie, Tachykardie und zerebralen Krämpfen (sympathomimetisches Syndrom). Seltener können im Rahmen von Intoxikationen eine akute Hepatotoxizität, eine disseminierte intravasale Gerinnung sowie Hirn- und Lungenödeme auftreten. Bei Erhebung von Thoraxschmerzen, auch von atypischem Charakter, sollte immer ein ACS ausgeschlossen werden, da es bei regelmäßigem Substanzmissbrauch zum akzelerierten Auftreten einer KHK kommt. Da Amphetamine und ihre Derivate im Gegensatz zu Kokain nicht mit der Thromboxanproduktion und der Plättchenaggregation interferieren, weisen diese ein geringeres Risiko für ein ACS im Vergleich zu Kokain auf.

Bei chronischem Konsum kann es auch zum Auftreten einer Herzinsuffizienz kommen, weshalb Symptome einer akuten kardialen Dekompensation im Vordergrund stehen können. Bei auskultierbarem Herzgeräusch sollte speziell bei zusätzlich sichtbaren Einstichstellen immer an eine Endokarditis gedacht und diese entsprechend ausgeschlossen werden.

In der Intoxikationsbehandlung ist durch das meist aggressive Verhalten der Patienten zunächst die Sicherheit für das Personal zu gewährleisten. Initial kann dabei eine Sedierung, vorzugsweise mit Neuroleptika, notwendig werden. Je nach Zugänglichkeit zu den Patienten kann z. B. Haloperidol entweder i. v. (off-label) oder intramuskulär verabreicht werden. Dies sollte unter EKG-Überwachung erfolgen, da diese Substanzen eine relevante QT-Zeit-Verlängerung bis hin zum Auftreten von Torsade-de-pointes (TdP)-Tachykardien verursachen können. Meist führen eine Sedierung und die Hydrierung mit kristalloider Flüssigkeit zur Besserung von Tachykardie, Hypertonie und Hyperthermie. Sind diese Basismaßnahmen unzureichend, sollte anstelle anderer Betablocker bevorzugt Labetalol als α- und β-Rezeptorantagonist eingesetzt werden.

9.1.1.2 Kokain

Der Missbrauch von Kokain stellt eine der führenden Ursachen für vergiftungsassoziierte Behandlungen in Notaufnahmen und Intensivstationen dar und ist mit zahlreichen, teils ernsthaften Komplikationen assoziiert. Die Gewinnung der Substanz erfolgt aus Cocablättern des Cocastrauchs, welche bis zu 1 % Kokain enthalten. Dabei fällt nach entsprechender chemischer Zubereitung Cocainhydrochlorid als fester Rückstand aus. Cocainhydrochlorid kann als Pulver inhaliert, geschluckt oder nach Lösung i. v. verabreicht werden. Durch die weitere Verarbeitung von Cocainhydrochlorid kann daraus die Base (Crack) gewonnen werden, welche mittels Glaspfeifen geraucht wird. Je nach angewendeter Konsumform entstehen unterschiedliche Zeiten bis zum Wirkeintritt bzw. Wirkdauern. Beim Rauchen von Crack kommt es zu einem Wirkeintritt binnen Sekunden mit einer Wirkdauer von meist unter 10 Minuten. Auch die i. v.-Applikation von Kokain führt binnen Sekunden zum Wirkbeginn mit einer Wirkdauer von etwa 20 Minuten. Die am häufigsten angewendete nasale Applikationsform (sniefen) führt in der Regel nach etwa 3 Minuten zum Rauschgefühl und einer etwas verlängerten Wirkung von ungefähr 1–2 Stunden.

Kokain führt im ZNS zur präsynaptischen Wiederaufnahmehemmung von Dopamin, Serotonin und Noradrenalin (Reuptake-Inhibitor), wodurch deren Konzentration im synaptischen Spalt erhöht wird. Das Ausmaß ist dabei unterschiedlich stark ausgeprägt und scheint für Noradrenalin am größten zu sein.

Kokain selbst weist nur eine kurze Halbwertszeit auf, da es durch Plasma- und Lebercholinesterasen schnell zu den Hauptmetaboliten Benzoylecgonin und Ecgoninmethylester metabolisiert wird. Diese wasserlöslichen Metaboliten werden mit dem Urin ausgeschieden und können gut mittels eines Harndrogenscreenings nachgewiesen werden. Der häufig gleichzeitige Konsum von Kokain und Alkohol führt zur hepatischen Bildung des aktiven Metaboliten Cocaethylen, welcher euphorische und sympathomimetische Wirkungen wie Kokain aufweist, jedoch mit höherer kardialer Toxizität. Die längere Halbwertzeit von Cocaethylen (ca. 2,5 Stunden) kann die euphorischen Wirkungen von Kokain verlängern. Kokainkonsum hemmt Müdigkeit, Hunger und Durst und verleiht Gefühle von Euphorie und Stärke. Konsumenten berichten während der Rauschphase von enormer Leistungsfähigkeit, Kreativität und gesteigerter Libido. An diese Phase schließt sich eine depressive Verstimmung an, welche häufig durch einen neuerlichen Konsum durchbrochen wird, wodurch ein enormes Abhängigkeitspotenzial entsteht.

Akute Kokainvergiftungen manifestieren sich mit einem sympathomimetischen Syndrom aus Tachykardie, Hypertonie und Erregung. Des Weiteren bestehen eine Mydriasis, Diaphorese, Hyperthermie und Tachypnoe. ZNS-Wirkungen äußern sich mit Agitation, Paranoia, Manie und schwerem Delir bis hin zu Krampfanfällen, welche eine entsprechende Benzodiazepin- bzw. Neuroleptikatherapie nach sich ziehen sollten. Bei reduziertem Bewusstseinszustand sollte immer eine eventuell vorhandene intrazerebrale Pathologie ausgeschlossen werden, da hämorrhagische und ischämische Schlaganfälle relevante Komplikationen bei Kokainkonsum darstellen. Hämorrhagische Schlaganfälle resultieren vorwiegend aus hypertensiven Notfällen, treten meist subkortikal auf und zeigen höhere Raten an intraventrikulären Einbrüchen im Vergleich zu spontanen Blutungen. Außerdem können auch Subarachnoidalblutungen, speziell bei vorbestehendem intrakraniellem Aneurysma, entstehen. Sinnvolle Substanzen zur Blutdruckkontrolle sind Calciumantagonisten oder Labetalol. Ischämische Schlaganfälle sind auf die zerebralen vasokonstriktorischen Wirkungen sowie die thrombogenen Effekte der Substanz zurückzuführen. Die Behandlung der kokainassoziierten ischämischen Schlaganfälle unterscheidet sich nicht von denen anderer Genese.

ACS gehören zu den häufigsten akuten Toxizitäten bei Kokainmissbrauch. Man nimmt an, dass kardiale Ischämien aus einem erhöhten myokardialen Sauerstoffbedarf resultieren, der durch akute Erhöhungen der Herzfrequenz, des Blutdrucks und der Kontraktilität in Verbindung mit einer Abnahme der myokardialen Sauerstoffversorgung durch koronare Vasokonstriktion verursacht wird. Auch hierbei spielen die thrombogenen Effekte von Kokain eine wichtige Rolle. Das mit Kokain assoziierte ACS tritt meist in den ersten Stunden nach dem Kokainkonsum auf, wenn die Kokainkonzentrationen am höchsten sind, wobei dies durch die Wirkungen der Kokainmetaboliten auch noch Tage später möglich ist. Im Kontext der ACS-Diagnostik anhand von Biomarkern spielt vor allem Troponin eine entscheidende Rolle, da die Konzentrationen von CK und CK-MB aufgrund von Erhöhungen durch eine meist begleitende kokainassoziierte Rhabdomyolyse weniger zuverlässig sind. Das EKG hat einen eher begrenzten diagnostischen Nutzen im kokainassoziierten ACS, da Anomalien bei Kokainkonsumenten mit Brustschmerzen häufig vorhanden sind und frühe Repolarisationsbilder eine ST-Streckenerhöhung imitieren können. Auch vorübergehende Brugada-Muster im EKG sind beschrieben, welche wahrscheinlich auf Natriumkanaleffekten von Kokain beruhen. In der Behandlung des kokainassoziierten ACS bestehen grundsätzlich keine relevanten Unterschiede zur Behandlung des ACS anderer Genese. Acetylsalicylsäure sollte sobald wie möglich verabreicht werden, wenn Brustschmerzen als ischämisch angesehen werden. Nitroglycerin und Benzodiazepine werden als primäre Therapie bei anhaltenden Thoraxschmerzen empfohlen. Zudem werden beim ACS die Verwendung von Heparin sowie die rasche Durchführung einer PTCA empfohlen. Obwohl angenommen wird, dass ein kokainassoziiertes ACS häufig aus einem koronaren Vasospasmus resultiert, ist die Inzidenz einer zugrundeliegenden KHK bei diesen Patienten relativ hoch und sollte bei einer Risikostratifizierung berücksichtigt werden.

Betablocker wurden oft als kontraindiziert bei der Behandlung des kokainassoziierten ACS angesehen, da möglicherweise eine unkontrollierte α-adrenerg vermittelte Vasokonstriktion zu erhöhten Blutdruckwerten führen kann. Im Rahmen von Studien konnte allerdings gezeigt werden, dass sich die Verwendung von Betablockern nicht nachteilig auswirkt.

Herzrhythmusstörungen, insbesondere Sinustachykardien, treten häufig bei Konsum von Kokain auf. Diese sind meist Ausdruck der sympathomimetischen Aktivierung und können gut mit Benzodiazepinen behandelt werden. Supraventrikuläre Arrhythmien wie Vorhofflimmern sind normalerweise selbstlimitierend, können jedoch auch auf die Gabe von Benzodiazepinen ansprechen. Ventrikuläre Arrhythmien treten weniger häufig auf und werden mit einer kokainverursachten Blockade von myokardialen Natriumkanälen in Verbindung gebracht, wodurch es zu einer Verlängerung des QRS- und QT-Intervalls kommt. Breitkomplextachyarrhythmien können mit Natriumbicarbonat behandelt werden, auf Antiarrhythmika der Klasse I (Natriumkanalblocker) sollte hingegen verzichtet werden. Ansonsten muss die Behandlung lebensbedrohlicher Arrhythmien aktuellen Guidelines entsprechend erfolgen.

Differenzialdiagnostisch muss bei kokainassoziierten Thoraxschmerzen auch immer an die Möglichkeit einer Aortendissektion (s. Kap. 13.1) sowie bei akut einsetzenden Bauchschmerzen an eine gastrointestinale Ischämie gedacht werden. Schließlich müssen auch nichtkardiovaskuläre Nebenwirkungen wie eine Rhabdomyolyse oder eine kokainverursachte Bronchokonstriktion berücksichtigt werden.

9.1.1.3 Andere „Recreational Drugs"
Alkohol
Alkohol ist global eines der am häufigsten konsumierten Suchtmittel. Vor allem der chronische Alkoholkonsum hat enorme Auswirkungen auf sämtliche Organsysteme. In Hinblick auf kardiovaskuläre Effekte von Alkohol muss vor allem die alkoholische Kardiomyopathie erwähnt werden. Diese ist klinisch nicht und histologisch nur sehr schwer von einer idiopathischen dilatativen Kardiomyopathie zu unterscheiden. Bei akuter Dekompensation einer alkoholischen Kardiomyopathie spielt die alkoholische Genese zunächst eine untergeordnete Rolle, zumal die Symptomatik sowie auch die Akutbehandlung jener einer akuten Herzinsuffizienz entsprechen. Die weitere Prognose der alkoholischen Kardiomyopathie ist stark vom Trinkverhalten der Patienten abhängig, und bei kompletter Alkoholkarenz sind strukturelle Veränderungen sogar partiell reversibel.

Alkohol ist auch mit dem Auftreten verschiedener supraventrikulärer und ventrikulärer Arrhythmien assoziiert. Nicht nur regelmäßiger Alkoholkonsum, sondern auch *Binge-Drinking* an Wochenenden oder im Urlaub können, auch bei ansonsten strukturell gesundem Herz, zum Auftreten von Vorhofflattern und Vorhofflimmern führen (Holiday-Heart-Syndrom). Zudem besteht unabhängig vom Vorhandensein einer koexistenten KHK eine Assoziation zwischen *Binge-Drinking* und dem Auftreten eines plötzlichen Herztodes, welcher in erster Linie auf Verlängerungen der QT-Zeit zurückzuführen ist.

Im akuten Alkoholentzug besteht neben dem direkt kardiotoxischen Abbauprodukt Acetaldehyd auch eine vermehrte Katecholaminausschüttung durch Aktivierung des autonomen Nervensystems, verbunden mit einer unregelmäßigen Reizleitung. Dadurch wird die Wahrscheinlichkeit für Reentry-Tachykardien und für hypertensive Notfälle erhöht.

Grundsätzlich unterscheidet sich die Behandlung von alkoholassoziierten Herzrhythmusstörungen nicht von jener anderer Genese, wobei speziell beim Holiday-Heart-Syndrom auf eine ausreichende Elektrolytsubstitution und im akuten Alkoholentzug auf eine Benzodiazepingabe geachtet werden sollte.

Cannabis

Akut kommt es durch den Konsum von Cannabis zu Tachykardien, wobei diese in erster Linie Reflextachykardien durch eine cannabisinduzierte Vasodilatation darstellen. Auch orthostatische Hypotonien und orthostatische Synkopen können auftreten. Trotz der öffentlichen Wahrnehmung als scheinbar harmlose Droge existieren zahlreiche Fallberichte zu schwerwiegenden akuten kardiovaskulären Nebenwirkungen. Dabei wurden ischämische Ereignisse (zerebral, koronar und peripher), Arrhythmien, Stress-Kardiomyopathien bis zum plötzlichen Herztod in direkten Zusammenhang mit Cannabiskonsum gebracht.

Halluzinogene

Bei Halluzinogenen können grundsätzlich Psychedelika (LSD, psilocybinhaltige Pilze, Mescalin), Dissoziativa (Ketamin, Angel Dust [Phencyclidin]) und Delirantia (biogene Halluzinogene wie Pantherpilze oder Fliegenpilze) voneinander unterschieden werden. Im Rahmen von Intoxikationen durch Psychedelika und Dissoziativa steht vor allem die akute Behandlung von Panikattacken, Psychosen und Flashbacks durch Benzodiazepine und Neuroleptika im Vordergrund. Bezogen auf das kardiovaskuläre System kommt es häufig zu Tachykardie und Hypertonie verbunden mit Hyperthermie im Rahmen eines sympathomimetischen Syndroms. Eine entsprechende symptomatische Therapie ist je nach klinischer Präsentation indiziert, ein spezifisches Antidot existiert nicht. Bei Intoxikationen durch Delirantia liegt klinisch meist ein anticholinerges Syndrom vor. Neben der Gabe von Aktivkohle kann in Abhängigkeit der Schwere des anticholinergen Syndroms eine Behandlung mit Physostigmin erfolgen.

Merke: Das anticholinerge Syndrom äußert sich mit trockener, heißer Haut und Schleimhaut, fehlendem Schwitzen, Hyperthermie, Harnverhalt, Mydriasis, Tachykardie, Übelkeit und Erbrechen sowie psychomotorischer Unruhe bis hin zu Krampfanfällen und Koma.

Eine Sonderstellung nehmen die sogenannten Poppers ein. Hierbei handelt es sich um farblose, flüchtige und inhalierbare Flüssigkeiten, bestehend aus aromatischen Nitriten. Verbreitung finden diese Substanzen vor allem bei homosexuellen Männern aufgrund ihrer euphorisierenden, aphrodisierenden und den Analsphinkter relaxierenden Wirkung nach Inhalation aus kleinen Fläschchen, wobei die Substanzen per se keine halluzinogenen Effekte haben. Gekennzeichnet sind Poppers durch einen sofortigen Wirkungseintritt und eine kurze Wirkdauer von etwa 1 bis maximal 30 Minuten, weshalb diese oft repetitiv eingesetzt werden. Meist sind Amylnitrit, Isobutylnitrit oder Pentylnitrit enthalten. Schwere Intoxikationen treten neben übertriebener Inhalation meist durch ein akzidentelles Trinken der Flüssigkeit auf. Neben lokaler Verätzung kommt es durch Vasodilatation zu Hypotonie und Reflextachykardie. Ein therapierefraktärer Schockzustand kann vor allem bei kombinierter Anwendung mit Phosphodiesterase-5-Inhibitoren wie etwa Sildenafil auftreten. Ein weiteres Problem stellt das durch Nitrite begünstigte Auftreten von Methämoglobinämien dar, welche mit Methylenblau oder Toluidinblau behandelt werden können.

Sedativa und Opiate

Benzodiazepine: Benzodiazepine (z. B. Diazepam) wirken anxiolytisch, sedierend, myotonolytisch und antikonvulsiv aufgrund einer Verstärkung des inhibitorischen Neurotransmitters GABA am A-Rezeptorsubtyp (GABA$_A$-Rezeptor), wodurch die Auslösung eines Aktionspotenzials an Neuronen erschwert wird. Intoxikationen mit Benzodiazepinen führen zu Somnolenz, verwaschener Sprache, Sehstörungen, Ataxie und Atemdepression, wobei letale Verläufe selten sind. Am häufigsten treten Benzodiazepinvergiftungen in Kombination mit Alkohol auf, wodurch das atemdepressive Potenzial deutlich zunimmt. Bezogen auf das kardiovaskuläre System haben akute Intoxikationen mit Benzodiazepinen meist nur milde Auswirkungen und äußern sich in Form von Bradykardie und Hypotonie. Da die Möglichkeit einer Antagonisierung mit dem kompetitiven Benzodiazepinantagonisten Flumazenil besteht, sind Benzodiazepinintoxikationen gezielt behandelbar.

Opioide: Der Begriff Opiate umfasst jene Substanzen, die in ihrer Wirkung mit dem Hauptalkaloid des Opiums, dem Morphin, vergleichbar sind. Aufgrund der synthetischen Herstellung diverser Opiate sollte der Terminus Opioide bevorzugt werden. Grundsätzlich können Opioide in agonistisch wirkende (Morphin, Pethidin, Methadon, Fentanyl, Heroin, Codein, Tramadol) sowie partiell agonistisch bzw. agonistisch-antagonistisch wirkende (Buprenorphin, Nalbuphin, Pentazocin) Opioide eingeteilt werden. Die Wirksamkeit dieser Substanzen resultiert durch unterschiedlich starke Bindung an die drei verschiedenen G-Protein-gekoppelten Rezeptoren (μ, κ, δ), wodurch der Einfluss der endogenen Opioide (Enkephalin, Dynorphin, Endorphin) imitiert wird. Im Rahmen von Intoxikationen kommt es neben starken analgetischen Effekten auch zu Sedierung, Atemdepression und Miosis. Heroin wird im Gehirn zu 6-Monoacetylmorphin und Morphin deacetyliert und kann über μ-Rezeptor-Stimulation zu ausgeprägter neurologischer Symptomatik mit Koma und Atemdepression bis zum Tod führen. Ein toxisches Lungenödem kann sich als Schaumpilz vor dem Mund äußern. Das kardiovaskuläre Toxizitätsprofil von Opioiden mit Bradykardie und Hypotonie ist vergleichbar mit jenem von Benzodiazepinen. In der Behandlung von akuten Opioidintoxikationen stehen zunächst die Sicherung der Vitalfunktionen und der Einsatz des an allen Opioidrezeptoren wirksamen Antidots Naloxon im Vordergrund. Bradykardien können mit Atropin, Hypotonien mit kristalloider Flüssigkeit behandelt werden.

9.2 Pflanzengifte

9.2.1 Allgemeines

Etwa 150 der 3.000 verschiedenen in mitteleuropäischen Gärten vorkommenden Pflanzen können als toxisch eingestuft werden. Gefährdet für Vergiftungen sind insbesondere Kinder sowie Erwachsene in Unkenntnis von Pflanzen oder in suizidaler Absicht. Beinahe alle Pflanzen, welche in der Literatur mit letalem Ausgang assoziiert wurden, haben direkt oder indirekt Einfluss auf das kardiovaskuläre System. Aufgrund der Vielzahl an möglichen Pflanzen, welche Vergiftungen verursachen können, wird daher im Folgenden nur auf Pflanzen mit vorwiegend kardiovaskulärer sowie anticholinerger Wirkung eingegangen.

Im Rahmen der Diagnostik kommt der Eigen- wie auch der Fremdanamnese speziell in Hinblick auf die ursächliche Pflanze und der eingenommenen Menge eine große Rolle zu. Bei Unkenntnis der Pflanze kann es auch hilfreich sein, wenn Beeren oder Zweige zur Identifikation mit in die Notaufnahme gebracht werden, um eine Zuordnung auf Basis einer botanischen Beschreibung zu veranlassen. Der laborchemische Giftnachweis kann aus Erbrochenem, Stuhl oder Harn mittels chromatographische Verfahren erfolgen.

Kinder entwickeln nur selten lebensbedrohliche Symptome, da meist keine größeren Mengen zugeführt werden. Interessant für Kinder sind speziell farbige Beeren. Häufig ist in den Beeren aber weniger Giftstoff enthalten als im Rest der Pflanze. Orange, rote und weiße in Mitteleuropa vorkommende Beeren sind bis zu einer Menge von fünf Stück selten mit einer klinisch relevanten Toxizität assoziiert. Hingegen können schwarze oder grüne Beeren wie etwa die Tollkirsche zu relevanten Vergiftungserscheinungen führen.

Therapeutisch kommt zunächst Aktivkohle zum Einsatz. Aktivkohle kann in dieser Indikation repetitiv und auch nach mehr als einer Stunde sinnvoll eingesetzt werden. Die weitere Therapie erfolgt meist symptomatisch, zumal es lediglich zwei Antidote gibt. Dies ist einerseits Digitalis-Fab-Antikörper, z. B. bei Fingerhut-Intoxikationen, und Physostigmin, z. B. bei Vergiftungen durch die Tollkirsche.

9.2.2 Spezielles

Der blaue Eisenhut (Aconitum napellus) aus der Familie der Hahnenfußgewächse ist eine etwa 1,5 Meter hohe Pflanze mit rübenartiger Wurzel und zählt zu den giftigsten

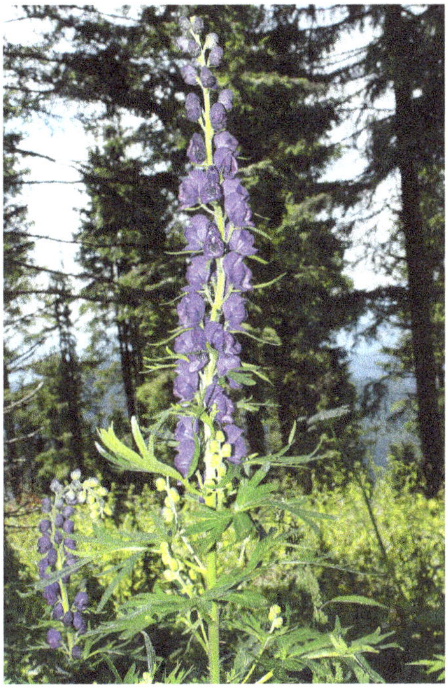

Abb. 9.1: Blauer Eisenhut (Aconitum napellus), helmförmige dunkelblaue Blüten (Juni–August). (Mit freundlicher Genehmigung von Walter Obermayer, Graz)

Pflanzen Europas (Abb. 9.1). Hauptverantwortlich für die Toxizität ist das Alkaloid Aconitin. Dieses kann sowohl nach Ingestion als auch über intakte Haut und Schleimhaut sehr schnell resorbiert werden und führt an spannungsabhängigen Natriumkanälen zu einem vermehrten Natriumeinstrom in die Zelle (Natriumkanal-Agonist). Nach oraler Zufuhr von blauem Eisenhut kommt es innerhalb von 10–20 Minuten zum Auftreten von Parästhesien, Übelkeit, Erbrechen, Durchfall und kolikartigen Schmerzen. Schließlich entwickeln sich Arrhythmien (ventrikuläre Tachykardien, Kammerflimmern), welche mit einer zusätzlich entstehenden Atemlähmung zum Tode führen können. Eine Atemlähmung macht eine maschinelle Beatmung unumgänglich. Arrhythmien können keiner spezifischen Therapie zugeführt werden und sollten großzügig mit Magnesium und Amiodaron behandelt werden. Je nach Situation muss eine guidelinekonforme kardiopulmonale Reanimation erfolgen. Über den erfolgreichen Einsatz von venoarterieller extrakorporaler Membranoxygenierung (va-ECMO) wurde bei refraktärem kardiogenen Schock berichtet.

Im nichtblühenden Zustand kann der weiße Germer (Veratrum album) leicht mit dem gelben Enzian (Gentiana lutea) verwechselt werden (Abb. 9.2). Intoxikationen nach Konsum von weißem Germer (hauptverantwortliche Alkaloide sind Protoveratrin und Germerin) sind klinisch der Eisenhutintoxikation ähnlich. Auch in der Behandlung gibt es keine wesentlichen Unterschiede, zumal keine spezifische Therapie bekannt ist.

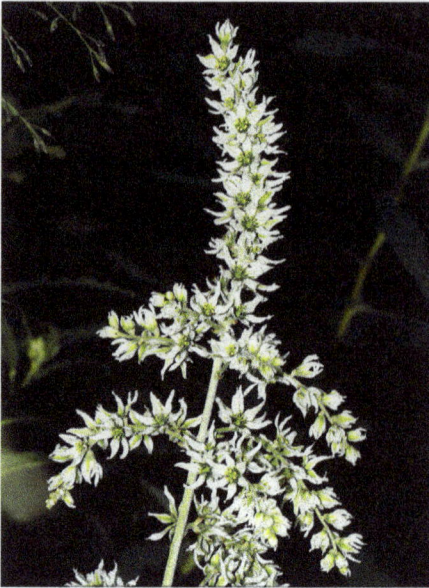

Abb. 9.2: Weißer Germer (Veratrum album), grün-weiße Blüten mit eiförmigen Blättern (Juni–August). (Mit freundlicher Genehmigung von Walter Obermayer, Graz)

Intoxikationen durch die Europäische Eibe (Taxus baccata) entstehen durch die in der Rinde, den Nadeln und den Samen (nicht im roten Samenmantel der Früchte) enthaltenen Taxine, wobei Taxin B das toxischste Alkaloid darstellt (Abb. 9.3). Vergiftungen bei Erwachsenen kommen meist in suizidaler Absicht vor (Essen von Nadeln oder Rinde, Trinken von Eibentee), während Vergiftungen bei Kindern durch den akzidentellen Verzehr der roten Früchte (inklusive der Samen) entstehen. Etwa eine Stunde nach Ingestion kommt es zu Diarrhoe, Mydriasis und Schwindel, verbunden mit Tachypnoe und Tachykardie. In weiterer Folge kommt es zu zunehmender Vigilanztrübung und schweren Bradyarrhythmien bis hin zum letalen Ausgang durch Atemlähmung und Herz-Kreislauf-Stillstand. Die Therapie bei Eibenintoxikationen ist ebenfalls symptomatisch.

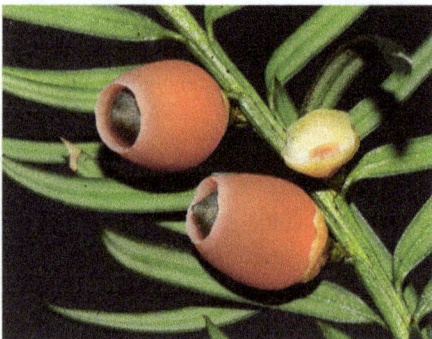

Abb. 9.3: Eibe (Taxus baccata), rote Früchte mit erbsgroßen, schwarz-braunen Samen (August–Oktober). (Mit freundlicher Genehmigung von Walter Obermayer, Graz)

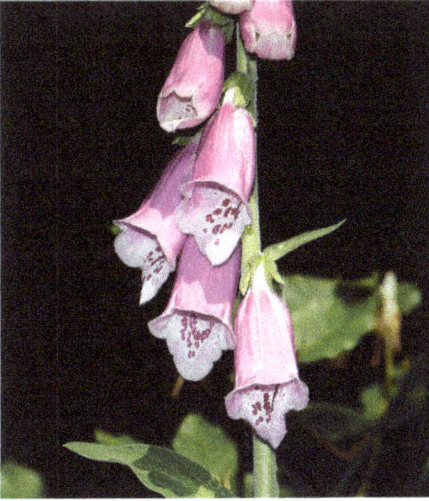

Abb. 9.4: Roter Fingerhut (Digitalis purpurea), bauchig-glockige, purpurrote Blüten (Juni–August). (Mit freundlicher Genehmigung von Walter Obermayer, Graz)

Der rote Fingerhut (Digitalis purpurea, Abb. 9.4), der Oleander (Nerium oleander) sowie das Maiglöckchen (Convallaria majalis) enthalten Herzglycoside, welche die Natrium-Kalium-ATPase hemmen. Grundsätzlich haben Pflanzen mit enthaltenen Herzglycosiden einen stark bitteren Geschmack, weshalb es selten zum Konsum größerer Mengen kommt. Klinisches Bild sowie Therapie entsprechen der Digitalisintoxikation.

Die Tollkirsche (Atropa belladonna, Abb. 9.5), der Stechapfel (Datura stramonium, Abb. 9.6), die Engelstrompete (Brugmansia sanguinea) und auch das schwarze Bilsenkraut (Hyoscyamus niger) sind kompetitive Antagonisten an Acetylcholinrezeptoren und bedingen daher das klinische Bild eines anticholinergen Syndroms. Im Rahmen von Intoxikationen mit Fliegenpilzen (Amanita muscaria) und Pantherpilzen (Amanita pantherina) tritt dieses ebenfalls auf und wird dann als Pantherina-Syndrom bezeichnet. Besonders während heißer Sommertage sind aufgrund schwerer Störungen der Thermoregulation im Rahmen eines anticholinergen Syndroms Todesfälle durch Hitzschlag aufgetreten. Therapeutisch sollten bei starker Unruhe sedierende Maßnahmen mit Benzodiazepinen ergriffen werden. Zudem sind bei Hyperthermie eine physika-

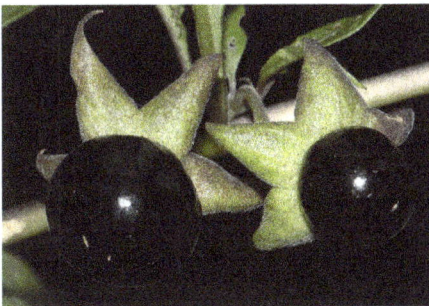

Abb. 9.5: Tollkirsche (Atropa belladonna), ca. 1,5 cm große schwarze Beeren (August–September). (Mit freundlicher Genehmigung von Walter Obermayer, Graz)

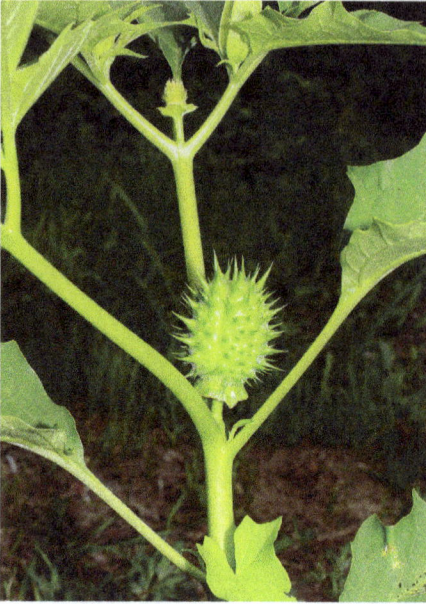

Abb. 9.6: Stechapfel (Datura stramonium), stachelige Fruchtkapsel (unreife Frucht). (Mit freundlicher Genehmigung von Walter Obermayer, Graz)

lische Kühlung sowie eine medikamentöse Temperatursenkung indiziert. Bei schweren Vergiftungen mit ausgeprägtem zentral anticholinergem Syndrom ist unter intensivmedizinischer Überwachung die Gabe von Physostigmin indiziert.

9.3 Medikamentenüberdosierungen (Betablocker, Calciumantagonisten, Digitalis, Psychopharmaka)

9.3.1 Betablocker

Betablocker antagonisieren selektiv β-adrenerge Rezeptoren, die an G-Proteine gebunden sind. Der β-Rezeptor weist drei bekannte Subtypen auf. β-1-Rezeptoren regulieren in erster Linie das Herzmuskelgewebe und beeinflussen die Kontraktionsgeschwindigkeit. β-2-Rezeptoren regulieren den Tonus der glatten Muskulatur und beeinflussen die Entspannung von Gefäßen und Bronchiolen. β-3-Rezeptoren sind weniger gut untersucht, es wird jedoch angenommen, dass diese hauptsächlich die Lipolyse beeinflussen und Auswirkungen auf die Herzinotropie haben. Einige Betablocker besitzen eine relative Spezifität für verschiedene β-Subrezeptoren. Zudem gibt es Betablocker mit gemischter Agonisten- und Antagonistenaktivität. Die Eigenschaft des Agonisten wird allgemein als intrinsische sympathomimetische Aktivität bezeichnet.

Tab. 9.1 zeigt häufig verwendete Betablocker und ihre pharmakologischen Profile.

Tab. 9.1: Betablocker und ihre pharmakologischen Profile.

Substanz	Adrenerge Blockierungs- aktivität	Lipidlöslichkeit	Intrinsisch-sym- pathomimetische Aktivität	Natriumkanal- Blockierungs- aktivität
Acebutolol	β_1	Niedrig	Ja	Ja
Bisoprolol	β_1	Niedrig	Nein	Nein
Carvedilol	α_1, β_1, β_2	Hoch	Nein	Nein
Esmolol	β_1	Niedrig	Nein	Nein
Labetalol	α_1, β_1, β_2	Moderat	Ja	Nein
Metoprolol	β_1	Moderat	Nein	Nein
Propranolol	β_1, β_2	Hoch	Nein	Ja
Sotalol	β_1, β_2	Niedrig	Nein	Nein

Schwierig ist die Bestimmung einer exakten toxischen Dosis, da individuelle Faktoren und andere kürzlich eingenommene Substanzen berücksichtigt werden müssen. Wenn β-Rezeptoren blockiert werden, wird das für die Umwandlung von Adenosintriphosphat in cyclisches Adenosinmonophosphat (cAMP) verantwortliche G-Protein deaktiviert, wodurch weniger zytosolisches Calcium für die Muskelkontraktion verfügbar ist. Daher werden die Leitsymptome Hypotonie und Bradykardie bis zum kardiogenen Schock im Rahmen solcher Intoxikationen verständlich.

Da bei einer Überdosierung die β-Selektivität verloren geht, können selbst β1-selektive Wirkstoffe auch β2- und β3-Rezeptoren blockieren, wodurch Bronchospasmen bzw. eine Verringerung der Inotropie auftreten können. Die Lipidlöslichkeit ist ein guter Prädiktor für Vigilanztrübungen bei Überdosierung von Betablockern, da stark lipophile Substanzen die Blut-Hirn-Schranke leicht durchqueren können. Das zusätzliche Vorhandensein einer chinidinartigen Blockierung von Natriumkanälen kann die Kardiotoxizität durch negative Dromotropie stark erhöhen. Dadurch nimmt das Risiko für Herzrhythmusstörung deutlich zu, wodurch sich die Intoxikationsbehandlung erschwert.

Therapeutisch sollte zunächst eine primäre Giftelimination mit Aktivkohle versucht werden. Außerdem sollte frühzeitig ein invasives hämodynamisches Monitoring veranlasst werden, da klinische Verschlechterungen meist sehr rasch eintreten. Bei leichten Bradykardien kann die Verabreichung von Atropin erfolgen, während leichte Hypotonien mit kristalloider Flüssigkeit behandelt werden. Bei schwerer Bradykardie (HF < 40/min), Hypotonie (< 80 mmHg systolisch) oder klinischer Schocksymptomatik werden weitere Therapieoptionen empfohlen, welche auch kombiniert eingesetzt werden sollten. Zunächst ist eine Vasopressorengabe z. B. mit Noradrenalin oder Dobutamin bzw. je nach Verfügbarkeit mit Vasopressin notwendig. Frühzeitig sollte auch Glucagon verabreicht werden, welches seit mehreren Jahrzehnten Teil der Standardbehandlung bei Intoxikationen durch Betablocker ist. Glucagon wirkt positiv inotrop und positiv chronotrop und erhöht das intrazelluläre cAMP ohne Beteiligung der β-Rezeptoren.

Eine weitere Therapiemaßnahme stellt die Gabe von Insulin und Glukose (*hyperinsulinaemia-euglycaemia therapy*, HIET) dar. Grundsätzlich wirkt Insulin ß-Rezeptorunabhängig positiv inotrop, wobei das genaue Wirkprinzip nicht bekannt ist. Die HIET stellt bis auf Hypoglykämien und Hypokaliämien eine nebenwirkungsarme und effektive Therapieoption dar.

Bei therapierefraktären Symptomen kann schließlich eine *lipid rescue therapy* (LRT) einen Behandlungsversuch darstellen, wobei auch hier das Wirkprinzip nicht vollständig geklärt ist. In Analogie zur guten Wirksamkeit der LRT im Rahmen von Lokalanästhetikaintoxikationen ist eine Wirkung der LRT auch bei anderen lipidlöslichen Betablockern möglich. Als Lipidemulsion kann z. B. der Lipidanteil einer parenteralen Ernährung dienen.

Weitere Behandlungsoptionen können Phosphodiesterase-Inhibitoren wie Enoximon oder Milrinon sein. Im therapierefraktären kardiogenen Schock können ergänzend noch Levosimendan, die Implantation eines temporären Schrittmachers oder auch eine va-ECMO zum Einsatz kommen.

9.3.2 Calciumantagonisten

Spannungsabhängige Calciumkanäle werden in Myokardzellen, glatten Muskelzellen und β-Inselzellen des Pankreas gefunden. Dihydropyridine wie Amlodipin und Nifedipin wirken hauptsächlich auf Calciumkanäle vom L-Typ der peripheren Gefäße, während Verapamil und Diltiazem weniger selektiv sind und zusätzlich direkte kardiale Wirkungen zeigen. Verapamil und in geringerem Maße auch Diltiazem vermindern die sinuatriale und atrioventrikuläre Leitung (negative Dromotropie), die Kontraktionsfähigkeit des Myokards (negative Inotropie), die Herzfrequenz (negative Chronotropie) sowie den peripheren Gefäßwiderstand. Durch die Blockade von Calciumkanälen in der glatten Gefäßmuskulatur verhindern Calciumantagonisten (CA) die arterielle Kontraktion und senken somit den Blutdruck, wodurch die Nachlast reduziert wird. Da Dihydropyridine vorwiegend peripher wirken, kann die hervorgerufene Vasodilatation auch eine kompensatorische Erhöhung der Herzfrequenz bewirken. Schließlich führt der Antagonismus der Calciumkanäle in der Bauchspeicheldrüse zu einer verringerten Insulinsekretion.

Die CA-Überdosierung ist klinisch durch kardiovaskuläre Toxizität mit Hypotonie und unterschiedlichem Grad an Reizleitungsstörungen gekennzeichnet. Die toxischen Wirkungen stellen eine Erweiterung der normalen CA-Pharmakologie dar. Bei hohen Dosen bewirken CA eine signifikante Abnahme der Insulinfreisetzung, weshalb Hyperglykämien einen häufigen Nebenbefund bei CA-Intoxikationen darstellen.

Dieser Mangel an zirkulierendem Insulin verringert den Kohlenhydratstoffwechsel des Herzens, wodurch die Glukoseverwertung in den Kardiomyozyten vermindert wird. Schließlich kommt es mangels aerober Energiegewinnung zur Fettsäureoxidation, welche in Kombination mit intrazellulärem Calciummangel schwere Einschränkungen der Inotropie und Chronotropie bis hin zum kardiogenen Schock bewirkt.

In der Behandlung von CA-Intoxikationen erfolgt neben einer Aktivkohlegabe, einer HIET und einer unterstützenden Vasopressorengabe die frühzeitige i. v. Calcium-Verabreichung. Über nichtblockierte Calciumkanal-Subtypen kommt es dabei zu einer Erhöhung der intrazellulären Calciumkonzentration. Verwendung finden dabei Calciumgluconat oder Calciumchlorid unter engmaschiger Kontrolle des Calciumspiegels. Wie bei schweren Betablocker-Intoxikationen stellen bei therapierefraktären Symptomen die LRT, eine temporäre Schrittmacherimplantation, Phosphodiesterasehemmer, Vasopressin und in Einzelfällen eine va-ECMO weitere Therapieoptionen dar. Ergänzend wurde bei Amlodipin-Intoxikationen über den erfolgreichen Einsatz von Methylenblau berichtet. Methylenblau erhöht den systemischen vaskulären Widerstand durch Hemmung der löslichen Guanylylcyclase und der NO-Synthase. Dieser Wirkmechanismus könnte im Schock nach Überdosierung mit Amlodipin eine Rolle spielen, da Amlodipin die NO-Konzentration durch Stimulation der NO-Synthase erhöht.

9.3.3 Digitalis

Unter Digitalis versteht man die heute noch gebräuchlichen Herzglykoside Digoxin und Digitoxin zur Behandlung der Herzinsuffizienz sowie von Vorhofflimmern. Beide stammen aus den Blättern des Fingerhuts und sind in ihrer Wirkung vergleichbar. Digitoxin hat aufgrund einer fehlenden OH-Gruppe im Vergleich zu Digoxin eine längere Halbwertszeit von etwa einer Woche sowie eine höhere Bioverfügbarkeit aufgrund seiner Lipophilie. Digitoxin wird sowohl renal als auch hepatobiliär eliminiert, wobei im Falle von Niereninsuffizienz eine kompensatorische Metabolisierung über die Leber möglich ist. Daher kann es auch bei eingeschränkter Nierenfunktion eingesetzt werden. Der Wirkmechanismus der Herzglykoside beruht auf der Hemmung der myokardialen Natrium-Kalium-ATPase und ist mit einer geringen therapeutischen Breite behaftet. Trotz eines Rückgangs der Digitalisverwendung in den letzten Jahrzehnten treten nach wie vor zahlreiche Vergiftungen auf. Neben der akzidentellen oder suizidalen Ingestion kann auch eine Verschlechterung der renalen und/oder hepatischen Funktion zur Akkumulation der Substanz führen. Andere Faktoren wie etwa eine Hypothyreose, eine Hypokaliämie oder eine Hypercalciämie können die Toxizität verstärken. Zusätzlich existieren zahlreiche Medikamente, deren Interaktion mit Herzglykosiden eine Erhöhung des Digitalisspiegels verursacht.

Klinische Symptome können bereits bei therapeutischen Serumspiegeln auftreten und sich mit gastrointestinalen Beschwerden (Nausea, Emesis, Inappetenz, Diarrhoe) äußern. Bei leichten Intoxikationen werden auch Cephalea, Vertigo sowie Sehstörungen (Flimmerskotome, Gelb- oder Rot-Grün-Sehen) beobachtet. Zudem wurde über eine Reihe anderer Symptome wie Delir, Tremor, Krampfanfälle oder Thrombopenie berichtet. Bei schweren Intoxikationen können sich zusätzlich Arrhythmien und neurotoxische Symptome bis hin zum Koma entwickeln.

EKG-Veränderungen wie muldenförmige ST-Streckensenkung, T-Negativierung, Verlängerung der PQ-Zeit oder Verkürzung der QT-Zeit können bereits im therapeutischen Spiegelbereich objektivierbar sein. Die im Rahmen von Digitalisintoxikationen auftretenden Arrhythmien sind mannigfaltig und können sich sowohl als bradykarde sowie auch als tachykarde Herzrhythmusstörung manifestieren. Bradykarde Rhythmusstörungen können neben Sinusbradykardien auch AV-Blöcke aller Grade umfassen. Tachykarde Herzrhythmusstörungen treten als atriale Tachykardien, AV-Knoten-Reentry-Tachykardien, Vorhofflattern oder Vorhofflimmern auf. Zudem kommen häufig auch multifokale ventrikuläre Extrasystolen mit einem erhöhten Risiko für Salven, ventrikuläre Tachykardien oder Kammerflimmern vor. Die Plasmakonzentration von Digitalisglycosiden lässt sich anhand von spezifischen Immunoassays bestimmen, wobei sich aufgrund der Verteilung im Körper erst 6–8 Stunden nach der Einnahme zuverlässige Konzentrationen erwarten lassen. Das Auftreten klinischer Symptome ist individuell variabel, wobei ab einem Serumspiegel > 2–3 ng/ml Digoxin bzw. > 40 ng/ml Digitoxin damit zu rechnen ist.

Klinische Symptome und/oder EKG-Veränderungen stellen eine Behandlungsindikation dar. Zunächst sollte die weitere gastrointestinale Absorption durch Gabe von Aktivkohle vermindert werden. Des Weiteren kann durch die Verabreichung von Cholestyramin die Toxinelimination durch Hemmung der enterohepatischen Wiederaufnahme beschleunigt werden. Ipecacuanha-Sirup, Magensonden und Lavagen sollten vermieden werden, da Erbrechen eine potenzielle Gefahr für schwere Herzrhythmusstörungen aufgrund des erhöhten Vagotonus birgt. Eine engmaschige Kontrolle der Serumelektrolyte muss erfolgen. Magnesium kann aufgrund seiner antiarrhythmischen Eigenschaften im Rahmen von Digitalisintoxikationen zunächst großzügig substituiert werden. Hyperkaliämien führen ebenfalls zur Hemmung der Natrium-Kalium-ATPase, weshalb diese dringlich behandelt werden müssen und die zusätzliche Anwendung von Digitalisantidot erfordern. Die nachfolgende Aufzählung zeigt Indikationen für den Einsatz von Digitalisantidot.

Indikationen für Digitalisantidot:
- Alle potenziell digitalisbedingten lebensbedrohlichen Herzrhythmusstörungen
- Kaliumkonzentrationen > 5 mmol/l bei Digitalisüberdosierungen
- Chronische Digitalisintoxikation mit signifikanten gastrointestinalen Symptomen, akutem Beginn von Bewusstseinsstörungen oder Niereninsuffizienz
- Serum-Digoxinkonzentration ≥ 15 ng/ml zu jedem Zeitpunkt oder ≥ 10 ng/ml 6 h nach Ingestion
- Ingestion von > 10 mg bei Erwachsenen, Ingestion > 0,3 mg/kg bei Kindern

Beim Digitalisantidot handelt es sich um aufgereinigte antigenbindende Abschnitte von Immunglobulin G (Fab-Fragment), welche aus dem Serum immunisierter Schafe gewonnen werden. Die Wirkung entsteht nach i. v. Applikation des Antidots durch Bindung des freien Glykosids, wodurch es zur Inaktivierung und Reversion der Toxizität kommt. Eine Verbesserung der klinischen Symptomatik tritt innerhalb von 30 Minuten ein, der maximale Effekt ist 3–4 h nach Verabreichung zu erwarten. Eine Ampulle (entsprechend 40 mg) bindet 0,5 mg Digoxin bzw. Digitoxin.

Antidotdosierung bei bekannter Glykosiddosis:
– Pro mg Digoxin 64 mg Digitalis-Antidot (Bioverfügbarkeit von Digoxin 80 %)
– Pro mg Digitoxin 80 mg Digitalis-Antidot (Bioverfügbarkeit von Digitoxin 100 %)

Antidotdosierung bei bekanntem Plasmaspiegel:
– Digitalis-Antidot (mg/kg) = Digoxin (nmol/l) × 0,31
– Digitalis-Antidot (mg/kg) = Digitoxin (nmol/l) × 0,031

Antidotdosierung bei unbekannter Glykosiddosis und unbekanntem Plasmaspiegel:
– 400–500 mg Digitalis-Antidot i. v. über 15–30 Minuten mit der Möglichkeit zur Wiederholung je nach Symptomen

9.3.4 Psychopharmaka

9.3.4.1 Trizyklische Antidepressiva

Von den klassischen trizyklischen Antidepressiva (TCA) spielt vor allem Amitriptylin eine klinisch relevante Rolle. Die meisten Intoxikationen durch TCA treten in suizidaler Absicht auf. Bezüglich der kardialen Toxizität stellt die Blockade der schnellen Natriumkanäle einen entscheidenden Faktor dar, woraus eine Verlangsamung der Depolarisation im His-Bündel, den Purkinje-Fasern sowie im Myokard resultiert.

Die Diagnosestellung einer TCA-Intoxikation gestaltet sich häufig schwierig, da die gemessenen Plasmakonzentrationen einen schlechteren Prädiktor für Bewusstseinsstörungen und maligne Herzrhythmusstörungen darstellen als eine Verlängerung des QRS-Komplexes. Akute Vergiftungserscheinungen im Rahmen von TCA äußern sich vorwiegend durch ein anticholinerges Syndrom. Kardiovaskuläre Nebenwirkungen bestehen meist aus einer Sinustachykardie, verbunden mit einer eventuell vorhandenen Hypotonie. Im EKG erkennt man die negativ dromotropen Eigenschaften der TCA in einer verlängerten PQ-Zeit, QRS-Dauer und QT-Zeit, wobei auch maligne Herzrhythmusstörungen wie ventrikuläre Tachykardien oder TdP-Tachykardien auftreten können.

Therapeutisch sollte möglichst frühzeitig und repetitiv Aktivkohle eingesetzt werden. Die Behandlung eines anticholinergen Syndroms erfolgt mittels Physostigmin. Zur Behandlung der durch TCA ausgelösten Kardiotoxizität ist vor allem Natriumbicarbonat geeignet. Es sollte bei QRS-Dauer > 100 ms, Blockbildern, therapiebedürftiger Hypotension, ventrikulären Tachykardien, Kammerflimmern oder Asystolie sofort verabreicht werden. Bei Persistenz der Kardiotoxizität, QRS-Verbreiterung > 140 ms oder schweren Rhythmusstörungen ist eine Alkalisierung bis zu einem arteriellen pH-Wert von 7,55 indiziert. Bei Arrhythmien mit gestörter Repolarisation wie QT-Zeit-Verlängerung und TdP-Tachykardien ist Natriumbicarbonat hingegen weniger wirksam, und Magnesium stellt eine gute therapeutische Option dar.

Als *ultima ratio* kann eine Off-Label-LRT versucht werden. Diesbezüglich muss auf weiterführende rezente Literatur verwiesen werden. Anzumerken bleibt, dass TCA lipophil sind und eine hohe Plasmaeiweißbindung aufweisen, weshalb eine extrakorporale Giftelimination via Hämodialyse ineffizient ist. Auch der Einsatz der Hämoperfusion führt aufgrund des hohen Verteilungsvolumens von TCA zu keiner relevanten Toxinelimination.

9.3.4.2 Selektive Serotoninwiederaufnahmehemmer

Grundsätzlich ist die Toxizität von selektiven Serotoninwiederaufnahmehemmern (SSRI) im Vergleich zu TCA geringer einzustufen. Aufgrund der enormen Verbreitung der SSRI ist die Anzahl an Vergiftungen (ebenfalls meist in suizidaler Absicht) allerdings deutlich gestiegen. Nach Einnahme von Dosen bis zur 30-fachen Standarddosis treten in der Regel nur geringe Vergiftungssymptome auf. Wird das 50- bis 75-Fache der normalen Tagesdosis eingenommen, werden oft Bewusstseinstrübung, Tremor und Erbrechen beobachtet. Ab der 150-fachen therapeutischen Dosis wurden Todesfälle beschrieben. Bei den meisten Todesfällen, die nach SSRI-Vergiftungen aufgetreten sind, waren zusätzliche Substanzen in toxischen Konzentrationen beteiligt. Der SSRI mit der größten Kardiotoxizität ist Citalopram. Klinisch manifestieren sich schwere SSRI-Intoxikationen etwa 6 Stunden nach der Tabletteneinnahme meist als Serotonin-Syndrom. Dieses äußert sich mit Tachykardie, Hypertonie, Hyperreflexie, Myoklonien, Rigor, Nausea, Emesis, Fieber, Diaphorese u. a. Therapeutisch müssen zunächst alle serotonergen Substanzen abgesetzt werden und primäre Maßnahmen zur Giftelimination (Aktivkohle) erfolgen. Die Behandlung ist vorwiegend symptomatisch. Die Prognose des Serotonin-Syndroms ist gut, da die Symptome meist binnen 24 Stunden sistieren. Bestehen hingegen Zeichen einer Kardiotoxizität, sollte in Analogie zur TCA-Intoxikation eine Behandlung mit Natriumbicarbonat erfolgen. Des Weiteren wurde beim schweren Serotonin-Syndrom von der erfolgreichen Behandlung mit Cyproheptadin, einer Substanz zur Behandlung von Kälteurtikaria, berichtet.

9.3.4.3 Neuroleptika

Bei den Neuroleptika werden typische (v. a. Haloperidol) von atypischen (z. B. Risperidon, Quetiapin, Olanzapin) unterschieden. Im Rahmen von Intoxikationen kommt es zum Auftreten von Bewusstseinsstörungen sowie (vor allem bei Intoxikationen mit typischen Neuroleptika) zu extrapyramidal-motorischen Störungen mit Dyskinesien, Athetosen und Torticollis. Zusätzliche Symptome können Hypotonie, Tachykardie und anticholinerge Symptome sein.

Die kardiovaskulären Nebenwirkungen der Neuroleptika variieren erheblich, selbst wenn sie in therapeutischen Dosen verwendet werden. Intoxikationen bergen ein hohes Risiko für QT-Zeit-Verlängerungen, welche wiederum das Risiko für TdP-Tachykardien erhöhen. Neben einer verlängerten QT-Zeit können häufig auch Abflachungen der T-Welle sowie das Auftreten von U-Wellen beobachtet werden. Andere schwerwiegende kardiovaskuläre Nebenwirkungen der Neuroleptika umfassen ein gesteigertes Risiko für ein Brugada-Syndrom, ein ACS und eine Myokarditis.

Die Behandlung erfolgt zunächst symptomorientiert. Bei Dominanz von extrapyramidalen Symptomen kann die Gabe von Biperiden oder Diphenhydramin erfolgen. Bei anticholinergem Syndrom ist die Gabe von Physostigmin und bei malignem neuroleptischem Syndrom die Gabe von Dantrolen indiziert. Bei Vorliegen einer akinetischen Krise kann Amantadin verabreicht werden. Bei Verlängerungen der QT-Zeit sollte Natriumbicarbonat eingesetzt werden. Auftretende TdP-Tachykardien sind mit Magnesium zu behandeln. Auch bei Intoxikationen mit Neuroleptika sind extrakorporale Detoxifikationsverfahren ineffektiv.

9.3.4.4 Lithium

Das vorwiegend im Rahmen von bipolaren Störungen eingesetzte Lithium besitzt eine sehr geringe therapeutische Breite, weshalb es leicht zu Überdosierungen kommen kann. Im Laufe der Behandlung sind daher regelmäßige (alle 1–3 Monate) Kontrollen des Serumspiegels indiziert. Dieser sollte 12 Stunden nach der letzten Einnahme bestimmt werden und in einem Bereich von 0,6–1,0 mmol/l liegen. Akute Intoxikationen treten vor allem in suizidaler Absicht, bei Nierenfunktionsverschlechterung sowie durch Wechselwirkungen mit anderen Medikamenten (NSAR, Diuretika, Methyldopa) auf. Bei Serumspiegel > 1,5 mmol/l ist mit dem Auftreten von Tremor, Faszikulationen, Somnolenz, Ataxie und Verwirrtheit zu rechnen. Krampfanfälle werden üblicherweise bei Spiegeln > 3,0 mmol/l beobachtet, und ab Serumspiegel > 4,0 mmol/l ist mit potenziell letalem Ausgang zu rechnen. Bezogen auf das kardiovaskuläre System können Lithiumintoxikationen zu Bradykardien und QT-Zeit-Verlängerungen mit dem Risiko für TdP-Tachykardien führen. Daher sollte bei EKG-Veränderungen oder anderen klinischen Symptomen bereits ab einem Lithiumspiegel > 2,5 mmol/l eine Hämodialyse zur sekundären Giftelimination erfolgen. Wichtig ist, die Dialyse über mindestens 6 Stunden durchzuführen, da Lithium ein großes Verteilungsvolumen und eine lange Halbwertszeit besitzt. Daher sind regelmäßige Serumspiegelkontrollen zur Erfassung und Behandlung eines Rebound-Phänomens notwendig.

Literatur

[1]   Barile FA. Barile's clinical toxicology: principles and mechanisms. 3. Aufl. New York: Productivity Press; 2019.
[2]   Tox Info Suisse, Hrsg. https://toxinfo.ch [letzter Zugriff: 01.03.2019].
[3]   Roth L, Daunderer M, Kormann K. Giftpflanzen – Pflanzengifte: Vorkommen, Wirkung, Therapie – allergische und phototoxische Reaktionen. 6. Aufl. Hamburg: Nikol; 2012.
[4]   Brent J, Burkhart K, Dargan P, Hatten B, Mégarbane B, Palmer R, White J. Critical care toxicology: diagnosis and management of the critically poisoned patient. 2. Aufl. Berlin: Springer; 2017.

10 Psychokardiologie – Brustschmerz bei somatoformer Funktionsstörung, Angst und Depression

Matthias Rose

10.1 Einleitung

Gut 10 % aller Patienten, die sich in der Notaufnahme vorstellen, geben als Leitsymptom Brustschmerzen an [1]. Das sind in Deutschland laut Angabe des Zentralinstitutes der Kassen knapp 1 Million Behandlungsfälle pro Jahr. Hiervon haben rund 10 % ein akutes Koronarsyndrom, 20 % eine andere kardiale Grunderkrankung (stabile Angina Pectoris, Perikarditis, Herzrhythmusstörungen etc.), und bei 20 % werden die Brustschmerzen auf andere nichtkardiale somatische Ursachen zurückgeführt (muskuloskelettale Ursachen, Dyspepsie, Infekte etc.) [2].

In der Notfallsituation ergeben damit bei nahezu der Hälfte aller Brustschmerzpatienten EKG, Laborwerte oder bildgebende Untersuchungen *keinen* Hinweis auf einen erklärenden körperlichen Befund, so dass diese Patienten mit einer *Ausschlussdiagnose* („kein Herzinfarkt") bzw. der Diagnose „unspezifischer Brustschmerz" (in der englischen Literatur *non-specific chest pain*) entlassen werden. Diese Patienten wurden in vielen Studien nachverfolgt und haben weder ein höheres Mortalitätsrisiko im Vergleich zur Normalbevölkerung [2] noch ein erhöhtes Risiko, in Folge einen Myokardinfarkt zu erleiden [3]. Das heißt, die Einschätzung, dass für diese Patienten keine akut lebensbedrohliche Situation vorliegt, ist mit den heutigen klinischen und technischen Methoden hinreichend korrekt zu treffen. Dennoch besteht in der Situation ein Problem – sowohl für die Patienten als auch für die Behandler.

10.2 Problemsituation

Versetzt man sich in die verschiedenen Perspektiven hinein, wird schnell deutlich, worin das Problem liegt. Ein Patient, der mit akutem Brustschmerz die Notaufnahme aufsucht, ist in aller Regel nach seiner Wahrnehmung existenziell bedroht oder rechnet sogar mit der Möglichkeit seines akuten Todes. In der Notaufnahme wird typischer Weise zunächst der Einschätzung vitaler Bedrohung entsprochen und ein standardisierter Algorithmus ausgelöst, der u. a. eine klinische Untersuchung, Laborabnahmen, Sauerstoffzufuhr, Monitorüberwachung, EKG im Verlauf und ggf. zusätzliche bildgebende Diagnostik umfasst. Nach ca. 3–8 Stunden sind meist die Diagnostik und die Überwachungszeit soweit komplett, dass der behandelnde Arzt zu einer abschließenden Einschätzung gelangt.

Lässt sich keine körperliche Ursache finden, erfolgt meist die Entlassung des Patienten mit der Erklärung, dass alle Untersuchungen normal ausgefallen sind bzw.

https://doi.org/10.1515/9783110597516-010

dass man „nichts" finden konnte. Aus Behandlersicht ist dies meist eine erfreulich gemeinte Mitteilung, weil keine vitalbedrohliche Situation vorliegt. Aus Sicht des Patienten bleibt die Ausgangssituation damit jedoch ungeklärt. Eine Ausschlussdiagnose ist keine Diagnose, und auch die R-Codierung der Beschwerden in der ICD-10 als „unspezifischer Brustschmerz" nicht.

Mit anderen Worten: Derzeit werden ca. 50 % der Patienten mit Brustschmerz aus der Notaufnahme ohne Diagnose und damit häufig auch ohne konkrete Empfehlungen für die weitere ambulante Diagnostik entlassen. Die Aufgabe besteht also darin, die Diskrepanz zwischen subjektivem Befinden und objektiven Befunden nicht als solche stehen zu lassen, sondern soweit möglich den verschiedenen psychischen Ursachen diagnostisch zuzuordnen. Im Wesentlichen lassen sich hier drei Symptomkonstellationen relativ einfach unterscheiden, die im Folgenden beschrieben werden.

10.3 Brustschmerz als somatoforme Funktionsstörung

Funktionelle Beschwerden, d. h. Beschwerden, die sich mit üblichen Methoden keinen erkennbaren strukturellen organischen Veränderungen zuordnen lassen, sind häufig. In der Hausarztpraxis geht man davon aus, dass zwischen 30–50 % der Beschwerden auf funktionelle Störungen zurückzuführen sind [4]. Mit der zunehmenden Zahl von Patienten, die insgesamt die Notfallversorgung aufsuchen, steigt auch hier der Anteil von Patienten mit funktionellen Störungen, die in der ICD-10 in dem größeren Kapitel „Somatoforme Störungen (F45)" eingeordnet sind [5].

Die Genese somatoformer Beschwerden ist komplex und umfasst dispositionelle genetische Faktoren, epigenetische Veränderungen in Folge biografischer oder exogener Belastungen wie auch persönlichkeitstypische Faktoren der Belastungsverarbeitung [5]. Auch wenn sich in der typischen klinischen Diagnostik keine offensichtlichen Befunde darstellen, so liegen bei den meisten funktionellen Störungen durchaus biomedizinische Veränderungen vor. So weisen z. B. Patienten mit chronischen Schmerzstörungen größere rezeptive Felder, mehr neuronale Verknüpfungen der Schmerzbahnen, eine schnelle Weiterleitung von Schmerzreizen und erniedrigte Schmerzschwellen auf [6].

Das heißt, unabhängig davon, ob angeboren oder lebensgeschichtlich erworben, finden sich bei genauerer Betrachtung bei Patienten mit somatoformen Störungen auch biologische Unterschiede, die zu einer im Vergleich zu anderen Personen akzentuierten Körperwahrnehmung beitragen. Eine Aussage, dass Patienten mit somatoformen Störungen „körperlich gesund" seien, wäre in dieser Hinsicht nicht korrekt.

10.3.1 Diagnostik somatoformer Funktionsstörungen

Die Definition der somatoformen Störungen ist im Fluss und zwischen der im US-amerikanischen Raum meist genutzten DSM-5, der in Europa derzeit genutzten ICD-10 (Kapitel F45) und der kommenden ICD-11 finden sich jeweils Unterschiede in der Definition. Prinzipiell kann man sagen, dass in den früheren Versionen der Ausschluss organischer Befunde im Vordergrund der Diagnose stand, wobei in aktuelleren Klassifikationen die Diagnose zunehmend stärker an das Vorliegen positiv formulierter Kriterien geknüpft ist.

Für die Diagnose einer somatoformen Funktionsstörung bzw. einer *Somatic Symptom Disorder* (DSM-5) sollten folgende drei Positivkriterien erfüllt sein:
- eine oder mehrere körperliche Beschwerden, die den Alltag wesentlich beeinträchtigen,
- überproportionale Beschwerdewahrnehmung, inadäquate Befürchtungen oder unangemessenes Verhalten in Bezug auf die körperlichen Symptome, verbunden mit intensiver gedanklicher, emotionaler oder zeitlicher Beschäftigung mit den Beschwerden,
- wobei mindestens eins der Symptome dauerhaft, d. h. über Monate präsent ist.

Die Verdachtsdiagnose kann gestellt werden, wenn die Positivkriterien erfüllt sind und keine anderen somatischen Befunde oder psychische Erkrankungen vorliegen, die die Beschwerden ausreichend erklären. Laut ICD-10 „finden sich meist zwei Symptomgruppen [...]. Die erste Gruppe umfasst Beschwerden, die auf objektivierbaren Symptomen der vegetativen Stimulation beruhen, wie etwa Herzklopfen, Schwitzen, Erröten, Zittern. Sie sind Ausdruck der Furcht vor und Beeinträchtigung durch eine(r) somatische(n) Störung. Die zweite Gruppe beinhaltet subjektive Beschwerden unspezifischer und wechselnder Natur, wie flüchtige Schmerzen, Brennen, Schwere, Enge [...], die vom Patienten einem spezifischen Organ oder System zugeordnet werden" [7].

Auffällig ist, dass die Patienten bei der Exploration möglicher psychosozialer Belastungsfaktoren meist merklich zurückhaltender sind als andere Patienten. Die Furcht, „nicht richtig verstanden zu werden", „dass etwas übersehen wird", bzw. als „psychisch erkrankt abgestempelt zu werden", wird schnell deutlich. Hierin besteht zugleich eine relativ einfache Abgrenzung zu Patienten mit anderen psychischen Erkrankungen, die eine Hilfestellung sowohl in somatischer wie psychosozialer Hinsicht weit leichter annehmen können.

10.3.2 Vorgehen bei somatoformen Funktionsstörungen in der Notaufnahme

Ein erster Verdacht auf das Vorliegen einer somatoformen Funktionsstörung ergibt sich in der Notaufnahme meist aus dem Gegenübertragungsgefühl des Behandlers.

So spürt man als Behandler einen relativ hohen Erwartungsdruck von den Patienten hinsichtlich einer bestimmten somatischen Einordnung der Beschwerden und entsprechend eine Skepsis bei negativen Untersuchungsbefunden, auch wenn diese aus organmedizinischer Sicht günstig sind.

Häufig haben die Patienten bereits eine große Zahl von Voruntersuchungen oder Vorbehandlern, die zum Teil idealisiert oder abgewertet werden – Letzteres meist, weil den Erwartungen des Patienten nicht entsprochen wurde. Daraus ergibt sich schon beim initialen Kontakt eine Arzt-Patient-Konstellation, die als „Interaktionsfalle" beschrieben wird. Damit ist gemeint, dass das *unbewusste* Interaktionsangebot dem neuen Behandler zwei Optionen bietet: zum einen die idealisierte Erwartung des Patienten zu übernehmen, d. h., die eigene Kompetenz, die der Institution etc. ebenfalls als deutlich höher einzuschätzen als die aller Vorbehandler, oder zum anderen, die Erwartung des Patienten von Beginn an zu relativieren, was von vielen Patienten als zurückweisend erlebt wird.

Mit dem Ausbleiben somatischer Befunde, die die Beschwerden erklären können, entsteht im ersteren Fall die Situation, dass der Arzt froh ist, dass keine somatisch bedrohliche Situation vorliegt, der Patienten aber enttäuscht ist, dass „wieder nichts gefunden wurde", womit der Arzt dann offensichtlich „wieder nicht kompetent genug war". Der Behandler reagiert in der Konstellation in der Regel verärgert, es kommt zum Beziehungsabbruch, und die Situation konstelliert sich an derer Stelle in ähnlicher Weise neu.

Die Kunst bei der Behandlung von somatoformen Störungen besteht darin, relativ schnell die sich regelhaft so gestaltenden Beziehungsmuster zu erkennen und damit der eigenen Verärgerung zu entgehen. Die Beziehungsgestaltung wird so Teil der Diagnostik und weniger Ausdruck der persönlichen Begegnung zwischen zwei Individuen.

Gelingt es dem Behandler in der Notaufnahme, eine Haltung zu entwickeln, dass die Beschwerden auch ohne Vorliegen somatischer Befunde tatsächlich von dem Patienten in der von ihm geschilderten Weise erlebt werden, d. h. keinesfalls eine *bewusste Simulation* sind, ist eine wesentliche Voraussetzung für eine erfolgreiche Weiterbehandlung geschaffen. Das Ziel in der Notfallsituation sollte lediglich sein, eine günstige Ausgangsbasis für die Weiterbehandlung zu gewährleisten. Die weiterbehandelnde Einrichtung sollte dabei über gute institutionelle wie personelle Voraussetzungen für eine simultane internistische und psychotherapeutische Behandlung verfügen, damit die Patienten sich auf die Behandlung einlassen können.

10.4 Brustschmerz bei depressiven Störungen

Ca. 10 % der Allgemeinbevölkerung haben eine depressive Erkrankung, die Prävalenz von depressiven Störungen in Notaufnahmen liegt vermutlich deutlich höher. Dabei kommen depressive Störungen häufig gemeinsam mit Angsterkrankungen vor.

Weniger bekannt ist, dass bei affektiven Erkrankungen eine Reihe von somatischen Beschwerden häufig primärer Anlass für eine Vorstellung in medizinischen Einrichtungen sind [8] und daher in diesem Zusammenhang ebenfalls eine der Differenzialdiagnosen darstellen. Seit einigen Jahren wird auch die enge neurobiologische Verknüpfung von Depression und Schmerzerkrankungen besser verstanden [9].

Allein aus den epidemiologischen Daten ergibt sich, dass ein Großteil von Patienten, die sich in der Notaufnahme vorstellen, an psychischen Erkrankungen primär oder als Begleiterkrankung leidet. Man geht davon aus, dass ca. die Hälfte der psychisch Erkrankten bereits vordiagnostiziert ist, aber die andere Hälfte von Patienten bislang nicht identifiziert wurde. Bei einem geschätzten Anteil von 5 % nichtdiagnostizierter Depressionserkrankungen in der Allgemeinbevölkerung wären dies ca. 0,5 Millionen Patienten pro Jahr in der Notfallversorgung in Deutschland.

10.4.1 Diagnostik depressiver Störungen

Die Diagnostik depressiver Störungen ist im Prinzip relativ einfach und durch viele nationale und internationale Manuale und Leitlinien, die sich nur unwesentlich unterscheiden, auch für die Primärversorgung gut standardisiert. Erste Symptome depressiver Störungen sind in der Regel Interessensverlust bzw. weniger Freude an bisherigen Tätigkeiten, gefolgt von Niedergeschlagenheit, Hoffnungslosigkeit und reduziertem Antrieb.

Die deutsche S3-Leitlinie *Unipolare Depression* unterscheidet drei Hauptsymptome und sieben Nebensymptome der Depression.

Hauptsymptome:
– Interessensverlust, Freudlosigkeit
– Gedrückte, depressive Stimmung
– Antriebsmangel, erhöhte Ermüdbarkeit

Zusatzsymptome:
– Verminderte Konzentration
– Vermindertes Selbstwertgefühl und Selbstvertrauen
– Gefühle von Schuld und Wertlosigkeit
– Negative Zukunftsperspektiven
– Suizidgedanken/-handlungen
– Schlafstörungen
– Verminderter Appetit

Bei zwei Hauptsymptomen und zwei Zusatzsymptomen liegt eine leichte depressive Episode vor, bei zwei Hauptsymptomen und drei bis vier Nebensymptomen liegt eine mittelgradige depressive Episode vor, bei drei Hauptsymptomen und vier oder mehr

Nebensymptomen eine schwergradige Episode. Die Symptome müssen dabei jeweils mehr als 2 Wochen dauerhaft vorliegen. Anhand des Verlaufes unterscheidet man einfache Episoden von einem rezidivierenden Verlauf.

Zur Hilfestellung bei der Diagnostik bieten sich eine Reihe von kurzen Fragebögen für die Selbstauskunft des Patienten an wie z. B. der PHQ-9 [10]. Der Fragebogen besteht aus 9 Fragen, die innerhalb von 2 Minuten beantwortet werden können. Kreuzt der Patient ≥ 5-mal auf der linken Seite der Antwortskala an (Antwortoptionen 2 oder 3), besteht eine hohe Wahrscheinlichkeit, dass eine depressive Störung vorliegt.

10.4.2 Vorgehen bei depressiven Störungen in der Notaufnahme

Ergibt sich nach dem Ausschluss somatischer Ursachen des Brustschmerzes in der Notaufnahme der Verdacht auf das Vorliegen einer depressiven Störung, kann die Äußerung der somatischen Symptome im Zusammenhang mit dieser Grunderkrankung stehen.

Bei den Patienten, bei denen die depressive Störung bislang nicht diagnostiziert wurde, sollte bei einem Verdacht wenn möglich ein psychosomatischer oder psychiatrischer Konsiliarius in der Notaufnahme zur Diagnosesicherung und Einleitung der Weiterbehandlung hinzugezogen werden. In kleineren Krankenhäusern ohne kontinuierliche Verfügbarkeit einer psychosomatischen oder psychiatrischen Notfallversorgung sollten mit dem Patienten die Verdachtsdiagnose und ein potenzieller Zusammenhang mit den Beschwerden besprochen werden, und der Patient sollte vor der Entlassung mit Kontaktadressen versorgt werden, wo eine endgültige diagnostische Einordnung erfolgen kann. Dies sind z. B. Facharztpraxen für Psychosomatik, medizinische Versorgungszentren oder psychosomatische Hochschulambulanzen.

Bei Patienten, die bereits wegen ihrer depressiven Störung in Behandlung sind, sollte auf den aktuellen Behandler verwiesen werden, mit der Frage, ob aus dessen Sicht ein Zusammenhang mit den möglicherweise neu hinzugetretenen Brustschmerzen bestehen könnte. Dies könnte z. B. in Folge einer Konfliktbearbeitung im Rahmen einer Psychotherapie erklärlich sein.

10.5 Brustschmerz bei Angststörungen und begleitender kardialer Grunderkrankung

Während bei den eben beschriebenen Krankheitsbildern in der Routinediagnostik keine bzw. keine wesentlichen somatischen Befunde vorliegen, liegen bei Patienten mit einer Angststörung, die sich auf dem Boden einer kardialen Grunderkrankung entwickelt hat, naturgemäß gut dokumentierte somatische Veränderungen wie z. B. Koronarstenosen oder Kardiomyopathien vor. Das heißt, die Vorstellung in der Notaufnahme mit thorakalem Brustschmerz erfolgt dementsprechend zunächst zur Klärung, welchen Anteil der kardialen Grunderkrankung bei den aktuellen Beschwerden zukommt. Erst nach Ausschluss einer akuten Myokardschädigung oder anderer somatischer Ursachen kann hier die Differenzialdiagnose einer aktuell führenden psychischen Erkrankung erfolgen.

Auf der Erlebensebene ist dies in der Regel für den Patienten, aber auch für den Behandler besonders schwierig abzugrenzen. So haben meist ähnliche Symptome den Patienten primär in die Behandlung gebracht, die dann mit somatischen Interventionen, Stent-Einlage, TAWI etc. behandelt wurden. Damit ist die Erwartung des Patienten naheliegend, dass bei einem ähnlichen subjektiven Erleben auch ähnliche Interventionen nötig sind.

10.5.1 Diagnostik von Angststörungen bei begleitender kardialer Grunderkrankung

In der Praxis kann man meist zwei Szenarien unterscheiden. Zum einen sind dies Patienten, die bereits viele ähnliche Episoden mit Vorstellungen in der Notaufnahme und jeweils Ausschluss eines erneuten akuten Koronarsyndroms (ACS) hinter sich haben und bei denen in der Regel bereits die Diagnose einer komorbiden Angststörung erfolgt ist. Bei der erneuten Vorstellung in der Notaufnahme muss in der akuten Situation hier „nur" geklärt werden, welche von beiden Diagnosen aktuell leitend für die Symptomatik ist. Herausfordernder ist, wenn der Patient bislang nicht als „Angstpatient" bekannt ist und eine Erstdiagnose erfolgen muss.

Angst ist eine Emotion, die evolutionsbiologische Vorteile hat und uns vor komplexen Situationen warnt. Im Unterschied zur *Furcht* vor spezifischen Gefahren ist der Grund der *Angst* weit weniger kognitiv erkennbar. Abhängig von der kardialen Erkrankung und den bisherigen Erlebnissen, z. B. Reanimation, AICD-Entladungen etc., muss also bei kardial Erkrankten zwischen einer *situationsadäquaten Furcht* vor einer erneuten lebensbedrohlichen Situation unterschieden werden und einer eher *allgemeinen Angst* vor dem Hintergrund der mit der kardialen Erkrankung einhergehenden individuellen Annahmen. Prinzipiell lassen sich in dem Zusammenhang vier verschiedene Angstformen unterscheiden, die parallel oder in enger Assoziation mit der kardialen Erkrankung bestehen können.

10.5.1.1 Spezifische Phobien

Phobien (ICD-10: F40) sind eine Reihe von Störungen, die überwiegend durch eindeutig definierte, in der Regel nicht gefährliche Situationen hervorgerufen werden, z. B. soziale Phobie. Die Befürchtungen des Patienten können sich definitionsgemäß aber auch auf spezifische Einzelsymptome wie z. B. das Bemerken von Herzklopfen beziehen und dann sekundär mit dem Gefühl vor Kontrollverlust oder Angst vor dem Sterben verbunden sein. Der Unterschied zu den somatoformen Störungen besteht darin, dass dem Patienten die psychische Komponente weit zugänglicher ist. Der Unterschied zu den Panikstörungen (s. unten) besteht durch die enge Bindung an spezifische Situationen. In der Praxis werden bei Patienten mit kardialen Grunderkrankungen phobische Störungen jedoch kaum diagnostiziert, sondern weit eher eines der anderen Symptombilder.

10.5.1.2 Panikstörungen

Das wesentliche Kennzeichen der Panikstörungen sind episodisch wiederkehrende schwere Angstattacken, deren Auslösung sich *nicht* auf spezifische Situationen beschränken. Wie bei allen anderen Angststörungen sind hiermit kardiale Symptome wie Herzklopfen, Brustschmerz, Erstickungsgefühle oder Schwindel eng assoziiert. Allein aus der Symptomatik ergibt sich, dass die Panikstörung eine wesentliche Differenzialdiagnose bei Brustschmerz in der Notaufnahme ist.

10.5.1.3 Generalisierte Angststörungen

Bei den generalisierten Angststörungen werden die Symptome der Angst nahezu durchgängig empfunden und sind nicht auf einzelne Episoden beschränkt und auch nicht mit spezifischen Auslösern verbunden. Es ist theoretisch denkbar, dass die Todesnäheerfahrung bei manchen kardialen Erkrankungen mit einer höheren Inzidenz von generalisierten Angststörungen einhergeht. Hierfür liegen jedoch keine empirischen Befunde vor. Da den generalisierten Angststörungen der episodische Charakter fehlt, sind diese in der Regel kein Anlass für die Vorstellung in der Notaufnahme.

10.5.1.4 Anpassungsstörungen

Als Anpassungsstörungen wird eine Gruppe von Symptomen beschrieben, die mit einer emotionalen Störung einhergehen und nach einer entscheidenden Lebensveränderung aufgetreten sind. Man nimmt an, dass die individuelle Vulnerabilität bei dem Auftreten eine bedeutsame Rolle gespielt hat, aber die emotionale Störung ohne das Lebensereignis nicht aufgetreten wäre. Die diagnostischen Kriterien sehen vor, dass die Symptome innerhalb des ersten Monats nach dem Ereignis, z. B. einem Herzinfarkt, aufgetreten sind und innerhalb von 6 Monaten abklingen. Wenn die Schwere der Symptome die Zuordnung zu anderen psychischen Störungen nicht rechtfertigt, kann auch noch bis zu 2 Jahre nach dem Ereignis die Diagnose einer „längeren ängstlich-depressiven Anpassungsstörung" vergeben werden (ICD-10 F43:22).

Die Klassifikation psychischer Symptome als Anpassungsstörung nach kardialen Ereignissen erscheint insbesondere dann sinnvoll, wenn man zum Ausdruck bringen möchte, dass die Verarbeitung des Ereignisses psychotherapeutische Unterstützung benötigt, aber (noch) keine psychische Erkrankung mit eigenem Krankheitswert entstanden ist.

10.5.2 Vorgehen bei Angststörungen und begleitender kardialer Grunderkrankung

In der Regel lassen sich Patienten mit einem führenden Angstaffekt auch ohne weitere Ausbildung in der Notaufnahme leicht identifizieren. Da sich die körperlichen Symptome der Angst wie z. B. Brustschmerz, Enge über der Brust oder Atemnot mit den kardial bedingten Symptomen überlappen, ist vor allem die Differenzialdiagnose bei Patienten mit gleichzeitig bestehender kardialer Grunderkrankung und einer Angststörung eine Herausforderung. Theoretisch erwartet man, dass Patienten mit organisch bedingten Schmerzen in der Darstellung der Beschwerden eher zurückhaltender agieren als Patienten, bei denen die Angststörung führend ist. Die individuelle Varianz der Symptomwahrnehmung und -darstellung ist jedoch erheblich, so dass bei Patienten mit bekannten kardialen Erkrankungen und gleichzeitig bekannter Angsterkrankung nur bei persönlicher Kenntnis des Patienten auf laborchemische Untersuchungen zur Einordnung der Symptome verzichtet werden sollte.

Generell lässt sich sagen, dass bei den Patienten, die nach Ausschluss eines ACS Angstsymptome aufweisen, eine Zuordnung der Brustschmerzen zu der Angststörung als wahrscheinlich angesehen werden kann. Somit sollte versucht werden, für diese Patienten eine angemessene Behandlung der Angststörung anzubahnen. In größeren Krankenhäusern kann dies in der Regel über den psychosomatischen Konsildienst erfolgen, in kleineren Häusern sollten die Patienten die Adressen von niedergelassenen Fachärzten für Psychosomatik bzw. den Hochschulambulanzen für Psychosomatische Medizin erfolgen. Dabei erscheint es sinnvoll, möglichst Kollegen zu empfehlen, die zusätzlich eine internistische oder allgemeinärztliche Qualifikation haben.

10.6 Zusammenfassung

Ein Großteil der Patienten, die sich in der internistischen Notaufnahme mit dem Leitsymptom „Brustschmerz" vorstellen, werden mit einer Ausschlussdiagnose („kein ACS") oder einer Symptombeschreibung („unspezifischer Brustschmerz", ICD10: R07) entlassen. Man kann annehmen, dass sich in dieser Gruppe ein großer Teil von Patienten befindet, die unter einer psychischen Störung leiden, die mit dem Symptom Brustschmerz einhergeht. Bislang haben die Behandler in vielen Notaufnahmen aber offenbar nicht die nötige Sicherheit, die Beschwerden diesen Erkrankungsbildern zuzuordnen, so dass ca. die Hälfte der Patienten mit Brustschmerz die Notaufnahme ohne Diagnose im eigentlichen Sinn und damit ohne weitere Handlungsvorschläge verlässt.

In diesem Kapitel wurde dargestellt, dass sich die psychischen Störungen, die für eine mögliche Verursachung in Frage kommen, vereinfachend drei größeren Gruppen zuordnen lassen. Dabei variieren der somatisch-strukturelle, der funktionell-vegetative und der psychisch bedingte Anteil an der Beschwerdewahrnehmung

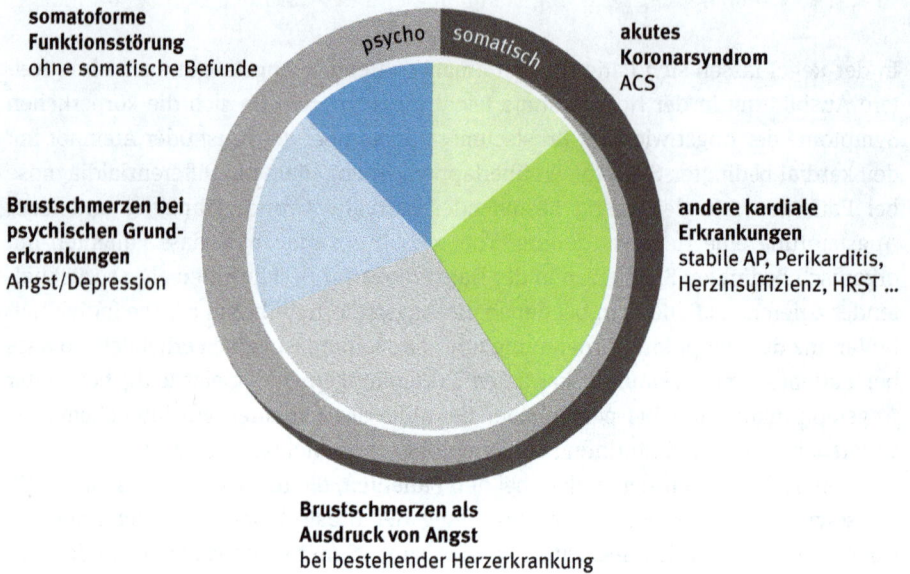

Abb. 10.1: Schematische Darstellung des unterschiedlichen Anteils psychischer und somatischer Faktoren bei der Wahrnehmung des Brustschmerzes vor dem Hintergrund verschiedener Erkrankungen.

bei den verschiedenen Erkrankungen erheblich. Beim ACS spielen psychische Faktoren die kleinste Rolle, während es sich bei den somatoformen Störungen umgekehrt verhält (Abb. 10.1).

Ein pragmatischer Vorschlag wäre, in Anlehnung an das AHA-Schema zum Vorgehen beim Brustschmerz nach Ausschluss kardial bedingter Schmerzen eine vorläufige Einschätzung über das Vorliegen möglicher psychischer Störungen vorzunehmen, die die Beschwerden erklären könnten (Abb. 10.2). Dabei kann in der Notfallbehandlung selbstverständlich keine endgültige Einordnung erwartet werden, aber eine Bahnung der Weiterbehandlung in die richtige Richtung kann sowohl dem Patienten helfen als auch eine Fehlnutzung der Notaufnahmekapazitäten durch unnötige Wiedervorstellungen reduzieren.

Abhängig von den lokalen Gegebenheiten kann z. B. durch einen psychosomatischen Konsiliarius die Verdachtsdiagnose gesichert oder alternativ dem Patienten ein Vorschlag für eine ambulante weitere Diagnostik und Therapie, z. B. bei einem Facharzt für Psychosomatik, gemacht werden. Bewährt hat sich dabei, einige konkrete Adressen bereitzuhalten.

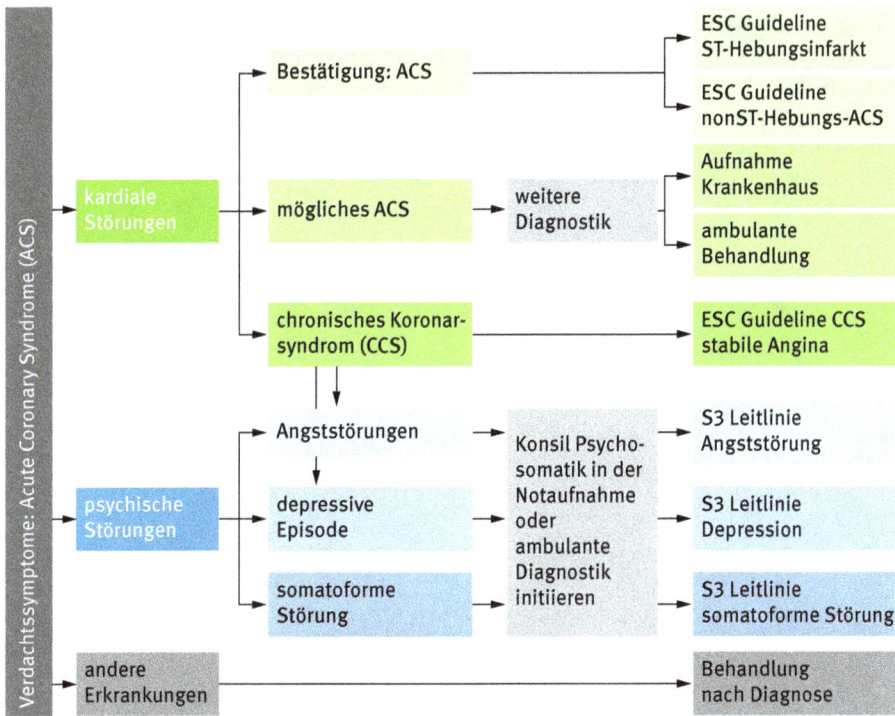

Abb. 10.2: Zuordnung von Brustschmerzen zu psychischen Störungen nach Ausschluss kardialer Ursachen.

Literatur

[1] Moeckel M, Searle J, Muller R, Slagman A, Storchmann H et al. Chief complaints in medical emergencies: do they relate to underlying disease and outcome? The Charite Emergency Medicine Study (CHARITEM). Eur J Emerg Med. 2013;20:103–8.

[2] Cullen L, Greenslade J, Merollini K, Graves N, Hammett CJ et al. Cost and outcomes of assessing patients with chest pain in an Australian emergency department. Med J Aust. 2015;202:427–32.

[3] Ilangkovan N, Mickley H, Diederichsen A, Lassen A, Sorensen TL et al. Clinical features and prognosis of patients with acute non-specific chest pain in emergency and cardiology departments after the introduction of high-sensitivity troponins: a prospective cohort study. BMJ Open. 2017;7:e018636.

[4] Haller H, Cramer H, Lauche R, Dobos G. Somatoforme Störungen und medizinisch unerklärbare Symptome in der Primärversorgung. Systematischer Review und Metaanalyse der Prävalenzen. Dtsch Arztebl Int. 2ß15;112:9.

[5] Henningsen P, Zipfel S, Herzog W. Management of functional somatic syndromes. Lancet. 2007;369:946–55.

[6] Kuner R. Central mechanisms of pathological pain. Nat Med. 2010;16:1258–66.

[7] WHO. Internationale statistische Klassifikation der Krankheiten und verwandter Gesundheitsprobleme. 10. Revision. Version 2019. Köln: Deutsches Institut für Medizinische Dokumentation und Information; 2019.

[8]   Haftgoli N, Favrat B, Verdon F, Vaucher P, Bischoff T et al. Patients presenting with somatic complaints in general practice: depression, anxiety and somatoform disorders are frequent and associated with psychosocial stressors. BMC Fam Pract. 2010;11:67.

[9]   Li JX. Pain and depression comorbidity: a preclinical perspective. Behav Brain Res. 2015;276:92–8.

[10] Lowe B, Grafe K, Zipfel S, Witte S, Loerch B, Herzog W. Diagnosing ICD-10 depressive episodes: superior criterion validity of the Patient Health Questionnaire. Psychother Psychosom. 2004;73:386–90.

11 Kardiorenales Syndrom

Achim Jörres

11.1 Einleitung

Der Begriff kardiorenales Syndrom beschreibt eine Gruppe von Erkrankungen, die gekennzeichnet ist durch eine gleichzeitig bestehende Funktionsstörung von Herz und Nieren, wobei die Dysfunktion des einen Organs eine Funktionsstörung des jeweils anderen auslöst und unterhält. Dabei kann entweder eine stark eingeschränkte kardiale Funktion zu einer akut oder chronisch eingeschränkten Nierenfunktion führen (kardiorenales Syndrom Typ 1 oder Typ 2, s. Liste unten) oder aber eine Niereninsuffizienz eine akute oder chronische Herzinsuffizienz auslösen bzw. verschlimmern (kardiorenales Syndrom Typ 3 oder Typ 4). Schließlich wird nach Ronco et al. [1] noch ein Typ 5 unterschieden, bei dem eine systemische Erkrankung (z. B. Diabetes mellitus, Amyloidose, Vaskulitiden oder Sepsis) sowohl eine kardiale als auch eine renale Dysfunktion auslöst. Dieses Kapitel fokussiert auf das kardiorenale Syndrom vom Typ 1 und Typ 2, welches auch in der Notaufnahme ein relevantes Problem darstellt.

Klassifikation kardiorenaler Syndrome nach Ronco [1]:
- Typ 1: Akutes kardiorenales Syndrom: abrupte Verschlechterung der Herzfunktion (z. B. kardiogener Schock) mit konsekutivem akutem Nierenversagen
- Typ 2: Chronisches kardiorenales Syndrom: chronische Herzinsuffizienz mit progredienter Niereninsuffizienz
- Typ 3: Akutes renokardiales Syndrom: abrupte Verschlechterung der Nierenfunktion (ANV) mit konsekutiver Störung der Herzfunktion
- Typ 4: Chronisches renokardiales Syndrom: chronische Niereninsuffizienz mit konsekutiver Verschlechterung der Herzfunktion (z. B. Hypertrophie, Herzinsuffizienz, kardiovaskuläre Ereignisse)
- Typ 5: Sekundäres kardiorenales Syndrom: systemische Erkrankung mit Schädigung von Herz- und Nierenfunktion (z. B. Diabetes mellitus, Amyloidose, Vaskulitiden oder Sepsis)

11.2 Fallvignette

Ein 78-jähriger Patient wird vorgestellt mit zunehmender Niereninsuffizienz und hydropischer Dekompensation. Klinisch finden sich massive periphere Ödeme und Anasarka. Anamnestisch besteht eine ischämische Kardiomyopathie bei koronarer Dreigefäßerkrankung (Z. n. 2-maligem Myokardinfarkt) und resultierender Linksherzinsuffizienz, welche bereits mittels kardialer Resynchronisationstherapie (CRT-P) versorgt ist. Zudem sind seit vielen Jahren eine ausgeprägte Rechtsherzbelastung

https://doi.org/10.1515/9783110597516-011

und Trikuspidalinsuffizienz bekannt bei Z. n. Lungenarterienembolie. Bei permanentem Vorhofflimmern besteht eine Medikation mit Marcumar, weiterhin eine diuretische Therapie mit Torasemid 300 mg/Tag sowie Xipamid 40 mg. Die Therapie mit Ramipril war vor einigen Tagen wegen zunehmender Nierenfunktionsverschlechterung und beginnender Hyperkaliämie ausgesetzt und die Medikation mit Bisoprolol wegen niedriger Blutdruckwerte auf 2,5 mg/Tag reduziert worden. Bereits aus dem Vorjahr sind Serumkreatininwerte um 1,5–2,0 mg/dl vorbekannt, in den letzten 2–3 Wochen allmählicher Anstieg auf aktuell 3,8 mg/dl mit Serumharnstoff 272 mg/dl bei ausgeglichenen Serumelektrolyten und einer nur milden metabolischen Azidose mit pH 7,32. Es finden sich weder eine relevante Proteinurie noch Urinsedimentveränderungen.

Im Röntgen des Thorax zeigen sich weder Infiltrate noch akute kardiale Dekompensationszeichen, jedoch mäßig ausgeprägte Pleuraergüsse beidseits. In der Abdomensonografie ergibt sich der Aspekt einer Leberzirrhose, dabei erweiterte Lebervenen sowie mäßig Aszites perihepatisch und im Unterbauch. Die Echokardiografie zeigt einen normal großen, nicht hypertrophierten linken Ventrikel mit mittelgradig reduzierter LV-Funktion bei diffuser Hypokinesie sowie Hypokinesie/Akinesie der Vorderwand unter Einbeziehung von Herzspitze und Septum mit LVEF 40 %. Daneben zeigen sich Zeichen der chronischen Rechtsherzbelastung mit dilatierten rechtsseitigen Herzhöhlen, eingeschränkter RV-Funktion und hochgradiger Trikuspidalklappeninsuffizienz, weiterhin eine mittelgradige Aorten- und Mitralklappeninsuffizienz.

Fazit: Insgesamt liegt bei dem Patienten eine komplexe kardiale Vorerkrankung mit rezidivierender hydropischer Dekompensation und unzureichendem Ansprechen auf eine diuretische Therapie mittels sequenzieller Nephronblockade (Kombination von Schleifendiuretikum und distal wirksamem Diuretikum, z. B. einem Thiazid) vor. Bei fehlendem Anhalt für eine primäre renale Erkrankung als Ursache der Niereninsuffizienz (unauffälliges Urinsediment) muss von einem kardiorenalen Syndrom Typ 2 ausgegangen werden. Komplizierend ergibt sich der Verdacht auf eine *Cirrhose cardiaque*. Im Anschluss an die Erstversorgung und Diagnostik in der Notaufnahme, welche weder eine akute Dialyseindikation noch die Notwendigkeit zur intensivstationären Übernahme erbringt, wird der Patient auf die nephrologische Station aufgenommen, Marcumar pausiert und eine Heparinisierung begonnen. In der Folge erfolgt dann die Implantation eines Peritonealdialysekatheters zur inkrementellen Einleitung einer Peritonealdialysetherapie.

11.3 Vorgehen in der Notaufnahme

11.3.1 Diagnostik

Bei der *klinischen Untersuchung* von Patienten mit kardiorenalem Syndrom imponieren oftmals Zeichen der generalisierten Flüssigkeitsüberladung (periphere Ödeme, Anasarka, Pleuraergüsse, Aszites, Jugularvenenstauung, mittel- bis grobblasige pulmonale Rasselgeräusche, Dyspnoe/Tachypnoe). Eine reduzierte Urinausscheidung bis hin zur Oligurie/Anurie ist ein Diagnosekriterium der akuten Nierenschädigung und wird zudem zur Schweregradeinteilung herangezogen (Tab. 11.1). Zu den möglichen klinischen Zeichen einer reduzierten kardialen Auswurfleistung zählen eine Hypotonie, reduzierte periphere Pulse sowie (tachykarde oder bradykarde) Herzrhythmusstörungen. Bei fortgeschrittener Niereninsuffizienz können klinische Zeichen des Urämiesyndroms vorliegen. Hierzu zählen neben einem Foetor uraemicus insbesondere zentrale und/oder periphere neurologische Störungen (Enzephalopathie mit Persönlichkeitsveränderungen, Desorientiertheit sowie Vigilanzstörungen bis hin zum urämischen Koma, Asterixis, Zeichen der peripheren Polyneuropathie), aber auch vielgestaltige Symptome seitens des Gastrointestinaltraktes (Übelkeit, Erbrechen, Inappetenz, Verdauungsstörungen, Durchfälle). Viele Patienten klagen über einen ausgeprägten Juckreiz. Bei der Auskultation des Herzens weist ein systolisch-diastolisches Reibegeräusch auf eine urämische Perikarditis hin, deren Vorliegen eine lebensbedrohliche Komplikation darstellt und daher keinesfalls übersehen werden darf. Bei Vorliegen einer ausgeprägten metabolischen Azidose zeigen Patienten ein entsprechendes pathologisches Atemmuster (Kussmaul-Atmung, Hyperventilation mit vertiefter Atmung normaler Frequenz).

Die *Blutuntersuchungen* sollten neben den Nierenretentionsparametern (Kreatinin, Harnstoff und Harnsäure) mindestens auch eine venöse Blutgasanalyse, die Serumelektrolyte (Natrium, Kalium, Kalzium und Phosphat) sowie ein Blutbild umfas-

Tab. 11.1: Stadieneinteilung der akuten Nierenschädigung (AKI) nach KDIGO [9].

AKI-Stadium	Serumkreatinin	Urinausscheidung
1	1,5- bis 1,9-facher Anstieg innerhalb von 7 Tagen oder Anstieg ≥ 0,3 mg/dl innerhalb von 48 h	< 0,5 ml/kg/h über mehr als 6 h
2	2,0- bis 2,9-facher Kreatininanstieg	< 0,5 ml/kg/h über mehr als 12 h
3	≥ 3-facher Kreatininanstieg oder Serum-Kreatinin ≥ 4 mg/dl mit einem akuten Anstieg ≥ 0,5 mg/dl	< 0,3 ml/kg/h über mehr als 24 h oder Anurie für ≥ 12 h

sen. Überdies ist die Bestimmung natriuretischer Peptide (z. B. NT-pro-BNP) sowie Troponin hilfreich zur Einschätzung des Schweregrads einer kardialen Funktionsstörung bzw. Schädigung.

Bei der *Untersuchung des Urins* ist neben dem Urinsediment ebenfalls die Ausscheidung von Eiweiß von Bedeutung, da eine Proteinurie nicht durch ein kardiorenales Syndrom erklärt wäre, sondern vielmehr einen Hinweis auf andere, genuine Nierenerkrankungen geben würde. Ebenso gilt dies für den Nachweis von Erythrozyten im Urinsediment, insbesondere wenn die Urinmikroskopie dysmorphe Erythrozyten bzw. Akanthozyten zeigt, die dringend verdächtig auf das Vorliegen einer glomerulären Erkrankung sind.

Obligat ist weiterhin die Durchführung einer *Nierensonografie*, mit der nicht nur eine Harnstauung ausgeschlossen werden kann, sondern ebenfalls Hinweise auf eine eventuell vorliegende chronische Nierenschädigung gefunden werden können (z. B. verringerte Nierengröße, verminderte Parenchymbreite, vermehrte Echogenität). Ein *Elektrokardiogramm* gibt Aufschluss über das Vorliegen möglicher Rhythmusstörungen als Folge der oder Ursache für die Einschränkung der Herzfunktion. Schließlich sollte eine *Echokardiografie* zur Beurteilung von Pumpleistung, Herzkonfiguration und Klappenfunktion sowie zum Ausschluss eines Perikardergusses erfolgen.

Ein Ablaufschema für Diagnostik und Management bei V. a. kardiorenales Syndrom findet sich in Abb. 11.1.

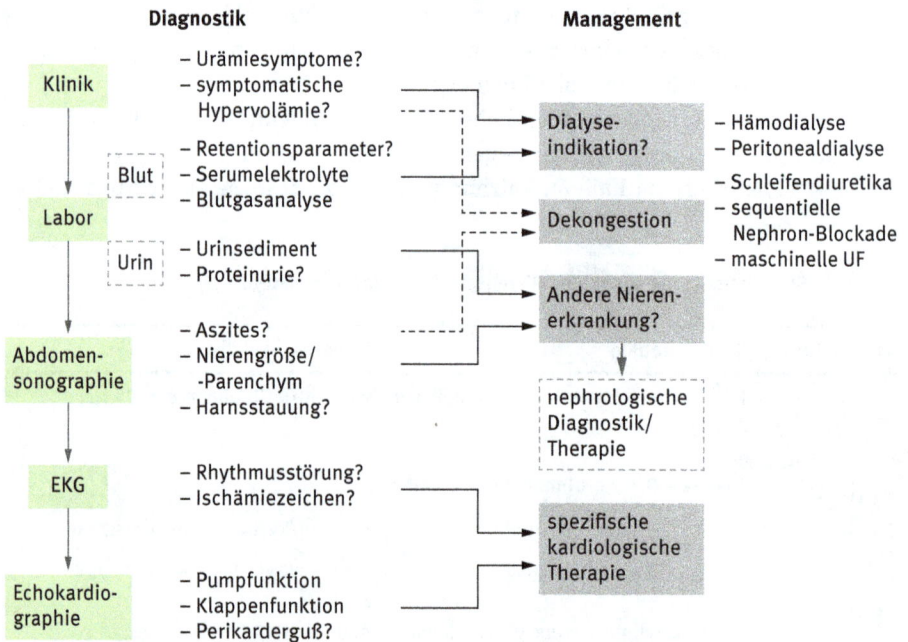

Abb. 11.1: Ablaufschema für Diagnostik und Management bei V. a. kardiorenales Syndrom.

11.3.2 Management

Zunächst ist zu prüfen, ob eine akute Dialyseindikation vorliegt. Dies wäre etwa der Fall bei einer bedrohlichen und refraktären (nicht auf konservative Therapiemaßnahmen ansprechenden) Hyperkaliämie, metabolischer Azidose oder Volumenüberladung. Weiterhin erfordern schwere klinische Manifestationen eines Urämiesyndroms (z. B. neurologische Störungen, urämische Perikarditis) die dringliche Einleitung einer akuten Nierenersatztherapie.

Bei den Indikationen zur Einleitung einer akuten Nierenersatztherapie bei AKI wird zwischen dringlichen und relativen unterschieden [10]:

Dringliche Indikationen:
- Lebensbedrohliche Hyperkaliämie (> 6,5 mmol/l, EKG-Veränderungen)
- Schwere metabolische Azidose (pH < 7,1)
- Oligo- oder Anurie und bedrohliche Volumenüberladung (Lungenödem)
- Manifeste Urämiesymptome (urämische Perikarditis, neurologische Symptomatik)

Relative Indikationen:
- Metabolische Kontrolle (Elektrolyte, Säure-Basen-Haushalt, Harnstoff, Urämietoxine)
- Steuerung des Flüssigkeitshaushalts bei Oligo- oder Anurie
- Schwere Hypo- oder Hypernatriämie, Hyperkalziämie
- Schwere Laktatazidose

Liegt eine akute Dialyseindikation nicht vor, ist insbesondere bei Patienten mit einer akuten Verschlechterung der myokardialen Funktion und Zeichen der Überwässerung (z. B. periphere Ödeme, Dyspnoe, Rasselgeräusche, Halsvenenstauung, Lungenödem) vordringliches Therapieziel das Erreichen einer Dekongestion. Hierzu kommen in erster Linie Schleifendiuretika zum Einsatz, eventuell in Kombination mit distal wirkenden Diuretika. Dabei scheint es keine Rolle zu spielen, ob die Schleifendiuretika als kontinuierliche Infusion oder als wiederholte Bolusgaben appliziert werden [2]. Von einer *Diuretikaresistenz* ist auszugehen, wenn Stauungszeichen persistieren trotz optimalen Einsatzes intravenöser Diuretika, definiert als eines der folgenden [3]:
- Furosemid-Äquivalenzdosis 160–240 mg täglich,
- Dauerinfusion von Schleifendiuretika,
- Kombinationstherapie mit optimalem Einsatz von Schleifendiuretika und distal wirksamen Diuretika (z. B. Thiazide).

Vorsicht ist jedoch geboten bezüglich der Abgrenzung eines kardiorenalen Syndroms von einer prärenal bedingten Niereninsuffizienz. Nicht selten findet sich bei Patienten mit chronischer Herzinsuffizienz eine Übertherapie mit Diuretika, welche zu einer intravasalen Volumendepletion führt, dies oftmals gepaart mit einer Therapie mit RAAS-Blockern und/oder anderen potenziell nephrotoxischen Medikamenten (z. B. nichtsteroidale Antirheumatika). In diesen Fällen ist eine Intensivierung der diuretischen Therapie kontraproduktiv. Vielmehr muss hier eine vorsichtige Rehydratation erfolgen, und die gleichzeitige Gabe von RAAS-Blockern und NSAR sollte vermieden werden.

Bei normo- bis hypervolämen Patienten im frühen Stadium einer akuten Nierenschädigung kann ein Furosemid-Stresstest (FST) Anhaltspunkte dafür geben, ob eine weitere konservative Therapie aussichtsreich ist oder ob eine weitere Verschlechterung der Nierenfunktion droht. Beim FST erfolgt eine Bolusgabe von 1,0 mg/kg Furosemid (bei mit Schleifendiuretika vorbehandelten Patienten 1,5 mg/kg). Eine Urinausscheidung von weniger als 200 ml (100 ml/h) in den folgenden beiden Stunden besitzt eine Sensitivität von 87,1 % und Spezifität von 84,1 % in der Prädiktion einer weiteren renalen Verschlechterung [4].

Auch bei Patienten mit chronischem kardiorenalem Syndrom Typ 2 und therapierefraktärer symptomatischer Hypervolämie ist prinzipiell die Indikation für einen maschinellen Volumenentzug gegeben. Laut der Arbeitsgemeinschaft Herz – Niere der Deutschen Gesellschaft für Kardiologie – Herz- und Kreislaufforschung e. V. und der Deutschen Gesellschaft für Nephrologie e. V. besteht die Indikation für einen maschinellen Volumenentzug darüber hinaus bei rezidivierender Hospitalisierung mit kardialer Dekompensation (≥ 2-mal in 6 Monaten) und fortgeschrittener Niereninsuffizienz (GFR < 30 ml/min), aber auch bei isolierter Rechtsherzinsuffizienz mit rezidivierender (≥ 2-mal in 6 Monaten) kardialer Dekompensation [5].

Indikationen für einen maschinellen Volumenentzug bei kardiorenalem Syndrom [5]:
- Therapierefraktäre symptomatische Hypervolämie (Aszites, Pleuraergüsse, Lungenödem)
- Rezidivierende Hospitalisierung mit kardialer Dekompensation (≥ 2-mal in 6 Monaten) und Vorliegen einer Niereninsuffizienz KDIGO Stadium IV (eGFR < 30 ml/min)
- Isolierte Rechtsherzinsuffizienz mit rezidivierender kardialer Dekompensation (≥ 2-mal in 6 Monaten)

Hingegen gibt es derzeit keine überzeugende Evidenz, dass bei Patienten mit akut dekompensierter Herzinsuffizienz und Verschlechterung der Nierenfunktion eine maschinelle Ultrafiltration der Therapie mit Schleifendiuretika überlegen ist [6],[7]. Folglich sprechen die Leitlinien der Europäischen Gesellschaft für Kardiologie eine Empfehlung gegen den Routineeinsatz der maschinellen Ultrafiltration aus; diese sollte nur bei Patienten eingesetzt werden, die auf eine adäquate diuretische Therapie nicht ansprechen [8].

Für die chronische Nierenersatztherapie von Patienten mit kardiorenalem Syndrom kommen prinzipiell sämtliche verfügbaren Methoden infrage, doch hat die Peritonealdialyse als kontinuierliches Verfahren konzeptionell Vorteile gegenüber den intermittierenden extrakorporalen Techniken. Sie ist hämodynamisch weniger belastend und bietet überdies die Möglichkeit der Mobilisierung eines kardial bedingten Aszites, einhergehend mit der Reduktion eines intestinalen Ödems [5].

Literatur

[1] Ronco C, Haapio M, House AA, Anavekar N, Bellomo R. Cardiorenal syndrome. J Am Coll Cardiol. 2008;52(19):1527–39.

[2] Felker GM, Lee KL, Bull DA, Redfield MM, Stevenson LW, Goldsmith SR et al. Diuretic strategies in patients with acute decompensated heart failure. N Engl J Med. 2011;364(9):797–805.

[3] Freda BJ, Slawsky M, Mallidi J, Braden GL. Decongestive treatment of acute decompensated heart failure: cardiorenal implications of ultrafiltration and diuretics. Am J Kidney Dis. 2011;58 (6):1005–17.

[4] Chawla LS, Davison DL, Brasha-Mitchell E, Koyner JL, Arthur JM, Shaw AD et al. Development and standardization of a furosemide stress test to predict the severity of acute kidney injury. Crit Care. 2013;17(5):R207.

[5] Schwenger V, Remppis BA, Westenfeld R, Weinreich T, Brunkhorst R, Schieren G et al. [Dialysis and ultrafiltration therapy in patients with cardio-renal syndrome: recommendations of the working group "heart-kidney" of the German Cardiac Society and the German Society of Nephrology]. Dtsch Med Wochenschr. 2014;139(7):e1-8.

[6] Bart BA, Goldsmith SR, Lee KL, Givertz MM, O'Connor CM, Bull DA et al. Ultrafiltration in decompensated heart failure with cardiorenal syndrome. N Engl J Med. 2012;367(24):2296–304.

[7] Costanzo MR, Negoianu D, Jaski BE, Bart BA, Heywood JT, Anand IS et al. Aquapheresis versus intravenous diuretics and hospitalizations for heart failure. JACC Heart Fail. 2016;4(2):95–105.

[8] Ponikowski P, Voors AA, Anker SD, Bueno H, Cleland JGF, Coats AJS et al. 2016 ESC Guidelines for the diagnosis and treatment of acute and chronic heart failure: The Task Force for the diagnosis and treatment of acute and chronic heart failure of the European Society of Cardiology (ESC). Developed with the special contribution of the Heart Failure Association (HFA) of the ESC. Eur Heart J. 2016;37(27):2129–200.

[9] KDIGO clinical practice guideline for acute kidney injury. Kidney International Supplements. 2012;2(1).

[10] Jörres A. Dialyse beim akuten Nierenversagen – Wann, was, wieviel? Der Nephrologe. 2017;12:329–37.

12 Neurokardiologie

12.1 Herzbeteiligung bei ICB und Hirndruck

Peter W. Radke, Thomas Eckey

12.1.1 Fallvignette

Ein 71-jähriger männlicher Patient wird mit akutem Thoraxschmerz in die Klinik eingeliefert. Nach notärztlicher Gabe von Heparin und Acetylsalicylsäure kommt es schon in der Notaufnahme zu einer deutlichen Beschwerdebesserung. Das initiale Troponin T ist positiv, echokardiografisch zeigt sich eine regionale Wandbewegungsstörung lateral. Der Patient wird erfolgreich an einer filiformen LCX-Stenose dilatiert und mit einem Stent versorgt. Periinterventionell erhält er 5.000 IE unfraktioniertes Heparin sowie nach der Intervention 180 mg Ticagrelor p. o. Eine halbe Stunde nach Beendigung des Eingriffs wirkt der Patient in Anwesenheit seiner Frau desorientiert. Zudem zeigt sich eine akut rezeptive Aphasie. In der sofort durchgeführten zerebralen CT und CT-Angiografie kann ein akuter Verschluss größerer Gefäße ausgeschlossen werden, ebenso zeigt sich kein Anhalt für eine Blutung. Allerdings zeigt sich ein bereits in Demarkation befindlicher Mediainfarkt rechtsseitig, dessen Alter nicht genau bestimmt werden kann. Nach interdisziplinärer Diskussion wird trotz der eindrücklichen Klinik auf eine Thrombolyse verzichtet. 12 Stunden nach Ereignis besteht eine nur noch residuale Klinik, der Patient kann 4 Tage später entlassen werden. Eine kardiale Emboliequelle wurde nicht gefunden. Die MRT ergab bis auf den vorgenannten Infarkt keine weiteren Ischämien.

12.1.2 Einleitung

Es gibt sowohl Patienten, die im Rahmen eines Myokardinfarktes einen Schlaganfall erleiden, als auch Patienten, bei denen umgekehrt im Rahmen eines Schlaganfalls ein Myokardinfarkt diagnostiziert wird. Für den Schlaganfall wie aber auch für den Myokardinfarkt stehen medikamentöse und interventionelle Therapieverfahren zur Verfügung, die sowohl die Morbidität, vor allem aber auch die Mortalität reduzieren können. Bei einem zeitnahen oder gar zeitgleichen Auftreten beider Erkrankungen stellen das diagnostische und das therapeutische Vorgehen eine große Herausforderung dar. Diese besteht vor allem im Abwägen der therapiebedingten Blutungsrisiken (Plättchenhemmer, Antikoagulanzien, Fibrinolytika) gegenüber den ischämischen myokardialen und/oder zerebralen Risiken.

Bei den meisten Patienten der erstgenannten Gruppe mit primärem Myokardinfarkt ist, wie in der klinischen Vignette beschrieben, leitlinienkonform häufig schon eine Herzkatheteruntersuchung mit Revaskularisation des koronaren Zielgefä-

https://doi.org/10.1515/9783110597516-012

ßes (Stentimplantation) erfolgt. Periinterventionell zeigte sich klinisch ein Schlaganfall. Diese Patienten stehen fast immer unter einer dualen Plättchenhemmung und haben auch Antithrombine erhalten. Die therapeutischen Optionen in der Schlaganfallversorgung wie beispielsweise eine systemische Fibrinolyse sind in dem Fall eingeschränkt. Bei entsprechender Infrastruktur des Krankenhauses kann in einigen Fällen eine interventionelle Thrombektomie erfolgen.

Bei der zweitgenannten Gruppe von Patienten mit primär aufgetretenem Schlaganfall gibt es einerseits ein Patientenkollektiv mit typischen Leitsymptomen eines Myokardinfarkts. Das weitere diagnostische Vorgehen beinhaltet vornehmlich ein 12-Kanal-EKG und eine Echokardiografie. Eine größere diagnostische Herausforderung stellen jedoch die Patienten dar, die aufgrund des erlittenen Schlaganfalls kein Leitsymptom benennen können oder gar asymptomatisch sind und einen positiven Troponintest aufweisen. Auch in diesen Konstellationen ist das therapeutische Vorgehen durch das Abwägen von hämorrhagischen (Begleitmedikation, großes Schlaganfallareal) und ischämischen (Vorderwand-STEMI mit Schock oder Nicht-Hebungsinfarkt mit erreichter Beschwerdefreiheit) Risiken gekennzeichnet.

Zudem gibt es weitere neurologische Erkrankungen, die zu kardialen Dysfunktionen bis zum Myokardinfarkt führen können. Hierzu zählen beispielsweise Subarachnoidalblutungen, Schädel-Hirn-Traumata, Epilepsie und die Enzephalitis.

Die Komplexität und hohe Mortalität für Patienten mit diesen klinischen Konstellationen erfordert daher in jedem Fall eine enge Kooperation zwischen Kardiologen und Neurologen bis hin zu Neurochirurgen.

12.1.3 Schlaganfall bei akutem Myokardinfarkt

Beim akuten Myokardinfarkt mit ST-Streckenhebungen (STEMI) ist eine interventionelle Revaskularisation des Infarktgefäßes innerhalb enger Zeitgrenzen notwendig. Konkret wird von den Fachgesellschaften eine maximale Zeitspanne von 60–90 Minuten von Diagnosestellung bis Rekanalisation des Infarktgefäßes gefordert. Die große Mehrheit der Patienten mit akutem STEMI hat schon prähospital und zumindest präinterventionell Acetylsalicylsäure und sehr häufig auch ein Heparin (unfraktioniert oder niedermolekular) erhalten. Unmittelbar vor oder nach Intervention erhalten die allermeisten Patienten zudem noch einen weiteren Plättchenhemmer (P2Y12-Rezeptorantagonist wie Ticagrelor, Prasugrel oder Clopidogrel).

Im Rahmen der Herzkatheteruntersuchung treten in etwa 0,1–0,4 % der Fälle periprozedurale Schlaganfälle auf, welche mit einer erhöhten Morbidität und Letalität einhergehen. Es ist davon auszugehen, dass etwa die Hälfte der Patienten mit periprozeduralem Schlaganfall ein persistierendes neurologisches Defizit beibehalten. Mit Einführung der interventionellen Thrombektomie wird der Anteil mutmaßlich abnehmen. Die meisten dieser Schlaganfälle sind kardioembolischer Genese (z. B. Vorhofflimmern, Ventrikelthrombus nach Vorderwandinfarkt) oder auch Folge einer katheterinduzierten arterioarteriellen Embolie oder auch einer Luftembolie. Lediglich eine Minderheit resultiert aus einer hämodynamischen Kompromittierung.

Da auch die Behandlung des akuten Schlaganfalls zeitkritisch ist, sollte bei Auftreten eines neurologischen Defizits sofort ein Neurologe hinzugezogen werden.

Standard Operating Procedure beim akuten neurologischen Defizit (AND) im Rahmen einer Myokardinfarkt-Intervention (Schön Klinik Neustadt):
1. Abbruch bei Intervention akuter Koronarverschlüsse, sobald ein Koronarfluss etabliert ist
2. Schleuse belassen für evtl. neuroradiologische Intervention
3. Klinische Evaluation des AND
4. Kontaktaufnahme mit Neurologie/Neuroradiologie
   a) Möglichkeit einer Neurointervention evaluieren
   b) Bildgebung besprechen (Neuro-MRT, CCT/CCTA)
5. Bildgebung durchführen oder Direktverlegung Neurologie/Neuroradiologie

Hierbei muss der periprozedurale vom postprozeduralen Schlaganfall unterschieden werden. Im Falle eines *periprozeduralen Schlaganfalls*, bei dem sich der Patient noch auf dem Kathetertisch befindet, sollte die arterielle Schleuse nicht gezogen werden und im Idealfall auch ein in der Neurointervention erfahrener Arzt hinzugezogen werden. In dieser Situation kann dann eine direkte angiografische Diagnose und ggf. Revaskularisation des Gefäßverschlusses erfolgen oder auch erst ein multimodales CCT durchgeführt werden. Für derartige, seltene Notfallsituationen sind definierte Notfallprotokolle oder Ablaufpläne sinnvoll, wie in Abb. 12.1 beispielhaft dargestellt.

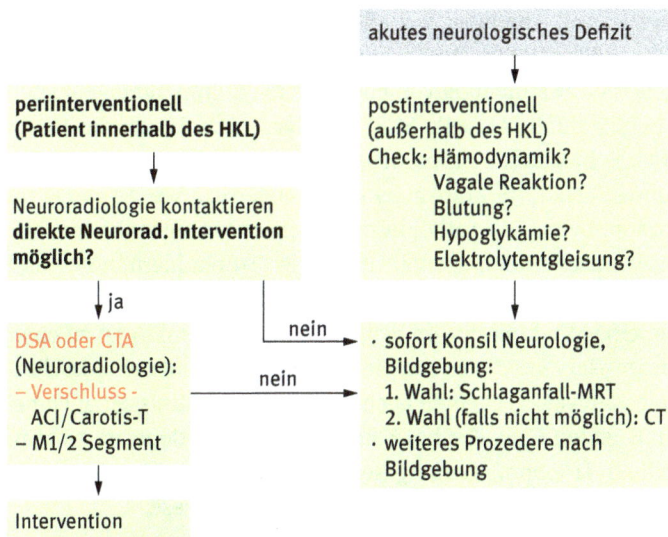

akutes neurologisches Defizit

periinterventionell (Patient innerhalb des HKL)

Neuroradiologie kontaktieren **direkte Neurorad. Intervention möglich?**

↓ ja

DSA oder CTA (Neuroradiologie):
– Verschluss –
  ACI/Carotis-T
– M1/2 Segment

↓

Intervention

nein / nein →

postinterventionell (außerhalb des HKL) Check: Hämodynamik? Vagale Reaktion? Blutung? Hypoglykämie? Elektrolytentgleisung?

· sofort Konsil Neurologie, Bildgebung:
  1. Wahl: Schlaganfall-MRT
  2. Wahl (falls nicht möglich): CT
· weiteres Prozedere nach Bildgebung

Abb. 12.1: Vorgehen bei peri- und postprozeduralem akutem neurologischem Defizit (AND) im Rahmen einer Myokardinfarkt-Intervention (Schön Klinik Neustadt).

Im Falle eines *postinterventionellen Schlaganfalls* oder auch bei primär konservativ behandelten Infarktpatienten, bei denen sich ein neurologisches Defizit entwickelt hat, ist zunächst eine zerebrale Bildgebung durchzuführen (in Abhängigkeit der Ressourcen Schlaganfall-MRT bzw. multimodales CT). Bei Verschlüssen der proximalen hirnversorgenden Arterien (LVO, *large vessel occlusion*) wie einem Karotisverschluss, einem Verschluss des Mediahauptstamms, eines Mediaastes bis zur zweiten Teilungsgeneration (M2) oder der Basilarisarterie sollte eine Neurointervention zur mechanischen Revaskularisation erwogen werden. Die konkrete klinische Konstellation und individuelle Risikostratifizierung unter Berücksichtigung des Zeitfensters, der Größe des zu rettenden Gewebes in Relation zum Infarktkern, der gerinnungsaktiven Medikation und des Patientenalters erfordern individuelle Therapieentscheidungen, die ebenfalls von der jeweiligen Verfügbarkeit spezialisierter Ärzte (Kardiologie, Neurologie, Neuroradiologie, Anästhesie) und der Infrastruktur der jeweiligen Klinik abhängig sind.

12.1.4 Myokardinfarkt bei akutem Schlaganfall

In Deutschland erleiden jährlich über 250.000 Menschen einen akuten Schlaganfall, wobei in der Mehrzahl der Fälle ein Erstereignis vorliegt.

Auch wenn der Schlaganfall vor allem zu einer funktionellen Behinderung des Patienten führt, ist die Mortalität des Schlaganfalls in Teilen auf kardiale Erkrankungen zurückzuführen. Hierunter fallen vor allem der akute Myokardinfarkt, aber auch Arrhythmien, eine dekompensierte Herzinsuffizienz oder der plötzliche Herztod. Die hohe Prävalenz der koronaren Herzerkrankung bei Schlaganfallpatienten erfordert eine frühzeitige Diagnostik und Therapie, vor allem bei Risikopatienten. US-amerikanische Leitlinien (American Heart Association/American Stroke Association) empfehlen daher die generelle Bestimmung von hochsensitiven Troponinen bei allen Patienten mit akutem Schlaganfall. Aktuelle Studien zeigen, dass bis zu der Hälfte der Patienten mit akutem Schlaganfall ein positiver Troponintest vorliegt. Diese Patienten haben ein erhöhtes Risiko, im Krankenhaus zu versterben, vor allem bei im Verlauf steigendem Troponinwert. Die pathophysiologischen Zusammenhänge zwischen einem akuten ischämischen Schlaganfall und einer Troponinerhöhung sind Gegenstand aktueller Untersuchungen. Einerseits wird neuronal vermittelten Prozessen zugeschrieben, über eine Minderperfusion hypothalamischer Strukturen zu einer Imbalance des autonomen Nervensystems und so zu einer Katecholaminausschüttung zu führen. Diese Mechanismen scheinen nach neuesten Erkenntnissen auch bei der stressinduzierten transienten (Tako-Tsubo) Kardiomyopathie bedeutsam zu sein. Patienten mit einer frühen Troponinerhöhung zeigen andererseits häufig Schlaganfälle embolischer (kardiogen oder unbekannter Quelle/ESUS) Genese.

Gründe für ein erhöhtes kardiales Risiko bei Schlaganfallpatienten sind:
- Lebensalter > 75 Jahre,
- ausgedehnter Schlaganfall *(major stroke)*,
- ein oder mehrere Risikofaktoren: Diabetes mellitus, Herzinsuffizienz, Bluthochdruck, Z. n. Schlaganfall, koronare Herzerkrankung,
- erhöhte Troponinwerte,
- pathologische EKG Veränderungen (z. B. Vorhofflimmern, ventrikuläre Extrasystolie, Ischämiezeichen).

Merke: Bei Patienten mit akutem Schlaganfall kommt es in bis zur Hälfte der Patienten zu einem signifikanten Anstieg der hochsensitiv bestimmten Troponine. Diese Patienten haben eine schlechtere Prognose. Die pathophysiologischen Ursachen sind jedoch noch nicht vollständig verstanden.

Die Diagnostik und Therapie von Patienten mit Schlaganfall und akutem Myokardinfarkt, aber auch einer asymptomatischen Troponinerhöhung können im klinischen Alltag häufig eine große Herausforderung darstellen. Während beispielsweise die Behandlung des akuten Myokardinfarkts auch ohne ST-Streckenelevationen primär durch eine Koronarintervention mit effektiver Antikoagulation und dualer Plättchenhemmung erfolgen sollte, steht diesem Vorgehen das Risiko intrakranieller Blutungen vor allem bei größerem Schlaganfall entgegen. Besonders kritisch ist das Vorgehen bei intrazerebralen oder subarachnoidalen Blutungen abzuwägen. Diese Risiko-Nutzen-Bewertung muss interdisziplinär zwischen Kardiologen und Neurologen erfolgen.

Merke: Die Diagnostik und Therapie von Patienten mit Schlaganfall und Myokardinfarkt stellt die Behandlungsteams vor große Herausforderungen in der Abwägung von ischämischen Risiken und Blutungskomplikationen. Eine enge interdisziplinäre Zusammenarbeit von Neurologen und Kardiologen ist notwendig.

12.1.4.1 Herzinfarktdiagnostik bei Schlaganfallpatienten

Das diagnostische Vorgehen bei Patienten mit Schlaganfall und vermutetem Myokardinfarkt ist zunächst davon abhängig, ob neben dem schlaganfallassoziierten Leitsymptom initial oder im Verlauf auch ein kardiales Leitsymptom geschildert wird.

Viele Schlaganfallpatienten können jedoch beispielsweise aufgrund einer Aphasie die typischen Leitsymptome wie den akuten Thoraxschmerz und/oder die akut aufgetretene Dyspnoe nicht benennen. Hinweise auf einen Myokardinfarkt liefern in einigen Fällen jedoch auch die Vitalparameter oder am Monitor beobachtete Rhyth-

Infarkt-typische Symptome oder hämodynamische/Rhythmus-Instabilität oder positives Troponin (-dynamik)

↓

EKG

↓

ST-Hebungen

— nein — | — ja —

typische Beschwerden | STE-ACS → HKL

ja | — nein —

NSTE-ACS ← ja — pathologisches EKG

| nein

ja — Hypokinesie in der Echokardiographie

| nein

ausgeprägtes Risikoprofil? Troponindynamik? — nein → Myokardinfarkt Typ 2

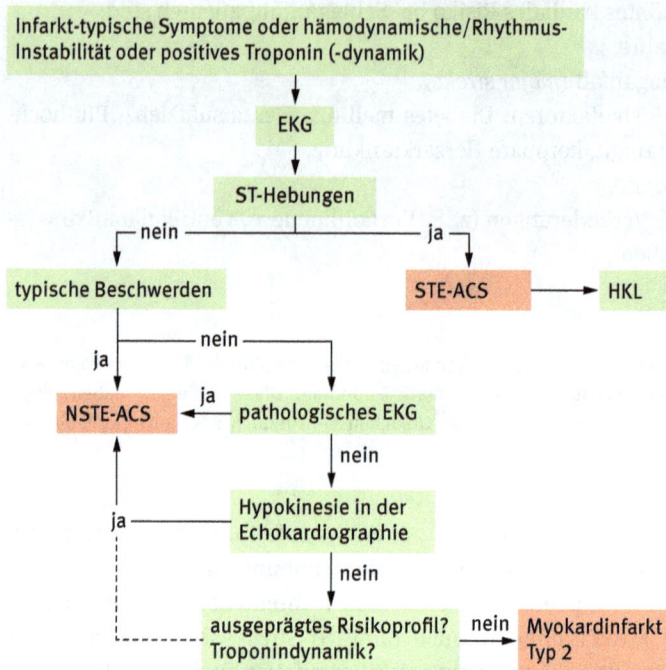

Abb. 12.2: Diagnostisches Vorgehen bei Patienten mit Schlaganfall und vermutetem akutem Herzinfarkt. Modifiziert nach [1]. EKG: Elektrokardiogramm; HKL: Herzkatheterlabor; NSTE-ACS: Nicht-ST-Elevations-akutes Koronarsyndrom; STE-ACS: ST-Elevations-akutes Koronarsyndrom.

musstörungen. Hiervon abzugrenzen sind kardial asymptomatische Patienten mit einem signifikant erhöhten oder gar steigenden Troponin. Somit können infarkttypische Symptome, eine hämodynamische Instabilität, Rhythmusstörungen oder auch ein positives/ansteigendes Troponin jeweils eine weitere Herzinfarktdiagnostik bei Schlaganfallpatienten triggern. Das weitere Vorgehen ist in Abb. 12.2 schematisch dargestellt.

In allen benannten klinischen Konstellationen ist initial das Mortalitätsrisiko durch den Myokardinfarkt gegenüber dem des Schlaganfalls abzuwägen. Bei einem Schlaganfall mit beispielsweise klinisch ausgeprägter Aphasie und Hemiparese sollte umgehend eine CCT zur ätiologischen Einordnung des klinischen Syndroms durchgeführt werden. Demgegenüber kann bei einem infarktassoziierten kardiogenen Schock und einer nur gering ausgeprägten neurologischen Klinik zugunsten einer sofortigen Herzkatheteruntersuchung auf eine CCT vorerst verzichtet werden.

Bei der erstgenannten, kardialsymptomatischen Gruppe von Schlaganfallpatienten gilt zunächst, sofort (< 10 Minuten) ein 12-Kanal-EKG abzuleiten und neben dem akuten Myokardinfarkt eine Reihe von Differenzialdiagnosen zu bedenken. Im Falle eines ST-Hebungs-Myokardinfarkts stellt eine direkte Koronarintervention die entscheidende mortalitätsreduzierende Maßnahme dar. Für Patienten mit kardiogenem Schock oder auch für die Mehrzahl der Patienten mit Nicht-ST-Streckenhebungs-Myokardinfarkt (NSTEMI) wird von den europäischen und US-amerikanischen Leitlinien auch ein primär invasives Vorgehen empfohlen. Bei sämtlichen Studien zur interventionellen Behandlung des akuten Koronarsyndroms waren Patienten mit akutem Schlaganfall ausgeschlossen.

Häufige kardiale und pulmonale Ursachen für akuten Thoraxschmerz/akute Dyspnoe bei Patienten mit Schlaganfall sind:
- akutes Koronarsyndrom,
- hypertensive Entgleisung,
- Tachykardie/Tachyarrhythmie,
- akute Herzinsuffizienz,
- Exazerbation einer chronisch obstruktiven Lungenerkrankung,
- Lungenarterienembolie.

Eine bettseitige Diagnostik, welche neben dem EKG bei Verdacht auf einen Myokardinfarkt schon sehr früh durchgeführt werden sollte, ist die Echokardiografie. Diese kann neben der linksventrikulären Pumpfunktion oder regionalen Wandbewegungsstörungen auch die Frage nach einer akuten Rechtsherzbelastung wie bei Lungenarterienembolie beantworten. Seltenere Ursachen einer akuten Dyspnoesymptomatik wie dekompensierte Vitien oder auch ein Perikarderguss können so rasch erkannt werden. Sehr selten, aber möglich sind paradoxe Embolien bei einer tiefen Beinvenenthrombose oder Lungenarterienembolie, die zum Schlaganfall führen können.

Merke: Bei Patienten mit akutem Schlaganfall und kardialen Leitsymptomen ist frühzeitig eine bettseitige Diagnostik mit 12-Kanal-EKG und auch Echokardiografie durchzuführen. Die akute CT-Diagnostik des Schlaganfalls darf dadurch nicht verzögert werden („Lysefenster").

Bei Patienten auch ohne begleitende kardiale Leitsymptome und mit stabiler Hämodynamik empfehlen die US-amerikanischen Leitlinien auch eine Troponinbestimmung. Aufgrund der deutlich erhöhten Mortalität von Patienten mit Troponindynamik (signifikanter Anstieg) sollte eine zweite Bestimmung ebenso durchgeführt werden. Bei einem positiven Troponin sollte in Analogie zu Patienten mit typischen Leitsymptomen trotz Beschwerdefreiheit ebenso ein 12-Kanal-EKG abgeleitet werden, aber auch eine Echokardiografie erfolgen. Bei nicht wenigen dieser Patienten ist der Troponinanstieg nicht Folge einer Plaqueruptur (sog. Typ-1-Infarkt), sondern Folge einer Myokardischämie durch ein Ungleichgewicht von Sauerstoffbedarf und -angebot (sog. Typ-2-Infarkt). Typische Beispiele sind Patienten mit tachyarrhythmischem Vorhofflimmern, Hypotonie oder auch Anämie. Differenzialdiagnostisch muss auch eine Lungenarterienembolie in Betracht gezogen werden, die dann bei erhöhtem Troponin ein intermediär hohes Sterblichkeitsrisiko aufweisen würde.

Schließlich sind auch initial bewusstlose Patienten zu bedenken, bei denen im Rahmen eines zerebralen Ereignisses ein EKG abgeleitet wird und sich ST-Streckenelevationen zeigen. Bei diesen Patienten bedarf es initial zunächst einer körperlichen Untersuchung mit nachfolgender CCT/CT-A oder MRT zum Ausschluss von Blutungen oder auch einer Basilaristhrombose. In diesen seltenen Fällen kann eine Fehldeutung der klinischen Gesamtsituation zu einer inadäquaten antikoagulations- und plättchenhemmenden Therapie im Rahmen einer Herzkatheteruntersuchung führen, welche die Prognose des Patienten dramatisch verschlechtert.

> **Merke:** In US-amerikanischen Leitlinien wird die generelle Bestimmung von Troponinen bei Schlaganfallpatienten empfohlen. Vor allem Patienten mit steigendem Troponin haben eine deutlich schlechtere Prognose. Zum konkreten Vorgehen in diesen Fällen muss jedoch interdisziplinär individuell entschieden werden.

12.1.4.2 Medikamentöse und interventionelle Herzinfarkttherapie bei Schlaganfallpatienten

Generell gelten die therapeutischen Prinzipien zur Reduktion der Sterblichkeit bei akutem ST-Elevations-Myokardinfarkt (Herzkatheteruntersuchung) auch bei vielen Patienten mit begleitendem Schlaganfall. Die Herausforderung besteht jedoch häufig darin, vor allem bei Patienten mit sehr hohem intrazerebralem Blutungsrisiko (z. B. großes zerebrales Infarktareal oder gar schon Zeichen einer Einblutung), die Gabe von Plättchenhemmern und den Antithrombinen, wie bei einer Koronarintervention notwendig, gegen den therapeutischen Nutzen einer Koronarintervention abzuwägen. Vor allem bei den P2Y12-Rezeptorantagonisten sollte in den Fällen, in denen eine duale Plättchenhemmung möglich und sinnvoll erscheint, auf Clopidogrel zurückgegriffen werden.

Bei Patienten mit relativ niedrigem Blutungsrisiko (z. B. kleines zerebrales Infarktareal) und sehr hohem ischämischem Risiko des Herzens (z. B. STEMI mit kardiogenem Schock) sind eine duale Plättchenhemmung sowie eine leitlinienkonforme Antikoagulation im Rahmen der Koronarintervention sowie darüber hinaus notwendig. Auf der anderen Seite der Risiko-Nutzen-Abwägung gibt es Patienten mit einem erhöhten zerebralen Blutungsrisiko (wie z. B. bei großem Mediainfarkt) und einem etwas geringeren ischämischen Risiko (z. B. NSTEMI ohne Schockzeichen). Bei diesen Patienten sollte eine invasive Risikostratifizierung erfolgen, welche dann die Grundlage für die nachfolgende Entscheidungsfindung (PCI ja oder nein) darstellt. In Einzelfällen kann so zum Beispiel bei einer erfolgreichen alleinigen Ballondilatation mit sehr gutem Ergebnis auf eine Stentimplantation verzichtet werden. Bei einer koronaren Hochrisikokonstellation wie einer hochgradigen Hauptstammstenose sollte neben der obligaten interdisziplinären kardiologisch-neurologischen Zusammenarbeit auch eine kardiochirurgische Expertise (Heart Team) mit einbezogen werden.

12.1.5 Subarachnoidalblutung und weitere zerebrale Schädigungen

Neben dem Schlaganfall können auch andere zerebrale Schädigungen zu kardialen Dysfunktionen bis hin zum Myokardinfarkt führen.

Bei spontanen subarachnoidalen Blutungen kommt es in Abhängigkeit vom Schweregrad bei bis zu 60 % der Patienten zu signifikanten EKG-Veränderungen, 50 % zu einer eingeschränkten LV-Funktion und bei einem Drittel der Patienten zu einem Lungenödem. Aktuelle Daten zeigen auf, dass erhöhte Troponinwerte bei subarachnoidaler Blutung im Gegensatz zum ischämischen Schlaganfall nicht unbedingt zu einer signifikanten Verschlechterung der Prognose führen. Ein erhöhtes Troponin bei Patienten mit Subarachnoidalblutung ist jedoch mit einer höheren Prävalenz einer eingeschränkten linksventrikulären Pumpfunktion assoziiert. Dieses Patientenkollektiv hat sicherlich eine relativ schlechte Prognose mit einer Sterblichkeit von 25–50 %, so dass das weitere diagnostische und therapeutische Vorgehen (Linksherzkatheter? Koronarintervention?) interdisziplinär zwischen Kardiologen und Neurologen erfolgen muss.

Die Epilepsie stellt ein weiteres neurologisches Syndrom dar, welches mit einer kardialen Dysfunktion assoziiert sein kann. Es können sich T-Wellen-Veränderungen sowie Bradykardien bis hin zur Asystolie zeigen. Der Grund für beobachtete plötzliche kardiale Todesfälle liegt potenziell in akuten kardialen Dysfunktionen (Tako-Tsubo-Kardiomyopathie) oder vital bedrohlichen Arrhythmien.

Enzephalitiden können, vor allem bei begleitendem Hirnödem und erhöhtem intrakraniellem Druck, zu kardialen Dysfunktionen führen. In der Literatur finden sich nur wenige systematische Berichte. Offenbar scheinen jedoch gerade bei Kindern vor allem enterovirale Hirnstammentzündungen mit Lungenödem und kardiogenem Schock assoziiert zu sein.

Abschließend seien noch Patienten mit Schädel-Hirn-Trauma erwähnt. Bei dieser Patientengruppe ist vor allem eine Hypotension prognostisch sehr ungünstig. Zudem sind QT-Verlängerungen mit kardialen Dysfunktionen assoziiert. Wie bei vielen der vorbenannten zerebralen Schädigungen scheinen auch im Fall von Schädel-Hirn-Traumata exzessive Katecholaminausschüttungen eine zentrale pathophysiologische Rolle in der Hirn-Herz-Interaktion darzustellen. Beobachtungsstudien suggerieren, dass Patienten, welche im Rahmen der Hospitalisierung eines Schädel-Hirn-Traumas β-Rezeptorenblocker erhielten, eine bessere Prognose aufweisen.

Das klinische Vorgehen bei den genannten Patientengruppen ist immer komplex und daher herausfordernd. Wahrscheinlich liegt den unterschiedlichen zerebralen Schädigungen eine vergleichbare Pathophysiologie in der folgenden kardialen Dysfunktion zugrunde. Die therapeutischen Prinzipien beschränken sich jedoch initial auf die hämodynamischen Stabilisierung und supportiven Maßnahmen und sollten in engem inter-/multidisziplinären Austausch festgelegt werden.

> **Genderaspekt:** Frauen mit einem Schlaganfall unklaren Ursprungs (ESUS) zeigen häufiger einen positiven Troponintest als Männer.

Literatur

[1] Jansen F, Nickening G, Petzold GC, Werner N. Akutes Koronarsyndrom bei Schlaganfall. Med Klinik Intensivmedizin Notfallmed. 2017;112:4–10.
[2] Radke PW, Wolfrum S, Elsässer A et al. „Standard operating procedures" für periprozedurale Komplikationen im Herzkatheterlabor. Kardiologe. 2011;5:27–37.
[3] Merkler AE, Gialdini G, Murthy SB et al. Association between troponin levels and embolic stroke of undetermined source. J Am Heart Assoc. 2017;6:e005905.

12.2 Tako-Tsubo-Kardiomyopathie

Peter W. Radke

12.2.1 Fallvignette

Eine 69-jährige Frau mit bekannter chronisch obstruktiver Lungenerkrankung erleidet am Sonntagnachmittag eine klinisch schwere Exazerbation mit deutlich progredienter Dyspnoe und Angst zu ersticken. Nach mehrmaliger Gabe von Sprühstößen mit einem kurzwirksamen Betamimetikum als Dosieraerosol kommt es zunächst zu einer Beschwerdebesserung. Zwei Stunden später treten jedoch retrosternale Schmerzen mit Ausstrahlung in den Kiefer, Übelkeit und auch ein Präkollaps auf, so dass der Ehemann den Rettungsdienst ruft. Vom Notarzt werden Acetylsalicylsäure (500 mg i. v.), Heparin 5.000 IE s. c. und Ondansetron 4 mg verabreicht. Bei einem Blutdruck von < 80 mmHg wird zudem Akrinor (Theodrenalin-Cafedrin 10/200 mg, ¼ Ampulle langsam i. v.) appliziert. Bei Eintreffen in der zentralen Notaufnahme beschreibt die Patientin weiterhin thorakalen Druck, jedoch keine Dyspnoe mehr. Pektanginöse Beschwerden habe die Patientin bisher nicht gekannt. Sie sei immer gut belastbar gewesen.

Im ersten EKG bei Aufnahme zeigt sich ein Sinusrhythmus (95/min), auffällig sind deutliche ST-Streckensenkungen inferior (Ableitungen II, III, aVF). Echokardiografisch zeigt sich eine leicht reduzierte linksventrikuläre systolische Funktion mit apikaler Akinesie und hyperdynamer Kontraktion der basalen Wandabschnitte. Aufgrund persistierender thorakaler Beschwerden, einer ausgeprägten regionalen Wandbewegungsstörung und eines kardiovaskulären Risikoprofils (Nikotin, arterielle Hypertonie, Diabetes mellitus) wird eine sofortige Linksherzkatheteruntersuchung durchgeführt. In dieser kann eine stenosierende koronare Herzerkrankung ausgeschlossen werden. Die LV-Angiografie bestätigt den echokardiografischen Befund. Die Patientin wird nachfolgend mit der Diagnose eines Tako-Tsubo-Syndroms auf die Intensivstation verlegt und dort erfolgreich rekompensiert. Der initial gemessene hochsensitive Troponinwert lag bei 328 ng/l, das NT-pro BNP 8364pg/ml.

Acht Tage nach Aufnahme kann die Patientin entlassen werden, echokardiografisch zeigte sich die apikale Wandbewegung noch nahezu unverändert. Die Entlassungsmedikation beinhaltet einen ACE-Inhibitor, einen Betarezeptoren-Blocker und ein Diuretikum. Die initial begonnene Therapie mit Plättchenhemmern und einem Statin wurde abgesetzt und eine echokardiografische Kontrolluntersuchung in 3 Monaten verabredet.

12.2.2 Einleitung

Das Tako-Tsubo-Syndrom (TTS) – eine Form der akuten, meist transienten Herzinsuffizienz – wurde erstmals in den frühen 1990er Jahren beschrieben. Auffällig waren Patienten, die vor allem mit typischem pektanginösem Thoraxschmerz sowie ischämietypischen EKG-Veränderungen hospitalisiert wurden, jedoch angiografisch keine stenosierende koronare Herzerkrankung aufwiesen. Mittlerweile wird das Tako-Tsubo-Syndrom als klinische Entität mit Parallelen zum akuten Koronarsyndrom, jedoch auch mit unterschiedlichen pathophysiologischen Grundlagen verstanden. Aktuelle Untersuchungen zum TTS deuten auf eine Hypokonnektivität zentraler Areale des Nervensystems hin, welche mit autonomen Funktionen und der Regulation des limbischen Systems assoziiert sind. Es wird davon ausgegangen, dass etwas mehr als 1–2 % der Patienten mit der klinischen und elektrokardiografischen Präsentation eines akuten Koronarsyndroms ein Tako-Tsubo-Syndrom erleiden.

Merke: Das Tako-Tsubo-Syndrom ist eine meistens transiente Kardiomyopathie, die Parallelelen zum akuten Koronarsyndrom aufweist.

In der vergangenen Dekade sind unterschiedliche Definitionen vorgestellt worden (z. B. Mayo Clinic, Japanische Kardiomyopathie Tako-Tsubo-Gruppe, Göteborg-Gruppe, Italienisches Tako-Tsubo-Netzwerk). Eine Arbeitsgruppe der Europäischen Gesellschaft für Kardiologie hat diese Kriterien zusammengefasst und im Jahr 2016 in einem Positionspapier publiziert. Zusammenfassend wurden sieben diagnostische Kriterien definiert, die anatomische Aspekte, elektrokardiografische Veränderungen, Biomarker und eine reversible myokardiale Dysfunktion beinhalten.

Postmenopausale Frauen repräsentieren über 90 % der Patienten mit Tako-Tsubo-Syndrom. Da auch Männer und jüngere Frauen betroffen sein können, ist dieses Kriterium, welches im initialen Mayo-Kriterienkatalog beinhaltet war, nicht in die aktuelle Definition aufgenommen worden.

Diagnostische Kriterien für das Tako-Tsubo Syndrom:

1. Transiente Wandbewegungsstörungen des LV/RV, denen ein Stresstrigger vorausgehen kann (aber nicht muss)
2. Die Wandbewegungsstörung lässt sich keinem klaren koronaren Versorgungsgebiet zuordnen und betrifft eher zirkumferentielle ventrikuläre Segmente
3. Fehlen atherosklerotischer Koronarpathologien (z. B. Plaqueruptur, Thrombus) oder anderer myokardialer Erkrankungen (z. B. HOCM, Myokarditis)
4. Neu aufgetretene und reversible EKG-Veränderungen (z. B. ST-Streckenelevation/Senkung, LBBB, T-Negativierung, QTc-Verlängerung) während der Akutphase (erste 3 Monate)
5. Signifikante Erhöhung natriuretischer Peptide (BNP, NT-pro BNP, MR-proANP) in der Akutphase
6. Geringfügige Erhöhung kardialer Troponine (Diskrepanz zwischen Troponinerhöhung und Ausmaß der Wandbewegungsstörung)
7. Erholung der Wandbewegungsstörung innerhalb von 3–6 Monaten (BNP: brain natriuretic peptide; HOCM: hypertrophe obstruktive Kardiomyopathie; LBBB: Linksschenkelblock; LV: linker Ventrikel; RV: rechter Ventrikel)

Beim Tako-Tsubo-Syndrom wird eine primäre von einer sekundären Form unterschieden. Bei einer primären Variante erfolgt der Kontakt mit der Notaufnahme/dem Krankenhaus aufgrund des klinischen Bildes (akute Herzinsuffizienz, V. a. akutes Koronarsyndrom). Eine relevante Zahl von Patienten entwickelt ein Tako-Tsubo-Syndrom jedoch während eines Krankenhausaufenthalts anderer Ursache. Hierbei können häufig auch Trigger identifiziert werden (z. B. Epinephrininjektion, Phäochromozytom, Pneumothorax, schwere Sepsis). Dies wird als sekundäre Form bezeichnet.

In den letzten Jahren ist eine Anzahl von anatomischen Varianten beschrieben worden, wobei die apikale/mittventrikuläre linksventrikuläre Wandbewegungsstörung bei basaler Hypokontraktilität *(apical ballooning)* mit einer Prävalenz von 50–80 % am häufigsten ist und somit auch als typisches Muster bezeichnet wird (Abb. 12.3). Weitere Varianten sind die reine mittventrikuläre Form mit apikaler und basaler Hyperkontraktilität (Abb. 12.2 und Abb. 12.3) sowie die invertierte Form mit isoliert apikaler Hyperkontraktilität („Artischocken-Herz"). Zudem kann der rechte Ventrikel ebenso eine Hypokontraktilität aufweisen.

Merke: Etwa 90 % der Patienten mit TTS sind postmenopausale Frauen. Am häufigsten findet sich eine apikale Wandbewegungsstörung des linken Ventrikels *(apical ballooning)*.

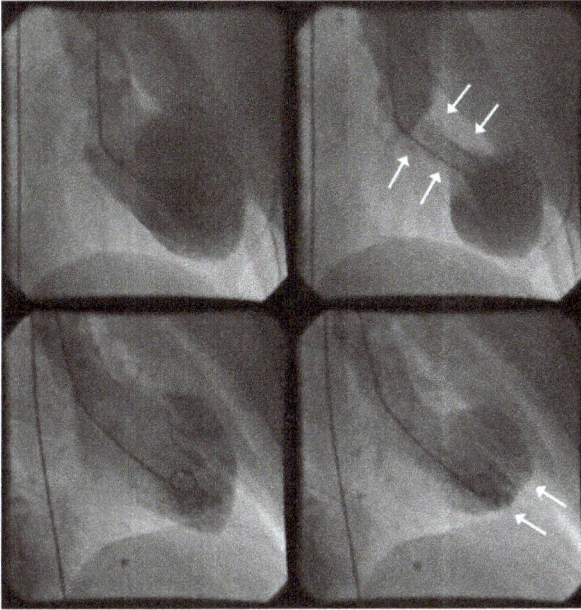

Abb. 12.3: Beispiel zweier Formen der linksventrikulären Dysfunktion bei Patienten mit Tako-Tsubo-Syndrom. Lävokardiografie des linken Ventrikels enddiastolisch (links oben) und endsystolisch (rechts oben) bei einem Patienten mit apikaler Akinesie („Ballonierung") und basaler Hyperkontraktilität (typisches Muster, ca. 80 % der Fälle). Lävokardiografie des linken Ventrikels enddiastolisch (links unten) und endsystolisch (rechts unten) bei einem Patienten mit mittventrikulärer Akinesie und basaler sowie apikaler Hyperkontraktilität (mittventrikuläres Muster, ca. 10–15 % der Fälle).

12.2.3 Klinische Präsentation und Diagnostik

Der typische Patient ist eine postmenopausale Frau mit vorangegangenem emotionalem oder physischem Stress, wie in der Fallvignette beschrieben. Anzumerken ist jedoch, dass etwa 10 % der TTS-Patienten Männer oder junge Frauen sind. Zudem beschreiben etwa ein Drittel der Betroffenen keinen vorausgegangenen emotionalen Stress. Dies sind auch Gründe, warum das weibliches Geschlecht, Menopause und Stresstrigger in der aktuellen Definition nicht mehr als Diagnosekriterien herangezogen werden. Auffällig ist zudem, dass bis zur Hälfte der TTS-Patienten an einer neurologischen oder psychiatrischen Erkrankung leiden.

Da sich die große Mehrzahl von TTS-Patienten klinisch mit akutem kardialem Thoraxschmerz, Dyspnoe und nicht selten auch Palpitationen präsentiert, wird zunächst ein akutes Koronarsyndrom vermutet und somit sofort ein 12-Kanal-EKG abgeleitet werden (im Rettungsdienst oder spätestens innerhalb von 10 Minuten nach Krankenhausaufnahme). Etwas mehr als 40 % der Patienten mit TTS zeigen initial die Konstellation eines ST-Streckenhebungsinfarkts (typische Klinik und ST-Elevation) und werden daher einer sofortigen Koronarangiografie zugeführt. Zuvor wird in sehr vielen Kliniken sicherlich eine zumindest fokussierte echokardiografische Beurteilung stattfinden. Nach dem invasiven Ausschluss relevanter Stenosen/Thromben/Koronarspasmen wird in einigen Fällen noch eine linksventrikuläre Angiografie erfolgen, die dann gegebenenfalls die Diagnose einer TTS nahelegt, wenn diese nicht bereits echokardiografisch dokumentiert wurde. Bei Patienten ohne koronare Pathologien und ohne LV-Angiografie sollte zumindest postprozedural eine Echokardiografie zur Bewertung potenzieller Differenzialdiagnosen durchgeführt werden. Alternativ kann im Nachgang eine MRT des Herzens erfolgen (s. Kap. 8).

Die Echokardiografie ist nicht nur in der Lage, ausgedehnte dysfunktionale myokardiale Segmente, sondern gleichzeitig auch prognostisch ungünstige Komplikationen zu erkennen. Diese beinhalten linksventrikuläre Ausflusstraktobstruktionen, eine Mitralklappeninsuffizienz, eine rechtsventrikuläre Beteiligung oder auch linksventrikuläre Thromben.

Sobald ein TTS-Syndrom vermutet wird, sollten Biomarker (v. a. natriuretische Peptide, Troponine) bestimmt und die Bildgebung – wenn noch nicht geschehen – komplettiert werden. Hinsichtlich der Troponine besteht im Gegensatz zum akuten (Typ I) Myokardinfarkt häufig eine Diskrepanz zwischen relativ niedrigen Troponinspiegeln und dem beträchtlichen Ausmaß der Wandbewegungsstörung. Natriuretische Peptide sind fast immer pathologisch erhöht und weisen zum Teil massiv erhöhte Werte auf. Niedrige BNP/NT-pro BNP-Werte sprechen jedoch für eine relativ gute Prognose. Daher werden natriuretische Peptide in der Prognoseabschätzung von TTS-Patienten gegenüber den Troponinen bevorzugt.

Fast alle Patienten (> 95 %) mit TTS zeigen abnorme EKG, vor allem auch im Verlauf. Initial (< 12 h nach Schmerzbeginn) zeigen sich vor allem ST-Streckenelevationen/-senkungen oder ein neu aufgetretener Linksschenkelblock. Innerhalb der folgenden 48 Stunden treten vor allem T-Negativierungen sowie zum Teil deutliche QTc-Verlängerungen (> 500 ms) auf, welche bei Patienten mit ST-Elevations-Myokardinfarkt eher selten vorkommen.

Merke: Typische Leitsymptome des TTS sind akuter Thoraxschmerz und Dyspnoe, gelegentlich auch Palpitationen. Die Mehrheit der TTS-Patienten durchläuft zunächst einen ACS-Algorithmus, in dessen Rahmen die Diagnose TTS gestellt wird.

12.2.4 Komplikationen und Risikostratifizierung

Die Prognose von Patienten mit TTS ist schlechter als in initialen Studien angenommen und entspricht wahrscheinlich etwa der von Patienten mit Myokardinfarkt (STEMI/NSTEMI), dies auch infolge der potenziellen Komplikationen. Hierzu gehört vor allem die akute Herzinsuffizienz, welche in unterschiedlicher Ausprägung bei etwa 10–40 % der Fälle auftritt. Prädiktoren für eine kardiale Dekompensation sind ein erhöhtes Lebensalter (> 75 Jahre), eine niedrige linksventrikuläre Pumpfunktion sowie deutlich erhöhte Biomarker (kard. Troponin, natriuretische Peptide). Immerhin erleiden etwa 15 % der Patienten auch einen kardiogenen Schock, dessen Sterblichkeit allerdings mit etwa 30 % unter der des infarktassoziierten kardiogenen Schocks liegt. Die Entwicklung eines kardiogenen Schocks ist häufig Folge einer rechtsventrikulären Beteiligung, einer Obstruktion des LV-Ausflusstrakts oder auch einer Mitral-klappeninsuffizienz.

Die Tako-Tsubo Task Force der Europäischen Gesellschaft für Kardiologie hat einen Vorschlag zur Risikostratifizierung erarbeitet, der auf Major- und Minor-Risikofaktoren basiert und mit der eigenen klinischen Einschätzung gemeinsam bewertet werden sollte. Bei Patienten mit mindestens einem Major-Kriterium oder zwei Minor-Kriterien ist von einem hohen Risiko auszugehen.

Risikostratifizierung bei Tako-Tsubo-Syndrom (modifiziert nach [1]); Hochrisiko-patient: ein „Major"-Kriterium oder zwei „Minor"-Kriterien:

Major-Kriterien:
- Alter > 75 Jahre
- Systolischer Blutdruck < 110 mmHg
- Lungenödem
- Ungeklärte Synkope
- Linksventrikuläre Ejektionsfraktion < 35 %
- Linksventrikuläre Ausflusstraktobstruktion > 40 mmHg
- Mitralklappeninsuffizienz/apikaler Thrombus/neuer Ventrikelseptumdefekt, Ruptur der linksventrikulären Wand

Minor-Kriterien:
- Alter 70–75 Jahre
- EKG-Veränderungen (QTc > 500 ms, Q-Zacken, persistierende ST-Elevation)
- Linksventrikuläre Ejektionsfraktion 35–45 %
- Physischer Stressor identifiziert
- NT-pro BNP > 2.000 pg/ml, BNP > 600 pg/ml
- Begleitende koronare Herzerkrankung
- Biventrikuläre Beteiligung

Merke: Die Prognose von TTS-Patienten ist vergleichbar mit der von NSTEMI/STEMI-Patienten. Es können kardiale und nichtkardiale Komplikationen auftreten, so dass eine frühe Risikostratifizierung wichtig ist.

12.2.5 Klinisches Management

Aufgrund der potenziell schwerwiegenden Komplikationen sind alle Patienten mit einem TTS in den ersten 24 Stunden zu überwachen. Patienten mit einem hohen Risiko und potenziell schwerwiegenden Komplikationen im frühen Krankheitsstadium sollten in der Akutphase auf eine Überwachungsstation aufgenommen und dort prolongiert überwacht werden (in Abhängigkeit der Infrastruktur des Krankenhauses Intensivstation, Intermediate Care, Chest Pain Unit).

Es gibt aktuell keine randomisierten klinischen Studien zur Therapie von TTS-Patienten. Die von der ESC vorgeschlagene Risikostratifizierung ist jedoch gut geeignet, einen rationalen therapeutischen Algorithmus abzuleiten (Abb. 12.4). Bei Patienten mit niedrigem Risiko sowie erhaltener oder nur leichtgradig reduzierter linksventrikulärer Funktion sowie einem Ausschluss potenzieller Komplikationen kann in vielen Fällen nach einer stationären Beobachtung von wenigen Tagen eine frühe Entlassung angestrebt werden. Die Gabe eines Betarezeptoren-Blockers und auch von ACE-Inhibitoren (bzw. AT-II, Typ-1-Rezeptorblockern) sollte bei Patienten mit mittelgradig reduzierter LV-Funktion geprüft werden. Da sehr viele TTS-Patienten initial wie ACS-Patienten behandelt werden, ist die unter Umständen begonnene Gabe von Statinen und Plättchenhemmern zu überdenken.

Patienten mit hohem Risiko, vor allem jene mit kardiogenem Schock, bedürfen regelmäßiger echokardiografischer Kontrolluntersuchungen sowie ggf. auch eines erweiterten hämodynamischen Monitorings zum frühzeitigen Erkennen potenzieller Komplikationen. Die Gabe von sympathomimetischen Substanzen, welche im Schock häufig notwendig werden, birgt das Risiko einer weiteren Exazerbation des Syndroms. Alternativ kann auch Levosimendan zum Einsatz kommen, wenn nicht sogar

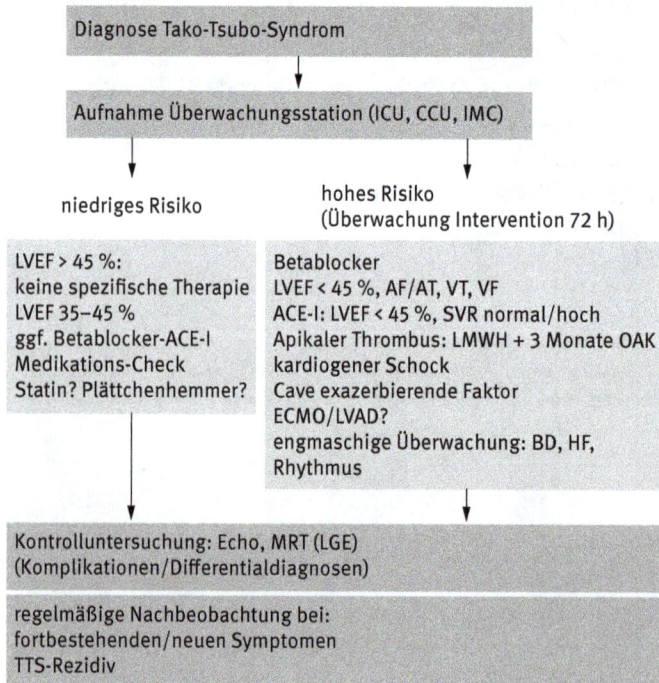

Abb. 12.4: Klinisches Management von Patienten mit Tako-Tsubo-Syndrom in Abhängigkeit des individuellen Risikos.

linksventrikuläre Assist-Devices oder eine extrakorporale Membranoxygenierung notwendig werden. Eine frühe Kontaktaufnahme mit kardiologisch/kardiochirurgischen Zentren bietet sich bei TTS-Patienten mit derart schwerem Verlauf an.

Eine nicht selten zu beobachtende Komplikation stellt die linksventrikuläre Ausflusstraktobstruktion (LVOTO) dar. In schwerwiegenden Fällen (z. B. Gradient LVOT > 40 mmHg und Blutdruck < 110 mmHg) können vor allem intravenöse, kurzwirksame Betablocker sinnvoll sein.

Bei stabiler Hämodynamik können Betablocker ebenso zum Einsatz kommen, vor allem immer dann, wenn begleitende Rhythmusstörungen wie ein tachykardes Vorhofflimmern oder ventrikuläre Arrhythmien auftreten. Der Einsatz von ACE-Inhibitoren ist bei einer eingeschränkten LV-Funktion von < 45 % zu empfehlen.

Etwa 4 % der TTS-Patienten, vor allem jene mit typischer apikaler Dysfunktion, entwickeln thromboembolische Komplikationen und sollten daher eine orale Antikoagulation erhalten. Diese kann im Abstand von 3–6 Monaten und in Abhängigkeit von den echokardiografischen Kontrollbefunden wieder abgesetzt werden.

Nach Krankenhausentlassung sollten den Patienten Kontrolluntersuchungen (EKG, Echokardiografie, ggf. MRT mit *late gadolinium enhancement*) im Abstand von 3–6 Monaten angeboten werden. Diese sind sinnvoll zur Dokumentation einer Resolution von regionalen Wandbewegungsstörungen, zur Überprüfung der Medikation, aber manchmal auch zur Überprüfung der initialen Diagnose TTS.

Merke: Aufgrund potenziell schwerwiegender Frühkomplikationen müssen TTS-Patienten zunächst eng überwacht werden. Es gibt keine evidenzbasierten therapeutischen Standards. Empfohlen werden eine supportive Therapie sowie das individuelle Umsetzen von Therapieprinzipien der akuten Herzinsuffizienz.

Genderaspekt: Frauen erleiden deutlich häufiger ein TTS. Bei Frauen lässt sich auch häufiger ein emotionaler Trigger identifizieren. Männer haben wahrscheinlich eine schlechtere Prognose, möglicherweise als Folge schwerer Grunderkrankungen (sekundäres TTS).

Literatur

[1] Lyon AR, Bossone E, Schneider B et al. Current state of knowledge on Takotsubo syndrome: a position statement from the task force on Takotsubo syndrome of the Heart Failure Association of the European Society of Cardiology. European Journal of Heart Failure. 2016;18:8–27. doi:10.1002/ejhf.424.

[2] Templin C, Ghadri JR, Diekmann N et al. Clinical Features and outcomes of Takotsubo (stress) cardiomyopathy. Engl J Med. 2015;373(10):929–38. doi: 10.1056/NEJMoa1406761.

[3] Pelliccia F, Kaski JC, Crea F, Camici PG. Pathophysiology of Takotsubo syndrome. Circulation. 2017;135:2426–2441. doi: 10.1161/CIRCULATIONAHA.116.027121.

13 Akute Gefäßerkrankungen

13.1 Aortendissektion

Christoph T. Starck, Volkmar Falk

13.1.1 Fallvignette

Ein 56-jähriger Patient verspürt morgens um 9.30 Uhr beim Joggen einen „vernichtenden" Thoraxschmerz und wird daraufhin mit dem Rettungsdienst eingeliefert. Bei Aufnahme zeigt der Patient keine neurologischen Defizite und ist hämodynamisch stabil. Bei Verdacht auf eine Aortendissektion wird ein EKG-getriggertes Angio-CT Thorax und Abdomen durchgeführt. Hierbei wird die Diagnose einer akuten Aortendissektion Typ Stanford A, DeBakey 1 gestellt. Daraufhin erfolgt der Kontakt zum herzchirurgischen Zentrum, welches eine sofortige Übernahme des Patienten zusagt. OP-Beginn ist um 13.30 Uhr. Der Patient wird erfolgreich operiert mit Aortenwurzel-, Ascendens- und Hemibogenersatz.

Fazit: Dieser Fall stellt den vorbildlichen Verlauf der Versorgungskette eines Patienten mit Aortendissektion Typ Stanford A dar. Zur Diagnosesicherung wurde leitliniengerecht eine EKG-getriggerte CT-Untersuchung durchgeführt. Daraufhin erfolgte die schnellstmögliche Verlegung des Patienten in das herzchirurgische Zentrum und die sofortige Operation. Aufgrund der zeitabhängigen Mortalität bei Aortendissektionen sind unnötige Verzögerungen in der Versorgungskette zwingend zu vermeiden.

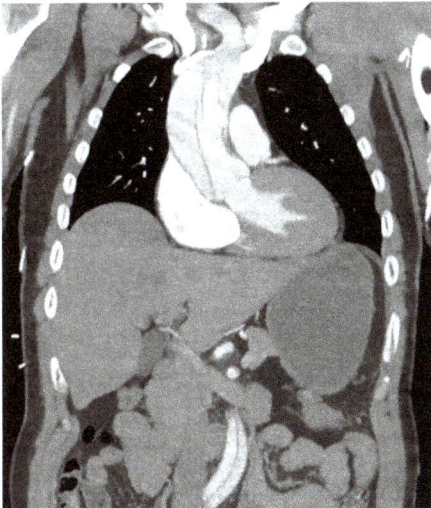

Abb. 13.1: Aortendissektion Typ Stanford A, DeBakey 1.

https://doi.org/10.1515/9783110597516-013

13.1.2 Inzidenz und Klassifikation

Die Aortendissektion wird dem Oberbegriff des akuten Aortensyndroms zugeordnet. Das akute Aortensyndrom umfasst drei Notfallsituationen, welche klinisch durch das Vorhandensein von thorakalen Schmerzen im Sinne von „Aortenschmerz" gekennzeichnet sind: Aortendissektion (AD), das intramurale Hämatom (IMH) und das penetrierende aortale Ulcus (PAU). Der gemeinsame Pathomechanismus ist die Aufspaltung der Aortenwand zwischen Intima und Media. Ein Einriss (AD), eine Ruptur eines Vasa vasorum (IMH) oder ein Ulcus (PAU) ermöglichen die Penetration von Blut in die Media. Der Druck auf die dünne Adventitia und die inflammatorische Antwort auf das Blut in der Media führen zur Dilatation und potenziell zur Ruptur. Der Schmerz ist dabei ein Ausdruck der schnellen Volumenzunahme der Aorta und der damit verbundenen Verlagerung von schmerzempfindlichen Geweben.

Die Aortendissektion ist eine der großen diagnostischen und therapeutischen Herausforderungen der kardiovaskulären Medizin. Die Aortendissektion ist eine seltene Erkrankung, wobei die berichtete Inzidenz zwischen 2,5 und 3,5/100.000 Menschen/Jahr liegt. In den letzten 10 Jahren hat man einen Anstieg der Inzidenzzahlen erkennen können, wobei dies jedoch höchstwahrscheinlich ein Ausdruck besserer und schnellerer Diagnostik ist.

Klinisch werden vor allem zwei Klassifikationen zur genaueren Differenzierung der Aortendissektion verwendet: die Stanford-Klassifikation und die DeBakey-Klassifikation. Bei beiden Klassifikationen werden die Beteiligung der Aorta ascendens und das Ausmaß der Dissektion beurteilt (Tab. 13.1).

Die Mortalität der Aortendissektion vor Beginn einer herzchirurgischen Therapie liegt zwischen 25 % und 50 %, sicherlich in Abhängigkeit des zeitlichen Verlaufs von Schmerzbeginn über Diagnosestellung bis hin zum Start der operativen Therapie. In den 17-Jahres-Ergebnissen des International Registry of Acute Aortic Dissection (IRAD) [4] konnte bei Patienten mit Aortendissektion Typ Stanford A, welche aus-

Tab. 13.1: Klassifikation der akuten Aortendissektion.

Klassifikation	Ausbreitung der Dissektion
Stanford	
Typ A	Aorta ascendens betroffen
Typ B	Aorta ascendens nicht betroffen
DeBakey	
Typ 1	Gesamte thorakoabdominale Aorta betroffen
Typ 2	Ausschließlich Aorta ascendens betroffen
Typ 3	Ausschließlich Aorta descendens betroffen

Tab. 13.2: Verteilung und Behandlungsergebnisse der akuten Aortendissektion.

Klassifikation	Prozentuale Verteilung	Krankenhausmortalität medikamentöse Behandlung	Krankenhausmortalität chirurgische Behandlung
Stanford			
Typ A	66,7 %	57,1 %	19,7 %
Typ B	33,3 %	8,7 %	17,2 %

schließlich medikamentös behandelt wurden, eine Krankenhaus Mortalität von 57,1 % gezeigt werden. Dagegen fand sich bei chirurgisch behandelten Patienten mit einer Typ-A-Aortendissektion eine Mortalität von nur 19,7 %. Diese Ergebnisse unterstreichen die Notwendigkeit einer unverzüglichen chirurgischen Therapie von Patienten mit Aortendissektion Typ Stanford A (Tab. 13.2).

Geschlechterunterschiede: Aortendissektionen treten sowohl bei Männern als auch bei Frauen auf. Die Inzidenz der Typ-A-Aortendissektionen ist bei Männern 1,5-fach höher als bei Frauen des gleichen Alters. Melvinsdottir et al. [7] beschreiben das weibliche Geschlecht als unabhängigen Prädiktor für die 24-Stunden- und die 30-Tages-Mortalität (Odds Ratio 4,26 und 4,10).

13.1.3 Klinische Präsentation und Diagnostik

Das klinische Leitsymptom der Aortendissektion ist stärkster Brust- oder Rückenschmerz. Die weitere klinische Symptomatik kann sehr unterschiedlich sein, und in ca. 10 % der Fälle werden gar keine Schmerzen angegeben. Bei dissektionsbedingten Malperfusionen kann auch eine entsprechende neurologische Symptomatik im Vordergrund stehen. Im Rahmen der klinischen Untersuchung bei Verdacht auf eine Aortendissektion sollte ein Pulsstatus durchgeführt werden, um nach eventuell vorliegenden Malperfusionen zu suchen.

Der akute Thoraxschmerz ist kein spezifisches Symptom für eine Aortendissektion, und die Inzidenz des akuten Koronarsyndroms ist deutlich höher bei Patienten mit akutem Brustschmerz, so dass einige Patienten zunächst in den Diagnostik- und Behandlungsalgorithmus für das akute Koronarsyndrom geraten und somit die Diagnosestellung der akuten Aortendissektion verzögert werden kann, mit allen damit verbundenen negativen Auswirkungen.

Im Falle des klinischen Verdachts auf eine akute Aortendissektion ist eine sofortige Bildgebung von größter Bedeutung. Bei hämodynamisch stabilen Patienten ist die Computertomografie (CT) der diagnostische Goldstandard. Hierbei ist darauf zu achten ist, dass ein solches CT EKG-getriggert durchgeführt wird, um Bewegungsartefakte zu vermeiden. Idealerweise werden in der Untersuchung die thorakale (auf-

und absteigend) und die abdominelle Aorta sowie die Abgänge der supraaortalen Gefäße dargestellt, damit das genaue Ausmaß der Dissektion erfasst und die operative Strategie festgelegt werden kann. Die Daten des IRAD zeigen einen deutlichen und signifikanten Anstieg der Verwendung der CT als bildgebendes Verfahren zur Diagnose der Aortendissektion im Zeitraum von 1996 bis 2013 (46 % vs. 73 %). Analog zum Anstieg der CT-Untersuchungen ist im selben Zeitraum die Verwendung der transösophagealen Echokardiografie (TEE) als initiales bildgebendes Verfahren von 50 % auf 23 % zurückgegangen. In der Diagnosesicherung einer Aortendissektion konnte eine 100 %ige diagnostische Sensitivität und Spezifität mittels Spiral-CT-Untersuchung gezeigt werden. In diesem Zusammenhang erwähnenswert ist die Möglichkeit der Durchführung eines Triple-Rule-out-CT. Hierbei wird mit einem EKG-gesteuertem 64-MDCT-Angiografieprotokoll eine schnelle Diagnosestellung zwischen den drei wichtigsten Differenzialdiagnosen (Aortendissektion, koronare Herzerkrankung, Lungenembolie) bei Patienten mit akutem Brustschmerz ermöglicht.

Bei Patienten mit instabiler Hämodynamik ist die Durchführung einer CT-Untersuchung zur Diagnosesicherung einer Aortendissektion in den meisten Fällen nicht möglich. In solchen Situationen stellt die TEE-Untersuchung eine schnelle und sinnvolle Alternative mit hoher diagnostischer Sensitivität (100 %) und Spezifität (94 %) dar. Im Vergleich zur CT-Untersuchung sind jedoch die eingeschränkte Beurteilbarkeit der distalen Aorta ascendens, des Aortenbogens sowie der supraaortalen Gefäße und die fehlende Möglichkeit zur Darstellung der Aorta abdominalis zu berücksichtigen. In den Leitlinien der Europäischen Gesellschaft für Kardiologie sind die Durchführung einer CT- oder einer TEE-Untersuchung beide Klasse-I-Empfehlungen für die Diagnostik des akuten Aortensyndroms. Abb. 13.2 zeigt ein Flowchart zum systematischen diagnostischen Vorgehen bei Patienten mit akutem Brustschmerz und klinischem Verdacht auf eine Aortendissektion Typ Stanford A.

Die Diagnosesicherung der Aortendissektion basiert auf den oben genannten bildgebenden Verfahren. Laborchemische Parameter im Sinne von Biomarkern gibt es keine für die Aortendissektion.

akuter Thorax-Schmerz		

Anamnese + körperliche Untersuchung + EKG

ACS unwahrscheinlich,
Verdacht auf TAAD

instabile Hämodynamik		stabile Hämodynamik

TTE + TEE (CT)		CT

TAAD bestätigt	Ausschluss TAAD	**Überprüfung alternativer Diagnosen**	Ausschluss TAAD	TAAD bestätigt

sofortige Chirurgie

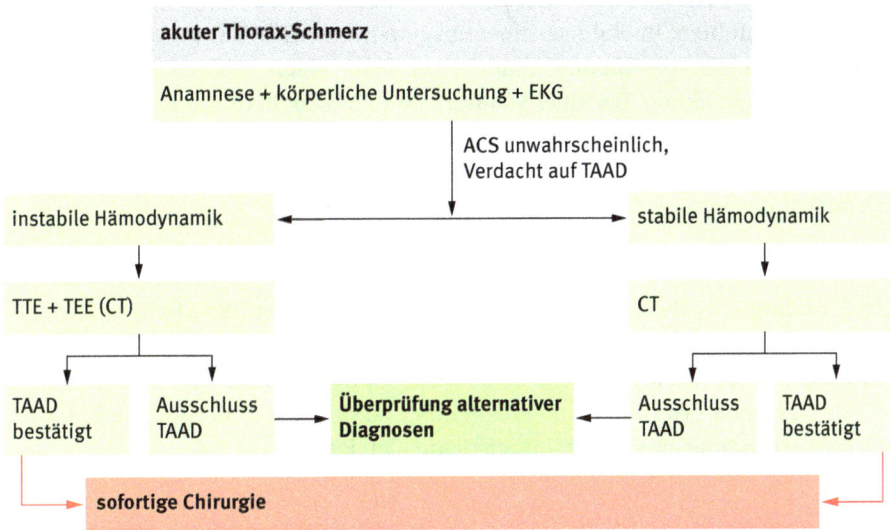

Abb. 13.2: Flowchart zur therapeutischen Entscheidungsfindung bei Patienten mit akutem Thorax-schmerz und Verdacht auf Aortendissektion. ACS: akutes Koronarsyndrom; CT: Computertomografie; EKG: Elektrokardiogramm; TAAD: Typ-A-Aortendissektion; TTE: transthorakale Echokardiografie; TEE: transösophageale Echokardiografie.

13.1.4 Therapie

Als wichtige Basismaßnahme sollten alle Patienten mit Aortendissektion eine medikamentöse Schmerztherapie sowie eine antihypertensive Therapie erhalten, auch wenn die sofortige Notfalloperation indiziert ist, um die Scherspannung auf die erkrankte Aortenwand zu reduzieren und somit das Rupturrisiko zu kontrollieren. Bei der gesicherten Diagnose einer Aortendissektion sollten präoperativ keine Antikoagulanzien gegeben werden, um das operative Risiko nicht noch weiter unnötig zu erhöhen.

Mit der Diagnosestellung besteht bei einem Patienten mit einer Aortendissektion Typ Stanford A (TAAD) die Indikation zur sofortigen Notfalloperation. Sollte die Diagnosestellung in einer peripheren Klinik erfolgt sein, ist aufgrund der zuvor erwähnten zeitabhängigen Mortalität auf einen sofortigen und schnellen Patiententransport in ein herzchirurgisches Zentrum zu achten.

Bei Patienten mit einer Aortendissektion Typ Stanford B steht die chirurgische Therapie nicht im Vordergrund. Bei einer unkomplizierten Typ-B-Aortendissektion (TBAD) sollte eine medikamentöse Therapie (Schmerztherapie, Herzfrequenz- und Blutdruckkontrolle) durchgeführt werden (Klasse-I-Empfehlung). Zusätzlich sollte der Patient intensivmedizinisch überwacht werden, um rechtzeitig das Voranschreiten der Erkrankung oder Malperfusionskomplikationen zu erkennen. In diesem Zusammenhang ist eine wiederholte Bildgebung mittels CT oder Magnetresonanztomografie durchzuführen. Im Rahmen einer unkomplizierten TBAD sollte außerdem eine endovaskuläre Therapie (*thoracic endovascular aortic repair*, TEVAR) geprüft werden (Klasse-IIa-Empfehlung). Bei einer komplizierten TBAD stellt die endovaskuläre Therapie mittels TEVAR eine Klasse-I-Empfehlung dar, und die chirurgische Therapie bleibt lediglich speziellen Fällen, in welchen die endovaskuläre Therapie nicht möglich oder sinnvoll ist, vorbehalten (Klasse-IIa-Empfehlung).

13.1.5 Chirurgische Behandlung der akuten Aortendissektion Typ Stanford A

Die chirurgischen Grundprinzipien in der Behandlung der TAAD sind:
–   die Resektion des Intima-Einrisses (Entry), gewöhnlich in der Aorta ascendens, zur Vermeidung einer freien intraperikardialen Ruptur,
–   die Wiederherstellung von Flussdominanz im wahren Lumen in distaler Richtung,
–   die Vermeidung oder Behandlung einer Aortenklappeninsuffizienz, einer koronaren oder Endorgan-Malperfusion,
–   die Vorbereitung auf zukünftig eventuell notwendige Interventionen (z. B. Rebranching zur Herstellung einer *landing zone* für eine endovaskuläre Therapie, *frozen elephant trunk* [FET]).

Entsprechend diesen chirurgischen Grundprinzipien können folgende chirurgische Strategien zum Einsatz kommen (Abb. 13.3a–d):
–   Aortenwurzelersatz,
–   Ersatz der Aorta ascendens,
–   Teilbogenersatz,
–   Bogenersatz mit oder ohne *elephant trunk*.

Je mehr dieser chirurgischen Teilaspekte im einzelnen Patienten zum Einsatz kommen, desto radikaler und umfangreicher erfolgt die Sanierung der TAAD. Mit steigendem chirurgischem Ausmaß steigt auch das operative Risiko. Vor diesem Hintergrund muss man sicherlich zwischen dem Risiko der akuten Operation und dem Risiko für eventuell notwendige Folgeeingriffe aufgrund eines beschränkten Initialeingriffs (vor allem bei jungen Patienten) abwägen. Sicherlich ist das Primärziel jeder Notfalloperation bei einer TAAD das Überleben des Patienten. Darüber hinaus ist es jedoch sinnvoll, vor allem bei jungen Patienten, durch das ausgewählte Vorgehen möglichst Folgeeingriffe im Bereich der Aortenwurzel und im Bereich des Aortenbogens zu vermeiden oder zu minimieren.

Bezüglich der Langzeitergebnisse und der Freiheit von Re-Operationen werden im Folgenden einige wichtige Aspekte dargestellt. Castrovinci et al. [9] haben die Ergebnisse von 296 Patienten mit TAAD hinsichtlich des chirurgischen Managements

der Aortenwurzel (Aortenwurzelersatz [AE] vs. konservative Aortenwurzelbehand-
lung [KAB]) untersucht. Zwischen den beiden betrachteten Gruppen bestand kein
Unterschied hinsichtlich der frühen und späten Mortalität. Nach 7 Jahren war jedoch
die Freiheit bezüglich einer Aortenwurzel-Re-Operation in der AE-Gruppe signifikant
höher (98 % vs. 80 %; p = 0,02).

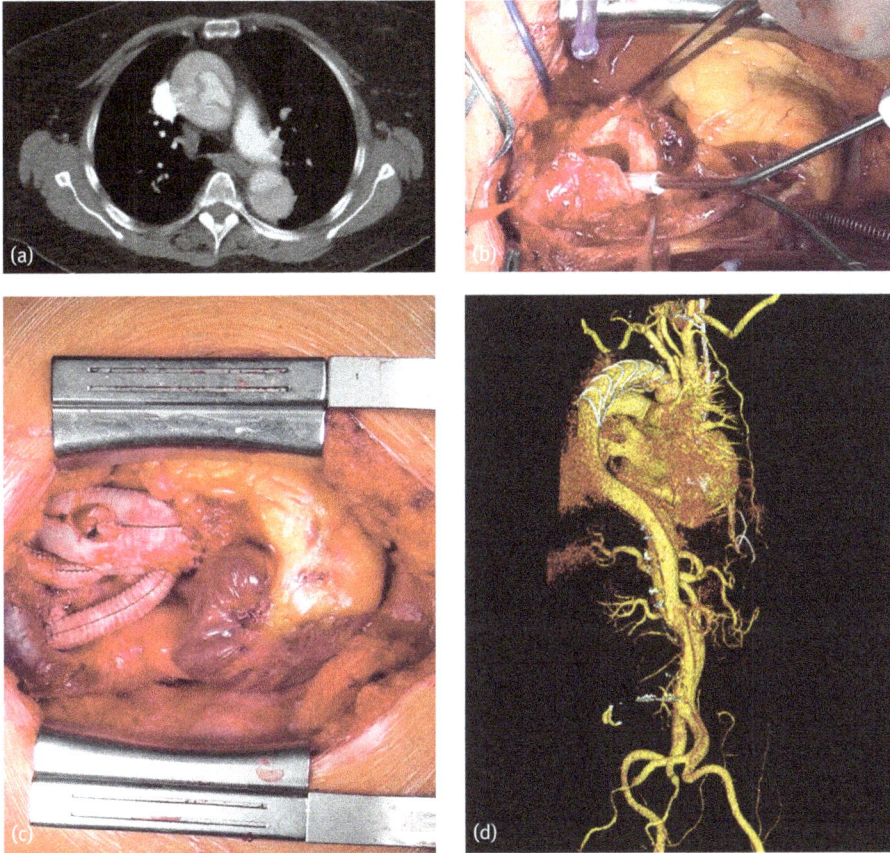

Abb. 13.3: (a) Präoperative CT-Thorax-Untersuchung einer Patientin mit akuter Aortendissektion Typ
Stanford A, DeBakey 1 mit Darstellung einer Dissektionsmembran in der Aorta ascendens und der
Aorta descendens. (b) Intraoperativer Befund nach Eröffnung der dissezierten Aorta ascendens. Der
Kardiotomiesauger befindet sich im wahren Lumen der Aorta, mit der Pinzette wird die Adventitia
gehalten. (c) Intraoperativer Situs nach Aortenwurzel-, Ascendens- und Aortenbogenersatz in Frozen-
Elephant-Trunk-Technik mit Rebranching aller supraaortalen Äste. (d) Postoperative CT-Rekonstruk-
tion nach Aortenbogenersatz in Frozen-Elephant-Trunk-Technik mit hybrider Gefäßprothese (Thora-
flex, Vascutek Ltd., United Kingdom). In der proximalen Aorta descendens thoracalis zeigt sich der
Stent-Graft-Anteil der Prothese.

Die ESC-Leitlinien empfehlen einen Aortenwurzelersatz, wenn mindestens einer der Sinus von Valsalva durch die Dissektion betroffen ist. Bei gleichzeitig vorliegender relevanter Aortenklappeninsuffizienz im Rahmen einer TAAD findet sich in aller Regel eine morphologisch unauffällige Aortenklappe, so dass die Möglichkeit zu einer klappenerhaltenden Reparatur derselben besteht. Alternativ kann jedoch aufgrund der Notfallsituation auch ein prothetischer Aortenklappenersatz durchgeführt werden.

Das Management des Aortenbogens ist ein weiterer wichtiger Aspekt in der chirurgischen Therapie der TAAD. Hier werden Ascendensersatz ohne Bogeneingriff, Hemibogenersatz und Aortenbogenersatz einander gegenübergestellt. Ascendens- und Hemibogenersatz sind technisch einfacher durchzuführen, aber lassen bei DeBakey-Typ 1-Aortendissektionen einen großen Anteil der erkrankten Aorta unbehandelt. Vor allem bei Patienten mit intestinaler oder renaler Malperfusion erscheint ein Aortenbogenersatz mit Verwendung einer hybriden Stentgraft-Gefäß-Prothese in Frozen-Elephant-Trunk-Technik vorteilhaft bei der Dekompression des wahren Lumens zu sein. Bei dieser Technik erfolgt in einer einzelnen Prozedur ein prothetischer Ersatz der Aorta ascendens und des Aortenbogens in Kombination mit einem Stentgrafting der proximalen Aorta descendens thoracalis durch einen in die Gefäßprothese integrierten Stent. Die Anwendung der FET-Technik wird in einem Experten-Konsensus-Papier der europäischen Gesellschaften für Herz-Thorax-Chirurgie und für Gefäßchirurgie in Fällen mit einem primären Entry im Bereich des distalen Aortenbogens oder der proximalen Aorta descendens empfohlen.

Poon et al. [10] haben die Daten von insgesamt 2.221 Patienten im Rahmen einer Metaanalyse bezüglich der Durchführung eines Teilbogen- oder eines kompletten Bogenersatzes verglichen und ausgewertet. Keine signifikanten Unterschiede zeigten sich bezüglich der Krankenhausmortalität und bleibender neurologischer Defizite, obwohl die Zeiten der extrakorporalen Zirkulation, des Aorten-Cross-Clampings und des Kreislaufstillstandes in der Gruppe mit komplettem Aortenbogenersatz länger waren. Die Rate an aortalen Re-Operationen war in der Gruppe mit Teilbogenersatz numerisch größer, ohne dass dieser Unterschied statistische Relevanz erlangte (Teilbogenersatz 7,3 % vs. Aortenbogenersatz 3,3 %). Im Gegensatz hierzu zeigte eine Single-Center-Studie, welche bei 188 Patienten mit akuter Aortendissektionen Typ Stanford A, DeBakey Typ 1 einen Teilbogenersatz mit einem Vorgehen mit komplettem Bogenersatz verglichen hat, signifikante Unterschiede hinsichtlich Mortalität und permanenten neurologischen Schädigungen zugunsten des Teilbogenersatzes.

Zusammenfassend kann hinsichtlich der Planung und des Ausmaßes des chirurgischen Vorgehens festgehalten werden, dass für die Entscheidung zum Vorgehen das Patientenalter, die Komorbiditäten und der Allgemeinzustand des Patienten berücksichtigt werden sollten. In diesem Zusammenhang ist es erwähnenswert festzuhalten, dass Malperfusionssyndrome ein wichtiger unabhängiger Risikofaktor für Mortalität innerhalb der ersten 24 Stunden und für die 30-Tages-Mortalität sind (Odds Ratio 3,91 und 3,68; 95 % Confidence Intervall 0,98–16,96 und 1,22–12,07). Neben Malperfusionssyndromen ist auch eine vorbestehende Niereninsuffizienz ein unabhängiger Risikofaktor für Mortalität.

Neben den detaillierten Aspekten der chirurgischen Therapie kam es in den letzten 5–10 Jahren zu einer Veränderung der Strategien zur Durchführung der extrakorporalen Zirkulation im Rahmen der Chirurgie der Aortendissektion. Früher wurden solche Eingriffe häufig mit femoraler Kanülierung und in tiefhypothermem Kreislaufstillstand durchgeführt. In den letzten Jahren hat sich ein Vorgehen durchgesetzt, welches mittels Kanülierung der rechten Arteria axillaris eine antegrade zerebrale Perfusion in moderater Hypothermie ermöglicht und somit auch in der Phase der Aortenbogenintervention eine zerebrale Perfusion erhalten bleibt. Im Zusammenhang mit selektiver antegrader zerebraler Perfusion konnte in einer Patientenkohorte von 288 Patienten kein zusätzlicher Benefit von tiefer Hypothermie ($< 24°C$) gegenüber moderater Hypothermie bezüglich Mortalität, neurologischer Komplikationen und Nierenversagen gezeigt werden. Das Konzept der antegraden zerebralen Perfusion (AZP) in moderater Hypothermie ($28°C$) scheint auch bei längerer Dauer sicher zu sein und zeigt selbst bei AZP-Zeiten von mehr als 60 Minuten keine signifikante Erhöhung der Mortalität, des Auftretens von neurologischen Defiziten oder von Nierenversagen.

Hinsichtlich der chirurgischen Behandlung der akuten Aortendissektion besteht ein eindeutiger Zusammenhang zwischen Operationsvolumen und Operationsergebnissen. An einem Patientenkollektiv von 1507 Patienten mit Aortendissektion [11] konnte gezeigt werden, dass die Krankenhausmortalität in High-Volume-Zentren signifikant niedriger war als in Medium- und Low-Volume-Zentren (12,6 % vs. 20,6 % vs. 23,9 %). In der multivariaten Analyse zeigte sich, dass die Behandlung in Low-Volume-Zentren ein unabhängiger Risikofaktor bezüglich Mortalität ist (Odds Ratio 2,06; Confidence Intervall 1,25 – 3,38; $p = 0,004$). Somit erscheint es sinnvoll, die chirurgische Behandlung von Patienten mit Aortendissektion in Zentren mit großen Behandlungszahlen und spezialisierten Aortenteams zu fokussieren.

13.1.6 Follow-up von Patienten mit stattgehabter und operativ versorgter Aortendissektion

Das Follow-up von operierten Patienten sollte in regelmäßigen Abständen und je nach Befund mittels CT-Untersuchung erfolgen, um Problemsituationen (z. B. Aneurysmabildung) in den nicht behandelten Abschnitten der Aorta rechtzeitig zu erfassen und entsprechend behandeln zu können.

13.1.7 Fazit

Bei klinischem Verdacht auf das Vorliegen einer akuten Aortendissektion muss schnellstmöglich eine Diagnosesicherung mittels CT oder bei instabilen Patienten mittels TEE erzwungen werden. Bei Vorliegen einer Typ-Stanford-A-Aortendissektion ist die sofortige chirurgische Therapie ohne weitere Zeitverzögerung indiziert und bestimmt die Überlebenschancen des Patienten. Die chirurgischen Maßnahmen werden individuell entsprechend den vorliegenden Befunden und den Patientencharakteristika festgelegt. Sie umfassen in der minimalen Variante einen suprakoronaren Ascendensersatz und in der Maximalvariante einen Aortenwurzel-, Ascendens- sowie Aortenbogenersatz in Frozen-Elephant-Trunk-Technik mit Rebranching aller supraaortalen Äste. Um ein bestmögliches Patienten-Outcome zu erzielen, sollte die Behandlung solcher Patienten in Zentren mit großer Erfahrung in der Therapie von Aortendissektionen durch spezialisierte Aortenteams erfolgen.

Literatur

[1] Erbel R, Aboyans V, Boileau C, Bossone E, DiBartolomeo R et al. 2014 ESC Guidelines on the diagnosis and treatment of aortic diseases. European Heart Journal. 2014;35:2873–2926.

[2] Czerny M, Schmidli J, Adler S, van den Berg JC, Bertoglio L et al. Current options and recommendations for the treatment of thoracic aortic pathologies involving the aortic arch: an expert consensus document of the European Association for Cardio-Thoracic surgery (EACTS) and the European Society for Vascular Surgery (ESVS). European Journal of Cardio-Thoracic Surgery. 2018;55:133–162.

[3] Golledge J, Eagle KA. Acute aortic dissection. The Lancet. 2008;372:55–66.

[4] Pape LA, Awais M, Woznicki EM, Suzuki T, Trimarchi S et al. Presentation, diagnosis, and outcomes of acute aortic dissection. Journal of the American College of Cardiology. 2015;66:350–358.

[5] Fukunaga N, Koyama T. Evolution of diagnosis and clinical outcomes in acute aortic dissection: data from the International Registry of Acute Aortic Dissection. J Thorac Dis. 2016;8:E625–E627.

[6] Hussain ST, Svensson LG. Surgical techniques in type A dissection. Annals of Cardiothoracic Surgery. 2016;5:233–235.

[7] Melvinsdottir IH, Lund SH, Agnarsson BA, Sigvaldason K, Gudbjartsson T, Geirsson A. The incidence and mortality of acute thoracic aortic dissection: results from a whole nation study. European Journal of Cardio-Thoracic Surgery. 2016;:ezw235–ezw237.

[8] Sommer T, Fehske W, Holzknecht N, Smekal AV, Keller E et al. Aortic dissection: a comparative study of diagnosis with spiral CT, multiplanar transesophageal echocardiography, and MR imaging. Radiology. 1996;199:347–352.

[9] Castrovinci S, Pacini D, Di Marco L, Berretta P, Cefarelli M et al. Surgical management of aortic root in type A acute aortic dissection: a propensity-score analysis. European Journal of Cardio-Thoracic Surgery. 2016;50:223–229.

[10] Poon SS, Theologou T, Harrington D, Kuduvalli M, Oo A, Field M. Systematic review hemiarch versus total aortic arch replacement in acute type A dissection: a systematic review and meta-analysis. Annals of Cardiothoracic Surgery. 2016;5:156–173.

[11] Merlo AE, Chauhan D, Pettit C, Hong KN, Saunders CR et al. J Cardiothorac Surg. 2016; 11:118.

13.2 Leriche-Syndrom

Eda Müller

13.2.1 Einleitung

Das Leriche-Syndrom wurde von dem französischen Chirurgen René Leriche als kompletter thrombotischer Verschluss der infrarenalen Aorta an der Bifurkation bis in die Beckenarterien beschrieben. Dabei betrachtete er den Beginn in den meisten Fällen in einer oder beiden iliakalen Arterien mit Verlängerung nach proximal in die Aorta über mindestens 2–3 cm und selten von der Aorta ausgehend und von der Bifurkation bis in die Beckenarterien fortschreitend. Leriche beschrieb obligatorisch das Auftreten bei jüngeren und überwiegend männlichen Patienten. Als klinische Zeichen wurden bei den männlichen Patienten eine erektile Dysfunktion und bei allen eine deutliche Schwäche der unteren Extremitäten bis zur Atrophie der beiden unteren Extremitäten genannt. Dabei treten keine trophischen Änderungen, jedoch Blässe der Beine und Füße bereits im Stehen mit Verschlechterung im Liegen auf. In der klinischen Untersuchung wird ein Pulsdefizit ab der Arteriae femoralis beidseits beschrieben, fehlende Oszillationen in den Leisten-/Beinarterien sowie ein höherer Blutdruck in den oberen Extremitäten. Eine primäre akute Nierendysfunktion fehlt meist, da der Verschluss in der Regel nicht bis zu den Nierenarterien reicht.

Aktuell wird der Verschluss der infrarenalen Aorta bis in die Beckenarterien aus verschiedener Genese wie z. B. Arteriosklerose, Thromboembolie sowie Vaskulitis als Leriche-Syndrom bezeichnet. Dieses wird in der Literatur gleichzeitig als aortoiliakale Verschlusskrankheit *(aortoiliac occlusive disease)* bearbeitet.

13.2.2 Anamnese und körperliche Untersuchung

Die Klinik unterscheidet sich je nachdem, ob der Verschluss akut aufgetreten oder langsam entstanden ist. Typisch ist die Trias von Claudicatio im Gluteal- und Oberschenkelbereich, erektiler Dysfunktion und abgeschwächten Pulsen in den Beinarterien.

Beim akuten Leriche-Syndrom tritt eine schwere Durchblutungsstörung der gesamten unteren Extremität, eventuell auch der Beckenorgane auf. Die akute Extremitätenischämie mit plötzlich auftretenden Beinschmerzen ist ein zeitkritischer medizinischer Notfall und muss sofort diagnostiziert werden. Eine irreversible Gewebeschädigung tritt nach dem Überschreiten der Ischämietoleranz auf, welche für die Nerven ca. 2–4 Stunden und für die Muskulatur etwa 6 Stunden beträgt. Eine gefäßmedizinische Untersuchung sollte daher umgehend durchgeführt werden.

Zusätzlich kann ein Nierenversagen (Crush-Niere) durch Rhabdomyolyse oder eine spinale Ischämie bei einer Beteiligung der Lumbalarterien auftreten. Eine Darmischämie ist selten. Normalerweise wird über die Riolan-Anastomose das Colon descendens bis zum Sigmabereich gut perfundiert. Bei zusätzlichen relevanten Stenosen der Arteria mesenterica superior oder des Truncus coeliacus kann die Riolan-Anastomose unzureichend sein, und damit kann es zu einer Ischämie oder Nekrose von Colon descendens und Sigma kommen.

Die chronische Aortenverschlusskrankheit zeigt die typische Klinik einer pAVK mit Claudicatio intermittens im Gluteal- und Oberschenkelbereich. Zusätzlich kann bei männlichen Patienten eine erektile Dysfunktion auftreten.

Die Risikofaktoren sind Hyperlipidämie, arterielle Hypertonie, Diabetes mellitus und Nikotinkonsum.

13.2.3 Diagnostik

Ein höherer Blutdruck in den oberen Extremitäten im Vergleich zu den unteren Extremitäten wird im Knöchel-Arm-Index (< 0,9; N: 0,9–1,2) ausgedrückt.

Duplexsonografisch lässt sich im Bereich der Beinarterien kein oder ein deutlich abgeschwächter monophasischer Fluss nachweisen, der typischerweise poststenotisch oder über die Kollateralarterien bei einem Verschluss entsteht. Im B-Bild der Aorta kann eine deutliche Verkalkung oder thrombotisches Material an der Bifurkation dargestellt werden. In der Duplexsonografie zeigt sich ein Abbruch des Flusssignales in diesem Bereich.

Des Weiteren sollte eine Angiografie, CT- oder MR-Angiografie zur Diagnosesicherung und für die Therapieplanung durchgeführt werden.

13.2.4 Therapie

Bei frischer Thrombose/Embolie kann eine transfemorale Thrombembolektomie durchgeführt werden. Wenn dieses Verfahren frustran verläuft oder nicht ausreichend ist, können eine interventionelle Therapie mit biiliacaler Stentimplantation mit Neo-Intima oder ein aortobiiliacaler oder aortobifemoraler Bypass (Abb. 13.4, Abb. 13.5, Abb. 13.6, Abb. 13.7) folgen.

Die chronische Aortenverschlusskrankheit kann stadienabhängig konservativ (Gehtraining, Thrombozytenaggregationshemmung, Cholesterineinstellung), minimalinvasiv mittels interventionellem Vorgehen wie z. B. Stentangioplastie oder operativ mit aortobiiliacaler bzw. aortobifemoraler Bypassanlage behandelt werden.

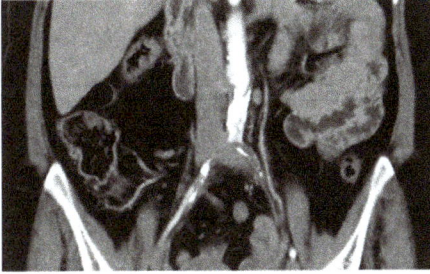

Abb. 13.4: Computertomografische Angiografie (CT-Angiografie) der Aorta abdominalis. Die Abgänge inklusive Beckenarterien in frontalem Schnitt zeigen den distalen Verschluss mit Beteiligung der Arteriae iliacae.

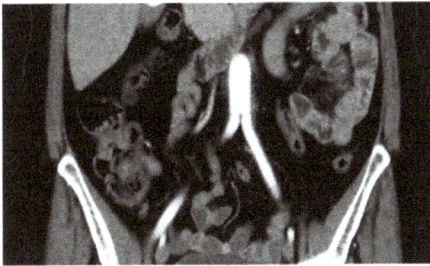

Abb. 13.5: CT-Angiografie der Aorta abdominalis und der aortobiiliacalen Bypass-Prothese in frontalem Schnitt bei derselben Patientin.

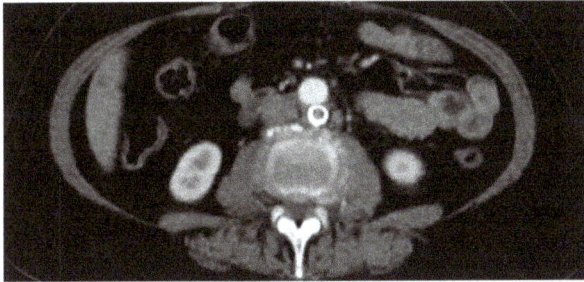

Abb. 13.6: Darstellung der Aorta abdominalis in transversalem Schnitt bei CT-Angiografie sowie Darstellung der proximalen Anastomose der aortobiiliacalen Bypass-Prothese.

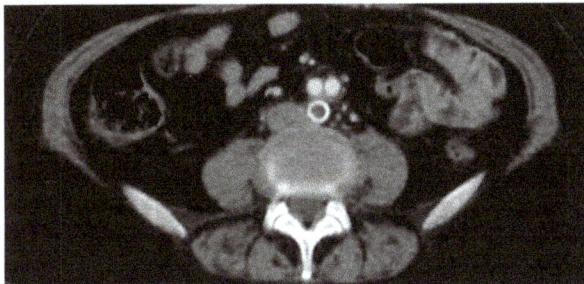

Abb. 13.7: Darstellung der proximalen Bereiche beider aortobiiliacalen Bypass-Schenkel.

Literatur

[1]   Frederick M, Newman J, Kohlwes J. Leriche syndrome. J Gen Intern Med. 2010;25(10):1102–4. doi: 10.1007/s11606-010-1412-z. Epub 2010 Jun 22.

[2]   Jongkind V et al. A systematic review of endovascular treatment of extensive aortoiliac occlusive disease. Journal of Vascular Surgery. 2010;52(5):1376–1383.

[3]   Leriche R, Morel A. The Syndrome of Thrombotic Obliteration of the Aortic Bifurcation. Ann Surg. 1948;127(2):193–206. doi:10.1097/00000658-194802000-00001.

[4]   Groot Jebbink E, Holewijn S, Slump CH, Lardenoije JW, Reijnen MMPJ. Systematic review of results of kissing stents in the treatment of aortoiliac occlusive disease. Annals of Vascular Surgery. 2017;42:328–336. doi: https://doi.org/10.1016/j.avsg.2017.01.009.

[5]   Krankenberg H, Schlüter M, Schwencke C, Walter D, Pascotto A et al. Endovascular reconstruction of the aortic bifurcation in patients with Leriche syndrome. Clin Res Cardiol. 2009;98 (10):657–64. doi: 10.1007/s00392-009-0052-y. Epub 2009 Aug 14.

[6]   Hajibandeh S, Hajibandeh S, Antoniou SA. Covered vs uncovered stents for aortoiliac and femoropopliteal arterial disease: a systematic review and meta-analysis. 2016. https://doi.org/10.1177/1526602816643834.

[7]   Pascarella L, Aboul Hosn M. Minimally invasive management of severe aortoiliac occlusive disease. J Laparoendosc Adv Surg Tech A. 2018;28(5):562–568. doi: 10.1089/lap.2017.0675. Epub 2018 Jan 18.

13.3 Mesenterialarterienverschluss

Eda Müller

13.3.1 Einleitung

Die akute mesenteriale Ischämie (AMI) ist ein plötzlicher Abbruch der segmentalen Darmperfusion oder die Insuffizienz der Darmperfusion, um den Darmmetabolismus aufrechtzuerhalten, die wiederum zur Ischämie, zum zellulären Verlust und – wenn nicht zügig behandelt – zur Darmnekrose führt. Die AMI tritt in ca. 1 % aller Patienten mit akutem Abdomen auf, bei Patienten über 70 Jahren können es bis zu 10 % sein.

Die AMI erfordert eine Notfalldiagnostik und -therapie. Eine verzögerte Diagnostik ist der Hauptfaktor für die sehr hohe Mortalität zwischen 30–70 %. Bei einer Behandlung im Initialstadium liegt die Letalität unter 30 %, wenn die Therapie jedoch später als 6–12 Stunden nach Symptombeginn erfolgt, beträgt sie bis 50–60 %, nach 24 Stunden bis zu 80–100 %.

13.3.2 Fallvignette

Eine 63-jährige Patientin mit bekannter schwerer koronarer Herzkrankheit und peripherer arterieller Verschlusskrankheit (aortobiviszeraler Bypass) berichtet über regelmäßige und zunehmende abdominelle Schmerzen nach dem Essen sowie Gewichts-

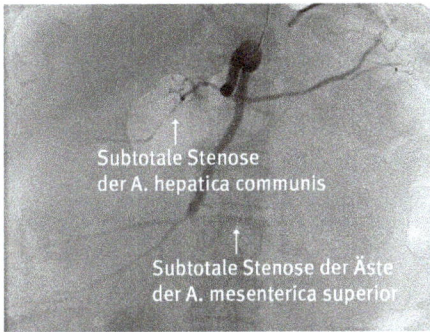

Subtotale Stenose
der A. hepatica communis

Subtotale Stenose der Äste
der A. mesenterica superior

Abb. 13.8: Angiografische Darstellung der subtotalen Stenosierung mehrerer Äste der A. mesenterica superior und des Truncus coeliacus nach Bypassversorgung.

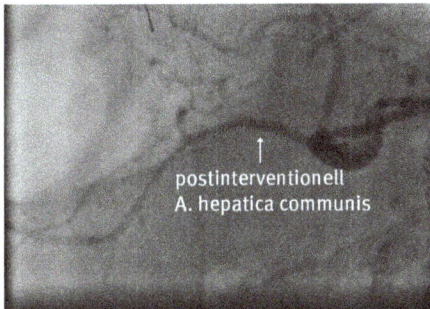

postinterventionell
A. hepatica communis

Abb. 13.9: Postinterventionelle angiografische Darstellung des Truncus coeliacus/der A. hepatica communis.

verlust, am Aufnahmetag akute Verschlechterung. Eine sofort durchgeführte CT-Angiografie der abdominellen Aorta zeigt den subtotalen Verschluss der A. hepatica communis sowie der distalen A. mesenterica superior im Bereich der Bypass-Anastomose. Es erfolgt eine PTA mit Stentimplantation in beide Gefäße (Abb. 13.8, Abb. 13.9). Der anschließende Verlauf ist unkompliziert.

13.3.3 Mesenteriale vaskuläre Anatomie

Die mesenteriale Perfusion wird über drei Arterien gewährleistet. Diese sind der Truncus coeliacus sowie die Arteria mesenterica superior und inferior, die über Kollateralgefäße miteinander kommunizieren. Die primäre Versorgung des Duodenums erfolgt über die Arteria mesenterica superior, mit einigen Kollateralarterien vom Truncus coeliacus über die Arteria pancreaticoduodenalis superior und inferior sowie von der Arteria mesenterica inferior über die lange Riolankollaterale um das Quercolon und Colon descendens.

Diese Kollateralisierung hat zur Folge, dass bei einem proximalen Verschluss einer der drei Arterien der Darm teilweise über die beiden anderen perfundiert wird. Bei chronisch entstehenden Verschlüssen kann die Symptomatik dadurch sogar ver-

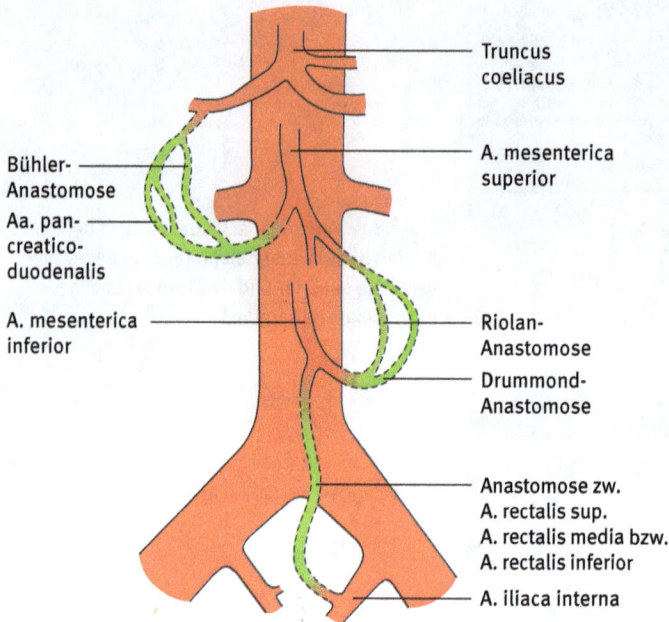

Abb. 13.10: Unpaare Eingeweidearterien und natürliche Umgehungskreisläufe.

borgen bleiben, bei den akuten Verschlüssen ist die prompte Kompensation durch die Kollateralen häufig nicht möglich, was insbesondere für die Arteria mesenterica superior gilt. Abb. 13.10 zeigt die Anatomie im Überblick.

13.3.4 Klassifikation

Einteilung der akuten mesenterialen Ischämie (AMI)
- AMI durch okkludierende oder nichtokkludierende arterielle Minderperfusion oder Obstruktion des venösen Abflusses,
- chronische mesenteriale Ischämie: > 90 % bei den Patienten mit mesenterialer Arteriosklerose (mit postprandialer Hypoperfusion).

Die AMI entsteht durch unterschiedliche Mechanismen. Diese sind bedingt durch:
- akutes arterielles Geschehen: 85–95 %,
- akute venöse Verschlüsse: 5–15 %.

Die arterielle Genese kann unterschiedlichen Subgruppen zugeordnet werden:
- Mesenterialarterienembolie: 40–50 %,
- Mesenterialarterienthrombose: 20–35 %,

- Dissektion oder Inflammation der Arterie: < 5 %,
- nichtokklusive mesenteriale Ischämie (NOMI): 5–15 %.

Die Mesenterialarterienembolie kann durch kardiale Embolien bedingt sein, darunter Thromben aus dem linken Vorhofohr bei Vorhofflimmern oder Ventrikelthromben bei Ventrikelaneurysmen, z. B. bei Zustand nach Myokardinfarkt, Vegetationen bei Endokarditis, paradoxen Embolien bei persistierendem Foramen ovale. Als weitere Emboliequelle besteht die Aorta selbst, wo bei Arteriosklerose mit Plaqueruptur oder Aneurysmen mit thrombotischen Auflagerungen arterioarterielle Embolien entstehen können.

Die Mesenterialarterienthrombose entsteht meist bei Patienten mit mesenterialer Arteriosklerose und bereits chronischer mesenterialer Ischämie. In der Anamnese findet sich bei postprandialer Hypoperfusion typischerweise eine Angina abdominalis mit akuter Zunahme der Symptomatik durch den Verschluss (s. Kap. 13.3.2).

Eine Dissektion der Mesenterialarterie sowie eine Inflammation durch z. B. Vaskulitis sind selten.

Die pathogenetische Ursache für NOMI ist eine splanchnische Vasokonstriktion, die typischerweise durch eine Begleiterkrankung wie Herzinsuffizienz bis zum kardiogenen Schock, durch ein vermindertes Herzminutenvolumen, durch Medikamente mit vasokonstriktivem Effekt wie z. B. Adrenalin, Vasopressin, Dopamin sowie im Rahmen einer Sepsis ausgelöst wird.

13.3.5 Anamnese

Eigen- und Familienanamnese können schlüssig sein. Viele Patienten geben bereits ein früheres embolisches Ereignis an. Eine tiefe Beinvenenthrombose oder Lungenarterienembolie können auf eine akute mesenteriale venöse Thrombose hinweisen. Patienten mit akuter arterieller Thrombose haben häufig frühere Symptome für eine chronische mesenteriale Ischämie wie postprandiale abdominelle Schmerzen und Gewichtsverlust (s. Kap. 13.3.2).

Die Art der abdominellen Schmerzen ist oft unterschiedlich, abhängig von ihrer Genese. Bei akuter arterieller Embolie der A. mesenterica superior ist die Schmerzsymptomatik plötzlich, oftmals sehr stark und meist periumbilikal lokalisiert, während im Vergleich dazu die Ischämie des Kolons im Versorgungsbereich der A. mesenterica superior und inferior eher mit linksseitigem Schmerz, rektaler Blutung oder blutigem Stuhl einhergeht.

In einer Studie bei AMI präsentierten sich 95 % der Patienten mit abdominellem Schmerz, 44 % mit Übelkeit, 35 % mit Erbrechen, 35 % mit Diarrhoe und 16 % mit rektaler Blutung.

13.3.6 Körperliche Untersuchung

Patienten haben initial einen plötzlich beginnenden, krampfartigen, oft unerträglichen Abdominalschmerz, welcher typisch für eine AMI ist. Anschließend kann jedoch über einige Stunden ein schmerzfreies oder -ärmeres Intervall auftreten, welches sich aus der Minderperfusion der Darmwand und der hier liegenden Schmerzrezeptoren ergibt. Diese Periode endet mit irreversibler Darmischämie, d. h. Darmgangrän, Peritonitis und Sepsis. Es muss damit gerechnet werden, dass Patienten häufig in diesem Intervall im Krankenhaus eintreffen.

13.3.7 Labor

Es sind keine spezifischen Laborparameter vorhanden. Es gibt diesbezüglich nur unspezifische Veränderungen wie z. B. einen Anstieg der Leukozytenzahl bei über 90 % der Patienten und eine metabolische Azidose mit erhöhtem Laktat. D-Dimere sowie eine erhöhte Amylase sind als unabhängige Risikofaktoren beschrieben, aber in der akuten Diagnosefindung wenig hilfreich.

13.3.8 Bildgebende Diagnostik

Der Verdacht auf eine AMI erfordert immer eine Notfalldiagnostik. Eine verzögerte Diagnostik, z. B. wegen milder Symptome im Intervall, ist der Hauptfaktor für die sehr hohe Mortalität zwischen 30–70 %.

Eine Abdomenübersichtsaufnahme ermöglicht eine schnelle Detektion von freier Luft als Hinweis auf eine Hohlorganperforation. Diese kann als initiale Bildgebung erfolgen, um jedoch die möglichen Differenzialdiagnosen rasch weiter zu diagnostizieren, ist eine Computertomografie (CT) das diagnostische Mittel der Wahl.

Die Multidetektor-CT (MD-CT) hat auch die katheterbasierte Angiografie als Diagnostik der ersten Wahl überholt. Die Multidetektor-CT erlaubt eine gute Darstellung der Mesenterialgefäße sowie eine multiplanare Rekonstruktion als CT-Angiografie (CT-A). Die CT-Aufnahme soll in den arteriellen und venösen Phasen das gesamte Abdomen beinhalten. Neben der arteriellen und venösen Gefäßdarstellung werden zusätzlich die Darmwand sowie andere Differenzialdiagnosen eines akuten Abdomens beurteilt.

Bei einer fortgeschrittenen AMI zeigt die CT-A die Befunde einer irreversiblen Ischämie mit intestinaler Dilatation und Wandverdickung, reduzierter oder aufgehobener viszeraler Kontrastmittelaufnahme, Pneumatosis intestinalis (Luft in der Darmwand) sowie portalvenöser und freier intraperitonealer Luft.

Die MD-CT hat eine Sensitivität und Spezifität von 93 und 100 %; positiver und negativer Vorhersagewert liegen bei 100 und 94 %.

Die Duplexsonografie spielt bei der AMI nur eine limitierte Rolle. Darmwandverdickung, Pneumatosis, Splenomegalie und Aszites sind allgemeine Veränderungen und können für die Diagnose nur hinweisend sein, jedoch zeitlich die Diagnosestellung verzögern. Eine direkte Darstellung der Mesenterialarterien gelingt oft wegen Luftüberlagerungen nicht. Dennoch wird bei unklaren Bauchschmerzen eine abdominelle Sonografie häufig die erste erweiterte diagnostische Maßnahme sein (s. Kap. 17). Die Magnetresonanztomografie (MRT) ist ebenfalls zur Diagnostik einsetzbar, wird jedoch wegen des zeitlichen Aufwands und begrenzter Verfügbarkeit meist akut nicht durchgeführt.

13.3.9 Therapie

Bei der okklusiven AMI (Mesenterialarterienembolie und -thrombose) steht die Wiederherstellung der arteriellen Perfusion vor dem Auftreten einer irreversiblen Darmischämie im Vordergrund. Mesenterialvenenthrombose und NOMI werden primär konservativ behandelt, wenn noch keine Darmischämie vorliegt.

13.3.9.1 Basistherapie

Nach der Diagnose einer AMI sind eine hämodynamische Überwachung und Therapie essenziell. Die intravasale Flüssigkeitssubstitution, um die viszerale Perfusion zu erhöhen sowie zur eventuell notwendigen Stabilisierung der Hämodynamik, ist der erste Schritt. Nahrungskarenz und eine gastrische Dekompression durch Anlage einer Magensonde sollten immer erfolgen. Die Gabe von Vasopressoren, welche die Ischämie noch steigern können, sollte möglichst vermieden werden. Der Säure-Base-Haushalt und Elektrolyte müssen umgehend kontrolliert werden. Bei diesen Patienten kann durch die Darmischämie und Reperfusion eine metabolische Azidose und Hyperkaliämie auftreten. Darmischämie verursacht den frühen Verlust der mukosalen Barriere und dadurch eine bakterielle Translokation, welche zu einem septischen Schock führen kann. Deshalb soll bei den AMI-Patienten sofort eine antibiotische Therapie mit Breitspektrum-Antibiotika eingeleitet werden.

Wenn die Patienten nicht aktiv bluten, sollte zur Vermeidung weiterer Thrombosen eine Antikoagulation mit unfraktioniertem Heparin erfolgen, z. B. mittels 5.000 IE Heparin als Bolus i. v., gefolgt von 1.000 IE Heparin/Stunde, welche dann in üblicher Weise nach der PTT (2- bis 3-fache Verlängerung) gesteuert wird.

13.3.9.2 Wahl der weiteren Therapieoptionen

Die klinisch fortgeschrittene AMI mit Zeichen einer Peritonitis oder dem Nachweis einer Darmgangrän mittels CT(-A), wie der intestinalen Dilatation und Verdickung, reduzierter oder aufgehobener viszeraler Kontrastmittelaufnahme, Pneumatosis intestinalis, portalvenöser Luft sowie freier intraperitonealer Luft, schließen alleinige perkutane endovaskuläre Therapiemöglichkeiten aus. In diesen Fällen ergibt sich die direkte Indikation zur notfallmäßigen operativen Therapie.

Endovaskuläre Therapie

Bei hämodynamisch stabilen Patienten ohne Zeichen einer Peritonitis kann eine endovaskuläre Therapie als primäre Methode zur Revaskularisierung vor einer chirurgischen Therapie gewählt werden (s. Kap. 13.3.2).

Es gibt bisher keine randomisierten Studien, die die interventionelle Therapie und chirurgische Therapie als erste Wahl verglichen haben. In einer retrospektiven Studie wurde beschrieben, dass bei einem Drittel der Patienten ohne Zeichen einer Peritonitis eine Laparotomie vermieden werden konnte. Bei den endovaskulären Techniken jedoch könnte eine ergänzende Laparotomie eine mögliche Option darstellen, vor allem um die Veränderungen der Darmwand zu beurteilen und eine doch mögliche nekrotische Veränderung der Darmwand ohne Zeitverzögerung zu beseitigen, da sonst die Letalität der Erkrankung sehr hoch ist.

Bei der interventionellen Therapie besteht die Option der endovaskulären Embolektomie mit mechanischer Katheteraspiration oder Thrombolyse mit anschließender Möglichkeit zur Angioplastie mit oder ohne Stentimplantation (s. Abb. 13.8, Abb. 13.9). Eine Lysetherapie kann nur durchgeführt werden, wenn eine Darmischämie oder Gangrän sowie die üblichen Kontraindikationen für eine Lyse, beispielsweise eine kürzlich durchgeführte Operation, zerebrovaskuläre oder gastrointestinale Blutungen etc., vollständig ausgeschlossen sind.

Chirurgische Therapie

Bei Versagen der endovaskulären Therapie oder einer Peritonitis mit Zeichen einer irreversiblen Darmischämie ist die Therapie der Wahl weiterhin die prompte chirurgische Intervention. Die Ziele einer chirurgischen Intervention sind die Reperfusion des ischämischen Bereiches, die Resektion irreversibel ischämischer Regionen und die Erhaltung aller vitalen Darmsegmente.

Nach der ersten Basistherapie sollte eine Laparotomie durchgeführt werden. Hier werden die vitalen und irreversibel ischämischen Darmsegmente zur Resektion festgelegt. Bei Unsicherheit kann eine intraoperative Ultraschalluntersuchung in den entsprechenden Segmenten zur Unterscheidung dienen oder eine intraoperative angiografische Darstellung erfolgen. Bei den unsicheren Fällen kann ein protektiver Anus praeter angelegt und später zurückverlegt werden.

Zur Revaskularisierung werden unterschiedliche Techniken verwendet wie Embolektomie, primäre Angioplastie oder Patchplastik. Bei der Mesenterialarterienthrombose am Abgang von der Aorta soll eine Bypass-OP durchgeführt werden, alternativ auch eine retrograde Bypass-Operation von der A. iliaca mit einem Venenbypass oder einer Kunststoffprothese.

Bei NOMI oder Mesenterialvenenthrombose ist keine vaskuläre Therapie erforderlich. Die Therapie besteht im Wesentlichen in einer Vollantikoagulation mit unfraktioniertem Heparin und bedarfsweise chirurgischer Sanierung bei Peritonitis oder irreversibler Darmischämie. Häufig wird eine *Second-look*-OP erforderlich. Wenn ein ischämischer Bereich übersehen und belassen wurde, kann dies zu einer Anastomoseninsuffizienz und anschließend zum Multiorganversagen mit sehr hoher Letalität führen.

Die pathogenetische Ursache für NOMI ist eine splanchnische Vasokonstriktion, typischerweise durch eine der o. g. eine Begleiterkrankungen bedingt. Dieser Gefäßspasmus kann in unterschiedlichen Darmsegmenten auftreten, und das Ausmaß kann von leichter Ischämie bis zur Gangrän variieren. NOMI ist durch die Symptome der Grunderkrankung wie z. B. der Sepsis oder einer ausgeprägten Herzinsuffizienz schwer zu diagnostizieren und kann bei besonders instabilen Patienten, die auch häufig sediert oder beatmet sind, oft übersehen werden.

Die Therapie der NOMI besteht in der Behandlung der Grunderkrankung und Flüssigkeitssubstitution, Stabilisierung der Hämodynamik, Erhöhung von Herzzeitvolumen, Vermeidung von Vasopressoren, und Vollantikoagulation mit unfraktioniertem Heparin als Basistherapie. Zusätzlich können über Katheter gezielt Vasodilatatoren wie Prostaglandine (Alprostadil), Prostazykline (Epoprostenol) oder Spasmolytika wie Papaverine in die betroffenen Arterien appliziert werden. Eine chirurgische Sanierung wird nur bei Peritonitis oder irreversibler Darmischämie durchgeführt.

Bei Mesenterialvenenthrombose ist ohne Zeichen einer Peritonitis primär keine vaskuläre Therapie erforderlich. Die Therapie der ersten Wahl ist die Vollantikoagulation mit unfraktioniertem Heparin, eine systemische Fibrinolyse ist selten indiziert.

Die Darmperfusion ist meist durch die gute Kollateralisierung gut kompensiert, so dass eine irreversible Darmschädigung häufig ausbleibt. Bei zentraler Lokalisation mit mehreren Abstromgebieten oder sogar einer Thrombose der V. portae kann es allerdings zur irreversiblen Darmwandschädigung kommen. In diesen Fällen kommt eine Rekanalisation über einen transjugulären intrahepatischen portosystemischen Shunt mit einer Stentimplantation (TIPSS) in Frage, um den portalen Druck zu reduzieren und den Abfluss zu gewährleisten. Eine chirurgische Sanierung wird nur bei Peritonitis oder irreversibler Darmischämie durchgeführt. Hier ist die Darmbeteiligung häufig weniger ausgeprägt, und das Ziel ist, so viel Darm wie möglich zu erhalten.

Literatur

[1]   Clair DG, Beach JM. Mesenteric ischemia. N Engl J Med. 2016;374:959–68. doi: 10.1056/ NEJMra1503884.

[2]   Hauser H. Der akute Mesenterialarterienverschluss. J Gastroenterol Hepatol Erkr. 2016; 14 (4):11–7.

[3]   Klar E, Rahmanian PB, Bücker A, Hauenstein K, Jauch KF, Luther B. Acute mesenteric ischemia: a vascular emergency. Dtsch Arztebl Int. 2012;109(14):249–56. doi: 10.3238/arztebl.2012.0249.

[4] Kärkkäinen JM, Acosta S. Acute mesenteric ischemia (Part I) – Incidence, etiologies, and how to improve early diagnosis. https://doi.org/10.1016/j.bpg.2016.10.018.

[5] Kärkkäinen JM, Acosta S. Acute mesenteric ischemia (Part II) – Vascular and endovascular surgical approaches. https://doi.org/10.1016/j.bpg.2016.11.003.

[6] Bala M, Kashuk J, Moore EE, Kluger Y, Biffl W et al. Acute mesenteric ischemia: guidelines of the World Society of Emergency Surgery. World Journal of Emergency Surgery. 2017;12:38. doi: 10.1186/s13017-017-0150-5.

[7] Aboyans V, Ricco JB, Bartelink MEL, Björck M, Brodmann M et al. 2017 ESC Guidelines on the diagnosis and treatment of peripheral arterial diseases, in collaboration with the European Society for Vascular Surgery (ESVS): Document covering atherosclerotic disease of extracranial carotid and vertebral, mesenteric, renal, upper and lower extremity arteries. Endorsed by: the European Stroke Organization (ESO), The Task Force for the Diagnosis and Treatment of Peripheral Arterial Diseases of the European Society of Cardiology (ESC) and of the European Society for Vascular Surgery (ESVS). Eur Heart J. 2018 Mar 1;39(9):763–816

13.4 Nierenarterienverschluss

Eda Müller

13.4.1 Einleitung

Der akute Nierenarterienverschluss zeigt sich durch den plötzlichen Abbruch der renalen Perfusion. Er ist eine seltene Erkrankung, und gleichzeitig sind die Symptome sehr allgemein mit abdominellen oder Flankenschmerzen, so dass sie denen anderer Genese der abdominellen Schmerzen wie bei Nephrolithiasis, Pyelonephritis oder mesenterialer Ischämie ähneln und es dadurch häufig zu einer späten Diagnose kommt. Wie bei anderen arteriellen Verschlüssen wird eine schnelle Diagnostik benötigt, um durch gezielte Therapie den Verlust der Niere oder dauerhafte Nierenschäden zu vermeiden.

13.4.2 Klassifikation

Ein Nierenarterienverschluss wird durch unterschiedliche Mechanismen verursacht wie durch Embolie (durch Vorhofflimmern, ventrikuläre Thromben bei Aneurysmen, valvuläre Thromben oder aortale Thromben) oder durch Thrombophilie verschiedener Genese. Lokale Nierenarterienveränderungen können ebenfalls einen akuten Verschluss verursachen.

Publikationen zu unterschiedlichen Länderpopulationen (Tab. 13.3), darunter die größten Fallserien aus Korea (438 Patienten), der Türkei (121 Patienten), Frankreich (zwei unterschiedliche Fallzusammenfassungen aus Paris, 186 und 94 Patienten) und Israel (42 Patienten), haben die Ätiologie unterschiedlich klassifiziert (Tab. 13.4). Das Patientenkollektiv ist hier sehr entscheidend.

In einer spezialisierten Hypertensiologie-Unit eines Krankenhauses in Paris wurden mehr Patienten mit lokalen Nierenarterienbeteiligungen diagnostiziert, laut den Autoren möglicherweise durch die niedrigere Inzidenz des Vorhofflimmerns in diesem Kollektiv, als in einer Nephrologie und Transplantationsabteilung in derselben Stadt. Gleichzeitig zeigen die Populationen in Korea, Türkei und Israel eher embolische Ursachen, darunter besonders Vorhofflimmern bei ca. 29,7–48 % der Patienten, als ausschlaggebend für die Erkrankung.

Zusätzlich dürfen wir auch die technologische Entwicklung nicht übersehen. In den genannten Daten ist die derzeit aktuelle Therapie mit endovaskulärer (endovaskuläre Aortenreparatur, EVAR) oder chirurgischer Behandlung der Aortenaneurysmen nicht berücksichtigt. Die renalen Infarkte durch EVAR oder chirurgische Sanierung wurden in einer Publikation von Faucon et al. mit 19 % angegeben.

Tab. 13.3: Zusammenfassung der Publikationen unterschiedlicher Länderpopulationen zur Ätiologie des Nierenarterienverschlusses.

Ätiologie	Länder (Patientenzahl/Prozentzahl)					Spann-weite (%)
	Korea N = 438	Türkei N = 121	Frankreich N = 186	Frankreich N = 94	Israel N = 42	
Kardiale/aortale Embolie	244 (56 %)		17 (9,1 %)	23 (24,5 %)		9,1–56 %
Vorhofflimmern	211 (48 %)	36 (29,7 %)	8 (4,3 %)	17 (18 %)	14 (33,3 %)	4,3–48 %
Valvuläre Genese/Endokarditis	34 (7,8 %)			2 (2,1 %)		2,1–7,8 %
Suprarenale Aorta/Ventrikelthrombus/aortale Läsionen	7 (1,6 %)		4 (2,2 %)	4 (4,3 %)		
Persistierendes Foramen ovale/Vorhofseptumdefekt			3 (1,6 %)			
Andere kardiale Genese (z. B. Kardiomyopathie)	43 (10 %)		2 (1,1 %)			
Thromboembolische Genese	29 (6,6 %)		11 (5,9 %)	15 (16 %)	4 (1 %)	1–16 %
Antiphospholipidsyndrome	4 (0,9 %)	6 (5 %)	3 (1,6 %)	4 (4,3 %)		
Hämatologische Erkrankung/Malignität	18 (4,1 %)	2 (2 %)	4 (2,2 %)	1 (1,1 %)		
Andere Thrombophilien/Mutationen	2 (0,5 %)	10 (8 %)	4 (2,2 %)	6 (6,7 %)		
Hyperhomozysteinämie	5 (1,1 %)			4 (4,3 %)		

Tab. 13.3: (fortgesetzt)

Ätiologie	Länder (Patientenzahl/Prozentzahl)					Spann-
	Korea N = 438	Türkei N = 121	Frankreich N = 186	Frankreich N = 94	Israel N = 42	weite (%)
Läsionen der Nierenarterie	33 (7,5 %)		151 (81,2 %)	29 (30,8 %)		7,5– 81,2 %
Atherosklerose			52 (28 %)			28,5 %
Dissektion oder Aneurysma	21 (4,7 %)		43 (23,1 %)	17 (18 %)		4,7– 23,1 %
Fibromuskuläre Dysplasie			29 (15,6 %)	8 (8,5 %)		8,5– 15,6 %
Extension der aortalen Dissektion			5 (2,7 %)	2 (2,1 %)		
Trauma	9 (2 %)	9 (7 %)	4 (2,2 %)			
Genetische Grunderkrankung (Ehler Danlos, Marfan, u. a.)	1 (0,2 %)		4 (2,2 %)	2 (2,1 %)		
Arteriitis (z. B. Polyarteriitis nodosa)	1 (0,2 %)		2 (1,1 %)			
Drogenabusus		1 (1 %)				
Andere Genese bei renaler Arterie	1 (0,2 %)		12 (6,5 %)			
Idiopathisch	132 (30,1 %)	57 (47 %)	7 (3,8)	27 (28,7 %)		3,8–47 %

Tab. 13.4: Rutherford-Kategorie der akuten Ischämie [3].

Kategorie		Prognose	Befund		Dopplersignal	
			Sensibilitäts- störung	Muskel- schwäche	Arteriell	Venös
I		Lebensfähig; nicht sofort vital gefährdet	Keine	Keine	Hörbar	Hörbar
II		Vital gefährdet				
	A	Bei sofortiger Therapie gut	Minimal	Keine	Kein	Hörbar
	B	Sofortige Revaskularisation erforderlich	Ruheschmerz	Mäßig	Kein	Hörbar
III		Irreversibel; ausgeprägter Gewebeuntergang Nervenschäden	Anästhesie	Paralyse (Rigor)	Kein	Hörbar

13.4.3 Anamnese/klinische Untersuchung

Bis über 90 % der Patienten haben typisch einen akuten Beginn der Flankenschmerzen. Es können allerdings auch generalisierte abdominelle Schmerzen auftreten. Ca. 20–50 % zeigen Übelkeit und Erbrechen sowie 20 % Fieber und > 30 % eine Mikro- oder Makrohämaturie. Besonders bei Patienten mit bilateralem Verschluss kann es zu akutem Blutdruckanstieg oder -entgleisung kommen.

Häufig haben die Patienten auch extrarenale Manifestationen, darunter auch multiple Embolien in der zerebrovaskulären oder mesenterialen Blutbahn sowie in den Extremitätenarterien mit entsprechender Symptomatik (Apoplex, mesenteriale Ischämie oder akute Extremitätenischämie). Insofern sollte beim Auftreten dieser Erkrankungen auch immer die renale Perfusion überprüft werden.

13.4.4 Labor

Nicht spezifisch, jedoch bei über 70 % der Patienten tritt ein Anstieg des C-reaktiven Proteins (CRP) und der Leukozytenzahl als inflammatorische Reaktion auf. Dazu kommen Mikro- und Makrohämaturie bei > 30 % und Proteinurie > 10 % sowie eine erhöhte Laktat-Dehydrogenase (LDH)-Konzentration.

Eine renale Dysfunktion bis zum akuten Nierenversagen wird bereits bei Vorstellung bei ca. 40 % der Patienten beobachtet.

13.4.5 Diagnostik

Die Diagnose kann durch eine *Dopplersonografie* gestellt werden. Bei teilweise schlechter Schallqualität bei bereits stark schmerzempfindlichen Patienten oder z. B. nach Trauma kann diese Methode zeitverzögernd sein. Die Anwendung einer kontrastmittelverstärkten Sonografie (*Contrast Enhanced Ultrasound*, CEUS) erfordert die entsprechende technische Ausstattung und einen erfahrenen Untersucher, vermeidet aber die Gabe von Röntgenkontrastmittel. Dennoch ist derzeit die *CT-Angiografie die Methode der Wahl* zur Diagnostik eines Nierenarterienverschlusses (Abb. 13.11). Hier stellt sich das Infarktareal häufig segmental und kegelförmig klar umschrieben mit reduzierter Kontrastmittelaufnahme (sogenanntes Hypo-Enhancement) dar, wobei die Infarkte häufig multifokal sind und sich durch das Parenchym segmental ausdehnen. Die vollständig devaskularisierte Niere ohne jegliche Perfusion kontrastiert sich im CT nicht, und die Nierenarterie kann in diesem Fall blind enden.

Die alternative diagnostische Methode ist die Magnetresonanzangiografie (MRA), welche die Infarktzone sowie Gefäßabnormalitäten auch gut darstellen kann. Die renale Angiografie (Abb. 13.12, Abb. 13.13) bleibt immer noch der Goldstandard und kann mit einer endovaskulären Therapie ergänzt werden.

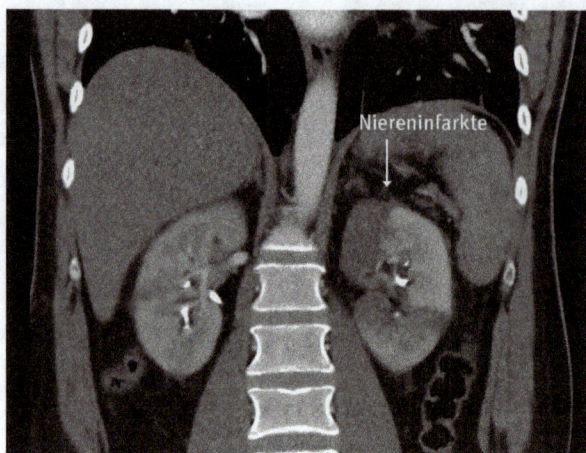

Abb. 13.11: Computersonografische Darstellung der Nierenarterien und Nieren, links sind mehrere Niereninfarkte zu sehen.

Die Szintigrafie als Untersuchungsmethode wird selten verwendet bei einer sehr variablen Sensitivität und Spezifität, kann jedoch zur Beurteilung der Nierenfunktion im Intervall eingesetzt werden, um herauszufinden, wie viel die jeweilige Niere ausscheidet.

13.4.6 Therapie

Die Therapie beinhaltet, abhängig von der Ätiologie und vom Ausmaß der Perfusionsstörung, unterschiedliche Optionen. Diese sind:
– konservative Therapie mit Schmerzbehandlung, Blutdruckeinstellung,
– Antikoagulation,
– endovaskuläre Therapie mit Ballonangioplastie, Stentimplantation, Thrombusaspiration, interventionelle Thrombektomie,
– intraarterielle Thrombolyse,
– chirurgische Thrombektomie oder Nephrektomie.

Bei Patienten mit Thromboembolie wird sofort eine Antikoagulation mit Heparin begonnen. Wenn die Patienten keine Nierenfunktionseinschränkung und keine relevante Erhöhung der Inflammationsparameter (CRP und Leukozyten) zeigen, kann man eine Antikoagulation mit einer konservativen Therapie der Schmerzbehandlung und im Falle einer arteriellen Hypertonie mit antihypertensiver Therapie vertreten sowie später die Vollantikoagulation auf orale Antikoagulanzien umstellen (hier abhängig von der Thrombophiliediagnostik auf neue, nicht Vitamin-K-abhängige orale Antikoagulanzien (NOAK) oder Vitamin-K-Antagonisten (VKA).

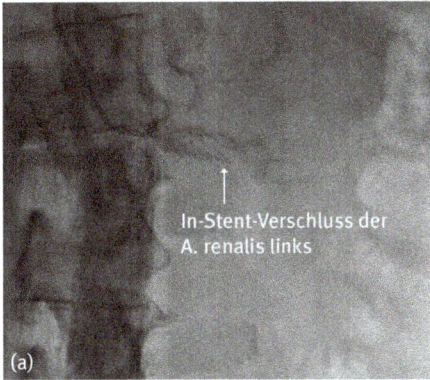

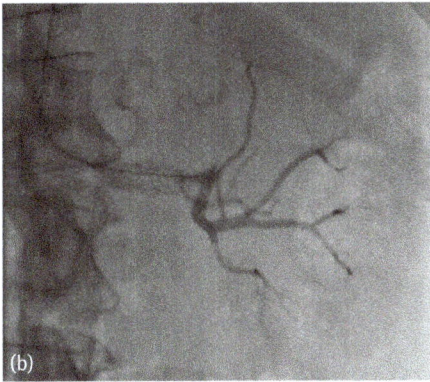

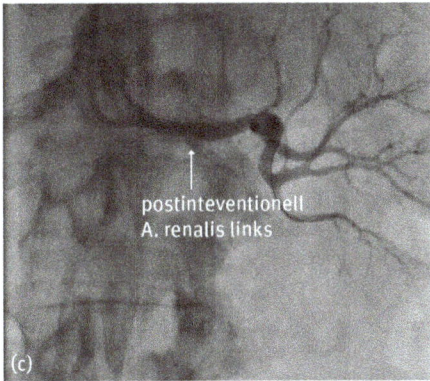

Abb. 13.12: Renale Angiografie eines In-Stent-Verschlusses links prä- (a) und postinterventionell (c). Präinterventionell kann noch eine spärliche Perfusion der segmentalen Nierenarterien (b) dargestellt werden, welche sich postinterventionell deutlich verbessert.

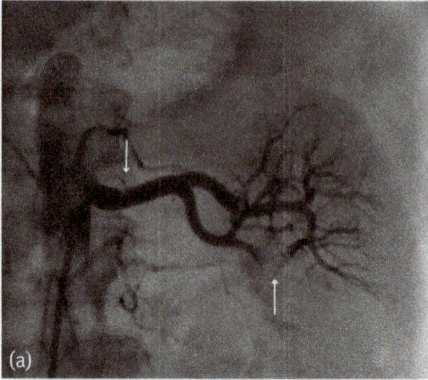

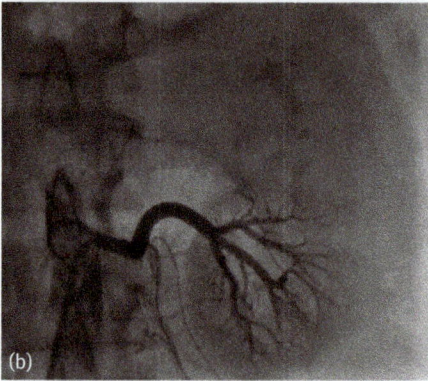

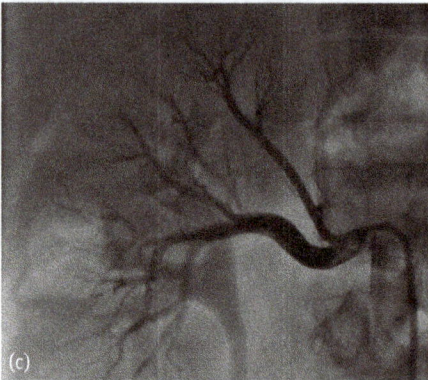

Abb. 13.13: Renale Angiografie, links doppelt angelegte Nierenarterie mit noch darstellbarem Thrombusmaterial in der kranial liegenden Arteria renalis links; rechts kein Thrombusmaterial darstellbar.

Die intraarterielle Thrombolyse zusätzlich zur Vollantikoagulation wird dann durchgeführt, wenn der Thrombus bis in die intrarenalen Arterien reicht. Hier kann auch ein kombiniertes Vorgehen mit intraarterieller lokaler Thrombolyse und Thrombusaspiration oder Thrombektomie gewählt werden, besonders wenn dem Patienten eine terminale Niereninsuffizienz droht wie z. B. bei bilateralem Nierenarterienverschluss, Einzelniere oder Thrombusmaterial in der proximalen Nierenarterie. Diese Kombinationstherapie kann auch individuell abhängig von Thrombuslast und Ausdehnung auf eine systemische Thrombolyse erweitert werden.

Die Angioplastie mit oder ohne Stentimplantation sowie begleitende Plättchenhemmung können z. B. bei fibromuskulärer Dystrophie (hier Therapie, wenn möglich, ohne Stentimplantation) sowie beim Verschluss durch Atherosklerose gewählt werden.

Patienten mit Trauma und segmentalem Nierenarterienverschluss können konservativ behandelt werden. Sie heilen häufig spontan mit einer geringen Narbe im Nierengewebe. Beim Auftreten einer arteriellen Hypertonie bei diesen Patienten kann eine antihypertensive Therapie folgen. Besteht jedoch eine aktive Blutung mit Extravasation des Kontrastmittels bei akuter Verletzung, sollte diese dringend angiografisch dargestellt und interventionell behandelt werden. Bei den Fällen, die interventionell nicht behandelt werden können, sollte eine Notfalloperation zur Wiederherstellung der Nierenperfusion erfolgen. Die Nephrektomie ist bei den o. g. aktuellen Therapiemöglichkeiten zwar eine Ausnahme, bei einer aktiven Blutung nach Trauma und Parenchymruptur ist sie jedoch die letzte Therapieoption.

Literatur

[1]   Bourgault M, Grimbert P, Verret C, Pourrat J, Herody M et al. Acute renal infarction: a case series. Clin J Am Soc Nephrol. 2013;8:392–398. doi: 10.2215/CJN.05570612.

[2]   Yang J, Lee JY, Na YJ, Lim SY, Kim MG et al. Risk factors and outcomes of acute renal infarction. Kidney Research and Clinical Practice. 2016;35(2):90–95. doi: 10.1016/j.krcp.2016.04.001.

[3]   Silverberg D, Menes T, Rimon U, Salomon O, Halak M. Acute renal artery occlusion: Presentation, treatment, and outcome. Journal of Vascular Surgery. 2016;64(4):1026–1032. doi: 10.1016/j.jvs.2016.04.043.

[4]   Oh YK, Yang CW, Kim YL, Kang SW, Park CW et al. Clinical characteristics and outcomes of renal infarction. Am J Kidney Dis. 2016;67(2):243–50. doi: 10.1053/j.ajkd.2015.09.019. Epub 2015 Nov 4.

[5]   Faucon AL, Bobrie G, Jannot AS, Azarine A, Plouin PF et al.Cause of renal infarction: a retrospective analysis of 186 consecutive cases. Journal of Hypertension. 2018;36(3):634–640. doi: 10.1097/HJH.0000000000001588.

[6]   Eren N, Gungor O, Kocyigit I, Guzel FB, Erken E et al. Acute renal infarction in Turkey: a review of 121 cases. International Urology and Nephrology. 2018;50:2067–2072. doi: 10.1007/s11255-018-1979-6.

[7]   Gavalas M, Meisner R, Labropoulos N, Gasparis A, Tassiopoulos A. Renal infarction complicating fibromuscular dysplasia. Vascular and Endovascular Surgery. 2014;48(7–8):445–451. doi: 10.1177/1538574414551206.

13.5 Akute Beinischämie („kaltes Bein")

Eda Müller

13.5.1 Einleitung

Die akute Beinischämie entsteht durch eine deutlich reduzierte oder aufgehobene Becken- oder Beinarterienperfusion, aufgetreten innerhalb der letzten 2 Wochen. Diese ist überwiegend durch arterielle Okklusion bedingt, jedoch kann selten auch eine ausgeprägte venöse Okklusion im Sinne einer Phlegmasia coerulea dolens diese Folge haben. Im Versorgungsgebiet der Arterie tritt eine Ischämie auf, die sich bis zur Nekrose und zum Extremitätsverlust entwickeln kann. Die Patienten haben typische Symptome mit Blässe, Kälte und Schmerzen. Es bedarf einer sofortigen Therapie, welche durch endovaskuläre oder gefäßchirurgische Maßnahmen die Perfusion wiederherstellt und durch medikamentöse Therapien unterstützt wird.

13.5.2 Klassifikation

Einteilung der akuten Beinischämie:
- akute arterielle Okklusion,
- akute venöse Verschlüsse i. S. einer Phlegmasie und Kompartmentsyndrom.

Die arterielle Genese ist unterschiedlichen Subgruppen zuzuordnen:
- Arterielle Embolie (30 %):
  - kardial (z. B. Thrombus aus dem linken Vorhofohr bei Vorhofflimmern, Ventrikelthrombus bei Ventrikelaneurysmen, Vegetationen bei Endokarditis, paradoxe Embolien durch persistierendes Foramen ovale),
  - arterielle Aneurysmen mit thrombotischen Auflagerungen wie Aortenaneurysma oder Becken-/Beinarterienaneurysma (Abb. 13.14 Abb. 13.15).
- Arterielle Thrombose bei vorbestehender Arteriosklerose und Plaqueruptur (40 %).
- Verschluss einer arteriellen Rekonstruktion (20 %; z. B. Bypassverschluss oder Thrombose oder Komplikationen nach Stent oder Stentgraft, z. B. endovaskuläre Aortenreparatur (EVAR).
- Dissektion (Abb. 13.16).
- Verletzung:
  - Trauma,
  - iatrogen (an der Punktionsstelle als Komplikation des Verschlusssystems oder durch die Intervention/Operation) (Hämatom, arteriovenöse Fistel, Pseudoaneurysma, Cholesterolembolie, Thromboembolie, Dissektion).
- Hyperkoagulabilität, Vasospasmus (z. B. durch Medikamente u. a. Ergotamine).

13.5.3 Klinische Kategorien

Das weitere Vorgehen wird durch die Klinik im Sinne des Ischämiegrades entsprechend der Rutherford-Klassifikation entschieden, die in Tab. 13.4 dargestellt ist.

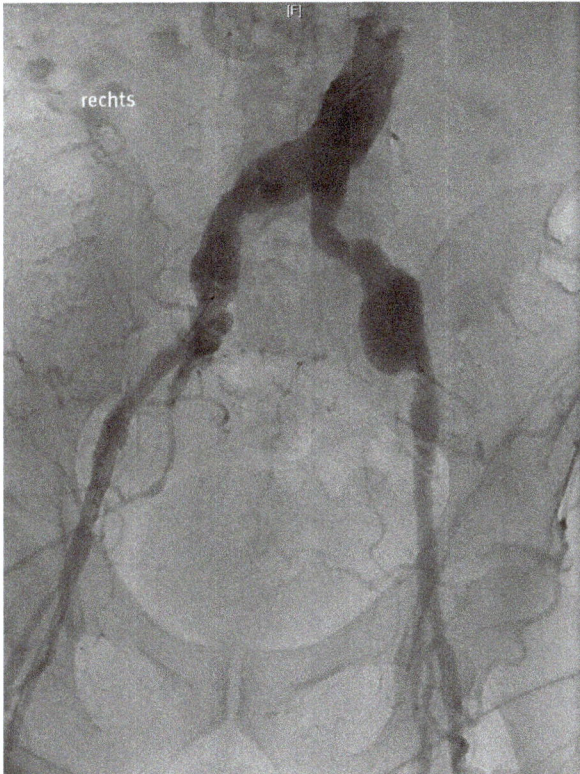

Abb. 13.14: Angiografische Darstellung der Beckenarterien mit Ektasie der Aorta abdominalis mit deutlichem Kalibersprung im Gefäßverlauf bis in die Arteriae iliacae communes sowie Aneurysma der Arteria iliaca communis links mit thrombotischen Auflagerungen.

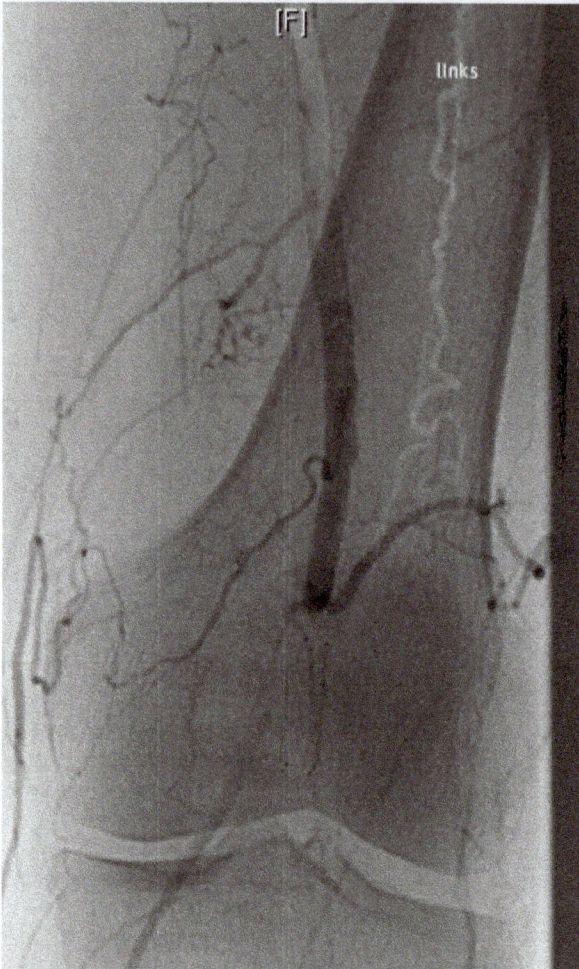

Abb. 13.15: Angiografische Darstellung der Beinarterien mit thromboembolischem Verschluss der Arteria poplitea links durch das Aneurysma der Arteria iliaca communis in Abb. 13.14.

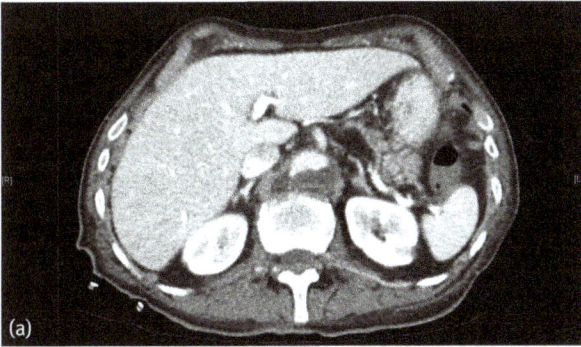

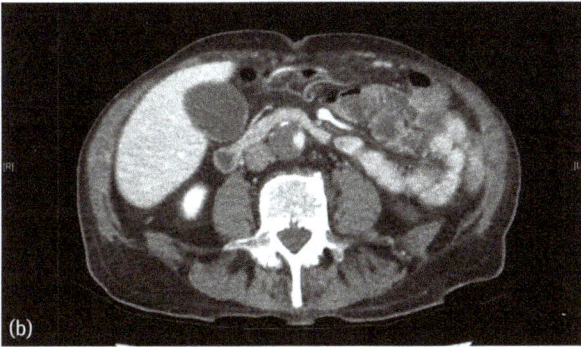

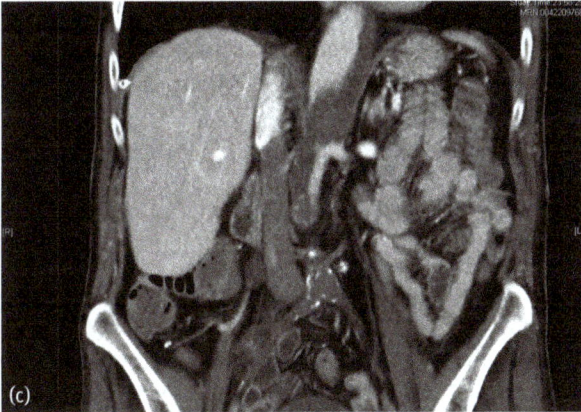

Abb. 13.16: Computertomografische Angiografie der Dissektion der Aorta abdominalis auf der Höhe des Truncus-coeliacus-Abganges fortlaufend (a) bis zur aortalen Bifurkation (b). (c) Beteiligung der Abgänge der Arteriae iliacae communes mit der Folge einer akuten Beinischämie beidseits (sichtbar durch die fehlende distale Kontrastmittelfärbung beidseits).

13.5.4 Anamnese und körperliche Untersuchung

Die akute Beinischämie ist ein medizinischer Notfall und muss sofort diagnostiziert werden. Eine irreversible Gewebeschädigung tritt nach Überschreiten der Ischämietoleranzzeit auf, welche für die peripheren Nerven ca. 2–4 Stunden und für die Skelettmuskulatur 6 Stunden beträgt. Eine gefäßmedizinische Untersuchung zur Einschätzung der Vitalität der Extremität sollte umgehend durchgeführt werden.

Die Klinik tritt mit typischen Symptomen auf. Diese sind als „6 P" nach Pratt definiert.

6 P nach Pratt:
1.   Pain (Schmerz)
2.   Paleness (Blässe)
3.   Pulselessness (Pulslosigkeit)
4.   Paralysis (Bewegungsstörung)
5.   Paresthesia (Sensibilitätsstörung)
6.   Prostration (Schock)

Je länger diese Symptome bestehen, desto geringer ist die Wahrscheinlichkeit, die Extremität zu retten.

Eine Anamnese zu Symptombeginn und -dauer, zur Schmerzintensität, von Bewegungs- und Sensibilitätsstörungen sollte sofort erfolgen. Eine anamnestisch kurz vorher durchgeführte Katheteruntersuchung oder Operationsnarben in diesem Bereich weisen auf eine mögliche Ursache hin. Die fokussierte Erhebung von Nebenerkrankungen besonders kardiovaskulärer Art (Herzrhythmusstörungen, Aneurysmen) ist hilfreich.

Bei der körperlichen Untersuchung werden die Leisten-, Kniekehlen- und Knöchelpulse beidseits getastet. Einseitige Pulsdefizite bestätigen ein Perfusionsproblem, dabei kann die Lokalisation/Höhe der Perfusionsstörung festgestellt werden. Bei Vorhandensein der Pulse im gesamten Verlauf können differenzialdiagnostisch andere Ursachen miterfasst werden (z. B. neurologischer oder orthopädischer Genese). Bei Pulsunregelmäßigkeiten kann an Herzrhythmusstörungen (z. B. absolute Arrhythmie bei Vorhofflimmern) und damit an kardiale Embolien gedacht werden.

Diese Untersuchungen sollen schnell ohne Zeitverzögerung durchgeführt werden. Selbst bei schneller, effektiver Diagnostik und Therapie der akuten Beinischämie ist die Morbidität und Mortalität sehr hoch. Insbesondere Einschränkungen der Motorik und/oder der Sensibilität sind die wichtigsten Parameter, die über die Erhaltung der Extremität entscheiden.

13.5.5 Diagnostik

Eine Doppler- und farbkodierte Duplexsonografie lässt die Darstellung der Arterien und Venen und damit z. B. die Sicherung der Diagnose bei Verschluss eines Nativgefäßes oder Bypasses sowie die Darstellung von Aneurysmen oder bei gleichzeitigem Verlust des arteriellen und venösen Signals die Beinvenenthrombose im Sinne einer Phlegmasie zu. Falls notwendig, kann zusätzlich mit Angiografie (DSA, CT-Angiografie oder MR-Angiografie) diagnostiziert werden.

Bei weiteren kardialen Fragestellungen sowie bei Verdacht auf die Beteiligung der thorakalen Aorta kann die Diagnostik durch transthorakale und transösophageale Echokardiografie ergänzt werden.

13.5.6 Therapie

13.5.6.1 Basistherapie

Wenn nicht kontraindiziert, wird die Vollantikoagulation mit intravenösem unfraktioniertem Heparin sofort begonnen (5.000 IE als Bolus i. v., anschließend als Heparinperfusor, gesteuert nach der aPTT).

Zunächst ist eine gute Analgesie wichtig (z. B. 5–10 mg Morphin i. v.). Die Extremität soll tiefgelagert werden, um die restliche Perfusion aufrecht zu erhalten. Ein sofortiger Transport in eine Klinik mit der Möglichkeit zur Angiografie, Lysetherapie und interventionellen/chirurgischen Therapie ist angezeigt.

13.5.6.2 Konservative Therapie

Die Art der Revaskularisation wird durch die lokalen Möglichkeiten und die Eigenarten des Patienten bezüglich der Ätiologie und des Ischämiegrades bestimmt.

Für vitalitätsgefährdete Extremitäten (Rutherford IIa und IIb) sollte die Revaskularisierung sofort erfolgen (innerhalb 6 Stunden). Für die Kategorie I nach Rutherford (s. Tab. 13.4) kann diese innerhalb 6–24 Stunden durchgeführt werden.

Eine Fibrinolysetherapie mit rt-PA, Streptokinase oder Urokinase kann bei frischen Thrombosen erfolgen, in der Regel in Kombination mit einem interventionellen/chirurgischen Verfahren.

13.5.6.3 Endovaskuläre/chirurgische Therapie

Therapiemöglichkeiten:
- lokale Thrombolysetherapie (mittels Urokinase, rt-PA; kontinuierliche lokale Infusions- oder Infiltrationsthrombolyse),
- kathetergestützte mechanische Thrombembolektomie (z. B. Aspirationsthrombembolektomie),
- Thrombembolektomie nach Fogarty,

- Thrombendarteriektomie (TEA),
- Bypass,
- Amputation der Extremität.

Die Therapieprinzipien richten sich nach den Rutherford-Kategorien (s. Tab. 13.4).
- Kategorie I: Eine lokale Thrombolyse ist effektiv für Patienten mit akuter Beinischämie mit nicht sofort vital gefährdetem Bein. Interventionell oder chirurgisch ist der Enderfolg bezüglich Reperfusion ähnlich, jedoch die Mortalität bei interventionellem Vorgehen geringer.
- Kategorie IIa/IIb: Bei diesen Patienten kann eine kathetergestützte mechanische Thrombembolektomie (z. B. Aspirationsthrombembolektomie) mit zusätzlich lokaler Thrombolyse durchgeführt werden. Diese wurde in mehreren nichtrandomisierten Studien untersucht. Abhängig vom Patienten, von Ätiologie und Ausdehnung kann dieses Verfahren auch chirurgisch (chirurgische Thrombembolektomie) erfolgen. Der Nutzen einer ultraschallunterstützten Thrombolyse ist noch nicht bewiesen.
- Kategorie III: Für Patienten mit irreversiblem Vitalitätsverlust der Extremität sollte die Amputation durchgeführt werden.

Die verlängerte Ischämiezeit ist der häufigste Grund zur Amputation. Die Risiken durch eine Reperfusion sind viel größer als der potenzielle Vorteil durch Erhalt der Extremität, da diese bereits keine Funktionalität mehr hat. Nach einer Reperfusion können die Abbauprodukte nach dem Einschwemmen in den Kreislauf ein Multiorganversagen und einen kardiovaskulären Kollaps verursachen.

Insgesamt sind die Endergebnisse beider Methoden, interventionell oder gefäßchirurgisch, ähnlich (Beinerhalt 80–90 %), dabei ist die Mortalität bei interventionellem Vorgehen geringer (6,5–16 % vs. 8,5 – 42 %). Es sollte das Verfahren mit der besten Expertise im jeweiligen Zentrum und gleichzeitig mit der geringsten Belastung/mit den geringsten Schäden für den Patienten ausgewählt werden. Darüber hinaus ist das Wichtigste die rasche Verfügbarkeit der Behandlungsoption.

13.5.7 Komplikationen

13.5.7.1 Kompartmentsyndrom – Tourniquet-Syndrom (Reperfusionssyndrom)
Nach der Reperfusion können durch Einschwemmen der Metaboliten folgende Komplikationen entstehen:
- Azidose, Hyperkaliämie,
- Rhabdomyolyse mit Folgen einer Myoglobinämie und Nierenversagen,
- Reperfusionsödem mit der Folge eines Kompartmentsyndroms,
- massives Ödem mit hypovolämischem Schock,
- Multiorganversagen.

Nach der Reperfusion der Extremität sollten die Patienten wegen der möglichen Komplikationen überwacht werden. Durch Kompression mit erhöhtem Druck in den Kompartments kann eine Malperfusion der Kapillaren und Venolen entstehen. In diesem Fall ist eine Fasziotomie indiziert. Eventuell kann die Amputation der betroffenen Extremität notwendig sein.

Literatur
[1] Aboyans V, Ricco JB, Bartelink MEL, Björck M, Brodmann M et al. 2017 ESC Guidelines on the diagnosis and treatment of peripheral arterial diseases, in collaboration with the European Society for Vascular Surgery (ESVS): Document covering atherosclerotic disease of extracranial carotid and vertebral, mesenteric, renal, upper and lower extremity arteries. Endorsed by: the European Stroke Organization (ESO), The Task Force for the Diagnosis and Treatment of Peripheral Arterial Diseases of the European Society of Cardiology (ESC) and of the European Society for Vascular Surgery (ESVS).
[2] Gerhard-Herman D, Gornik HL, Barrett C, Barshes NR, Corriere MA et al. 2016 AHA/ACC Guideline on the management of patients with lower extremity peripheral artery disease: a report of the American College of Cardiology/American Heart Association Task Force on Clinical Practice Guidelines. J Am Coll Cardiol. 2017 Mar 21;69(11):e71–e126
[3] Lawall H, Huppert P, Rümenapf G, Espinola-Klein C, Trampisch HJ et al. S3-Leitlinie zur Diagnostik, Therapie und Nachsorge der Peripheren Arteriellen Verschlusskrankheit. Dtsch Arztebl Int. 2016 Oct 28;113(43):729–736.
[4] Rutherford RB et al. Recommended standards for reports dealing with lower extremity ischemia: Revised version. Journal of Vascular Surgery. J Vasc Surg. 1997 Sep;26(3):517–38.

13.6 Vaskuläre Komplikationen nach Herzkathetereingriffen

Eda Müller

13.6.1 Einleitung

Endovaskuläre Interventionen, darunter auch die Herzkatheteruntersuchungen, sind invasive Methoden, welche auch vaskuläre Komplikationen hervorrufen können, die mitunter akut oder subakut als Notfälle in Erscheinung treten.

13.6.2 Klassifikation

Wir können die Komplikationen der Herzkatheteruntersuchung unter verschiedenen Kategorien ordnen:
- vaskulär, z. B. Hämatom, Dissektionen, arteriovenöse Fistel,
- kardial, z. B. Thrombus, Luftembolisation, Koronardissektion oder -perforation, Stentverlust, akuter Gefäßverschluss, Spasmus und rhythmogene Komplikationen,

- neurologisch, z. B. Schlaganfall,
- systemisch, z. B. anaphylaktische Reaktionen auf das Kontrastmittel (KM), KM-induzierte Nephropathie, vasovagale Synkope.

Im nächsten Kapitel werden vaskuläre Komplikationen dargestellt, die wie folgt zu klassifizieren sind:
- Komplikationen am arteriellen Zugang,
- Komplikationen im gesamten Gefäßverlauf wie z. B. Dissektion oder Perforation von der Punktionsstelle (femoral, radial, u. a.) bis zum linken Ventrikel sowie venöse Komplikationen bei der Rechtsherzkatheteruntersuchung; Thromboembolien,
- Komplikationen am Ort der Diagnostik oder Intervention (koronar oder pulmonal vaskuläre Komplikationen; werden hier nicht im Detail abgehandelt).

13.6.3 Komplikationen am arteriellen Zugang und im Gefäßverlauf

Typische Komplikationen:
- lokales Hämatom oder Nachblutung; retroperitoneales Hämatom,
- Aneurysma spurium,
- arteriovenöse Fistel,
- Dissektionen,
- arterielle Embolie,
- Becken-/Beinvenenthrombose sowie venöse Embolie,
- arterieller Verschluss bei Punktion der Arteria radialis,
- Komplikationen durch Verschlusssysteme.

Möglichen Prädiktoren der Komplikationen am Zugang sind:
- > 6 French-Schleusengröße oder längere Schleusenverweildauer,
- nichtfemorale Punktionsstelle,
- Alter > 75 Jahre,
- weibliches Geschlecht,
- thrombolytische Therapie oder Antikoagulation,
- schwere Arteriosklerose,
- unkontrollierte arterielle Hypertonie,
- akute Interventionsindikation.

13.6.3.1 Hämatom oder Nachblutung

Das Hämatom an der Punktionsstelle ist eine der häufigsten Komplikationen. Besonders mehrere Interventionen über den gleichen Zugangsweg, die Antikoagulation sowie mangelnde Ruhigstellung der Punktionsstelle postinterventionell können die Zahl der Komplikationen dieser Art erhöhen.

Als Therapie sollte eine erneute manuelle Kompression erfolgen. Bei größeren Hämatomen kann eine Kompression erschwert sein. Bei persistierender Blutung mit Zunahme der Ausdehnung des Hämatoms kann eine gefäßchirurgische Intervention notwendig sein.

13.6.3.2 Retroperitoneales Hämatom

Wenn die femorale Punktionsstelle zu hoch ist, kann eine effektive Kompression erschwert sein, und es kann zu Blutungen in das Retroperitoneum kommen. Das retroperitoneale Hämatom verursacht Schmerzen im Rückenbereich, Blutdruckabfall sowie Tachykardie mit oder ohne Schockzeichen. Bei Verdacht auf diese Komplikation soll sofort eine Bildgebung mit Computertomografie erfolgen (in diesem Fall ist eine Dopplersonografie meist nicht ausreichend). Die hämodynamische Stabilisierung steht zunächst im Vordergrund. Bei persistierender Blutung kann eine interventionelle (z. B. gecoverte Stentimplantation) oder gefäßchirurgische (Naht) Therapie erforderlich sein. Häufig persistiert die Blutung spontan nach Beendigung der Antikoagulation, so dass keine der genannten Therapien notwendig wird. Das Hämatom resorbiert sich im Verlauf spontan. Speziell bei der femoralen Lokalisation und bei adipösen Patienten ist auf besondere Hygiene zu achten, da große Hämatome zu sekundärer bakterieller Infektion führen können.

13.6.3.3 Aneurysma spurium

Bei Schwellung und Schmerzen an der Punktionsstelle sowie bei einem Strömungsgeräusch sollte zum Ausschluss eines Aneurysma spurium eine Doppleruntersuchung durchgeführt werden (Abb. 13.7). Bei Bestätigung der Diagnose kann das Aneurysma mit dem Ultraschallkopf gezielt oder manuell komprimiert werden. Der Vorteil der Kompression mit dem Ultraschallkopf liegt darin, die Verbindung zu der Arterie darzustellen und den Druck genau bis zum Verschwinden des Flusssignals einzustellen. Wenn keine Antikoagulation vorliegt (Plättchenhemmung ausgenommen), ist diese Kompressionstherapie häufig erfolgreich.

Bei nicht erfolgreicher Kompression oder bei mehreren Kammern und/oder mehreren Verbindungen sowie sehr tief liegender Verbindung zum Hämatom kann auch eine sonografisch kontrollierte Injektion von Thrombin in das Aneurysma spurium durchgeführt werden. Dabei sollte dringend darauf geachtet werden, dass das Thrombin nicht in die Arterie gelangt, da dies eine akute arterielle Thrombose der gesamten Arterie distal von der Punktionsstelle auslösen kann. In Ausnahmefällen ist eine interventionelle (Abb. 13.18) oder gefäßchirurgische Therapie bei Versagen der genannten Therapien notwendig.

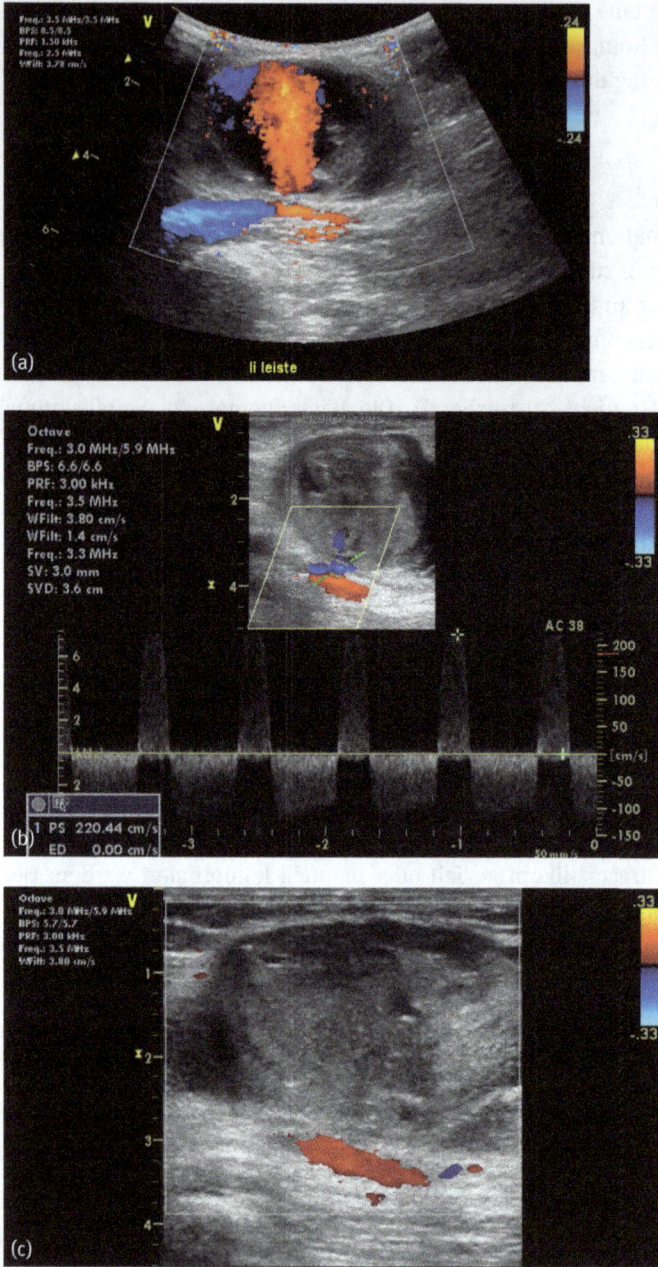

Abb. 13.17: (a) Aneurysma spurium am Abgang der A. femoralis superficialis nach einer tiefen Punktion bei einer Herzkatheteruntersuchung. (b) Dopplersonografie des Pseudoaneurysmas mit dem typischen „Vor-und-zurück"-Flussprofil im Bereich der Verbindung zu der speisenden Arterie. (c) Vollständige Thrombosierung nach manueller Kompression.

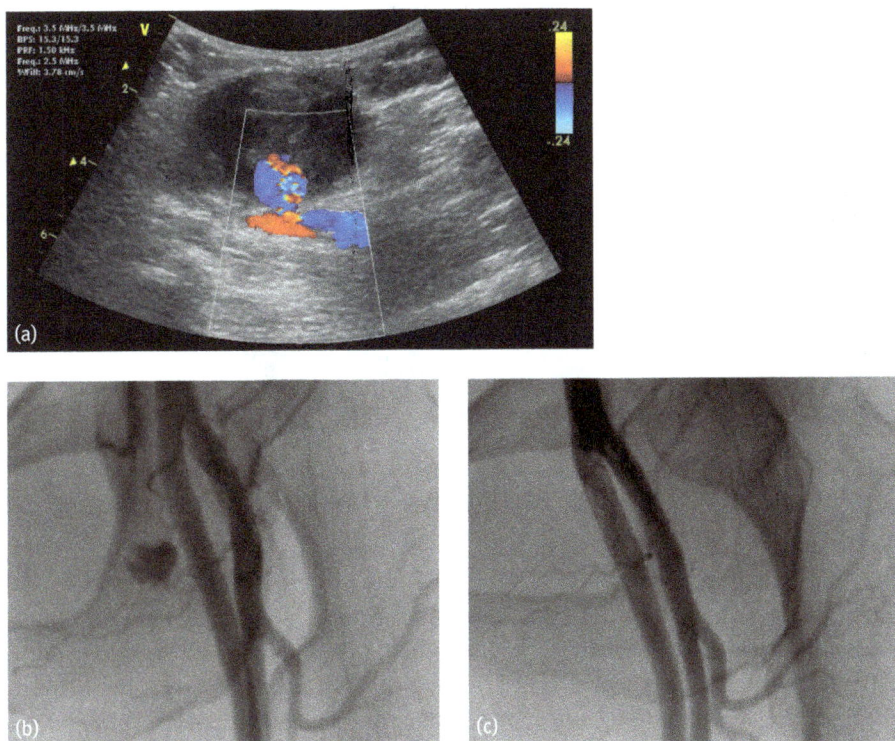

Abb. 13.18: (a) Aneurysma spurium mit erneuter Perfusion nach manueller Kompression und Thrombininjektion, zunächst teilthrombosiert am Abgang der A. femoralis superficialis. (b) Angiografische Darstellung des Pseudoaneurysmas. (c) Primäre Stentimplantation mit einem ballonexpandierbaren gecoverten Stent mit gutem Ergebnis ohne Perfusion des Aneurysmas postinterventionell.

13.6.3.4 Arteriovenöse Fistel

Punktionsbedingte Verbindungen zwischen der Arterie und der begleitenden Vene sind die arteriovenösen Fisteln. Hier fehlen meistens eine Schwellung oder Schmerzen, jedoch besteht ein lautes Strömungsgeräusch, in diesem Fall sollte zur Diagnostik eine Doppleruntersuchung (Abb. 13.19) durchgeführt werden. Klinische Symptome sind abhängig vom Shuntfluss. Beinschwellung durch venöse Hypertonie oder Herzinsuffizienz, besonders Rechtsherzinsuffizienz, sind die Indikationen zur Therapie der Fistel. In diesem Fall könnte eine interventionelle (z. B. gecoverte Stentimplantation) oder gefäßchirurgische Therapie erforderlich sein. Ohne klinische Symptomatik können arteriovenöse Fisteln sonst ohne Therapie verfolgt werden. Viele verschließen sich auch spontan im Verlauf oder sind langfristig asymptomatisch.

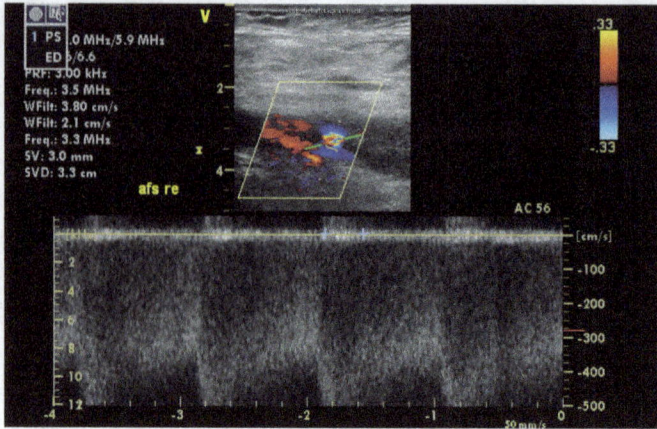

Abb. 13.19: Arteriovenöse Fistel zwischen A. femoralis communis und der begleitenden Vene – Farbdoppler; im pw-Doppler zeigt sich eine sehr hohe Geschwindigkeit in der Fistel (> 5 m/s).

13.6.3.5 Dissektion

Eine Dissektion kann von der Punktionsstelle (femoral, radial u. a.) bis zum Interventionsbereich (z. B. Koronararterien) auftreten. Dissektionen im Bereich der Aorta ascendens sind im Vergleich zu denen im Bereich der Aorta descendens, der Beckenarterien oder der Armarterien mit schlechterem Ausgang verbunden und schwieriger zu therapieren.

Die Therapie richtet sich nach dem Schweregrad der Dissektion. Dissektionen in der Aorta ascendens einschließlich begleitender Perikardtamponade oder hämodynamischer Instabilität bei kleinem wahrem Lumen mit Perfusionsproblemen stellen zeitkritische Notfälle mit notwendiger sofortiger, mitunter operativer Therapie dar.

Eine kurzstreckige Dissektion z. B. in den Beckenarterien ohne relevantes Flusshindernis kann konservativ behandelt und klinisch verfolgt werden.

13.6.3.6 Arterielle Embolie

Iatrogene Embolien entstehen durch die Punktion selbst oder auch als Cholesterinembolien, Embolien durch Plaques der atheromatösen Arterien, durch Thromboembolien thrombosierter Aneurysmata oder durch Luft- oder Fremdkörper.

Eine ineffektive Antikoagulation periinterventionell kann durch Thrombenbildung im Schleusenbereich oder Interventions- u. a. Stentbereich eine Thromboembolie verursachen.

Abhängig vom betroffenen Gefäßabschnitt wird die Therapie durchgeführt. Bei einem thromboembolischen Verschluss der Beinarterie wie z. B. der Arteria femoralis communis oder der Arteria poplitea kann als Folge ein „akutes Bein" auftreten, mit dem Bedarf einer Lysetherapie, einer manuellen Thrombektomie oder bei distalem Gefäßverschluss einer Antikoagulation.

13.6.3.7 Becken-/Beinvenenthrombose und venöse Embolie

Eine Thrombose im Leistenbereich kann durch die Verletzung der Vene bei der Punktion auftreten oder durch eine besonders starke und lange Kompression postinterventionell, kombiniert mit Immobilisation. Bei einer lokalen Thrombose wird eine Antikoagulation durchgeführt, bei Lungenarterienembolie erfolgt die Therapie, wie in dem entsprechenden Kapitel (Kap. 7) beschrieben.

13.6.3.8 Arterieller Verschluss bei Punktion der Arteria radialis

Die Arteria radialis wird zunehmend als Zugangsweg für Herzkatheteruntersuchungen verwendet. Die oben genannten Komplikationen, u. a. klinisch relevante Hämatome, Pseudoaneurysmen oder AV-Fisteln, treten viel seltener bei der Radialispunktion auf und sind meist nicht von klinischer Relevanz.

Vor einer Radialispunktion ist ein Allen-Test obligatorisch, um die duale Durchblutung der Hand über die Arteria radialis und die Arteria ulnaris zu überprüfen. Da eine Okklusion der Arteria radialis nach bis zu 30 % der transradialen Prozeduren auftritt, muss die Perfusion der Hand über die Arteria ulnaris sichergestellt sein.

Ein Vasospasmus in der Arteria radialis ist eine häufige Reaktion des Gefäßes. Nitroglyzerin sowie Verapamil intraarteriell verabreicht können wirksam sein.

Ein Verschluss ist häufig asymptomatisch, selten mit Schmerzen im Punktionsbereich oder Parästhesie/Sensibilitätsstörungen einhergehend. Eine Therapie ist nur bei den symptomatischen Patienten zu erwägen. Therapiemöglichkeiten sind eine Antikoagulation, um die Rekanalisation zu unterstützen, oder Prostanoide, die bisher nicht systematisch untersucht worden sind. Die invasive Rekanalisation ist nur durchzuführen, wenn die Handperfusion z. B. durch eine fehlende oder insuffiziente duale arterielle Versorgung gefährdet ist.

13.6.3.9 Komplikationen durch Verschlusssysteme

Die Verschlusssysteme wurden entwickelt, um die Blutungskomplikationen bei femoralem Zugangsweg zu verringern und den Patienten die Liegedauer nach einer Intervention zu verkürzen. Es wurden unterschiedliche Verschlusssysteme entwickelt, die (1) entweder durch prokoagulatorische Substanzen oder Implantate die Thrombosierung des Stichkanals fördern oder (2) als naht-/clipbasierte Verschlusssysteme die Punktionsstelle mechanisch verschließen.

Verschlusssysteme mit prokoagulatorischen Substanzen oder Implantaten

Hier sind unterschiedliche Systeme verfügbar. Bei einem wird ein Anker aus einem Copolymer (Polymilchsäure und Polyglykolsäure) mittels resorbierbaren Dexon-Fäden an die Punktionsstelle intraluminal eingebracht und durch an dieser Stelle extraluminal deponiertes Kollagen fixiert (z. B. AngioSeal™, Abb. 13.20). Ein weiteres System nutzt einen resorbierbaren Pfropfen aus Polyethylenglykol im Punktions-

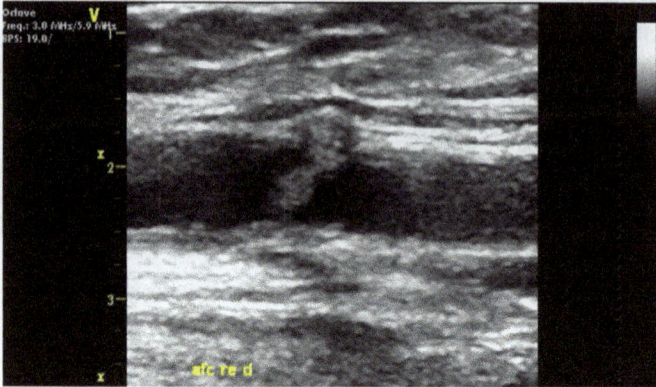

Abb. 13.20: Verschlusssystem, teils intraluminal liegend in der distalen A. femoralis communis, mit zusätzlichem thrombotischem Material am System, welches in Richtung des Abgangs der A. femoralis superficialis ragt und diese stenosiert. Bei fehlender Claudicatio und ausreichender peripherer Perfusion wurde der Patient konservativ behandelt.

kanal, der den Punktionskanal durch Expansion verschließt; dabei wird ein Ballon intravasal eingebracht, inflatiert und nach der Pfropfenimplantierung deflatiert und entfernt (z. B. Mynx). Ein weiteres System ist frei von intraluminalen Anteilen; hier wird ein resorbierbarer Polyglykolsäure-Pfropfen ohne ein Schutzsystem intraluminal in den Stichkanal eingeführt und implantiert (z. B. ExoSeal).

Komplikationen durch diese Verschlusssysteme bestehen im Wesentlichen in der Fehlplatzierung oder Dislokation intraarteriell und führen meist zu Stenosen und seltener zu akuten arteriellen Verschlüssen.

Naht-/clipbasierte Verschlusssysteme

Beim Nahtverschlusssystem (z. B. ProGlide) werden die Fäden an die Punktionsstelle gebracht, die Arterienwand wird mit Nadeln umstochen und der Knoten wird durch einen Knotenschieber vorgeschoben und festgezogen. Beim clipbasierten Verschlusssystem (z. B. StarClose) wird ein sternförmiger Nitinol-Clip auf die Gefäßwand appliziert, welcher die Ränder des Punktionskanals rafft und damit verschließt.

Trotz versprochener Vorteile gibt es keinen Konsens, ob die Verschlusssysteme sicherer sind als die manuelle Kompression. Es sind in vielen Publikationen unterschiedliche Ergebnisse entstanden, von der signifikanten Reduktion der Komplikationen durch Verschlusssysteme bis hin zu Komplikationen, die nur durch diese Systeme möglich sind.

Manche Systeme verschließen die Punktionsstelle nahe der Oberfläche. Bei einer tiefen Punktion (z. B. bei adipösen Patienten) mit Verletzung der distalen Arterienwand kann eine Blutung weiterhin auftreten, die durch die frühere Mobilisation der Patienten häufig mit Verzögerung diagnostiziert wird. Bei den Verschlusssystemen kann durch die Wirkung von prokoagulatorischen Substanzen oder Implantaten durch Plaqueshift oder Dissektion eine Thrombose auch verzögert auftreten. Bei defekten Verschlusssystemen oder bei Fehlimplantation können die Anteile intraluminal frei flottieren, Thromben bilden oder distal embolisieren. Diese Komplikationsmöglichkeiten können mit Duplexsonografie der Punktionsstelle diagnostiziert werden.

Die Behandlung erfolgt entweder chirurgisch durch Entfernung des Verschlusssystems von der Punktionsstelle, eine Patch-Plastik bei Dissektionen oder ein interventionelles Vorgehen, bei dem eine Stentimplantation oder eine alleinige PTA individuell erfolgt. Eine periphere Embolisation wird abhängig von der Lokalisation auch chirurgisch oder interventionell entfernt.

Literatur

[1] Mlekusch W, Mlekusch I, Sabeti-Sandor S. Vascular puncture site complications – diagnosis, therapy, and prognosis. Vasa. 2016 Nov;45(6):461–469

[2] Ortiz D, Jahangir A, Singh M, Allaqaband S, Bajwa TK et al. Access site complications after peripheral vascular interventions incidence, predictors, and outcomes. Circ Cardiovasc Interv. 2014; 7:821–828.

[3] Radke PW, Wolfrum S, Elsässer A, Möckel M, Vollert J et al. „Standard operating procedures" für periprozedurale Komplikationen im Herzkatheterlabor. Koronardiagnostik und -therapie. Der Kardiologe. 2011;5(1):27–37.

[4] Smilowitz NR, Kirtane AJ, Guiry M, Gray WA, Dolcimascolo P et al. Practices and complications of vascular closure devices and manual compression in patients undergoing elective transfemoral coronary procedures. The American Journal of Cardiology. 2012;110(2):177–182.

[5] Treitl M, Eberhardt KM, Maxien D, Behrends B, Reiser MF. Arterielle Verschlusssysteme. Welches wofür? Radiologe. 2013;53:230–245.

Teil II **Spezielle diagnostische
und therapeutische Konzepte**

14 Nichtinvasive Beatmung (NIV)

Timur Özkan

14.1 Einleitung

Die nichtinvasive Beatmung (NIV) ist ein grundlegender Bestandteil der Therapie der akuten respiratorischen Insuffizienz bei Patienten in der klinischen und präklinischen Notfall- und Akutmedizin. Bei der hyperkapnischen akuten respiratorischen Insuffizienz können durch NIV die Intubationsrate, die Dauer des Aufenthaltes im Krankenhaus und auf der Intensivstation sowie die Mortalität gesenkt werden. Die CPAP-Behandlung bzw. nichtinvasive Beatmung (bei Hyperkapnie) beim kardialen Lungenödem ist neben der leitliniengerechten medikamentösen und interventionellen kardiologischen Therapie etabliert, darf diese jedoch nicht verzögern. Bei anderen Formen der hypoxämischen akuten respiratorischen Insuffizienz ist anhand der nicht ausreichenden Datenlage keine eindeutige Empfehlung auszusprechen, ein Therapieversuch ist abhängig vom individuellen Fall dennoch zu befürworten. Bei schweren Formen eines ARDS ist die Rate an Therapieversagen und Mortalität unter NIV hoch, daher sollte ihr Einsatz auf milde Formen begrenzt werden. Bei Zeichen des NIV-Versagens sind eine zügige Intubation und invasive Beatmung anzustreben, da eine Verzögerung mit einer erhöhten Mortalität assoziiert ist. Die Anwendung der nichtinvasiven Beatmung bei akut kritisch kranken Patienten bedarf neben theoretischen Kenntnissen eines hohen Maßes an Erfahrung in der praktischen Anwendung, sowie einer engmaschigen klinischen und paraklinischen Beurteilung der Patienten. Hierfür werden ausreichende personelle – ärztliche wie auch pflegerische – Kapazitäten benötigt. In diesem Kapitel sollen die theoretischen Grundlagen der nichtinvasiven Beatmung dargelegt sowie wertvolle Tipps für die Praxis vermittelt werden.

14.2 Pathophysiologie der akuten respiratorischen Insuffizienz (ARI)

Zwei Formen der akuten respiratorischen Insuffizienz (ARI) sind zu unterscheiden: die hypoxämische und die hyperkapnische ARI.

14.2.1 Hypoxämische ARI

Bei der hypoxämischen ARI kommt es aufgrund unterschiedlicher Pathomechanismen zu einer Verlängerung der Diffusionsstrecke an der alveolokapillaren Membran sowie zu einem Auswaschen bzw. einer Dysfunktion des *intrinsic factor*, konsekutiv zur Erhöhung der Wandspannung und zum Kollaps von Alveolen mit Atelektasenbildung. Aufgrund der deutlich geringeren Diffusionsleitfähigkeit von Sauerstoff im

https://doi.org/10.1515/9783110597516-014

Vergleich zu CO_2 ergibt sich eine verminderte O_2-Aufnahme und folglich eine Hypoxämie als Leitwert (erniedrigter paO_2-Wert). Die Verlängerung der Diffusionsstrecke und die Atelektasenbildung bedingen eine Hypoxämie, welche wiederum zu gesteigertem Atemantrieb und vermehrter Atemarbeit führt. Beispielhaft und für die Notfallmedizin von hoher Relevanz ist hier das kardiale Lungenödem zu nennen.

Als weitere mögliche Ursache einer hypoxämischen ARI gilt ein Mismatch des Ventilations-Perfusions-Verhältnisses der Lunge. So kann es zum Beispiel bei einer Lungenarterienembolie zur Hypoxämie kommen, wenn größere Lungenabschnitte belüftet, aber nicht mehr durchblutet werden (Vergrößerung des funktionellen Totraums). Gleiches gilt bei vorhandener Durchblutung, aber fehlender Belüftung mit intrapulmonalem Rechts-links-Shunt (z. B. bei Vorhandensein von Atelektasen). Im zuletzt genannten Fall wirkt die hypoxische pulmonale Vasokonstriktion (Euler-Liljestrand-Mechanismus) diesem Mismatch entgegen.

14.2.1.1 Kardiales Lungenödem

Beim kardialen Lungenödem kommt es durch Erhöhung des pulmonalvenösen Drucks – u. a. auf dem Boden einer Linksherzinsuffizienz – zum Übertritt von intravasaler Flüssigkeit in das Interstitium und später auch in den Intraalveolarraum (hydrostatisches Lungenödem).

14.2.2 Hyperkapnische ARI

Die hyperkapnische akute respiratorische Insuffizienz ist Ausdruck einer Erschöpfung der Atemmuskelpumpe mit alveolärer Hypoventilation und dem Leitwert Hyperkapnie (erhöhter pCO_2-Wert im Blut). Eine Hypoxämie kann sekundär auftreten. Neben der chronisch obstruktiven Lungenerkrankung (COPD) und dem Lungenemphysem können u. a. auch neuromuskuläre oder thorakorestriktive Grunderkrankungen ursächlich sein. Bei vermehrter Atemarbeit (z. B. durch Infektion, AECOPD) überschreitet die muskuläre Belastung die muskuläre Kapazität, und es kann zu einer Dekompensation von chronischen, zuvor kompensierten Ventilationsstörungen kommen.

14.2.2.1 AECOPD

Bei der akuten Exazerbation einer COPD (AECOPD) resultiert die vermehrte Atemarbeit aus einem erhöhten Atemwegswiderstand (Kollaps der kleinen Atemwege), einer vermehrten Volumenarbeit (verminderte Dehnbarkeit bei „Überblähung" der Lunge) und der Notwendigkeit der Überwindung des sogenannten intrinsischen PEEP in der Frühphase der Inspiration. Der intrinsische PEEP entsteht durch einen erhöhten endexspiratorischen Alveolardruck durch frühzeitigen Kollaps der kleinen Atemwege und folglich eine nicht komplett beendete Exspirationsphase. Genannte

Faktoren bedingen eine erhöhte mechanische (volumenbewegende) und isometrische Atemarbeit.

14.3 Wirkung der NIV bei ARI

14.3.1 Wirkung bei hypoxämischer ARI

Die spezifische Wirkung der NIV beruht auf einer Wiedereröffnung und dem Offenhalten von dys- oder atelektatischen Lungenabschnitten durch die Applikation eines dauerhaften positiven Atemwegsdrucks sowie einer inspiratorischen Druckunterstützung. Hierdurch nehmen der transpulmonale Druck (Differenz zwischen intraalveolärem und intrapleuralem Druck) und konsekutiv die funktionelle Residualkapazität (FRC) sowie die Dehnbarkeit (Compliance) der Lunge zu. Als Folge hiervon vergrößert sich die Gasaustauschfläche, und der Rechts-links-Shunt (durchblutete, aber nicht belüftete Lungenabschnitte) wird verringert. Beides wirkt entgegen der Hypoxämie und bedingt eine Verminderung der hypoxämischen Vasokonstriktion in der Lungenstrombahn und somit eine Verminderung der hierdurch bedingten akuten Druckbelastung des rechten Herzens. Kommt es jedoch durch Applikation von PEEP und inspiratorischer Druckunterstützung zu einem Überblähen der Lunge mit zu starker Vergrößerung der FRC, kann es wiederum zu einer Verminderung der Compliance mit erschwerter Ventilation und Abnahme der Tidalvolumina kommen. Als vereinfachte Metapher kann man sich das Aufblasen eines Luftballons vor Augen führen. Ist dieser komplett entleert (Atelektase), bedarf es zu Beginn hoher Drücke, um ihn mit Luft zu füllen (Rekrutierung). Nimmt das Volumen zu (Steigerung der funktionellen Residualkapazität), lässt er sich einfacher füllen (Zunahme der Compliance). Wird ein gewisses Volumen überschritten (dynamische Überblähung), nimmt die Compliance wieder ab, und es bedarf erneut höherer Beatmungsdrücke, um den Ballon noch weiter zu füllen.

14.3.2 Wirkung bei hyperkapnischer ARI

Die spezifische Wirkung der NIV bei hyperkapnischer ARI, z. B. aufgrund einer AE-COPD, beinhaltet die Antagonisierung des intrinsischen PEEP. Durch die Bereitstellung einer maschinellen Druckunterstützung wird außerdem die notwendige diaphragmale Atemarbeit zum Erreichen eines ausreichenden Tidalvolumens vermindert. Die verbesserte Ventilation und Abnahme der Atemfrequenz wirken entgegen der dynamischen Überblähung der Lunge (Verlängerung der Exspirationsphase; Verhinderung des frühzeitigen Kollapses der kleinen Atemwege), und die Dehnbarkeit (Compliance) der Lunge nimmt zu. Analog hierzu bedingt die Applikation von PEEP und einer Druckunterstützung auch bei anderen Ursachen einer hyperkapnischen

ARI (neuromuskuläre oder thorakorestriktive Ventilationsstörungen) eine Verbesserung der alveolären Ventilation und eine Reduktion der Atemarbeit.

14.3.3 Wirkung auf die Hämodynamik

Eine weiterer, nicht zu unterschätzender Wirkmechanismus der nichtinvasiven Beatmung betrifft die Hämodynamik. Durch die Applikation eines dauerhaften positiven Atemwegsdrucks kommt es zu einer Erhöhung des intrathorakalen Drucks. Dieser wirkt sich auf die großen intrathorakalen Gefäße aus. Der Druckunterschied zwischen intra- und extrathorakalen Anteilen der Gefäße nimmt zu und bedingt eine Nachlastsenkung des linken Ventrikels. Durch die Steigerung des intraalveolären Drucks unter NIV kommt es zu einer Reduktion des pulmonalvenösen Drucks und folglich zu einer Vorlastsenkung des linken Ventrikels.

Im Hinblick auf den rechten Ventrikel ergibt sich durch die intrathorakale Drucksteigerung ebenfalls eine Vorlastsenkung, die Nachlast nimmt zu (Steigerung des pulmonalarteriellen Drucks durch Erhöhung des intraalveolären Drucks). Die negativen Effekte dieser Nachlaststeigerung werden jedoch durch Abnahme der hypoxischen pulmonalen Vasokonstriktion in der Lungenstrombahn sowie durch die verbesserte linksventrikuläre Funktion unter NIV relativiert.

14.4 Indikationen und Kontraindikationen der NIV

Die spezifischen Indikationen zur Behandlung mittels nichtinvasiver Beatmung ergeben sich aus klinischen und paraklinischen Parametern im Rahmen der akuten Erkrankung. Die Therapiealgorithmen der häufigsten und in der Notfallmedizin relevantesten Ursachen der hyperkapnischen und hypoxämischen akuten respiratorischen Insuffizienz sind Abb. 14.1 und Abb. 14.2 zu entnehmen.

Patient mit hyperkapnischer ARI

ph < 7,35 → ja → Kontraindikationen gegen NIV → ja → DNI-Order → ja → Spontanatmung Pharmakotherapie O_2

ph < 7,35 → nein → Spontanatmung Pharmakotherapie O_2

Kontraindikationen gegen NIV → nein → NIV → akute und nachhaltige Besserung → ja → Weaning von NIV

DNI-Order → nein → Intubation und invasive Beatmung → Extubation, Weaning mit Hilfe von NIV → Spontanatmung

nein (zurück zu Kontraindikationen gegen NIV)

Spontanatmung Pharmakotherapie O_2 → Besserung → ja

Besserung → nein → Palliation, Fortsetzung der Pharmakotherapie O_2

ggf. NIV als außerklinische Beatmung

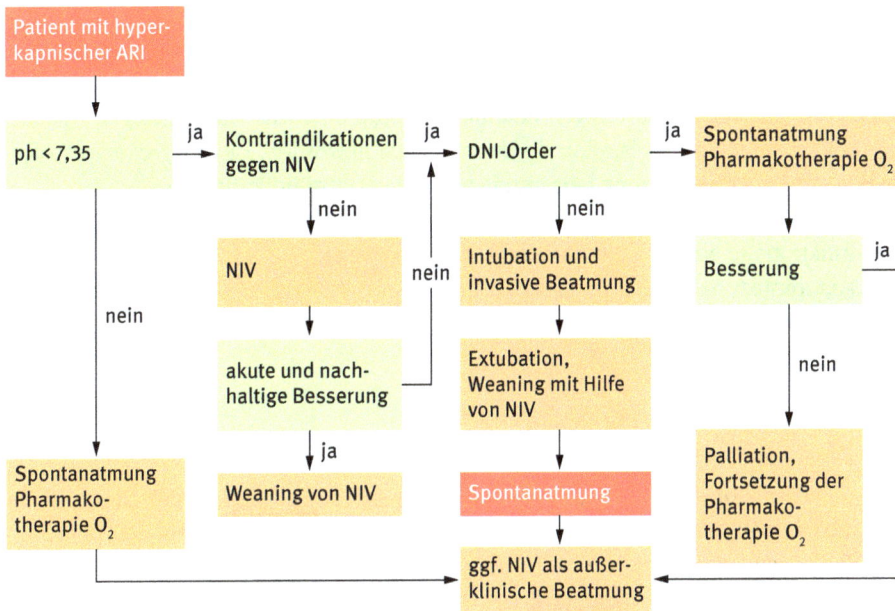

Abb. 14.1: Algorithmus für NIV als Therapie der hyperkapnischen ARI. DNI: Do not intubate (Patientenverfügung, nicht zu intubieren)

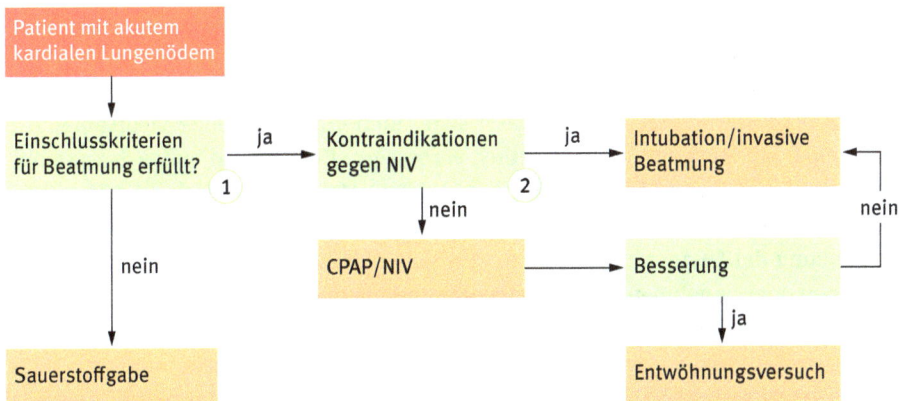

Patient mit akutem kardialen Lungenödem

Einschlusskriterien für Beatmung erfüllt? 1 → ja → Kontraindikationen gegen NIV 2 → ja → Intubation/invasive Beatmung

Einschlusskriterien für Beatmung erfüllt? → nein → Sauerstoffgabe

Kontraindikationen gegen NIV → nein → CPAP/NIV → Besserung → ja → Entwöhnungsversuch

Besserung → nein → Intubation/invasive Beatmung

Abb. 14.2: Algorithmus für CPAP/NIV als Therapie des akuten kardialen Lungenödems. 1. AF > 25/min und SaO_2 < 95 % trotz O_2-Gabe. 2. Hämodynamisch/rhythmologisch instabil oder keine ausreichende Kooperation.

14.4.1 Absolute Kontraindikationen

Durch die stetige technische Weiterentwicklung und zunehmende flächendeckende Erfahrung mit der nichtinvasiven Beatmungstherapie ist eine Ausweitung der Therapie auf schwerere Manifestation der ARI möglich geworden. Dennoch existieren folgende auf Expertenmeinung basierende absolute Kontraindikationen:
– fehlende Spontanatmung,
– funktionelle oder fixierte Verlegung der Atemwege,
– gastrointestinale Blutung oder Ileus,
– nicht hyperkapniebedingtes Koma.

14.4.2 Relative Kontraindikationen

Die relativen Kontraindikationen umfassen Umstände, die sich unter Optimierung der medikamentösen und maschinellen Therapie sowie bei ausreichenden personellen Ressourcen und Expertise ggf. beheben lassen. So ist der Versuch einer NIV-Therapie bei hyperkapniebedingtem Koma und/oder schwerer respiratorischer Azidose (pH-Wert < 7,1) unter einer engmaschigen Kontrolle des klinischen Bildes und der Blutgasanalyse in manchen Fällen gerechtfertigt. Sollte sich jedoch nach kurzer Zeit (maximal 1–2 h) keine Besserung ergeben, ist die rasche Deklarierung als NIV-Versagen und die Einleitung einer invasiven Beatmung nötig, da die Fortführung einer insuffizienten NIV mit einer erhöhten Mortalität einhergeht. Zurückliegende gastrointestinale Operationen sind aufgrund der Möglichkeit einer Überblähung des oberen GI-Traktes unter NIV (u. a. Gefahr der Aspiration) ebenfalls als relative Kontraindikation zu berücksichtigen. Agitation lässt sich durch eine sedierende medikamentöse Therapie (z. B. Morphin) häufig deutlich verbessern. Eine eigenständige Sekretmobilisierung durch Husten ist unter NIV anzustreben. Meist bessert sich die hämodynamische Situation unter der Therapie (s. Kap. 14.3). Dennoch ist bei deutlicher Einschränkung der Sekreteliminierung trotz eventueller Bronchoskopie bei einer persistierenden oder zunehmenden hämodynamischen Instabilität unter Therapie oder bei nicht zu behebenden Interface-Problemen eine Atemwegssicherung durch endotracheale Intubation und invasive Beatmung notwendig. Die Entscheidung hierzu sollte immer individuell anhand klinischer und paraklinischer Parameter sowie anhand der Patienteneigenschaften und Prognose getroffen werden.

14.5 Erfolgskriterien und Prädiktoren des NIV-Versagens

Die Beurteilung des Erfolgs oder Misserfolgs der NIV und die Einteilung der Patienten in Responder und Non-Responder beruht auf klinischen und paraklinischen Parametern und kann meist innerhalb der ersten ein bis zwei Stunden nach Therapie-

beginn erfolgen. Auf hohem Niveau evidenzbasierte Kriterien existieren nicht, so dass die folgenden Kriterien hauptsächlich auf Expertenmeinungen basieren:
– Abnahme von Dyspnoe,
– Verbesserung der Vigilanz,
– Abnahme der Atemfrequenz,
– Verbesserung der Ventilation (pCO_2-Abnahme),
– Anstieg des pH-Wertes,
– Verbesserung der Oxygenierung,
– Abnahme der Herzfrequenz.

Erneut ist großer Wert auf die klinische Einschätzung zu legen. Bei sich bessernden klinischen Parametern ist eine moderate stabile respiratorische Azidose ggf. länger als 2 Stunden zu tolerieren.

Statistisch gesehen sind niedrige pH-Werte (< 7,25) vor Beginn und nach 1- bis 2-stündiger Dauer der NIV, der APACHE II Score (> 29 Punkte), die Glasgow Coma Scale (< 11 Punkte) sowie der Nachweis gramnegativer Erreger im Tracheobronchialsekret prädiktiv für ein Versagen der nichtinvasiven Beatmung. Ebenso nehmen Komorbiditäten sowie Alter und mentaler Status des Patienten Einfluss auf den Erfolg bzw. Misserfolg der NIV. Leider lassen diese Parameter im individuellen Fall keine ausreichend präzise Vorhersage zu, so dass das Hauptaugenmerk vor allem auf den klinischen und paraklinischen Kriterien eines NIV-Versagens (fehlende Besserung bzw. Verschlechterung der oben genannten Parameter) liegen muss. Dies gilt sowohl für die Frühphase als auch für die nächsten ca. 8 Tage, da ein NIV-Spätversagen mit erneuter hyperkapnischer ARI und hoher Letalität möglich ist.

14.6 Anwendung der NIV bei anderen Formen der hyperkapnischen ARI

Analog zur AECOPD kann NIV auch in der Akuttherapie des schweren Asthmas eingesetzt werden. Eine weitere Indikation ergibt sich bei hyperkapnischer ARI als Komplikation einer chronischen ventilatorischen Insuffizienz (z. B. neuromuskuläre oder thorakorestriktive Erkrankungen).

14.7 Anwendung der NIV bei anderen Formen der hypoxämischen ARI

Während beim kardial bedingten Lungenödem die Anwendung der CPAP-Behandlung bzw. nichtinvasiven Beatmung (bei Hyperkapnie mit einem $pCO_2 \geq 50$ mmHg) neben der leitliniengerechten kardiologischen Therapie etabliert ist und häufig zeitnah beendet werden kann, ist die NIV bei anderen Formen der hypoxämischen ARI hinsichtlich des Therapieerfolges differenzierter zu bewerten. Vor dem Hintergrund der unter NIV angestrebten Rekrutierung von Lungenarealen mit Vergrößerung der funktionellen Residualkapazität, Verbesserung der Compliance und letztlich Verbesserung der Oxygenierung sowie Verminderung der Atemarbeit bestehen hohe Anforderungen an die Dichtigkeit des verwendeten Interfaces. Bereits kurze Phasen einer Unterbrechung des positiven Atemwegsdrucks können erneut zur Atelektasenbildung (Derecruitment) und Verschlechterung der genannten Parameter führen. Dies ist insbesondere bei längerer Anwendung der Therapie zu beachten, da Essen, Trinken, Kommunikation und Körperpflege häufig Therapiepausen nötig machen und bei längerer Therapiedauer Druckstellen bzw. Ulzerationen insbesondere am Nasenrücken auftreten können. Dennoch ist der Versuch einer NIV bei spezifischen Krankheitsbildern anzustreben. In jedem Fall sind eine engmaschige Therapiekontrolle und die Einleitung einer invasiven Beatmung bei Verschlechterung der klinischen bzw. paraklinischen Parameter und/oder Auftreten von Kontraindikationen essenziell.

Eine alternative Behandlung bei hypoxämischer ARI ohne Hyperkapnie stellt die High-Flow-Sauerstofftherapie über ein nasales Interface dar. In einer im Jahr 2015 veröffentlichten Studie zeigte sich für diese Patienten zwar kein signifikanter Unterschied in der Intubationsrate, jedoch eine signifikant geringere Sterblichkeit nach 90 Tagen im Vergleich zur nichtinvasiven Beatmung oder der alleinigen Sauerstoffapplikation [6].

Ein weiteres Argument für eine nasale High-Flow-Sauerstofftherapie bei dieser Patientengruppe ist die Vermeidung von beatmungsinduzierten Lungenschäden, welche analog zur invasiven Beatmung insbesondere bei ARDS zu Komplikationen führen können.

Auch die genannten Komplikationen einer lang andauernden Applikation einer Mund-Nasen-Maske lassen sich durch das nasale Interface reduzieren. Mittels Befeuchtung und Erwärmung des applizierten Luft-Sauerstoff-Gemischs wird die Austrocknung der Schleimhaut der oberen Atemwege reduziert.

14.7.1 Immunsupprimierte Patienten

Bei immunsupprimierten Patienten (z. B. AIDS mit Pneumocystis-jirovecii-Pneumonie, hämatologische Grunderkrankungen, solide Tumoren, Immunsuppression nach Transplantation) ist, soweit möglich, in der Akutphase die NIV bzw. High-Flow-Sauerstofftherapie als primäre Therapie zu präferieren. Hintergrund sind die mit der invasiven Beatmung assoziierten infektbedingten Komplikationen bei dieser Patientengruppe.

14.7.2 Schwere ambulant erworbene Pneumonie

Bei schweren Formen einer ambulant erworbenen Pneumonie (sCAP) bei Patienten mit COPD ist ein Therapieversuch mit NIV gerechtfertigt. Eindeutige Empfehlungen für Patienten mit schwerer CAP ohne COPD sind nicht möglich, NIV bzw. High-Flow-Sauerstofftherapie kann nach Abwägung im individuellen Fall aber versucht werden. Anhand der seit Erscheinen der Leitlinie erhobenen Daten gilt dies insbesondere für Patienten mit hypoxämischer ARI bei akuter Herzinsuffizienz und CAP. Die Einleitung einer invasiven Beatmung bei gegebener Indikation darf jedoch in keinem Fall verzögert werden.

14.7.3 Trauma und Verbrennung

Die Anwendung von NIV bei Trauma- oder Verbrennungspatienten, welche trotz suffizienter Analgesie und Sauerstoffinsufflation eine Hypoxämie aufweisen, kann versucht werden. Eine generelle Empfehlung kann aufgrund der vorliegenden heterogenen Datenlage jedoch nicht gegeben werden.

14.7.4 Lungenfibrose

Bei Patienten mit Lungenfibrose kann die nichtinvasive Beatmung im Akutsetting ausnahmsweise angewendet werden, bis im weiteren Verlauf die Entscheidung hinsichtlich des Therapiekonzeptes (alleinige Symptomkontrolle vs. kausale Therapie im Sinne einer Transplantation) getroffen wird. Wird eine Transplantation angestrebt, ist ein Bridging mittels NIV bis zur Transplantation vor dem Hintergrund der Vermeidung nosokomialer Infektionen als Folge einer invasiven Beatmung in Erwägung zu ziehen.

Analog zu anderen spezifischen Formen der hypoxämischen ARI ist bei diesen Patienten die nasale High-Flow-Sauerstofftherapie gegenüber der nichtinvasiven Beatmung zu bevorzugen, solange keine Hyperkapnie besteht (s. Abschnitt 14.7).

14.7.5 ARDS

Die Anwendung von NIV bzw. High-Flow-Sauerstofftherapie beim ARDS ist nur bei milden Formen und ausreichender Expertise in spezialisierten Zentren zu erwägen. Bei schwereren Formen besteht die Limitation vor allem aufgrund der notwendigen kontinuierlichen Applikation hoher Beatmungsdrücke, welche unter NIV bzw. High-Flow-Sauerstofftherapie meist nicht zu realisieren sind.

14.8 NIV versus invasive Beatmung

14.8.1 Präoxygenierung

Unter NIV lassen sich im Vergleich zu alleiniger Sauerstoffinsufflation ein höherer Sauerstoffpartialdruck und eine höhere Sauerstoffsättigung erreichen, so dass eine Präoxygenierung mittels NIV bei Patienten mit ARI möglich ist. Auch die direkte Einleitung einer invasiven Beatmung bei NIV-Versagen im Rahmen der Behandlung einer hyperkapnischen oder hypoxämischen ARI ist möglich.

14.8.2 Vergleich der invasiven Beatmung mit NIV

Berücksichtigt man die erwünschte Applikation eines positiven Atemwegsdrucks als einziges Kriterium, besteht im Prinzip kein Unterschied zwischen invasiver und nichtinvasiver Beatmung. Allerdings gibt es im Rahmen der Versorgung akut kritisch kranker Patienten klare Indikationen für eine invasive Beatmung. Hier sind neben den genannten absoluten Kontraindikationen der NIV insbesondere schwere Störungen der Vigilanz mit Gefahr der Aspiration zu nennen. Die Domäne der nichtinvasiven Beatmung ist das Versagen der Atemmuskelpumpe mit hyperkapnischer ARI. In diesen Fällen lassen sich die Intubation und invasive Beatmung und damit – insbesondere bei längerer Beatmungsdauer – assoziierte mögliche Komplikationen wie ventilatorassoziierte Pneumonie mit hoher Letalität oder Sedierung mit *ICU-acquired weakness* (um nur zwei zu nennen) häufig vermeiden. In der Behandlung von Patienten mit hypoxämischer ARI ist die Effektivität der NIV häufig limitiert. Ein Grund hierfür ist, dass die notwendige kontinuierliche Applikation eines hohen transpulmonalen Drucks mittels NIV nicht immer zu realisieren ist. Bei Unterbrechungen der Beatmung im Rahmen der hypoxämischen ARI kommt es rasch zum Derecruitment mit Atelektasenbildung und Verschlechterung der Hypoxämie. Somit ist z. B. bei Patienten mit schwerer Ausprägung eines ARDS die invasive Beatmung überlegen (s. Abschnitt 14.7).

14.9 Praktisches Vorgehen

14.9.1 Allgemeines

Die nichtinvasive Beatmung bei Patienten mit akuter respiratorischer Insuffizienz erfolgt in der Akutphase in den meisten Fällen mittels Mund-Nasen-Maske als Interface und einer assistierten Spontanatmung. Abhängig von der Pathophysiologie wird ein kontinuierlicher positiver Atemwegsdruck (CPAP) unterschiedlicher Höhe appliziert. Der Patient triggert selbstständig die Inspiration und erhält eine festgelegte Druckunterstützung im Sinne einer assistierten Spontanatmung (ASB). Die Festlegung einer Backup-Frequenz (kontrollierte Beatmungshübe bei Brady- oder Apnoe) ist obligat. Eine alleinige CPAP-Therapie ist möglich (z. B. beim kardialen Lungenödem mit einem $pCO_2 < 50$ mmHg). Die nichtinvasive Beatmung wird allerdings durch die Anwendung unterschiedlicher Druckniveaus in der In- und Exspiration definiert.

Gegen eine kontrollierte Beatmung mit vorgegebener Frequenz und Dauer der Beatmungshübe spricht die im Falle einer ARI häufig vorhandene ausgeprägte Dys- und Tachypnoe, wodurch es den Patienten in den meisten Fällen nicht möglich ist, sich in die Beatmung „fallen zu lassen". Im Gegenteil kann es zu einer Desynchronisierung der Atemanstrengungen des Patienten mit den vorgegebenen Einstellungen des Beatmungsgerätes kommen. Hierdurch besteht die Gefahr einer nochmals erhöhten Atemarbeit und einer weiteren Verschlechterung der respiratorischen Situation.

Bei Patienten allerdings, welche bereits an eine NIV gewöhnt sind (z. B. häusliche NIV-Therapie), oder bei tiefer sedierten Patienten ist im Rahmen einer Exazerbation der Grunderkrankung die Fortführung einer kontrollierten Beatmung (ggf. mit Adaptation der vorbestehenden Beatmungseinstellungen) im innerklinischen Setting häufig möglich.

14.9.2 Interfaces

Es gibt eine Vielzahl verschiedener Interfaces für die NIV. Im Rahmen der Akutbehandlung (z. B. in der Notaufnahme) kommt in den meisten Fällen eine Mund-Nasen-Maske zum Einsatz. Hierdurch lässt sich eine möglichst kontinuierliche Druckapplikation realisieren. Ist eine längere Fortführung der NIV-Therapie notwendig (z. B. auf der Intensivstation), kann zwischen verschiedenen Interfaces gewechselt werden (z. B. Vollgesichtsmaske, Beatmungshelm). Hierdurch lassen sich im besten Falle bei gleichbleibender Effektivität der Komfort für den Patienten verbessern und Komplikationen wie Druckulcera (z. B. am Nasenrücken) vermeiden.

14.9.3 Einsatzort

Abhängig von der Erfahrung der Behandler kann eine NIV bereits präklinisch, im Rahmen der Versorgung in der Notaufnahme, auf IMC oder klassischerweise auf der Intensivstation erfolgen. Es zeigte sich, dass ein früher Therapiebeginn positive Auswirkungen auf das Outcome hat. Ein wichtiger zu berücksichtigender Aspekt ist die Tatsache, dass insbesondere in der Adaptationsphase der NIV beim akut kritisch kranken Patienten ausreichende personelle Kapazitäten notwendig sind, um die bestmögliche Behandlung zu garantieren. Dies ist in der individualisierten präklinischen Rettungsmedizin meist gut möglich, in einer möglicherweise überfüllten Notaufnahme mit anderen akut behandlungsbedürftigen Patienten jedoch zeitlich nur begrenzt möglich. Daher ist nach Adaptation der Therapie und Notwendigkeit einer Fortführung meist die weitere Versorgung auf einer IMC oder Intensivstation anzustreben.

14.9.4 Adaptationsphase

Die Therapie sollte in halbsitzender Position durchgeführt werden. Der Patient sollte, soweit möglich, über die Notwendigkeit und den Ablauf der Therapie aufgeklärt werden. Zunächst wird geprüft, ob ein Problem im Bereich der oberen Atemwege vorliegt. Fremdkörper wie z. B. lockere Zahnprothesen müssen insbesondere bei eingeschränkter Vigilanz entfernt werden, um einer späteren Dislokation in die Atemwege vorzubeugen. Zunächst wird die geeignete Größe des Interfaces (meist eine Mund-Nasen-Maske) ausgewählt, und es kann in der Gewöhnungsphase zunächst locker aufgesetzt werden, je nach Therapietoleranz und Behandlererfahrung ohne oder mit initialer Verbindung zum Beatmungsgerät. Alternativ kann sich der Patient die Maske zunächst auch selbstständig vor Mund und Nase halten. Später erfolgt die Befestigung mittels Kopfgeschirr. Hierbei sollte neben der Dichtigkeit insbesondere auch auf den Patientenkomfort geachtet werden. Größere Leckagen gefährden den Behandlungserfolg (Desynchronisierung) und sollten durch Optimierung der Maskengröße und -position sowie der Festigkeit der Fixierung unbedingt vermieden werden.

14.9.5 Beatmungsparameter

Bei der hyperkapnischen akuten respiratorischen Insuffizienz (z. B. AECOPD) ist auf eine ausreichende inspiratorische Druckunterstützung (Spitzendrücke 15–25 cmH$_2$O) und eine rasche Druckanstiegszeit zu achten, um die Atemarbeit des Patienten zu reduzieren und eine ausreichende Ventilation zu gewährleisten. In der Adaptationsphase kann die inspiratorische Druckunterstützung auch sukzessive gesteigert werden, um die Therapietoleranz nicht zu gefährden. Der in diesen Fällen vorhandene hohe intrinsische PEEP sowie die dynamische Hyperinflation (relative Überblähung der Lunge) sind bedingt durch die nicht vollständig beendete Exspirationsphase. Der intrinsische PEEP muss in der Frühphase der Inspiration zunächst überwunden werden und wird durch CPAP-Applikation antagonisiert. Die Kombination aus den genannten Beatmungseinstellungen mit einer eventuellen medikamentösen atemmodulierenden Therapie hat die Senkung der Atemfrequenz und -arbeit zur Folge. Hierdurch wird eine weitere dynamische Hyperinflation verhindert, die Überblähung nimmt ab, und die Tidalvolumina nehmen zu.

Bei der hypoxämischen ARI sollte man sich bei der Einstellung der Beatmungsparameter an der Einstellung bei invasiver Beatmung orientieren. Abhängig vom Grad der Hypoxämie und von den Patienteneigenschaften (z. B. extrathorakale Restriktion bei Adipositas) ist die Einstellung des PEEP zu wählen. Bei nicht ausreichenden Tidalvolumina und begleitender Hyperkapnie ist ein entsprechender Unterstützungsdruck zu wählen. Allerdings lässt sich die Applikation hoher Beatmungsdrücke über eine längere Dauer durch NIV meist nicht realisieren.

14.9.6 Monitoring

Unter Therapie sollte es zu einer Besserung der klinischen und paraklinischen Parameter kommen. Als Mindestanforderung des Monitorings sind die klinische Einschätzung der Atemarbeit, Hämodynamik und Vigilanz sowie eine nichtinvasive Blutdruckmessung, Messung von Herz- und Atemfrequenz und SpO_2 sowie regelmäßige Blutgasanalysen zu nennen. Anhand dieser Parameter werden die Beatmungseinstellungen (CPAP, ASB, Druckanstiegszeit, Backup-Frequenz, FIO_2) adaptiert. Bei kurzer Therapiedauer (z. B. rasch regredientes hypertensives Lungenödem) können venöse BGAs ausreichend sein. Bei Fortführung der Therapie auf einer Intensivstation oder Vorhandensein anderer Indikationen (z. B. Katecholamintherapie) ist meist die Anlage einer arteriellen Blutdrucküberwachung (u. a. zur regelmäßigen BGA-Kontrolle) sinnvoll. In jedem Fall ist zu Beginn der Therapie die Anwesenheit von erfahrenem ärztlichem bzw. pflegerischem Personal notwendig.

14.9.7 Sedierung

Gefährden starke Agitation des Patienten und/oder eine Desynchronisierung bei hohem Atemantrieb den Erfolg der NIV-Therapie, ist neben verbaler Beruhigung in vielen Fällen eine medikamentöse Sedierung notwendig. Als klassische Substanz nutzt man Morphin (5–10 mg i. v.). Gelegentlich kommen auch andere Opioide oder kurzwirksame Tranquilizer zum Einsatz. In jedem Fall ist trotz Sedierung auf den Erhalt der Kooperationsfähigkeit des Patienten zu achten (RASS-Score 0 bis -1 oder Ramsey-Score 2).

Genderaspekt: Bei Männern ist die Prävalenz der häufigsten zur akuten respiratorischen Insuffizienz führenden Erkrankungen (COPD, akute Herzinsuffizienz) höher als bei Frauen. Ansonsten lässt sich aus der Literatur kein genderspezifischer Unterschied in der Behandlung mittels nichtinvasiver Beatmung ableiten.

14.10 Fallvignette

Ein 67-jähriger Patient wird aufgrund einer hypoxämischen akuten respiratorischen Insuffizienz in Begleitung des Notarztes mit dem Rettungsdienst in die Notaufnahme eingeliefert. Der Patient berichtet über seit einem Tag langsam progrediente Luftnot mit akuter Verschlechterung am Abend der Einlieferung. Begleitend bestünden ein thorakales Engegefühl ohne Ausstrahlung sowie wiederholte Palpitationen mit begleitendem Schwindelgefühl. Fieber oder Husten seien nicht aufgetreten.

An relevanten Vorerkrankungen bestehen eine terminale Niereninsuffizienz auf dem Boden einer diabetischen Nephropathie bei IDDM II sowie eine mittels 4-fach antihypertensiver medikamentöser Therapie behandelte arterielle Hypertonie. Außerdem besteht bei dem Patienten eine COPD GOLD II. Die letzte Dialysebehandlung liegt 2 Tage zurück.

Bei Eintreffen des Notarztes zeigt sich ein agitierter Patient mit ausgeprägter Dys- und Tachypnoe sowie einer Hypoxämie mit einer SpO_2 von 72 %. Der Blutdruck beträgt 210/100 mmHg in der nichtinvasiven Messung am gegenüberliegenden Arm des Dialyse-Shunts. Die Herzfrequenz zeigt sich schwankend mit Phasen einer absoluten Arrhythmie bei Vorhofflimmern (nicht vorbeschrieben) mit wechselnd tachykarder und bradykarder Überleitung. Es zeigen sich ein inkompletter Linksschenkelblock sowie überhöhte T-Wellen, signifikante ST-Strecken-Hebungen liegen nicht vor. Die präklinische Therapie besteht aus der Gabe von Urapidil (kumulativ 50 mg), MSI (kumulativ 6 mg) und Furosemid (40 mg). Bei Einlieferung erhält der Patient 12 l/min O_2 über eine Reservoirmaske.

Der Patient wird in den internistischen Schockraum übernommen. Die O_2-Therapie wird zunächst fortgeführt, hierunter liegt die SpO_2 bei 92 %. Es besteht weiterhin eine erhöhte Atemfrequenz (32/min), die Herzfrequenz liegt bei 130/min, der Blutdruck beträgt 180/100 mmHg. In der venösen Blutgasanalyse zeigt sich eine kombinierte respiratorische und metabolische Azidose mit einem pH-Wert von 7,1, einem pCO_2 von 64 mmHg und einem Bikarbonat-Wert von 16 mmol/l. Außerdem fällt eine ausgeprägte Hyperkaliämie (7 mmol/l) auf. Bei Vorhofflimmern mit wechselnd bradykarder und tachykarder Überleitung sowie überhöhten T-Wellen im 12-Kanal-EKG erfolgt die Gabe von 10 ml Calciumgluconat 10 %ig sowie 100 ml einer 8,4 %igen Natriumbicarbonat-Lösung, außerdem eine inhalative Therapie mit SABA (Salbutamol). Hierunter zeigen sich metabolische Azidose, die Arrhythmie sowie die Hyperkaliämie regredient. Aufgrund der persistierenden akuten primär hypoxämischen und sekundär hyperkapnischen respiratorischen Insuffizienz wird eine nichtinvasive Beatmung (CPAP-ASB) begonnen. Die initialen Einstellungen sind ein PEEP von 5 mbar sowie ein Unterstützungsdruck von 10 mbar bei einer FIO_2 von 1. Der Patient hält sich die Maske zunächst selbst vor Mund und Nase. Nach einer kurzen Eingewöhnungszeit und der weiteren fraktionierten Gabe von 4 mg MSI kann die Maske fixiert werden. Der PEEP wird schrittweise auf 8 mbar und der Unterstützungsdruck auf 15 mbar erhöht. Hierunter liegen die Tidalvolumina um 500–600 ml, die Hyperkapnie ist im Verlauf komplett regredient, die FIO_2 kann bis auf 0,4 reduziert werden. Bei zeitnaher Verlegung auf die Intensivstation zur notfallmäßigen Dialysebehandlung liegt die Atemfrequenz bei 20/min, die SpO_2 bei 97 %, die Herzfrequenz bei 100/min (Vorhofflimmern) und der Blutdruck bei 160/90 mmHg. Nach Hämodialyse mit Volumenentzug kann die nichtinvasive Beatmung beendet werden, der Patient erhält 2 l/min O_2 über Nasenbrille, bei Normokaliämie kommt es zur Konversion in einen normofrequenten Sinusrhythmus, und die Behandlung kann auf Normalstation fortgeführt werden.

Fazit: Durch Einsatz der nichtinvasiven Beatmung in der Notaufnahme konnte eine überbrückende Stabilisierung bei akuter primär hypoxämischer, sekundär hyperkapnischer respiratorischer Insuffizienz erreicht werden. Neben der genannten medikamentösen Therapie konnten durch Einsatz der nichtinvasiven Beatmung eine Intubation und invasive Beatmung mit längerem Aufenthalt auf der Intensivstation mit allen möglichen Komplikationen vermieden werden. Der Aufenthalt auf der Intensivstation war in diesem Fall nur unwesentlich länger als die Dauer der Hämodialyse als definitive Therapie.

Literatur

[1]   Westhoff M et al. Nicht-invasive Beatmung als Therapie der akuten respiratorischen Insuffizienz. Pneumologie. 2015;69: 719–756.

[2]   British Thoracic Society Standards of Care Committee. Non-invasive ventilation in acute respiratory failure. Thorax. 2002;57:192–211.

[3]   Windisch W, Walterspacher S, Siemon K et al. Guidelines for non-invasive and invasive mechanical ventilation for treatment of chronic respiratory failure. Published by the German Society for Pneumology (DGP). Pneumologie. 2010;64: 640–652.

[4]   American Thoracic Society, European Respiratory Society, European Society of Intensive Care Medicine et al. International Consensus Conferences in Intensive Care Medicine: noninvasive positive pressure ventilation in acute respiratory failure. Am J Respir Crit Care Med. 2001;163: 283–291.

[5]   Keenan SP, Sinuff T, Burns KE et al. Clinical practice guidelines for the use of noninvasive positive-pressure ventilation and noninvasive continuous positive airway pressure in the acute care setting. CMAJ. 2011;183(3):E195-214. doi: 10.1503/cmaj.100071.

[6]   Frat JP, Thille AW, Mercat A, Girault C, Ragot S et al. High-flow oxygen through nasal cannula in acute hypoxemic respiratory failure. N Engl J Med. 2015; 372:2185–2196. doi: 10.1056/ NEJMoa1503326.

15 Invasives Monitoring (Rechtsherzkatheter, PICCO, arterieller Zugang, zentraler Venenkatheter)

Sebastian Wolfrum

15.1 Fallvignette

Ein 57-jähriger Patient wird unter nichtinvasiver Beatmung bei Lungenödem im Rahmen eines Vorderwand-ST-Streckenelevations-Myokardinfarktes ins Krankenhaus eingewiesen und umgehend ins Herzkatheterlabor transferiert. Der Patient ist tachypnoeisch unter CPAP-Therapie, kaltschweißig, weist ein blasses Hautkolorit auf, und seine Haut ist an den Unterschenkeln bis zu den Knien marmoriert. Die Herzfrequenz beträgt 110/min, der Blutdruck liegt in der nichtinvasiven Messung bei 115/60 mmHg. In der Blutgasanalyse wird ein Laktat von 8 mmol/l auffällig. Es erfolgt die Linksherzkatheteruntersuchung mit Rekanalisation und Stenting der proximalen LAD. Die postinterventionelle Überwachung findet auf der Intensivstation statt. Direkt bei Aufnahme dort zeigt sich echokardiografisch die linksventrikuläre Funktion bei ausgeprägter Vorderwandakinesie noch eingeschränkt, Vitien liegen nicht vor. Radiologisch zeigt sich ein ausgeprägtes Lungenödem. Der Blutdruck beträgt 110/65 mmHg, die Herzfrequenz liegt bei 105/min. Es erfolgt die Anlage eines arteriellen Zugangs in die A. radialis sin. und die eines zentralen Venenkatheters (ZVK) in die V. subclavia sin. sowie die Applikation von Dobutamin über den ZVK. Die hämodynamischen Parameter bleiben zunächst unverändert, das Laktat sinkt innerhalb von 2 Stunden auf 5 mmol/l. Über den Dauerkatheter entleert sich nach Gabe von 40 mg Furosemid i. v. reichlich klarer Urin. Bei starker Unruhe des Patienten erfolgt zunächst die Gabe von Sedativa, dann die Entscheidung zur endotrachealen Intubation bei fehlender Maskentoleranz und fortbestehender Tachypnoe um 35/min und Hypoxämie (art. pO_2 von 55 mmHg bei einem FiO_2 von 0,8). Hierunter kommt es zu einem deutlichen Blutdruckabfall und zur kontinuierlichen Gabe von Noradrenalin. Nach 24 Stunden ist die Beatmungssituation deutlich gebessert, radiologisch ist das Lungenödem rückläufig, das Noradrenalin und das Dobutamin sind nahezu ausgeschlichen. Das Laktat liegt bei 2,5 mmol/l. Das Weaning wird eingeleitet. Nach mittlerweile 30 Stunden wird der Patient tachypnoeisch, erneut tachykard und der Blutdruck fällt erneut ab. Das Laktat steigt auf 4 mmol/l. Echokardiografisch ist die Vorderwandakinesie deutlich rückläufig bei global leicht reduzierter LV-Funktion. Im erweiterten hämodynamischen Monitoring zeigen sich ein hochnormales Cardiac Output, niedrige systemische Widerstände und eine hohe Schlagvolumenvariabilität. Es erfolgen ein Wechsel des Therapieregimes auf eine Positivbilanz mit dem Zielparameter einer normalen Schlagvolumenvariabilität und die Gabe von Noradrenalin mit dem Ziel niedrig normaler systemischer Widerstände. Es wird bei Fehlen eines Infektionsfokus die Diagnose eines *Systemic Inflammatory Response Syndrome* nach

https://doi.org/10.1515/9783110597516-015

infarktbedingtem kardiogenem Schock gestellt. Innerhalb der nächsten 72 Stunden normalisiert sich die hämodynamische Situation wieder, und der Patient wird erfolgreich geweant, extubiert und ist nach 96 Stunden katecholaminfrei.

15.2 Schock als Indikation für erweitertes hämodynamisches Monitoring

Bei Patienten mit hämodynamischer Instabilität wird häufig zusätzlich zum Standardmonitoring von Herzfrequenz, Pulsoxymetrie und Blutdruck ein erweitertes hämodynamisches Monitoring eingesetzt. Hierbei liegt das Hauptaugenmerk bei hämodynamischer Instabilität bei vielen Ärzten auf dem Abfall des Blutdrucks und dem Versuch der Normalisierung.

Der Schock ist definiert als akutes lebensbedrohliches generalisiertes Syndrom mit akutem Herzkreislaufversagen und inadäquater Sauerstoffversorgung des Körpers (s. Kap. 2.2). Hierbei ist von besonderer Bedeutung, dass ein Schock schon vorliegen kann, wenngleich der Blutdruck durch interne Kompensationsmechanismen noch nicht abgefallen ist. Das Syndrom des Schocks erkennt man primär an der klinischen Präsentation mit in der Regel blasser, marmorierter, kaltschweißiger Haut, Auftreten einer kognitiven Dysfunktion durch zerebrale Minderperfusion, Oligurie, Tachykardie, Tachypnoe und (evtl. erst später) Blutdruckabfall. Eine Ausnahme kann hier der septische Schock mit warmer geröteter Haut sein.

Merke: Der Schock ist ein klinisches Syndrom und kann auch bei Normotension vorliegen.

Ein wesentlicher laborchemischer diagnostischer Parameter ist das erhöht zu messende Laktat als Ausdruck der Sauerstoffschuld. Geringe gemischtvenöse oder zentralvenöse Sauerstoffsättigungen werden ebenfalls im Schock gemessen, bedürfen aber der Anlage eines Pulmonalis- bzw. zentralvenösen Katheters und sind für die Initialdiagnostik des Schocks nicht zwingend notwendig. Während repetitive Laktatmessungen als Feedback der Therapiesteuerung geeignet erscheinen, gibt es bei repetitiven Messungen der gemischtvenösen oder zentralvenösen Sauerstoffsättigungen uneinheitliche Ergebnisse.

Prinzipiell sollte bei jedem Patienten mit Schock oder hämodynamischer Instabilität am Anfang die Frage stehen, welche pathophysiologischen Ursachen infrage kommen, und dann, ob ein erweitertes hämodynamisches Monitoring bei der zu behandelnden Schockform für die Diagnostik oder für die Therapiesteuerung notwendig ist.

Merke: Für die initiale Diagnostik des Schocks ist ein invasives Monitoring sekundär. Wichtiger ist eine umgehende bettseitige bildgebende Diagnostik mit Ultraschall/Echokardiografie.

15.3 Hypovolämischer Schock

Beim hypovolämischen Schock mit der Sonderform des hämorrhagischen Schocks ist wie bei vielen Erkrankungen die Anamnese von großer Bedeutung. Als schnelles Diagnostikum zur Detektion des Volumenmangels ist die Sonografie der Vena cava inferior geeignet zur groben Abschätzung des Flüssigkeitsstatus. Prinzipiell ist bei dieser Schockform kein erweitertes hämodynamisches Monitoring notwendig. In der Regel wird eine invasive kontinuierliche arterielle Blutdruckmessung angewendet, um rasche Veränderungen des Blutdrucks frühzeitig zu detektieren. Großvolumige, meist periphere Venenverweilkanülen werden zur Volumensubstitution genutzt, ein zentraler Venenkatheter bietet sich an, wenn Katecholamine zur Kreislaufunterstützung genutzt werden, um eine kontinuierliche Verabreichung zu garantieren. Sollte trotz behobener Ursache der Schock persistieren, sollte die vermutete Schockform reevaluiert werden und auch an einen Wechsel der Schockform in einen distributiven Schock gedacht werden.

Merke: Bei Patienten mit Notwendigkeit der Katecholamintherapie ist die Anlage eines zentralen Venenverweilkatheters zur Gewährleistung der kontinuierlichen Medikamentenapplikation notwendig.

15.4 Obstruktiver Schock

Auch der obstruktive Schock, gekennzeichnet durch eine intra- oder extrakardiale mechanische Obstruktion der Herzfüllung, bedarf einer konsequenten und schnellen Diagnostik, nicht jedoch primär eines erweiterten hämodynamischen Monitorings. Auch hier gilt gerade bei prolongiertem Verlauf bis zur Therapie, dass ein Wechsel der Schockform in einen distributiven Schock erfolgen kann.

15.5 Kardiogener Schock

Beim kardiogenen Schock ist in der Frühphase zu klären, ob es sich um eine akut dekompensierte chronische Herzinsuffizienz handelt oder um die Erstmanifestation einer Kardiomyopathie, welche einer konservativen Therapie gegebenenfalls mit erweitertem hämodynamischem Monitoring bedarf. Der infarktbedingte kardiogene Schock bedarf zunächst einer umgehenden Revaskularisationstherapie. Der kardiogene Schock durch Vitien – seien es die dekompensierte Aortenklappenstenose, die hochgradige Mitralklappeninsuffizienz oder hämodynamisch bedeutsame Shunts – ist in der Regel einer prolongierten medikamentösen Therapie nicht zugänglich, und diese Patienten bedürfen einer operativen bzw. interventionellen Therapie. Für die Diagnostik eignen sich die umgehende Echokardiografie und die großzügige Indikation zur Links- bzw. Rechtsherzkatheteruntersuchung. Nicht selten verwandelt sich der kardiogene Schock durch das Entstehen einer systemischen Inflammationsreaktion in eine distributive Schockform mit erhöhtem Volumenbedarf, Abfall der systemischen Widerstände und Anstieg des primär deutlich eingeschränkten Cardiac Output. Hier besteht die Herausforderung im frühen Erkennen von Änderungen des Volumenstatus, des Cardiac Output und der systemischen Widerstände. In solchen Situationen kann ein erweitertes hämodynamisches Monitoring sinnvoll sein.

> **Merke:** Bei Nichtansprechen auf die Therapie oder erneuter Verschlechterung von Patienten im Schock ist das erweiterte Monitoring mit Bestimmung des Volumenstatus, des Herzzeitvolumens und der systemischen Widerstände sinnvoll.

15.6 Distributiver Schock

Der häufige distributive Schock, wie z. B. der septische Schock, bewirkt primär einen absoluten und relativen Volumenmangel mit Abfall der systemischen Widerstände und bedarf aus hämodynamischer Sicht einer Volumengabe sowie einer vasokonstriktiven Therapie. Wegen einer begleitenden Einschränkung des Cardiac Output z. B. durch eine septische Kardiomyopathie kann auch bei dieser Schockform ein erweitertes hämodynamisches Monitoring nützlich sein.

15.7 Methoden des hämodynamischen Monitorings

Generell gilt, dass nicht jeder Schockpatient ein erweitertes hämodynamisches Monitoring braucht. Eine rasche Diagnostik der Schockformen und wenn notwendig ein rascher Ausgleich eines Volumendefizits, kombiniert mit der Therapie behebbarer Ursachen, sollten die hämodynamische Situation des Patienten rasch verbessern und ein erweitertes hämodynamisches Monitorings unnötig machen. Bei Nichtansprechen auf eine adäquate Initialtherapie sollte ein erweitertes hämodynamisches Monitoring jedoch in Betracht gezogen werden.

Die Möglichkeiten des hämodynamischen Monitoring haben sich den letzten 20 Jahren deutlich erweitert, und weniger invasive Möglichkeiten als der klassische pulmonalarterielle Katheter haben sich weitgehend etabliert. Im Vergleich zum pulmonalarteriellen Katheter bieten einige minimalinvasive Technologien statisch volumetrische Parameter, die mit der Vorlast und dem intrathorakalen Blutvolumen korrelieren, und dynamische Parameter mit Korrelation zum intravasalen Flüssigkeitsstatus wie die Schlagvolumenvariabilität (SVV) oder *pulse pressure variation* (PPV).

Der klassische Rechtsherzkatheter (Einschwemmkatheter, Swan-Ganz-Katheter) misst über die Thermodilutionsmethode das Herzzeitvolumen, gibt gleichzeitig Auskunft über rechtsventrikuläre bzw. pulmonalarterielle Druckwerte und gibt zusätzlich über den pulmonalkapillären Verschlussdruck (PCWP) Hinweise über den enddiastolischen linksventrikulären Druck. Rechnerisch werden dann die systemischen und pulmonalen Widerstände bestimmt. Die Steuerung der Volumentherapie erfolgt hierbei über die Bewertung des PCWP, die begleitende Katecholamintherapie hat das Ziel, nach Ausgleich der Volumensubstitution durch Betamimetika das Herzzeitvolumen zu erhöhen und durch Gabe von Vasokonstriktiva die systemischen Widerstände auf niedrig normale Werte anzuheben. Bei der Thermodilutionsmethode ist eine Trikuspidalklappeninsuffizienz als Fehlerquelle zu nennen, beim PCWP interferiert der intrinsische und extrinsische PEEP mit der Messmethode.

Transpulmonale Thermodilutionstechniken, wie sie die PiCCO-Technologie (Pulvision Medical Systems, Germany) und EV 1.000/Volume View Technology (Edwards Life Science, USA) nutzen, haben den Charme einer kontinuierlichen Messwertanzeige nach initialer Kalibrierung. Durch eine Pulskonturanalyse wird das Schlagvolumen von Schlag zu Schlag berechnet und angezeigt. Der optimale Zeitpunkt der Rekalibrierung ist krankheitsabhängig und kann bei Patienten im septischen Schock unter Vasopressortherapie eine Stunde betragen. Der Messfühler liegt hier in einem speziellen Katheter, der in einer peripheren Arterie platziert wird. In der Regel korrelieren Schlagvolumen und Cardiac Output gut mit den Messwerten, die durch den pulmonalarteriellen Katheter erhoben werden. Zusätzlich bieten diese modernen Techniken Auskünfte über volumetrische Parameter wie das globalenddiastolische Volumen oder das intrathorakale Blutvolumen, Organfunktionsparameter wie das extravasale Lungenwasser und den pulmonalvaskulären Permeabilitätsindex. Die letzten beiden Parameter haben bei Patienten im septischen Schock mit ARDS und kardiogenem pulmonalem Ödem in Studien wichtige Hinweise in Richtung einer korrekten Flüssigkeitstherapie erbracht.

Insgesamt ist der Evidenzgrad zum Nutzen des Einsatzes von Methoden zum hämodynamischen Monitoring jedoch hinsichtlich des Endpunktes Krankenhausmortalität niedrig. Die meisten Empfehlungen, z. B. die der European Society of Intensive Care Medicine, beruhen auf kleinen Fallkontrollstudien oder Expertenmeinungen.

Literatur

[1]   Vincent JV, De Backer D. Circulatory Shock. N Engl J Med. 2013;369:1726–1734.
[2]   Cecconi M, De Backer D, Antonelli M, Beale R, Bakker J et al. Consensus on circulatory shock and hemodynamic monitoring. Task Force of the European Society of Intensive Care Medicine. Intensive Care Med. 2014; 40(12): 1795–1815.
[3]   Werdan K, Ruß M, Buerke M, Delle-Karth G, Geppert A et al. Infarktbedingter kardiogener Schock – Diagnostik, Monitoring und Therapie [Cardiogenic shock due to myocardial infarction: diagnosis, monitoring and treatment: a German-Austrian S3 Guideline]. Dtsch Arztebl Int. 2012;109(19):343–51. doi: 10.3238/arztebl.2012.0343.

16 Perikarderguss

Henryk Dreger

16.1 Pathophysiologie und häufige Ursachen von Perikardergüssen

Der Perikardraum enthält physiologisch nur etwa 15–50 ml seröse Flüssigkeit. Vermehrte Flüssigkeitsbildung (z. B. als Folge entzündlicher Prozesse) oder verminderte Resorption (meist stauungsbedingt bei Herzinsuffizienz oder pulmonaler Hypertonie) können zur Ausbildung eines serösen Perikardergusses führen. Blutige Ergüsse sind überwiegend Folge iatrogener oder traumatischer Einblutungen in den Perikardraum oder paraneoplastischer Genese. Seltener finden sich Perikardempyeme bei bakterieller Perikarditis.

Hämodynamisch nicht relevante Perikardergüsse sind häufig asymptomatisch. Die Symptomatik wird hier dominiert durch die zugrundeliegende Erkrankung. In den Industrienationen sind etwa die Hälfte der Perikardergüsse Folge einer idiopathischen Perikarditis. Seltener sind paraneoplastische (10–25 %), infektiöse (15–30 %), iatrogene (15–20 %) und autoimmunologische Ergüsse (5–15 %). In den Entwicklungsländern stellen tuberkulöse Ergüsse die häufigste Ursache dar.

Mit zunehmender Größe des Ergusses kommt es durch die eingeschränkte Dehnbarkeit des Perikards zu einer Kompression des Herzens. Die Mehrzahl der Perikardergüsse ist zirkumferentiell und führt aufgrund der intrakardialen Druckverhältnisse primär zu einer Kompression des rechten Herzens. Seltener sind gekammerte Ergüsse, welche zu regionalen Funktionseinschränkungen führen können. Übersteigt der intraperikardiale Druck mit zunehmendem Erguss den intrakardialen Druck, resultiert eine Perikardtamponade mit venöser Einflussstauung und vermindertem Schlagvolumen – rechtsventrikulär durch die Kompression des rechten Herzens, linksventrikulär primär durch die verminderte Vorlast. Kompensatorisch kommt es meist zu einem Anstieg der Herzfrequenz, wobei eine fehlende Tachykardie insbesondere bei älteren Patienten einen relevanten Perikarderguss nicht sicher ausschließt. Folgen einer progredienten Perikardtamponade sind kardiogener Schock mit Multiorganversagen und letztlich pulsloser elektrischer Aktivität (PEA). Entscheidend für die hämodynamische Relevanz eines Perikardergusses ist dabei nicht allein die absolute Menge des Ergusses. Bei subakuten und chronisch-entzündlichen Prozessen wie Perikarditiden im Rahmen von Systemerkrankungen sowie paraneoplastischen und -infektiösen Perikardergüssen können sich über Tage und Wochen allmählich große Mengen exsudativen Ergusses bilden, die durch allmähliche Dehnung des Perikards lange asymptomatisch bleiben. Gleiches gilt für transsudative Ergüsse als Folge einer stauungsbedingten Resorptionsstörung. Akute Perikardergüsse, beispielsweise nach Thoraxtrauma, Aortendissektion oder iatrogenen Komplikationen, können dagegen bereits bei geringen Mengen (< 300 ml) in kurzer Zeit hämodynamische Relevanz entwickeln (Tab. 16.1). Neben den typischen Symptomen und Zei-

https://doi.org/10.1515/9783110597516-016

chen (Tab. 16.2) sind daher Genese und klinischer Kontext für die Beurteilung der Relevanz und der Dringlichkeit einer entlastenden Punktion entscheidend.

Tab. 16.1: Häufige Ursachen für Perikardergüsse, eingeteilt nach typischer Kinetik.

(Per-)akut	(Sub-)akut	Chronisch

– Penetrierende oder stumpfe Thoraxtraumata
– Aortendissektion
– Iatrogene Verletzungen, z. B.
  – Koronarperforationen bei Koronarinterventionen
  – Anulusrupturen bei Transkatheter-Aortenklappenimplantationen,
  – Myokardperforationen bei Ablationen, Schrittmacherimplantationen und strukturellen Interventionen,
  – nach mechanischer Reanimation
	– Idiopathische, virale oder bakterielle Perikarditis
	– Dressler-Syndrom (Autoimmunperikarditis nach Myokardschaden, z. B. postinfarziell oder nach herzchirurgischem Eingriff)
	– Thorakale Radiatio
	– Chemotherapie
	– Medikamentös (z. B. Hydralazin, Isoniazid, Methysergid, Phenytoin, Procain)
		– Rekurrente idiopathische Perikarditis
		– Tuberkulöse Perikarditis
		– Paraneoplastisch (v. a. Mamma- und Bronchial-Ca, Lymphome)
		– Inflammatorisch bei Systemerkrankungen
		– Urämie
		– Myxödem
		– Anorexie
		– Herzinsuffizienz
		– Amyloidose

Tab. 16.2: Symptome und Zeichen eines Perikardergusses.

Symptome	Zeichen

– Leistungsmangel
– Belastungsdyspnoe
– Lage- und atemabhängige retrosternale Thoraxschmerzen
– Seltener (durch Kompression benachbarter Organe):
  – Übelkeit
  – Dysphagie
  – Heiserkeit (N. laryngeus recurrens)
  – Schluckauf (N. phrenicus)
– Palpitationen
	– Einflussstauung
	– Leise Herztöne
	– Tachykardie
	– Pulsus paradoxus (inspiratorischer Abfall des systolischen Blutdrucks > 10 mmHg)
	– Hypotonie
	– Multiorganversagen (mit Oligurie als Frühzeichen)
	– Niedervoltage (max. Amplitude des QRS-Komplexes in den Extremitätenableitungen < 0,5 mV, in den Brustwandableitungen < 0,75 mV)
	– Alternierende EKG-Veränderungen durch wechselnde Herzlage im Perikard (*swinging heart*)

16.2 Diagnostik

Da sich bei Patienten mit einem Perikarderguss im Rahmen der körperlichen Untersuchung häufig nur unauffällige oder unspezifische Befunde erheben lassen, ist die Bildgebung bei der Diagnosestellung von besonderer Bedeutung. Eine Verbreiterung des Herzschattens ist im konventionellen Thoraxröntgen im Allgemeinen erst bei Ergüssen von mehr als 200–300 ml erkennbar und zudem unspezifisch. Wichtigste Modalität für die Diagnose und weitere Beurteilung ist daher die Echokardiografie (s. Kap. 16.3). Sie erlaubt den schnellen, kostengünstigen, strahlungsfreien und bettseitigen Nachweis bzw. Ausschluss eines relevanten Perikardergusses sowie eine Abschätzung des Ausmaßes und der hämodynamischen Relevanz (Tab. 16.3). Insbesondere bei unklaren Schockzuständen sowie bei Verdacht auf einen Perikarderguss mit potenziell rascher Progredienz (z. B. nach kardialen Interventionen) sollte sie niedrigschwellig durchgeführt bzw. angefordert werden. Bei schlechter Schallbarkeit kann eine ergänzende Schnittbilddiagnostik hilfreich sein. Vorteile der Computertomografie sind dabei die schnellere Verfügbarkeit sowie die Möglichkeit der Untersuchung von Patienten mit Implantaten, wobei sie hier besondere Bedeutung bei der Diagnose von Schrittmachersondenperforationen hat. Die kardiale Magnetresonanztomografie ist durch die fehlende Strahlenexposition besser für jüngere Patienten und Schwangere geeignet und kann zudem helfen, eine myokardiale Beteiligung bei Perimyokarditis zu identifizieren. Bei trotz bildgebender Diagnostik weiter unklarer Signifikanz des Ergusses kann in ausgewählten Fällen eine Herzkatheteruntersuchung Aufschluss über die hämodynamische Relevanz geben. Für Letztere sprechen ein diastolischer Druckangleich in allen Herzhöhlen (meist im Bereich von 15–30 mmHg) sowie ein inspiratorischer Druckanstieg im rechten bei gleichzeitigem Druckabfall im linken Herz als pathophysiologische Grundlage des Pulsus paradoxus.

Tab. 16.3: Echokardiografische Beurteilung von Ausmaß und hämodynamischer Relevanz eines Perikardergusses. Für die hämodynamische Relevanz ist die Kinetik der Entstehung bedeutender als die absolute Menge des Ergusses.

Ausmaß	Kennzeichen hämodynamischer Relevanz
Maximaler enddiastolischer Diameter: – < 10 mm: geringgradig – 10–20 mm: moderat – > 20 mm: schwer	– Enddiastolischer Kollaps des rechten Vorhofs – Frühdiastolischer Kollaps des rechten Ventrikels – Gegenläufige atemabhängige Veränderungen der rechts- und linksventrikulären Volumina – Erhöhte respiratorische Variabilität der transmitralen und -trikuspidalen Einstromgeschwindigkeiten (30 %ige inspiratorische Abnahme transmitral, 60 %ige exspiratorische Abnahme transtrikuspidal) sowie des PW-Doppler-Signals im linksventrikulären Ausflusstrakt – Dilatation der Vena cava inferior (> 21 mm) mit reduziertem inspiratorischem Kollaps

16.3 Fallvignette

Eine 39-jährige Patientin mit bekanntem multipel metastasiertem neuroendokrinem Karzinom des Thymus stellt sich in der Notaufnahme mit progredienter Dyspnoe vor. Im EKG findet sich eine Niedervoltage in den Brustwandableitungen als Hinweis auf einen Perikarderguss (siehe Abb. 16.1), welcher sich in der transthorakalen Echokardiografie bestätigt. In Abgrenzung zur Differenzialdiagnose eines Pleuraergusses zeigt sich der Perikarderguss (*) in der parasternalen langen Achse (Mitte links) zwischen linkem Herzen und der Aorta descendens (Ao). Im subkostalen Vierkammerblick (Mitte rechts) imponiert eine diastolische Kompression des rechten Vorhofs (RA) und Ventrikels (RV) als Hinweis auf eine hämodynamische Relevanz des Ergusses. Nach Perikardpunktion mit Entlastung von 600 ml serösen Ergusses zeigt sich in der Kontrollechokardiografie kein relevanter Resterguss (unten) (Abb. 16.1).

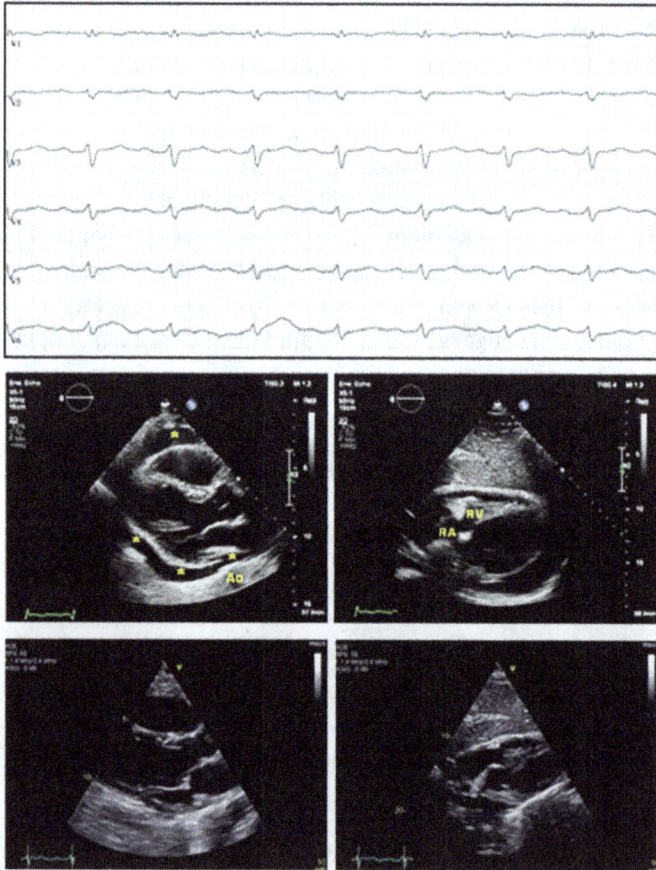

Abb. 16.1: EKG und Kontrollechokardiografie.

Die therapeutischen Maßnahmen bei Perikarderguss zielen bei stabilen Patienten primär auf die Behandlung der Grunderkrankung. Für eine ätiopathogenetische Zuordnung sollten im Rahmen der Labordiagnostik routinemäßig Entzündungs-, Schilddrüsen-, Leber- und Nierenfunktionsparameter sowie die kardialen Marker bestimmt werden. In Abhängigkeit von Anamnese und Klinik kann die Diagnostik um einen Interferon-Gamma-Test zum Ausschluss einer Tuberkulose (Reiseanamnese beachten), um die Bestimmung antinukleärer Antikörper (v. a. bei jungen Frauen mit Verdacht auf eine rheumatologische Grunderkrankung) sowie um Blutkulturen (obligat bei Patienten mit Fieber) ergänzt werden. Virale Perikarditiden gehören zu den häufigsten Ursachen eines Perikardergusses, dennoch wird aktuell aufgrund der fehlenden therapeutischen Konsequenz eine routinemäßige Virusserologie nicht empfohlen. Ausnahme ist der begründete Verdacht auf eine HIV- oder HCV-bedingte Perikarditis. Akute idiopathische Perikarditiden werden primär antiphlogistisch therapiert (Tab. 16.4). Kortikosteroide sind nicht Mittel der ersten Wahl und sollten nur bei Kontraindikationen oder fehlender Ansprache auf nichtsteroidale Antiphlogistika (NSAID) eingesetzt werden. Hintergrund ist der hohe Anteil viral bedingter Perikarditiden mit möglicher Viruspersistenz nach Gabe von Kortikosteroiden.

Tab. 16.4: Medikamentöse Therapie bei akuter Perikarditis. Im Rezidivfall ist eine prolongierte Gabe über mindestens 6 Monate empfohlen. Wichtig ist eine Beurteilung der Nierenfunktion. Bei längerer Anwendung sollte die Gabe eines Protonenpumpenhemmers erwogen werden.

Medikament	Dosierung	Dauer	Ausschleichen des Regimes
ASS	750–1.000 mg, alle 8 h	1–2 Wochen	Dosisreduktion um 250–500 mg alle 1–2 Wochen
Ibuprofen	600 mg, alle 8 h	1–2 Wochen	Dosisreduktion um 200–400 mg alle 1–2 Wochen
Colchicin	0,5 mg 1 × tgl. (< 70 kgKG) oder 2 × tgl. (> 70 kgKG)	3 Monate	Nicht notwendig

Nach dem Ausschluss anderer Ursachen für einen Perikarderguss spricht das Vorliegen von mindestens zwei der folgenden Kriterien für die Diagnose einer akuten Perikarditis:
1. stechende thorakale Schmerzen mit Besserung im Sitzen und beim Vorbeugen (> 85–90 % der Fälle),
2. Perikardreiben (kratzend-knarrendes Geräusch mit p. m. über dem linken Sternalrand, < 33 % der Fälle),
3. Perikarderguss (< 60 % der Fälle),
4. EKG-Veränderungen (< 60 % der Fälle).

Bei viraler Genese berichtet ein Teil der Patienten zusätzlich über vorausgegangene grippeähnliche oder gastrointestinale Beschwerden. Perikarditistypische EKG-Veränderungen bestehen in der Frühphase aus überregionalen, meist konkaven ST-Streckenhebungen (mit reziproken Senkungen in aVR und V_1) sowie PR-Streckensenkungen (Abb. 16.2). Nach Normalisierung der ST-Strecken zeigen sich in der Spätphase T-Negativierungen. Arrhythmien sind bei reiner Perikarditis ohne Beteiligung des Myokards selten. Da EKG-Veränderungen Ausdruck einer epikardialen Inflammation

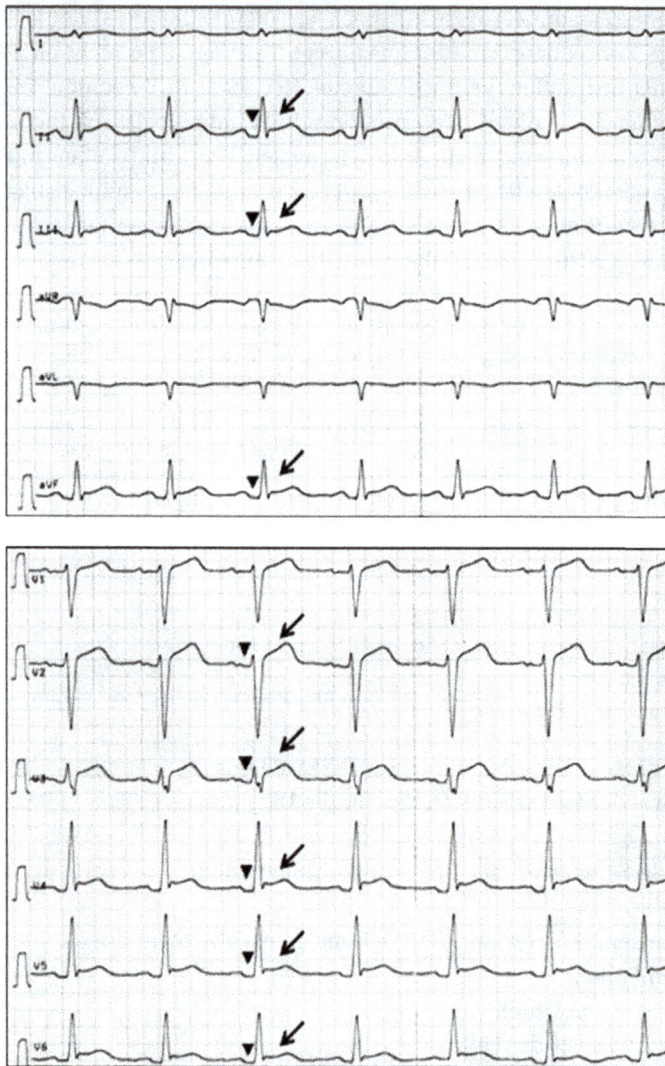

Abb. 16.2: EKG bei Perikarditis mit überregionalen PR-Streckensenkungen (Pfeilspitzen ►) und ST-Streckenhebungen (Pfeile →).

sind, können sie bei Perikardergüssen anderer Genese mit führender Entzündung des parietalen Perikards (z. B. bei Urämie) völlig fehlen. Aufgrund der ST-Strecken-veränderungen stellt der ST-Streckenhebungs-Myokardinfarkt in der Akutphase eine wichtige EKG-Differenzialdiagnose dar. Im Gegensatz zu den EKG-Veränderungen bei Perikarditis finden sich hier meist konvexe ST-Streckenhebungen im Bereich eines koronaren Versorgungsgebiets mit reziproken Senkungen in den gegenüberliegenden Ableitungen; PR-Senkungen fehlen.

Risikofaktoren, die für einen komplizierten Verlauf sprechen und daher eine stationäre Aufnahme indizieren, sind Fieber > 38°C, subakuter Verlauf, große Ergüsse und Hinweise auf hämodynamische Relevanz, Immunsuppression, orale Antikoagulation, fehlende Ansprache auf NSAID und Colchicin sowie erhöhte kardiale Marker.

Genderaspekt: Zwei Drittel der im Krankenhaus wegen einer akuten Perikarditis behandelten Patienten sind männlich. Zudem findet sich bei der Hälfte der männlichen Patienten eine Beteiligung des Myokards im Sinne einer Perimyokarditis, während dies nur bei etwa jeder vierten weiblichen Patientin beobachtet wird. Demgegenüber zeigt sich bei zwei Dritteln der betroffenen Frauen, aber nur bei weniger als der Hälfte der Männer ein Perikarderguss.
Bei Kollagenosen, insbesondere dem systemischen Lupus erythematodes und der systemischen Sklerose, ist eine perikardiale Beteiligung bei bis zu 60 % der betroffenen Patienten beschrieben. Daher sollte insbesondere bei jungen Frauen an eine rheumatologische Grunderkrankung als mögliche Ursache eines Perikardergusses gedacht und der Titer antinukleärer Antikörper im Serum bestimmt werden.
Bei bis zu 40 % aller Schwangeren findet sich im 3. Trimester ein meist asymptomatischer Perikarderguss. Im Falle einer behandlungsbedürftigen Perikarditis sollte nach der 20. Schwangerschaftswoche auf eine Behandlung mit ASS und nichtsteroidalen Antiphlogistika verzichtet werden, da diese zur Konstriktion des Ductus arteriosus führen können. Als Alternative empfehlen die Leitlinien der ESC die Gabe von Paracetamol und/oder 2,5–10 mg Prednisolon. Colchicin ist kontraindiziert während Schwangerschaft und Stillzeit [1]. Aufgrund einer möglichen Störung der Spermatogenese sollten auch Männer bis zu 6 Monate nach Absetzen von Colchicin keine Kinder zeugen.

16.4 Therapie

Eine absolute Indikation zur entlastenden Perikardpunktion ist bei hämodynamisch relevanten Ergüssen gegeben (Abb. 16.3). Bei Verdacht auf einen malignen Erguss oder eine bakterielle Perikarditis besteht eine relative Indikation zur Perikardpunktion zur ergänzenden zytologischen bzw. mikrobiologischen Diagnostik. Vor elektiver Punktion sollte eine Gerinnungskontrolle erfolgen, und gerinnungshemmende Substanzen sollten pausiert werden.

In seltenen Fällen kann bei instabilen Patienten im schweren kardiogenen Schock eine sofortige „blinde" Perikardpunktion notwendig sein. Hierfür sollte der Patient in leichter Oberkörperhochlagerung positioniert werden. Nach Hautdesinfektion erfolgt die Punktion ca. 1 cm links kaudal des kostoxiphoidalen Winkels. Hat die Eindringtiefe der Punktionsnadel den Rippenknorpel passiert, wird die Nadel in

V.a. Perikarderguss

Symptome	Zeichen	prädisponierende Faktoren
· Dyspnoe · Thoraxschmerzen	· Einflussstauung · vergrößerter Herzschatten im Röntgen-Thorax · Tachykardie · Pulsus paradoxus · Niedervoltage im EKG · Schock unklarer Genese	· rezente kardiale Intervention/OP · Z. n. thorakaler Radiatio · Thoraxtrauma · entzündliche Systemerkrankungen · aktives Malignom · Urämie · Hypothyreose

Dignosesicherung per Echokardiographie

ergänzende Diagnostik:
· EKG
· Röntgen-Thorax
· Labor (CRP, Blutbild, Schilddrüsen-, Leber- und Nierenfunktionsparameter, Troponin)
· bei schlechter Schallbarkeit ggf. Schnittbildgebung (MRT, CT)

Hinweise für hämodynamische Relevanz

Echokardiographie
· diastolischer Kollaps des rechten Herzens
· erhöhte respiratorische Variabilität der transmitralen und -trikuspidalen Dopplergeschwindigkeiten sowie des PW-Signals im linksventrikulären Ausflusstrakt
· Dilatation der V. cava inferior (> 21 mm) mit reduziertem inspiratorischen Kollaps

Klinik
· Hypotonie
· Tachykardie
· Oligurie
· rasche Genese

Perikardpunktion ← ja | nein → **Verlaufskontrollen** je nach Kinetik stündlich (perakute Fälle) bis täglich (akute Fälle) bis monatlich (chronische Fälle)

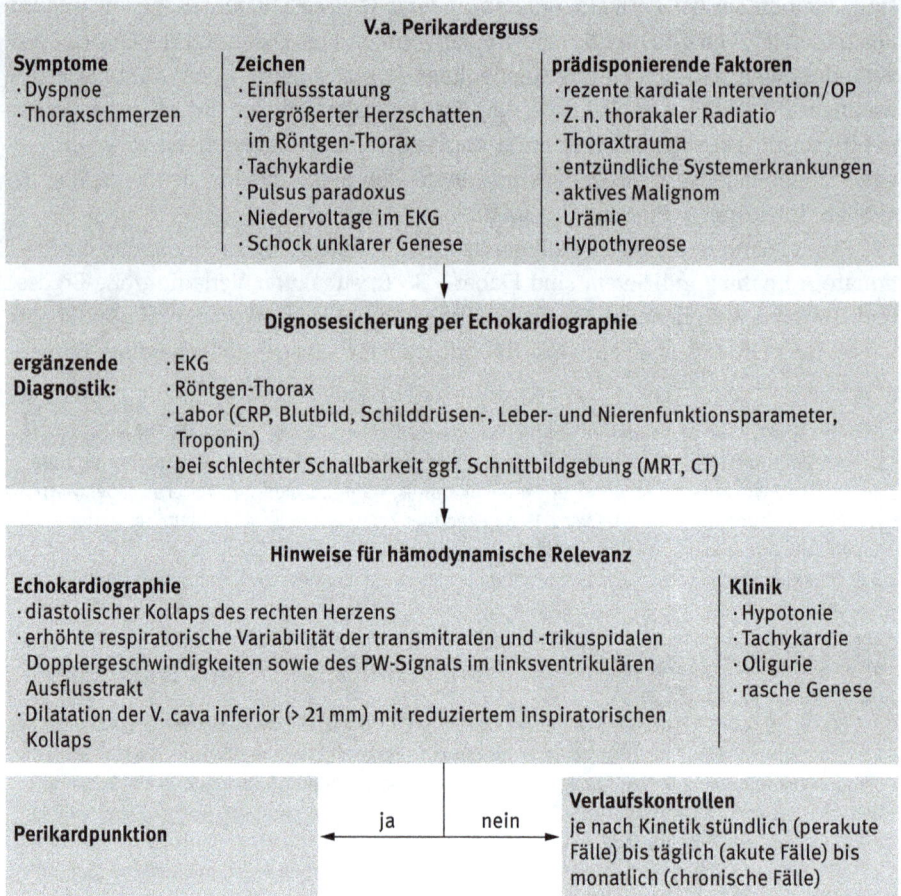

Abb. 16.3: Algorithmus zum Vorgehen bei Verdacht auf Perikarderguss.

flachem Winkel (15–30° zur Bauchdecke) weiter in Richtung der linken Schulter des Patienten vorgebracht. In allen anderen Fällen sollte vor Punktion echokardiografisch der Erguss parasternal, apikal und subxiphoidal dargestellt werden. Die Auswahl der geeigneten Punktionsstelle richtet sich nach der Lage des Ergusses und der angrenzenden Organe. Grundsätzlich sollte die Punktion nach Möglichkeit echokardiografisch und/oder fluoroskopisch kontrolliert durchgeführt werden.

Nach Hautdesinfektion und sterilem Abdecken mit einem Lochtuch erfolgt die Lokalanästhesie mit Infiltration der tieferen Gewebeschichten und des parietalen, schmerzhaften Perikards. Im Rahmen dessen kann zumeist bereits eine Probeaspiration des Ergusses durchgeführt werden. Auf eine tiefere Sedierung oder Intubation sollte verzichtet werden, da diese eine weitere hämodynamische Verschlechterung nach sich ziehen kann. Bei parasternalem Zugang wird sternumnah am Oberrand der (meist 5. oder 6.) Rippe senkrecht zur Thoraxwand punktiert. Weiter lateral steigt das Risiko einer Verletzung der A. thoracica interna. Eine apikale Punktion minimiert das Risiko für Verletzungen kaliberstarker Koronararterien oder einer Perforation des (hier wandstarken) Myokards, ist aber mit einer höheren Wahrscheinlichkeit eines Pneumothorax verbunden. Die Nadelführung erfolgt hier in Richtung der rechten Schulter. Der subxiphoidale Zugang ist mit einem geringeren Risiko für einen Pneumothorax assoziiert, dafür besteht die Möglichkeit einer akzidentellen Verletzung des linken Leberlappens, relevante Einblutungen in die Leber sind jedoch selten. Nach Punktion des Perikards sollte insbesondere bei hämorrhagischem Aspirat die korrekte Position der Punktionsnadel kontrolliert werden, um eine Myokardperforation auszuschließen. Aber auch bei serösem Punktat ist eine Fehllage nicht ausgeschlossen (z. B. in der Pleurahöhle bei begleitendem Pleuraerguss).

Durch Gabe eines röntgendichten Kontrastmittels bei fluoroskopisch gesteuerter Punktion (Abb. 16.4) bzw. agitierter Salzlösung bei ultraschallgestützter Punktion (Abb. 16.5) lässt sich die Lage im Perikardraum sicher bestätigen. Zudem ist insbesondere bei hämorrhagischen Ergüssen eine Blutgasanalyse mit Vergleich des Hämoglobingehalts im Punktat und im peripheren Blut hilfreich. Eine akzidentelle Perforation des Myokards mit der Punktionsnadel führt in der Regel nicht zu einer relevanten Einblutung in den Herzbeutel. In diesem Fall sollte aber zur Sicherheit die Drainage nicht unmittelbar nach Entlastung entfernt werden. Nach Einlage eines Drahts in Seldinger-Technik und Vordilatation des meist derben Perikards erfolgt anschließend die Einlage eines Drainage-Pigtail-Katheters. Bei akzidenteller Perforation des Myokards mit dem Dilatator oder Drainagekatheter sollte vor Entfernen des Katheters zunächst ein zweiter Drainagekatheter in den Perikardraum eingebracht wer-

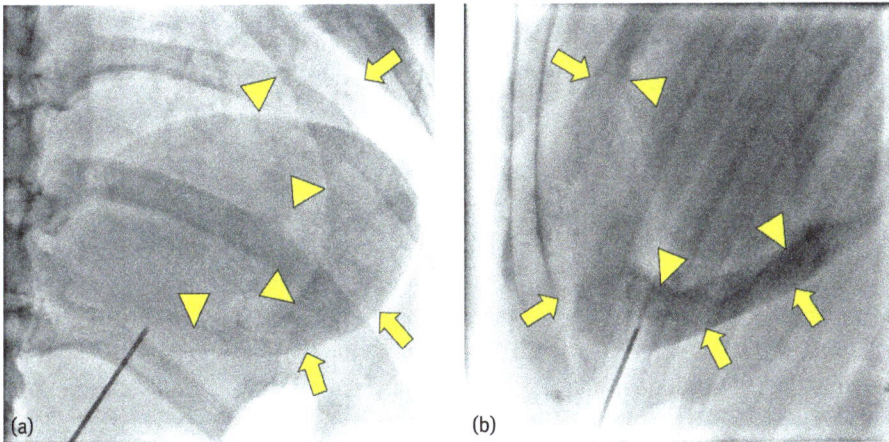

Abb. 16.4: Fluoroskopische Lagekontrolle der Punktionsnadel nach subxiphoidaler Perikardpunktion durch Injektion eines röntgendichten Kontrastmittels. Abgrenzbar sind Herzschatten (Pfeilspitzen ►) und parietales Perikard (Pfeile →) in posteroanteriorer (a) und seitlicher Projektion (b).

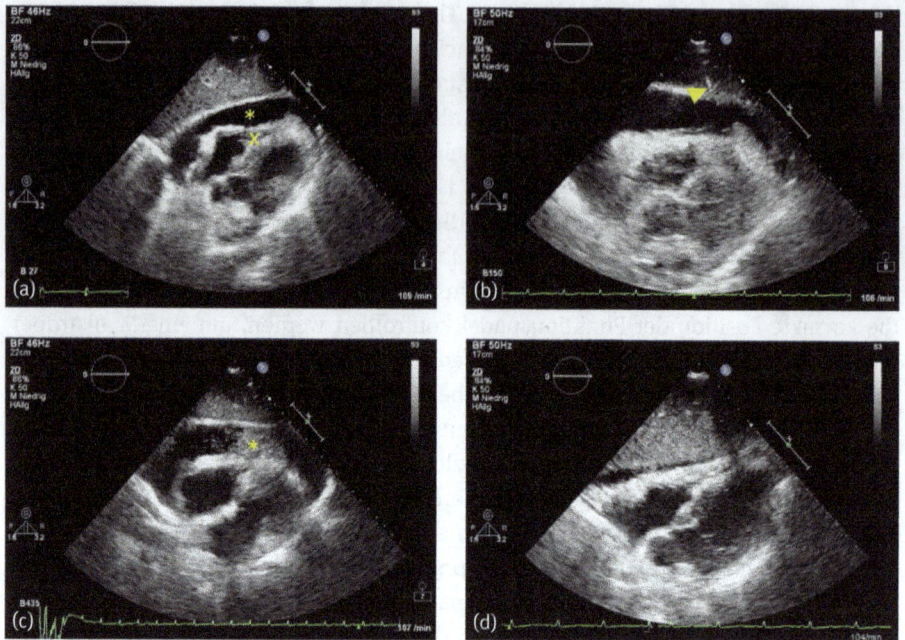

Abb. 16.5: Ultraschallgestützte Punktion eines Perikardergusses von subkostal. (a) In subkostaler Anlotung zeigt sich ein relevanter Erguss (*) mit enddiastolischer Kompression des rechten Ventrikels (x). (b) Vorführen der Punktionsnadel (▶) unter Sicht. (c) Lagekontrolle im Perikardraum mittels Injektion agitierter Salzlösung (*). (d) Ergebnis nach Entlastung von 600 ml Erguss.

den, um im Falle einer relevanten Einblutung unmittelbar entlasten (und ggf. retransfundieren) zu können. Das gewonnene Punktat wird zur ergänzenden Diagnostik laborchemisch (Protein, LDH, Zellzahl, Hämoglobin, bei hämorrhagischen Ergüssen Sauerstoffsättigung zur weiteren Eingrenzung der Blutungsquelle), zytologisch und mikrobiell (TB-PCR, anaerobe und aerobe Kulturen, bei therapeutischer Konsequenz ggf. auch PCR zum Virusnachweis, z. B. CMV bei immunsupprimierten Patienten) analysiert.

Nach Entlastung sollte bei akuten Ergüssen die Drainage für mindestens 24 Stunden belassen werden, bei chronischen Ergüssen und diagnostischen Punktionen kann der Pigtailkatheter unmittelbar nach Entlastung entfernt werden. Mögliche Komplikationen wie ein Pneumo- oder Hämatothorax oder eine sekundäre Einblutung ins Perikard durch eine Myokardperforation oder Verletzung einer Koronararterie sollten mittels Röntgenthorax und per Ultraschall ausgeschlossen werden. Dazu sollten unmittelbar postinterventionell und spätestens am Folgetag echokardiografische Verlaufskontrollen durchgeführt werden. Besteht keine Indikation zur intraperikardialen Medikamentenapplikation (z. B. Cisplatin bei malignen Ergüssen, Triamcinolon bei Urämie oder lymphozytären Ergüssen) sollte die Drainage entfernt werden, sobald die Fördermenge unter 100 ml pro 24 Stunden fällt.

Ist eine perkutane Entlastung anatomisch nicht möglich (z. B. bei gekammerten Ergüssen), steht alternativ die chirurgische Perikardiotomie zur Verfügung. Hierbei können zudem bei rezidivierenden Ergüssen Biopsien entnommen und das Perikard zur dauerhaften Drainage in die Pleurahöhle gefenstert werden.

Vorgehen bei der Perikardpunktion

1. **Indikationsstellung**
   - Therapeutisch bei hämodynamischer Relevanz
   - Diagnostisch bei V. a. maligne Genese oder bakterielle Perikarditis
2. **Bei elektiver Punktion Aufklärung sowie Gerinnungskontrolle und ggf. -optimierung**
3. **Echokardiografische Darstellung des Ergusses von parasternal, apikal und subkostal mit Auswahl der Punktionsstelle** (Abb. 16.6)
4. **Hautdesinfektion, Abdecken mit einem Lochtuch**
5. **Lokalanästhesie**
   - Mit Infiltration der tieferen Gewebeschichten und des parietalen, sensiblen Perikards
   - Ggf. Probeaspiration

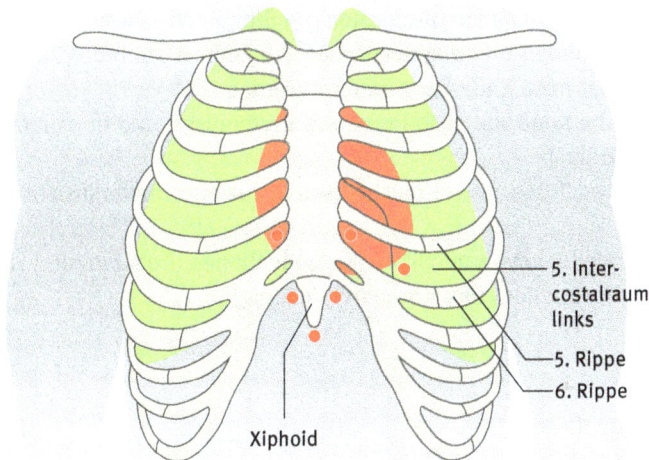

Abb. 16.6: Möglichst kurzer Weg zum Erguss mit geringem Risiko einer Verletzung umliegender Organe.

6. **Punktion**
   - Grundsätzlich unter Ultraschall- und/oder fluoroskopischer Kontrolle, nur im absoluten Notfall „blind" (Abb. 16.7, Abb. 16.8, Abb. 16.9)

7. **Lagekontrolle**
   - Bestätigung der Lage im Perikardraum durch Gabe eines röntgendichten Kontrastmittels bei fluoroskopisch gesteuerter Punktion (s. Abb. 16.3) bzw. agitierter Salzlösung bei ultraschallgestützter Punktion
   - Vor allem bei hämorrhagischem Erguss Blutgasanalyse mit Vergleich des Hämoglobingehalts im Punktat und im peripheren Blut zum Ausschluss einer intrakardialen Lage

8. **Einbringen einer Drainage**
   - Über J-Draht in Seldinger-Technik zunächst Vordilatation des Perikards, anschließend Einbringen eines Pigtail-Drainage-Katheters

9. **Entlastung des Ergusses**
   - Bei sehr großen Ergüssen nicht mehr als 1 l entlasten (Cave: Überdehnung des Herzmuskels)

10. **Analyse des Punktats**
    - Labor (Protein, LDH, Zellzahl, Hämoglobin, bei hämorrhagischen Ergüssen Sauerstoffsättigung zur weiteren Eingrenzung der Blutungsquelle)
    - Zytologie (maligne Zellen?)
    - Mikrobiologie (TB-PCR, aerobe und anaerobe Kulturen, bei therapeutischer Konsequenz ggf. auch PCR zum Virusnachweis, z. B. CMV bei immunsupprimierten Patienten)

11. **Postinterventionelle Nachsorge**
    - Bei akuten Ergüssen Drainage für mindestens 24 Stunden belassen
    - Bei chronischen Ergüssen und diagnostischen Punktionen kann der Pigtailkatheter unmittelbar nach Entlastung entfernt werden
    - Echokardiografische Kontrolle nach Punktion (Resterguss?) und im kurzfristigen Verlauf (Rezidiv?)
    - Fortgesetzte Überwachung (Cave: mechanisch induzierte Rhythmusstörungen)
    - Ausschluss bzw. Management möglicher Komplikationen (Pneumo- und Hämatothorax, Myokardperforation, Koronarverletzung)

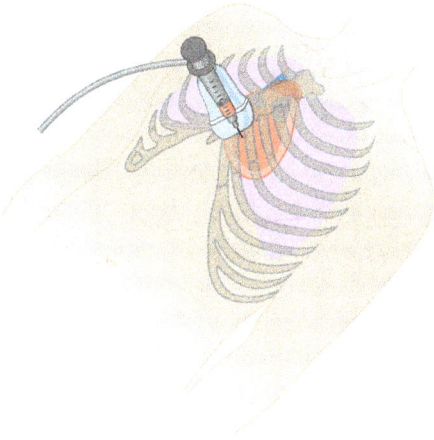

Abb. 16.7: Parasternale Punktion: Sternumnah am Oberrand der (meist 5. oder 6.) Rippe senkrecht zur Thoraxwand. Cave: Weiter lateral steigt das Risiko einer Verletzung der A. thoracica interna.

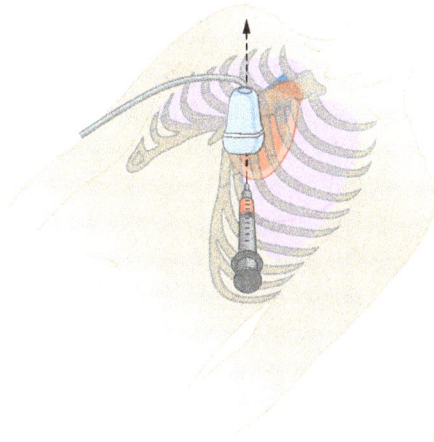

Abb. 16.8: Apikale Punktion: Oberrand der (meist 5. bis 7.) Rippe in Richtung der rechten Schulter, minimiert das Risiko für Verletzungen kaliberstarker Koronararterien oder einer Perforation des (hier wandstarken) Myokards. Cave: höheres Risiko Pneumothorax.

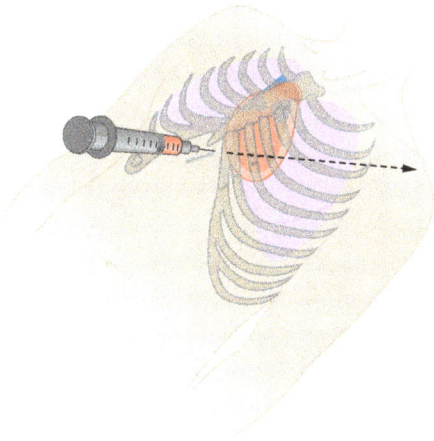

Abb. 16.9: Subxiphoidale Punktion: links kaudal des kostoxiphoidalen Winkels, nach Passage des Rippenknorpels im flachem Winkel (15–30° zur Bauchdecke) weiter in Richtung der linken Schulter. Cave: Verletzung der Oberbauchorgane (linker Leberlappen, Magen, Kolon).

Literatur

[1] Adler Y et al. 2015 ESC Guidelines for the diagnosis and management of pericardial diseases: The Task Force for the diagnosis and management of pericardial diseases of the European Society of Cardiology (ESC). Endorsed by: The European Association for Cardio-Thoracic Surgery (EACTS). European Heart Journal. 2015;36(42):2921–2964.

[2] Mayosi BM, Burgess LJ, Doubell AF. Tuberculous pericarditis. Circulation. 2005;112(23):3608–16.

[3] Laufer-Perl M, Havakuk O, Shacham Y, Steinvil A, Letourneau-Shesaf S et al. Sex-based differences in prevalence and clinical presentation among pericarditis and myopericarditis patients. American Journal of Emergency Medicine. 2017;35(2):201–205.

17 Notfallsonografie

Joseph Osterwalder, Beatrice Hoffmann

17.1 Zusammenfassung

Die kardiovaskuläre Point-of-Care-Sonografie ist zu einem integralen Teil der Notfallmedizin geworden. Als fokussierte, schnelle Multiorganuntersuchung bei Patienten im Schock, Kreislaufstillstand oder mit Brust-Bauch-Extremitäten-Schmerzen, Dyspnoe und als wichtige Komponente von klinischen Pfaden mit strukturierten Regeln ist sie unverzichtbar für ein effizientes Notfallmanagement. Die Basisanwendungen sind klar definiert und weitgehend anerkannt. Für die erweiterten, etwas komplizierteren Applikationen fehlt allerdings der internationale Konsens. Entsprechende Standards und Weiterbildungsangebote sollten dringend verbindlich definiert werden.

17.2 Einleitung

Die kardiovaskuläre Notfallsonografie gehört in den Bereich Point-of-Care-Ultraschall (PoCUS) und ist in der Lage, schnell und sicher wertvolle Hilfe bei den ersten diagnostischen Abklärungen und Managemententscheidungen sowie bei schwierigen Punktionen zu leisten. Sie kann ohne Rücksicht auf anatomische, physiologische oder fachspezifische Grenzen je nach Situation und Ausbildungsstand des Untersuchers in Echtzeit unmittelbar anstehende, klinisch relevante Probleme anhand von einzelnen einfachen oder komplexen Ja-Nein-Fragestellungen beantworten. In der Regel führt der behandelnde Arzt diese fokussierte oder zielgerichtete Untersuchung selbst am Patientenbett durch, entscheidet über deren Umfang, interpretiert laufend die erhobenen Befunde und zieht daraus Schlüsse für das weitere Management. PoCUS ist im Verlauf der letzten zwei Jahrzehnte zu einem integralen Teil der Notfallmedizin geworden.

Das nachfolgende Kapitel behandelt 1. die Ziele, den Anwendungsbereich und die wichtigsten Indikationen, 2. die klinischen und sonografischen Fragestellungen, 3. die Kritik, die Grenzen sowie den Stellenwert, 4. die Evidenz und diskutiert 5. das zur Verfügung stehende Weiterbildungscurriculum. Exemplarische Beispiele aus den einzelnen Anwendungsbereichen werden das Ganze im letzten Abschnitt abrunden.

17.3 Ziele, Anwendungsbereich und Indikationen

PoCUS spielt in kardiovaskulären Notfallsituationen eine große Rolle und verfolgt vier Ziele:
1. Hilfe bei der Triage und ersten Diagnostik,
2. Erleichterung von zeitsensitiven ersten Managemententscheidungen,

https://doi.org/10.1515/9783110597516-017

3. Assistenz beim Monitoring,
4. Unterstützung bei schwierigen Punktionen.

Umfang und Limitationen der Indikationenliste richten sich nach diesen Zielsetzungen.

PoCUS liefert wichtige anatomische, funktionelle und physiologische Informationen, welche mittels klinischer Untersuchung, EKG, Thoraxröntgen und Labor häufig nicht oder zu wenig erfasst werden können. PoCUS hat das Potenzial, in Zukunft als Taschenkittelultraschall das Stethoskop weitgehend zu ersetzen und damit ein unverzichtbarer Teil der klinischen Untersuchung zu werden. Im kardiovaskulären Notfallbereich kommt PoCUS an Herz, Abdomen, an der Lunge und an den Gefäßen zum Einsatz.

PoCUS kann in vier klinische Anwendungsbereiche unterteilt werden:
1. diagnostische Anwendung auf der Basis von Anamnese, Symptomen und Befunden,
2. protokollgestützte Anwendung in Algorithmen,
3. Monitoring, d. h. Überwachung und Überprüfung von Therapien,
4. verfahrenstechnische Hilfe bei Punktionen, Platzierungen von Kathetern in Gefäße oder an Nerven etc.

Die wichtigsten Indikationen in den einzelnen Bereichen sind in Tab. 17.1, Tab. 17.2, Tab. 17.3 und Tab. 17.4 zusammengefasst.

Tab. 17.1: Diagnostische kardiovaskuläre Notfallsonografie.

Indikation	Fragestellung
Akuter Brustschmerz	ACS, Perikarditis, Lungenembolie, Aortendissektion und rupturierendes thorakales Aortenaneurysma und Pneumothorax
Akute Bauchschmerzen	Rupturierendes abdominales Aortenaneurysma/weitere Aneurysmata, abdominale Aortendissektion, Mesenterialischämie und weitere Organinfarkte sowie gynäkologische Blutungen (EUG und Ruptur Ovarialzyste)
Dyspnoe	Pleuraerguss, akute Herzinsuffizienz (Lungenödem), Klappenpathologie, akute Embolie und Spannungspneumothorax
Schock	Hypovoläme, obstruktive, kardiale und distributive Ursache
Herzstillstand	Pulslosigkeit, mechanische Aktivität (Prognose), reversible Ursachen und nach ROSC *(Return of Spontaneous Circulation)* Erfassung von Komplikationen und Prognose
Schmerzen/Schwellungen/ Trauma der Extremitäten	Arterielle und venöse Thromboembolien und Blutungen und arterielle Ischämien
Akute Lähmungen	Aortendissektion, Stenose/Obstruktion der extra- oder intrakranialen Hirngefäße

Tab. 17.1: (fortgesetzt)

Indikation	Fragestellung
Trauma im Bereich Hals/Nacken	Dissektion der Aa. carotis oder vertebralis
Starke temporale Kopfschmerzen, schmerzloses Gefühl einer Kiefersperre	Arteriitis temporalis

Tab. 17.2: Protokollgestützte kardiovaskuläre Sonografie.

Indikation	Protokoll
Trauma	FAST und E-FAST
Schock und zum Teil auch Kreislaufstillstand	ACES, BEAT, BLEEP, BOYD Echo, EGLS, FALLS, FATE, FEELS, FREE, FALLS, PoCUS, RUSH HIMAP, RUSH (pump/tank/pipe), SESAME, TRINITY und UHP
Dyspnoe	Blue, CCUE-plus, CLUE, PoCUS (Zanobetti), RADiUS, LuCUS und weitere ohne Eigennamen

Tab. 17.3: Kardiovaskuläres Monitoring.

Indikation	Fragestellung (Untersuchung wiederholen)
Effekt auf Volumen, Vasoactiva, Inotropica und Dekompression Spontanpneumothorax, pleurale und kardiale Tamponade	– Herz: Cardiac Output, linksventrikulärer Füllungsdruck – VCI: Durchmesser, respiratorischer Kollaps/Dehnbarkeit – Lungen: Vermehrtes extravaskuläres Wasser
Tiefe Venenthrombose bei unauffälliger 2-Punkte-Kompressionssonografie	Thrombus
Verzögerte Blutung oder Komplikationen	E-FAST und CEUS

Tab. 17.4: Verfahrenstechnische kardiovaskuläre Sonografie.

Indikation	Intervention
Schwieriger Gefäßzugang	Arterielle oder venöse Punktion
Hämatothorax/Hämatoperitoneum	Punktion auch außerhalb Standardlokalisation
Perikarderguss	Einfacher und direkter Zugang parasternal

17.4 Klinische und sonografische Fragestellungen

Im Zentrum der Notallsonografie stehen die Indikationen, zum Beispiel der Brustschmerz. Sie führen je nach Situation und Patient zu einer oder mehreren klinischen Fragestellungen (z. B. Aortendissektion, ACS etc.?) und werden weiter in sonografische Fragestellungen (bei V. a. Aortendissektion z. B. in Fragen nach Flap, Aorteninsuffizienz, Perikarderguss etc.?) aufgeteilt. Die Befunde bzw. sonografischen Antworten müssen im klinischen Kontext beurteilt und in Managemententscheidungen übersetzt werden.

Aktuell besteht ein internationaler Konsens für die klinischen und sonografischen Basisfragestellungen von PoCUS, einschließlich der kardiovaskulären Indikationen. Kontrovers werden jedoch jene Fragestellungen innerhalb und zwischen den einzelnen Fachbereichen diskutiert, welche über die Grundindikationen hinausgehen. Bisher wurden diese erweiterten Fragestellungen von den Notfallmedizinern noch nicht verbindlich definiert und festgelegt. Im Gegensatz dazu ist für die Kardiologen jedoch alles, was über den Basisteil hinausgeht, Teil einer obligatorisch umfassenden diagnostischen Echokardiografie, welche nicht abgekürzt oder auf einzelne Fragen beschränkt werden darf.

Für die Notfallmediziner erlauben diese Fragestellungen Antworten auf zeitsensitive Fragen im Sinne von zusätzlichen klinischen Elementen. Sie helfen dem behandelnden Untersucher, schnell dringende diagnostische und therapeutische Entscheidungen zu treffen sowie die personellen und infrastrukturellen Ressourcen einzuschätzen. Zum Beispiel ist bei Patienten mit schwerer Dyspnoe die schnelle Differenzierung „Lungenödem versus exazerbierte COPD" von großer praktischer Relevanz, weil sich die Therapien wesentlich unterscheiden und falsch eingesetzt sogar schaden können. Klinisch ist diese Differenzierung häufig nicht möglich, jedoch sonografisch. Wird die Diagnose kardiales Lungenödem gestellt, sind Hinweise zur spezifischen Ätiologie (systolische, diastolische Funktionsstörung, Mitralklappenabriss etc.) entscheidend, weil davon das weitere Management abhängt. Ähnliches gilt auch für andere Gebiete wie z. B. die Pneumologie, wo bei instabilen Patienten dank PoCUS sehr schnell die hämodynamisch kompromittierende Lungenembolie von einer septischen Pneumonie unterschieden werden kann.

Kardiovaskuläre Basisfragestellungen:
– Bei der fokussierten Sonografie des Herzens (FoCUS = Focus Cardiac Ultrasound):
    – Größe und globale systolische Funktion?
    – Größe und globale rechtsventrikuläre Funktion?
    – Perikarderguss?
    – Dynamischer Volumenstatus?

- Bei der fokussierten Sonografie der Gefäße:
    - Abdominales Aortenaneurysma?
    - Tiefe Venenthrombose?
- Bei der fokussierten Sonografie Abdomen und Lunge:
    - E-FAST?

Die Basis- und die von den Notfallmedizinern vorgeschlagenen erweiterten klinischen und sonografischen Fragestellungen der gesamten Notfallsonografie sind für Deutschland, Österreich und die Schweiz im neuen *Kursbuch Notfallsonografie* [3] zusammengefasst. Ihr Einsatz hängt vom Ausbildungs- und Erfahrungsstand des Untersuchers und weniger von der Fachspezialität ab. Am Beispiel der Linksherzinsuffizienz soll dieser Zusammenhang verdeutlicht werden (Tab. 17.5). Die Basisfragen beschränken sich auf das reine B-Bild und beinhalten in erster Linie visuelle Beurteilungskriterien und wenige Messungen. Die erweiterten Fragen erfordern den Einbezug von M-Mode, normalem Doppler und Gewebedoppler.

Tab. 17.5: Linksherzinsuffizienz.

Sonografische Basisfragestellung	Sonografische erweiterte Fragestellung
Systolische Funktion	**Systolische Funktion**

- Querdurchmesser linker Ventrikel
- Visuelle Beurteilung
    - Kontraktionen (lebhaft bis fehlend)
    - Endokard-Einwärtsbewegung
    - Myokardverdickung
    - Ventrikelverkleinerung
    - Abstand vorderes Mitralsegel vom Septum
    - MAPSE (longitudinale Bewegung der Mitraklappenebene)?
	- Größe und Geometrie linker Ventrikel
	- Systolische Verkürzungsfraktion
	
	Diastolische Funktion (linksventrikulärer Füllungsdruck)
	
	- Größe linker Vorhof
	- Vorhofseptumlage (Ausbuchtung nach rechts)
	- Mitraleinstrom-Dopplersignal (Geschwindigkeiten E- und A-Welle, /Verhältnis E- zu A-Welle, zusätzliche L-Welle)
	- Gewebedoppler (Myokardgeschwindigkeit S- und E-Welle auf Mitralklappenebene)
	- Verhältnis E/E' als Maß für den linksventrikulären Füllungsdruck

17.5 Kritik, Grenzen und Stellenwert

Es werden vor allem von Seiten der Kardiologen große Bedenken gegenüber der erweiterten, fokussierten kardialen Notfallsonografie geäußert. Die Gefahr, relevante Krankheitsbilder zu übersehen, sei zu groß. Dem ist entgegenzuhalten, dass eine selektive, nicht umfassende Notfallsonografie nur dann entscheidende Diagnosen verpasst, wenn der Untersucher wichtige klinische Probleme nicht erkennt und daher wichtige Fragen gar nicht erst stellt, sich falsche oder unklare Fragen zurechtlegt, falsche Antworten gibt, falsche Schlussfolgerungen zieht oder schlecht untersucht. Lässt sich eine Frage nicht sicher oder nicht abschließend negativ beantworten, darf diese Antwort nicht mit einer Diagnose oder Ausschlussdiagnose gleichgesetzt werden. Es gilt wie überall, die eigenen Grenzen zu respektieren und sich darüber im Klaren zu sein, was man kann und was nicht. Dass der Untersucher nur das findet, was er sucht, d. h. das, woran er zuvor gedacht hat, ist in diesem Zusammenhang entscheidend. Dies gilt unabhängig davon, ob nur Basis- oder erweiterte Notfallsonografie oder traditionelle Echokardiografie angewandt werden. Zusammenfassend kommt es zu Fehlern mit und ohne erweiterte Notfallsonografie.

Die Generalisten, welche in der Regel Notfallpatienten triagieren und betreuen, sind der festen Überzeugung, dass die erweiterte Notfallsonografie diese Fehlerquote reduzieren kann. In kritischen Notfallsituationen besteht initial häufig kein Bedürfnis für eine vollständige Notfallechokardiografie. Es fehlt auch meist die Zeit dafür. Weiter sind die Spezialisten selten innerhalb notwendiger Fristen abkömmlich respektive stehen überhaupt nicht 24 Stunden pro Tag zur Verfügung. Daher sollte die Möglichkeit, auch den kardialen Notfall-PoCUS mit komplexeren Ja-Nein-Fragestellungen gezielt einzusetzen, zum Standardrepertoire eines Notfallmediziners gehören. Die Notfallmedizin sieht PoCUS mehr als Bestandteil eines Systems, welches klinische Entscheidungen auf der Basis von strukturierten Regeln fällt (auch klinischer Pfad genannt), und weniger als reine Diagnostik, ähnlich wie die D-Dimere in die Wells-Kriterien für die Diagnose der tiefen Venenthrombose integriert wurden. So sollte in Zukunft das Wells-Kriterium „klinische Zeichen und Befunde einer tiefen Venenthrombose und Lungenembolie", welches für die Diagnose der Lungenembolie zählt, durch den Parameter „positive Kompressionssonografie" ersetzt werden.

17.6 Evidenz

PoCUS wird häufig mit dem sogenannten Goldstandard der umfassenden diagnostischen Bildgebung (traditionelle Sonografie oder CT), unabhängig vom klinischen Kontext, welcher dem Notfallmediziner bekannt ist, verglichen. Dieser Vergleich ist nicht zulässig, weil PoCUS damit auf eine Art und Weise überprüft wird, welche nicht seiner Einsatzdoktrin entspricht. PoCUS ist kein umfassendes diagnostisches Verfahren und soll daher nicht als solches, sondern als seinem Zweck entsprechend behandelt werden. Den Notaufnahmearzt interessiert nämlich, wie weit PoCUS patienten- und betriebsorientierte Outcome-Größen günstig beeinflussen kann. Entscheidend für die Bewertung ist also der wissenschaftliche Nachweis des Nutzens für die Patienten und den Notfallbetrieb im Alltag.

Es existiert eine große Anzahl von Studien, systematischen Reviews und teilweise sogar Metaanalysen über den Benefit des kardiovaskulären PoCUS. Die meisten

Tab. 17.6: Wertigkeit des Thoraxröntgenbilds im Vergleich zum Lungen-Ultraschall.

Indikation	Thoraxröntgenbild Sensitivität	Lungen-Ultraschall Sensitivität
Pneumothorax	29,4–55 %	68,1–98,1 %
Pneumonie	44–77 %	80–97 %
Pleuraerguss	51 %	94 %
Lungenödem	66–67 %	82–94,1 %
Rippenfrakturen	16–24 %	80–90 %
Sternumfrakturen	71 %	100 %
Lungenkontusionen		92 %
Lungenembolie (ohne CEUS)		80–87 %
Dyspnoe		92 %

Untersuchungen weisen eine gute bis ausgezeichnete diagnostische Präzision nach. Eine Übersicht dazu würde den Rahmen dieses Beitrags sprengen. Es können daher nur exemplarische Beispiele aufgeführt werden. So ist zum Beispiel PoCUS in mehreren Indikationen dem konventionellen Röntgenbild überlegen (Tab. 17.6) und erreicht in ausgewählten Fällen sogar die Treffsicherheit der CT oder kann, primär eingesetzt, zumindest CT-Untersuchungen einsparen. Dies ist insofern von großer Wichtigkeit, als die Letzteren teuer und potenziell schädlich sind (Strahlenbelastung, Inzidentalome als Ursache für Ängste und unnötige Abklärungen, kontrastmittelinduzierte Nephropathie sowie Allergien) und zu größeren Zeitverzögerungen in der Abklärung von Notfallpatienten führen. Angesichts überfüllter Notfallstationen mit langen Warteperioden ist jede Zeiteinsparung ein wesentliches Anliegen. So wissen wir, dass zum Beispiel FAST den CT-Einsatz um 50 % und damit die diagnostische „Work-up-Zeit" von Traumapatienten, aber auch Kosten senken kann [20]. Ähnliche Resultate sind bekannt von Untersuchungen bei Patienten mit undifferenziertem Schock, Dyspnoe und Brustschmerzen. Allerdings gibt es auch negative Berichte. Sie kommen eher selten vor und stammen meist aus der traumatologischen Literatur.

Leider fehlt der direkte Nachweis einer positiven Wirkung auf klinisch relevante Outcome-Größen wie Mortalität, Morbidität, Komplikationen und Invalidität. In einer kürzlich erschienenen internationalen randomisierten kontrollierten Studie überlebten Patienten in der PoCUS-Gruppe nicht signifikant häufiger als in der Standardgruppe [4]. Dieses Resultat bedarf eines kritischen Kommentars. Die Stichprobe war auf 10 % Überlebensbenefit ausgerichtet. 3 % wie bei der Wirksamkeit von Aspirin auf die Senkung der Herzinfarktrate wären bereits ein großer Erfolg gewesen. Dazu war jedoch diese Arbeit mit 270 Patienten „underpowered", und der entsprechende Betafehler war hoch.

Obwohl auf weitere Studienresultate gewartet wird, darf anhand der Literatur derzeit davon ausgegangen werden, dass die kardiovaskuläre Notfallsonografie effektiv und effizient in Notfallstationen eingesetzt werden kann und laut einer größeren kritischen Übersichtsarbeit [5] als unverzichtbares Rüstzeug im Kampf um das Leben von Patienten gilt.

17.7 Weiterbildungscurriculum kardiovaskuläre Notfallsonografie

Verschiedene Fachgesellschaften wie ACEP, ACCP, ASE, EACVI, ESC, EAE, DEGUM, OEGUM, SGUM und weitere haben Empfehlungen zur Ausbildung in kardiovaskulärer Notfallsonografie herausgegeben, wobei sich die kardiologischen Gesellschaften auf die echokardiografischen Aspekte beschränkten. Andere Fachgebiete wie die Traumatologie, Abdominal-, Thorax-, Gefäßchirurgie, Allgemeine Innere Medizin, Pneumologie und Radiologie sind bei der Versorgung von kardiovaskulären Notfällen ebenfalls involviert, ohne sich jedoch – mit Ausnahme der Traumatologen – klar zum Thema Notfallsonografie respektive zur entsprechenden Weiterbildung geäußert zu haben. Weil die Echokardiografie in kardiovaskulären Notfallsituationen eine dominante Rolle spielt, werden im Folgenden neben der Vorstellung des entsprechenden Weiterbildungscurriculums der deutschsprachigen Ultraschall-Gesellschaften (siehe Abschnitt 17.3.3) in erster Linie die Vorgaben der kardiologischen Fachgesellschaften diskutiert.

17.7.1 Kardiologische Komponente

Es besteht Einigkeit zwischen Kardiologen und Notfallmedizinern, was die Vorgaben für die Weiterbildung von Generalisten in den *Basisfragestellungen*, auch als fokussierte Sonografie des Herzens (FoCUS = Focus Cardiac Ultrasound) bezeichnet, betrifft.

Unterschiedliche Positionen werden jedoch bezüglich der Vorgaben für die *erweiterten Fragestellungen* eingenommen. Dazu fehlt ein verbindlicher Katalog von Seiten der Notfallmediziner und damit ein klar definiertes Weiterbildungscurriculum. Unabhängig davon fordern die Kardiologen für kardiologische Probleme, welche über die Basisfragen hinausgehen, ein Minimum von 350 vollständigen Echokardiografien und zusätzlich 150 Notfall-Echos. Sie halten sich an das Modell einer international anerkannten Untersucher-Experten-Pyramide. An deren unterster Stelle steht der PoCUS-Generalist. Auf weiteren Stufen kann der Interessierte dann vom Niveau 3 bis zum Top-Experten auf das Niveau 1 steigen. In diesem Konzept wird PoCUS als akzeptabel für den beabsichtigten Zweck, aber von geringerer Qualität gegenüber einer vollständigen Untersuchung angesehen. Es wird dabei außer Acht gelassen, dass eine klar definierte, beschränkte Untersuchung nicht *a priori* mit einer niedrigeren Untersuchungsqualität gleichgesetzt werden darf, ähnlich wie sich ein kleiner Kreis nur quantitativ und nicht qualitativ von einem großen Kreis unterscheidet. Diese kardiologische Lernpyramide ist statisch und lässt keinen Platz für die Vorteile, welche PoCUS gegenüber der vollständigen Sonografie aufweist. Damit gehen die Geschwindigkeit und die 24-Stunden-Verfügbarkeit von entsprechend ausgebildeten Untersuchern verloren. Aber auch die Weiterbildung in der vollständigen Echokardiografie, d. h. in Situationen ohne akutmedizinische Fragestellungen, ohne Zeitdruck und ohne Konzentration auf das absolut Notwendige, entspricht nicht den Anforderungen, welche an Notfalluntersuchungen gestellt werden. Für die Notfallmediziner ist es daher nicht zwingend notwendig, die traditionelle Echokardiografie, d. h. den vollständigen Untersuchungsablauf zu erlernen. Sie sollten vielmehr in der Lage sein, ihr PoCUS-Repertoire mit zusätzlichen komplexeren Fragestellungen zu erweitern und zu lernen, wie man diese schnell und sicher beantworten kann.

17.7.2 Weitere fachspezifische Komponenten

Die Gefäßchirurgen, Angiologen, Pneumologen und Traumatologen sind mit den Weiterbildungsvorgaben im Basisteil einverstanden. Auch hier sind die erweiterten Fragestellungen von Seiten der Notfallmedizin und damit auch nicht das dazugehörige Weiterbildungscurriculum noch nicht definiert.

17.7.3 Basiscurriculum

Das Basiscurriculum der Ultraschallgesellschaften Deutschland, Österreich und Schweiz besteht aus zwei Teilen: Notfall-Basis-Notfallsonografie (BNFS) und FoCUS. Die theoretische Weiterbildung in der BNFS dauert in Deutschland und Österreich einen Tag und in der Schweiz 2½ Tage, weil dort noch der Grundkurs Abdomen integriert wurde. Für FoCUS wird ein Tag verlangt. Zum Erwerb des die drei Länder übergreifenden Notfallzertifikats sind 200 supervidierte Untersuchungen notwendig.

17.7.4 Erweitertes Curriculum

Dazu wird in Deutschland ein umfassendes 2-tägiges Aufbaumodul (Lungenödem als einziges spezielles kardiologisches Thema) angeboten, ohne darin auf die Anforderungen zur Erlangung einer praktischen Expertise einzugehen. In der Schweiz besteht die Möglichkeit, sich im Rahmen des neu geschaffenen Fähigkeitsausweises PoCUS in mehreren notfallmedizinischen kardiovaskulären Komponenten weiterzubilden. In Österreich werden noch keine entsprechenden Programme angeboten.

Es ist dringend notwendig, dass die Notfallmediziner und US-Gesellschaften PoCUS-Aufbaumodule mit Festlegung von Anforderungen sowie Lernzielkataloge für die praktische Ausübung erstellen und Weiterbildungsplätze in den Kliniken anbieten. Dies gilt für alle Notfallsituationen.

17.8 Beispiele

Die theoretischen Erörterungen sollen abschließend mit je einem praktischen Beispiel aus den vier Anwendungsbereichen illustriert werden.

17.8.1 Diagnostische Applikation: Differenzialdiagnose Lungenödem versus exazerbierte COPD

Dyspnoe ist ein relativ häufiges und bedrohliches Symptom von Notfallpatienten. Die Differenzierung zwischen akuter (dekompensierter) Linksherzinsuffizienz/Lungenödem und exazerbierter COPD ist mit klinischer Untersuchung, EKG, Thoraxröntgen und BNP oftmals nicht möglich, weil beide Krankheitsbilder ähnliche Symptome und Befunde aufweisen. Ein Goldstandardtest fehlte bisher. Mit PoCUS lassen sich diese beiden Entitäten recht gut unterscheiden. Das kardiale Lungenödem ist definiert als vermehrtes extravaskuläres Lungenwasser (EVLW) aufgrund eines erhöhten linksventrikulären Füllungsdrucks. Damit wird die Indikation kardiales Lungenödem in zwei klinische Fragestellungen aufgeteilt und diese wiederum in mehrere sonografische (Tab. 17.7).

Tab. 17.7: Indikation kardiales Lungenödem.

Klinische Fragestellung	Sonografische Fragestellung
Vermehrtes extravaskuläres Lungenwasser?	Interstitielles Syndrom? – B-Linien? (Abb. 17.1) – > 2 B-Linien pro anterolateraler Thoraxzone? (max. 4 pro Lungenseite mit vertikaler Unterteilung von parasternal zur vorderen Axillarlinie und von da bis zur hinteren Axillarlinie; horizontale Unterteilung rechte Seite 5. ICR und links 4. ICR) – 2 oder mehr Zonen pro Seite mit 2 oder mehr B-Linien?
Erhöhter linksventrikulärer Füllungsdruck?	Visuelle Beurteilung: – Shift des Vorhofseptums nach rechts? – L-Welle im mitralen Dopplersignal? – Messung von E/E' > 15? (Abb. 17.2) – Blutflussgeschwindigkeit der E-Welle im mitralen Dopplersignal? – Longitudinale basale Myokardgeschwindigkeit der E-Welle im septalen Mitralklappenanulus mittels gepulstem Gewebedoppler? – Ratio E/E'?

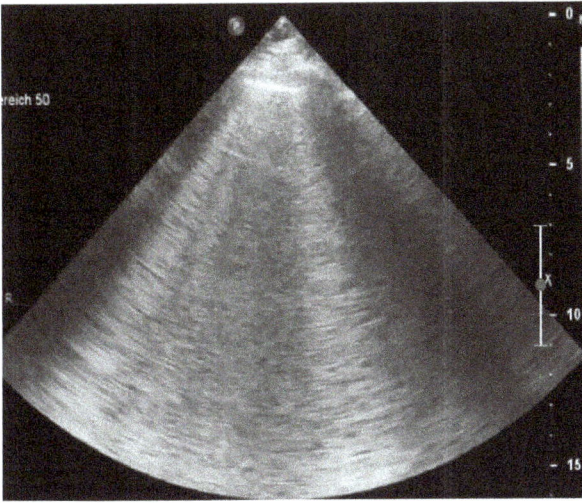

Abb. 17.1: Sagittaler Thorax-schnitt mit von der Pleuralinie ausgehenden laserstrahlarti-gen Artefakten, welche bis an den unteren Bildrand reichen.

Die Kombination der sonografischen Befunde, d. h. des interstitiellen Syndroms als Zeichen für vermehrtes EVLW mit dem Quotienten aus zwei echokardiografischen Messungen E und E' > 15, spricht für ein Lungenödem und gegen eine exazerbierte COPD (keine B-Linien und E/E' < 15).

Abb. 17.2 illustriert anhand einer schematischen Grafik den Messvorgang und Abb. 17.3 zeigt an zwei Fallbeispielen die entsprechenden Ultraschallbilder.

Aus den vielen Möglichkeiten der Vorgehensweise zur Differenzierung der Dys-pnoe ist in Abb. 17.4 eine einfache praktische Vorgehensweise vorgestellt.

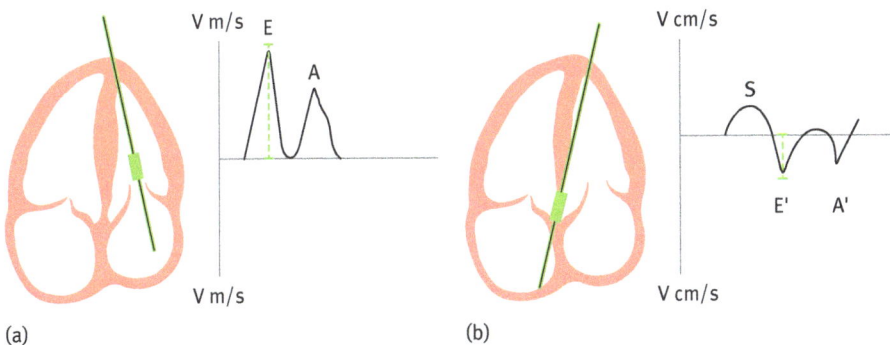

(a) (b)

Abb. 17.2: Schema der Messungen für Quotient E/E'. (a) Transmitrales Flussprofilmuster mit *Early-filling*-Geschwindigkeit E und (b) septale, longitudinale Myokardgeschwindigkeit im 4-Kammerblick mit Position der Messzelle grün) für Dopplerableitung mit *Early-filling*-Geschwindigkeit E'.

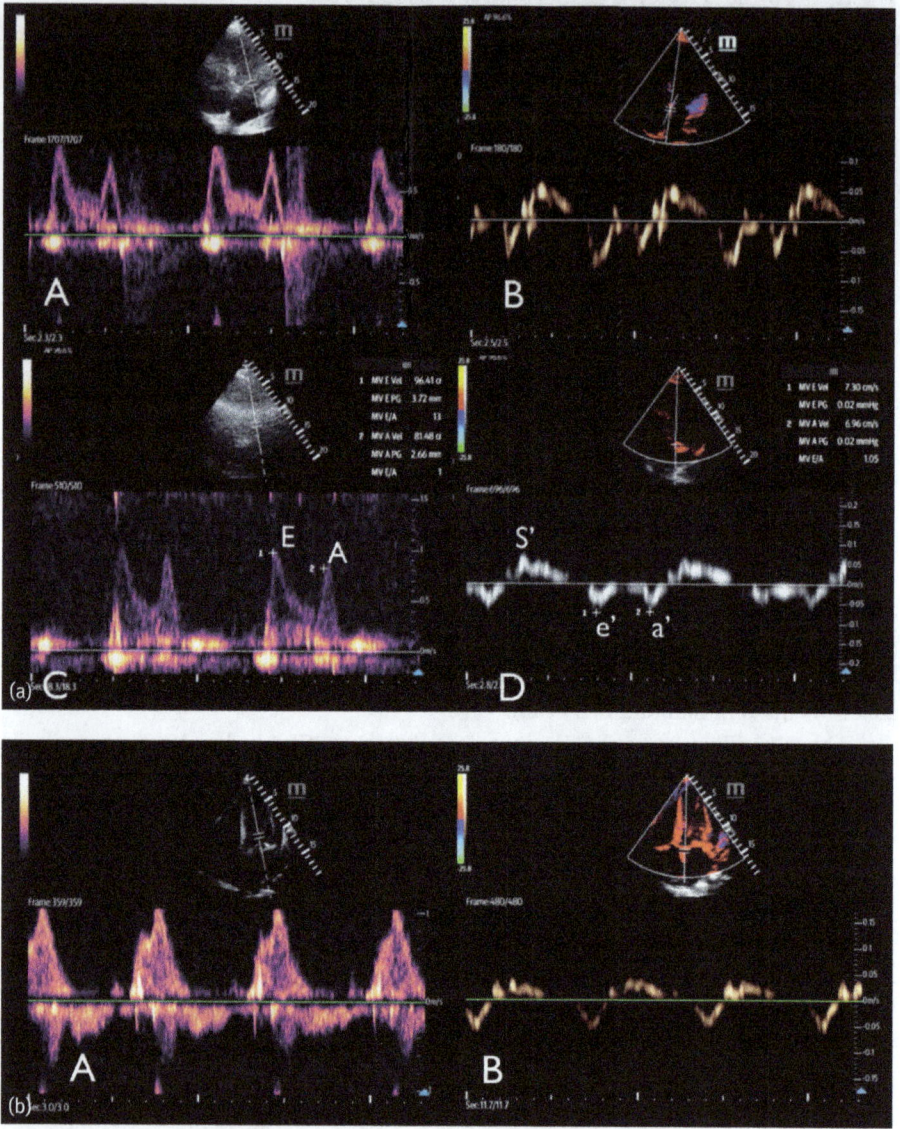

Abb. 17.3: (a) Patient mit Dyspnoe und exazerbierter COPD: Normale E/E'-Ratio (96,4 cm/sec : 7,3 cm/sec) von 13 (< 15). A und C: transmitrale Flussmessung mit Doppler; B und D: longitudinale Myokardgeschwindigkeitsmessung medial mit Gewebedoppler. (b) Patient mit Dyspnoe, Vorhof-flimmern und Lungenödem. Sonografisches interstitielles Syndrom (nicht dargestellt) und erhöhte E/E'-Ratio (100 cm/sec : 6 cm/sec) von 16,6 (normal < 15), d. h. signifikant erhöhter linksventriku-lärer Füllungsdruck. A: transmitrale Flussmessung mit Doppler; B: longitudinale Myokardgeschwin-digkeitsmessung medial mit Gewebedoppler.

Lungensonografie

Pleuraerguss	interstitielles Syndrom	fokale B-Linien	subpleurale Konsolidationen	A-Linien	kein Pleuragleiten

fokussierte Echokardiografie ←

- ·Pneumonie
- ·Krebs
- ·Lungenembolie

- ·COPD
- ·Asthma
- ·normale Lungen

- ·Pneumothorax (keine B-Linien, kein Lungenpuls, Lungenpunkt)

·systolische und diastolische Dysfunktion
·Prall gefüllte VCI

·normale li-ventrikuläre Funktion
·(rechtsventrikuläre Dysfunktion – RVD)

·akute (dekompensierte) Herzinsuffizienz

·nicht kardiales Lungenödem
·Pneumonie
·Krebs
·(Lungenembolie, wenn RVD)

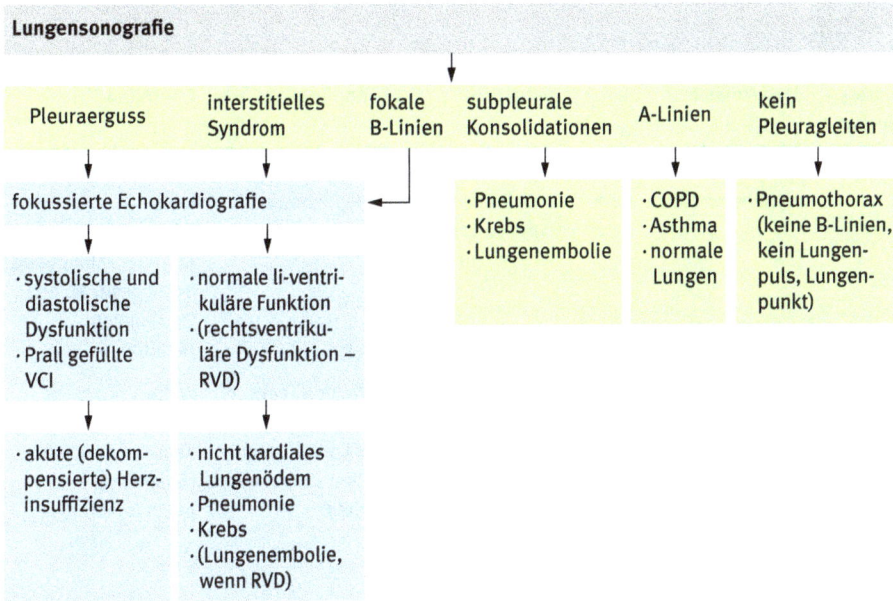

Abb. 17.4: Lungen- und Herz-Ultraschall zur Diagnose der akuten (dekompensierten) Linksherzinsuffizienz. Modifiziert nach [16].

17.8.2 Protokollgestützte Applikation beim Schock

Der Schock ist ein lebensbedrohliches Syndrom auf der Basis von multiplen Störungen im Herz-Kreislauf-System. Er wird in vier Kategorien unterteilt: hypovoläm, distributiv, kardiogen und obstruktiv. Weil in solchen Situationen nur wenig Zeit ist und jede Schockart eine spezielle Behandlung verlangt, wird eine einfache und sofort verfügbare Diagnostik bevorzugt. PoCUS ist das Mittel der Wahl. Es existiert eine Vielzahl von Ultraschall-Protokollen (s. Tab. 17.2). Eines der häufig zitierten und umfassendsten Protokolle ist RUSH (Rapid Ultrasound in Shock). Es soll hier kurz vorgestellt werden. RUSH erlaubt eine anatomische und physiologische Beurteilung von Patienten und hält sich an ein 3-stufiges physiologisches Model: Pumpe, Tank und Röhren (Tab. 17.8). Eine kürzlich erschienene Metaanalyse [14] belegt für das RUSH-Protokoll mit einer Sensitivität von 87 % und einer Spezifität von 98 % eine recht gute diagnostische Treffsicherheit, um die verschiedenen Pathologien bei Patienten mit undifferenziertem Schock zu unterscheiden.

Die Sepsis ist die häufigste Schockform. Wir wissen, dass eine frühzeitige ursächliche Diagnose und evidenzbasierte Therapie die hohe Mortalität senken kann. In einer prospektiven Studie mit 178 Patienten [15] konnten mit dem Standardverfahren nur 52 % der Sepsisursachen innerhalb von 3 Stunden geklärt werden. Im Ver-

Tab. 17.8: Vereinfachte RUSH-Untersuchung zur Differenzierung eines unklaren Schocks. Modifiziert nach [19].

Unter-suchung	Hypovolämisch	Distributiv	Kardiogen	Obstruktiv
Pumpe	Kleine Ventrikel Hyperkontraktiles Herz	Hyperkontraktiles Herz (frühe Sepsis) Hypokontraktiles Herz (späte Sepsis)	Großes Herz Hypokontraktiles Herz	Hyperkontraktiles Herz Perikarderguss Kardiale Tamponade Rechtsventrikuläre Dysfunktion Herzthrombus
Tank	Kollabierte V. cava inferior Kollabierte Vena jug. int. Peritoneale Flüssigkeit/ Blut (Flüssigkeitsverlust) Pleuraerguss/Blut (Flüssigkeitsverlust)	Normale oder kol-labierte V. cava inf. (frühe Sepsis) Aszites (Sepsis-ursache) Pleuraerguss (Sepsisursache)	Weite V. cava inf. Weite V. jug. int. B-Linien Lunge Pleuraerguss, As-zites	Weite V. cava inf. Weite V. jug. int. Kein Lungengleiten (Spannungs-pneumothorax)
Röhren	Abdominales Aorten-aneurysma Aortendissektion	Normal	Tiefe Venen-thrombose	Normal

gleich dazu brauchte PoCUS bei allen Patienten nur 10 Minuten und verbesserte die Sensitivität des initialen klinischen Eindrucks von 48 % auf 73 %. Zusammenfassend konnte PoCUS den diagnostischen „Sepsis-Work-up" deutlich verkürzen und damit schneller zu einer angemessenen, antibiotischen Behandlung und Kontrolle der Infektquelle führen.

17.8.3 Monitoring des Effekts auf Volumengabe (Volumenansprechbarkeit und Volumentoleranz)

Das Volumenmanagement ist eine der größten therapeutischen Herausforderungen für den Notfallmediziner und von zentraler Bedeutung bei Patienten im Schock. To-desfälle und schwere Komplikationen nach Unter- und Überbehandlung mit intrave-nösen Kristalloiden sind keine Seltenheit. Häufig erlauben Anamnese und klinische Untersuchung keine eindeutige Beurteilung, insbesondere bei der Sepsis. Dort gilt es, den Zeitpunkt, zu dem das Kapillarleck relevant wird, nicht zu verpassen und frühzeitig mit Vasoactiva zu beginnen. Auch hier kann PoCUS dem behandelnden Arzt bei schwierigen Entscheidungen wesentliche Hilfe leisten.

PoCUS ist indiziert, wenn der behandelnde Arzt die Wirkung seiner Therapie auf das Herz-Kreislauf-System, z. B. ob der Patient auf die Volumengabe angesprochen hat, direkt am Patientenbett überprüfen will. Die Volumenansprechbarkeit wird definiert als die Erhöhung des Cardiac Output um über 15 % auf Instillation von 500 bis 1.000 ml Kristalloiden. Diese Problemstellung wird in die folgende sonografische Fragestellung übersetzt: Beträgt der Anstieg der VTI *(Velocity Time Integral)* im linken ventrikulären Ausflusstrakt (LVOT) über 15–20 %? Der Cardiac Output wird echokardiografisch aus dem Produkt der LVOT-VTI und der Querschnittsfläche des LVOT berechnet. Dabei muss man sich den LVOT als Zylinder mit Blut gefüllt vorstellen, dessen Höhe (Distanz, welche das Blut in einem Schlag zurücklegt) die VTI ist. Die VTI wird mittels LVOT-Dopplerspektrum bestimmt, d. h., die Dopplerkurve, charakterisiert durch einen laminären Fluss, wird wie eine Hülle umfahren, und die Maschine rechnet mittels Integral der Geschwindigkeiten die Blutsäulenhöhe aus (s. schematisches Messdiagram in Abb. 17.5 und praktische Anwendung im Fallbeispiel Abb. 17.6). Weil die Querschnittsfläche der LVOT auch nach Volumengabe gleich bleibt, wird jede Änderung des Cardiac Output Folge einer Änderung der LVOT-VTI und die LVOT-VTI damit ein Maß für den Cardiac Output sein (Abb. 17.5). Dabei gibt es zwei Limits zu beachten, bei denen dieses Konzept nicht gilt: 1. die dynamische LVOT-Obstruktion und 2. die moderate bis schwere Aorteninsuffizienz. Selbstverständlich lässt sich mittels LVOT-VTI nicht nur der Effekt auf das Volumen, sondern auch auf Vasoactiva, Inotropica, Dekompression eines Spannungspneumothorax sowie eines tamponierenden Pleuraergusses und Perikardiozentese bei einer kardialen Tamponade nachweisen.

In diesem Zusammenhang ist auch die Frage nach der Volumentoleranz wichtig, d. h., ob der Patient weiteres Volumen toleriert. Dazu dient ebenfalls die LVOT-VTI. Beträgt der Anstieg weniger als 17 % oder treten neu B-Linien oder vermehrt B-Linien im Lungen-Ultraschall auf, sollte keine weitere Flüssigkeitsgabe mehr erfolgen.

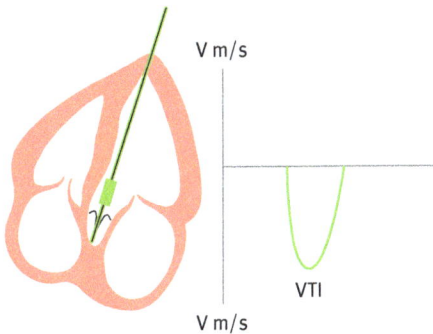

Abb. 17.5: Messung VTI – Schema Flussprofilmuster des linksventrikulären Ausflusstraktes im 5-Kammerblick mit Position der Messzelle für Dopplerableitung und Messung der VTI mit Umfahren des Dopplerspektrums (grüne Linie) von der Basislinie zurück zur Basislinie.

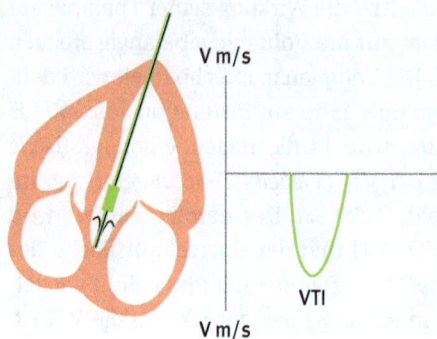

Abb. 17.6: Patient mit Lethargie, Dehydrierung, Hypotension und Messung VTI nach Volumengabe. (a) Messung der Querschnittsfläche des LVOT (nicht notwendig fürs Monitoring). (b) Messung des VTI *(Velocity Time Integral)* = 24,1 cm im linken ventrikulären Ausflusstrakt (LVOT) mit Spektraldoppler nach Volumengabe. Zunahme von 7,9 cm, d. h. fast 50 % bei erster Messung VTI = 16,2 cm.

17.8.4 Verfahrenstechnische Applikation am Beispiel der Perikardpunktion

Die Perikardiozentese ist eine seltene und entscheidende Schockraum-Intervention. In der Regel werden entsprechende Patienten den Kardiologen zugewiesen. Sie führen normalerweise unter BV-Kontrolle die Punktion von subxiphoidal her durch (Abb. 17.7). Unter Peri- oder Reanimationsbedingungen fehlt die Zeit dafür, und blinde Punktionen sind mit einer hohen Morbidität und Mortalität assoziiert. Auch in diesen schwierigen Situationen erweist sich PoCUS, d. h. die ultraschallgestützte Punktion, durch Notfallmediziner als sehr nützlich.

Die Technik ist einfach. Das Perikard wird im Thorax, und zwar interkostal (Abb. 17.7) an jener Stelle, wo der Erguss am nächsten an der Wand liegt, und möglichst parallel zum Herzmuskel punktiert, um Verletzungen der Kranzgefäße oder Muskulatur zu vermeiden. Am besten geht es mit einer Linearsonde. Als erstes wird die Arteria mammaria interna lateral des Sternums mit dem Farbdoppler lokalisiert und angezeichnet. Die Punktion erfolgt lateral davon und unter Ultraschallkontrolle *in-plane* (s. Fallbeispiel in Abb. 17.8). An dieser Stelle sei noch auf eine Neuerung beim Management der Aortendissektion mit Perikardtamponade hingewiesen. Bisher galt, dass die Drainage die Situation nur verschlimmert. Es scheint jedoch, dass in ausgewählten Fällen die kontrollierte Punktion mit systolischem Zielblutdruck um 90 mmHg ein effektives temporäres Mittel ist, Patienten bis zur Operation zu stabilisieren.

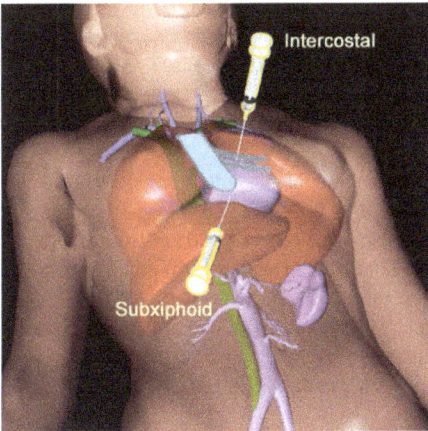

Abb. 17.7: Schematische Darstellung möglicher Orte für eine Perikarderguss-Punktion.

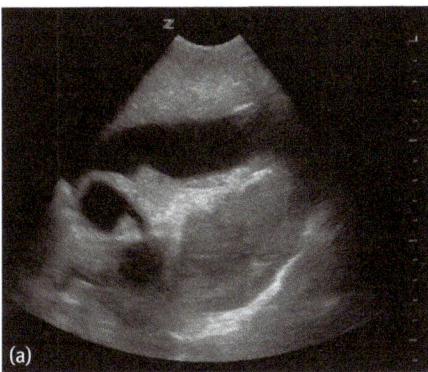

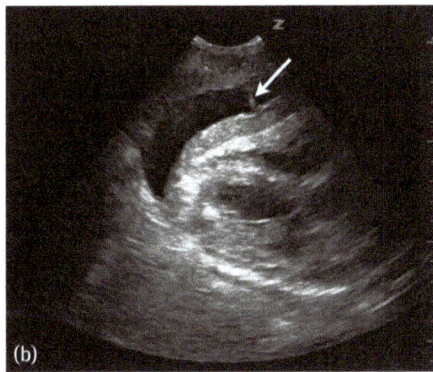

Abb. 17.8: Ein Patient mit Tamponade bei akuter Perikarditis wird unter PoCUS-Sicht notfallmäßig entlastet. (a) Subkostaler Schnitt mit rechtsventrikulärem Kollaps mit mikrokonvexer Sonde. (b) Patient nach Punktion und Pigtail-Platzierung (Pfeil) mit Echosonde.

Literatur

[1] American College of Emergency Physicians. Ultrasound guidelines: emergency, point-of-care, and clinical ultrasound guidelines in medicine. Ann Emerg Med. 2017;69(5):e27-e54. doi: 10.1016/j.annemergmed.2016.08.457.

[2] Blanco P, Miralles A, Blaivas MJ. Rapid Ultrasound in Shock (RUSH) velocity-time-integral. Ultrasound Med. 2015;34:1691–1700.

[3] Blank W, Mathis AG, Osterwalder J. Kursbuch Notfallsonographie. 2. Aufl. Stuttgart: Thieme; 2019.

[4] Atkinson PR, Milne, Diegelmann L, Lamprecht H, Stander M et al. Does POCUS improve clinical outomes in emergency department patients with undifferentiated hypotension? An international randomized controlled trial from the SHoC-ED investigators. Ann Emerg Med. 2018;72(4):478–89.

[5] Ha YR, Toh HC. Clinically integrated multi-organ point-of-care ultrasound for undifferentiated respiratory difficulty, chest pain, or shock: a critical anlaytic review. J Int Care. 2016;4:4–19.

[6] Whitson MR, Mayo PH. Ultrasonography in the emergency department. Crit Care. 2016;20:227–35.

[7] Crager SE, Hoffmann JR. But it makes sense physiologically ... Ann Emerg Med. 2018;72(4):490–92

[8] Moore CL, Copel JA. Point-of care ultrasonography. NEJM. 2011;364:749–57.

[9] WeileJ, Brix J, Moellekaaer AB. Is point-of-care ultrasound disruptive innovation? Formulating why POCUS is different from conventional comprehensive ultrasound. Crit Ultrasound J. 2018,10:25.

[10] Neskovic AN, Evardsen T, Galderisi M, Garbi M, Gullace G et al. Focus cardiac ultrasound: the European Association of Cardiovascular Imaging viewpoint. Eur Heart J Cardiovasc Imaging. 2014;15:956–60.

[11] Neskovic AN, Hagendorff A, Lancellotti P, Gurracino F, Varga A et al. Emergency echocardiography: the Europen Association of Cardiovascular Imaging recommendations. Eur Heart J Cardiovasc Imaging. 2013;14:1–11.

[12] Woo M, Atkinson P. There are no shortcuts: A focus on POCUS. CEJM. 2018;20(3):321–22.

[13] Blanco P, Mirailles Aguiar F, Blaivas M. Rapid Ultrasound in Shock (RUSH) velocity-time integral. A proposal to expand the RUSH protocol. J Ultrasound Med. 2015;34:1691–1700.

[14] Nagdey A, Mantuani D. A novel in-plane technique for ultrasound-guided periocardiocentesis. Am J Emerg Med. 2013;31:1424.e5-1424.e9.

[15] Hayashi T, Tsukube T, Yamashita T, Haraquchi T, Matsukawa R et al. Impact of controlled pericardial drainage on critical cardiac tamponade with acute type A aortic dissection. Circulation. 2012;126(11 Suppl 1):S97-S101.

[16] Russell FM, Ehrmann RR, Cosby K, Ansari, Tseeng S et al. Diagnosing acute heart failure in patients with undifferentiated dyspnoea: a Lung and Cardiac Ultrasound (LuCUS) protocol. Acad Emerg Med. 2015;22:182–91.

[17] Keikha M, Salehi-Marzijarani M, Soldozi Nejat R, Sheik Motahar Vahedi H, Mirrezia SM. Diagnostic accuracy of Rapid Ultrasound in Shock (RUSH) exam: a systematic review and meta-analysis. Bull Emerg Trauma. 2018;6(4):271–78.

[18] Cortellaro F, Ferrari L, Molteni F, ASseni P, Velati M et al. Accuracy of point of care ultrasound to identify the source of infection in septic patients: a prospective study. Intern Emerg Med. 2017;12(3);371–78.

[19] Perera P, Mailhot T, Riley D, Mandavia D. The RUSH Exam: Rapid Ultrasound in Shock in the evaluation of the critically ill. Emerg Med Clin N Am. 2010;28:29–56

[20] Stengel D, Rademacher G, Ekkernkamp A, Güthoff C, Mutze S. Emergncey ultrasound-base algorithms for diagnosing blunt abdominal trauma. Cochrane Database Syst Rev 2015 (99, CD00446. 2015 Sep 14)

18 Kritische Laborwerte

Peter B. Luppa

18.1 Labormedizinische Untersuchungen in der Notfall- und periinterventionellen Intensivmedizin

Die Labormedizin hilft, durch Messung hämatologischer, hämostaseologischer und (bio)chemischer „Laborwerte" in Blut, Urin, Liquor u. a. gezielt gestellte diagnostische Fragen zu beantworten. Sie leistet zudem Beiträge zum Therapieverlauf, zur Risikostratifizierung und zur Prognose von intensivpflichtigen Krankheiten.

Eine leistungsfähige Labormedizin kann in der akuten Phase einer intensivmedizinischen Behandlung, besonders im Schockraum oder auch in den ersten beiden Tagen auf der Intensivstation helfen, aus relevanten Parametern (auch als labormedizinische Kenngrößen bezeichnet) die Vitalfunktionen des Patienten (Blutgase, Säure-Basen-Haushalt, Gerinnungsstatus, Stoffwechsel) zu beurteilen.

Das Zentrallabor ist dabei verantwortlich für die analytische Präzision und Richtigkeit der Analysen, für die rasche und permanente Verfügbarkeit des analytischen Spektrums sowie für die fachliche Kompetenz des Laborteams. Der Notarzt/Intensivmediziner muss auf der anderen Seite über Präanalytik, Einfluss- und Störgrößen sowie die Grenzen der angewandten analytischen Methodik des Zentrallabors informiert sein. Nur er kennt die anamnestischen und klinischen Befunde des Patienten und sollte in aller Regel die labormedizinischen Befunde korrekt interpretieren können.

In der Notfall- und Intensivmedizin werden jedoch, sofern kein Zentrallabor vorhanden ist oder dessen Turn-around-Zeit oberhalb von 45 Minuten liegt, vielfach auch patientennahe Analysen (Point-of-care-Testing, POCT) durchgeführt. Die mittlerweile häufige Messung von Vitalparametern wie Blutgasen, Elektrolyten, Glukose, Laktat, kardialen Troponinen, Gerinnungsglobaltesten oder Hämoglobin macht es erforderlich, dass der behandelnde Arzt, der solche Analysen selber durchführt oder durchführen lässt, über Grundkenntnisse in Präanalytik, Methodik (oft systematische Unterschiede in den Wertlagen im Vergleich zu Methoden im Zentrallabor) und vorgeschriebener Qualitätssicherung verfügt.

Zu erwähnen ist hier aber auch, dass POCT bereits in der präklinischen Notfallmedizin (z. B. im Rettungswagen oder Helikopter) eine immer wichtigere Rolle spielt. Bei der Sicherung der Vitalfunktionen seines Notfallpatienten unterstützen z. B. die Hämoglobinkonzentration, die Blutgase pO_2 und pCO_2 sowie Parameter des Säure-Basen-Haushalts, insbesondere das Laktat und der Basenexzess (BE), den Notarzt am Einsatzort.

Laborparameter sollten obligatorisch in allen Notaufnahmen und Intensivstationen zu jeder Zeit vorgehalten werden, da sie für die Diagnose eines akuten Krankheitsbildes oder Notfalls zwingend erforderlich sind und zumeist unmittelbare therapeutische Konsequenzen nach sich ziehen [3]. Diese Notfallparameter können so-

https://doi.org/10.1515/9783110597516-018

wohl von einem leistungsfähigen Zentrallabor erstellt oder, wie oben bereits erwähnt, als POCT-Verfahren vor Ort durchgeführt werden.

Man kann dabei prozedural *Vitalparameter*, die sehr schnell, also nach maximal 1 Stunde dem behandelnden Arzt vorliegen müssen, abgrenzen von *Akutparametern*, die weniger zeitkritisch sind und nach maximal 4 Stunden vorliegen sollten.

Zu den Vitalparametern gehören z. B. Blutzucker, Laktat, die Elektrolyte Na^+ und K^+, die Blutgasanalyte pO_2, pCO_2, pH und BE, Hämoglobin, Oxymetrieparameter wie COHb oder MetHb, kardiale Troponine, CT-proVasopressin (Copeptin), Procalcitonin (PCT), Leukozytenzahl, Thrombinzeit, Thromboplastinzeit (Quick, INR), aktivierte partielle Thromboplastinzeit (aPTT), Urin-Stix sowie die Hormone HCG und TSH.

Die Akutparameter umfassen u. a. C-reaktives Protein (CRP), NT-proBNP (oder andere natriuretische Peptide), D-Dimer, Fibrinogen, Serumosmolalität, Differenzialblutbild sowie Urinsediment. Toxikologische Kenngrößen wie Alkohol, Paracetamol oder ggf. Drogenscreening können hier auch subsummiert werden. Der Einsatz von mikrobiologischen Schnelltests für HIV, MRSA, MSSA, Influenza A/B oder anderen als Akutparameter wird derzeit intensiv diskutiert. Die Fortschritte der POCT-Technologie vor allem auf dem Gebiet des molekularbiologischen Nachweises der DNA/RNA-Sequenzen von Infektionserregern könnten es in naher Zukunft ermöglichen, eine rasche und valide Aussage zumindest bei ausgewählten Risikopatienten zu erhalten.

18.2 Auswahl von labormedizinischen Kenngrößen in der Notfall- und Intensivmedizin

Die bereits benannten labormedizinischen Vital- und Akutparameter sind zumeist Bestandteil der Empfehlungen nationaler und internationaler Leitlinien und fest im Algorithmus zum leitliniengerechten Management akut lebensbedrohlicher Erkrankungen im Schockraum oder am ersten Tag auf der Intensivstation verankert. In diesem Kapitel sollen weitere Erläuterungen zu einzelnen ausgewählten Kenngrößen gegeben werden.

18.2.1 Blutgase, Oxymetrie mit Hämoglobin, Parameter des Säure-Basen-Haushaltes

Die Blutgasanalyse (BGA) ist in der Notfall- und Intensivmedizin ein bereits seit Jahrzehnten etabliertes Verfahren. Aufgrund der präanalytischen Probleme speziell der arteriellen Blutprobe wird die Analytik deshalb hauptsächlich vor Ort als POCT-Verfahren durchgeführt [4],[5]. Die BGA hilft entscheidend dabei mit, die Ventilation, den Oxygenierungsstatus inkl. des Gesamt-Hämoglobins und den Säure-Basen-Status eines Patienten zu beurteilen.

Die Basissensoren in den BGA-Geräten bestimmen die Parameter pO_2, pCO_2 und pH im anaerob abgenommenen heparinisierten Vollblut entweder mit elektrochemischen oder optisch-biosensorischen Technologien. Die elektrochemischen Sensoren bestehen aus einer pH-Glaselektrode, einer pCO_2-Elektrode (nach Stow-Severinghaus) und einer pO_2-Elektrode (nach Clark). Die Sensoren benutzen als chemospezifische Erkennungsschichten gasselektive Membranen. An der Grenzfläche zwischen Elektrode und Blut treten dabei Ströme (pO_2) bzw. Spannungen (pH und pCO_2) auf. Diese sind der H^+-Konzentration bzw. den Partialdrücken der im Blut gelösten Gase O_2 und CO_2 proportional. Der optische Sensor (Optode) benutzt zur Quantifizierung der Blutgase spektroskopische Signale eines O_2-sensiblen Fluoreszenzfarbstoffes und misst die Absorption des Lichts durch CO_2 im Infrarotbereich.

Die Benutzung von Vollblut bei der BGA bedingt, dass die Sensoren regelmäßig Funktionsprüfungen durchführen und in festgelegten Zeitintervallen Kalibrierungs- und Reinigungsprozeduren starten müssen. Die Geräte der führenden Hersteller ähneln sich bezüglich des Aufbaus und der Funktionalität untereinander mittlerweile sehr. In Abb. 18.1 ist beispielhaft ein Kassettengerät der Firma Roche Diagnostics dargestellt.

Unter CO-Oxymetrie versteht man eine Multiwellenlängenfotometrie, die es erlaubt, die Gesamt-Hämoglobin (Hb)-Konzentration, die O_2-Sättigung (sO_2) sowie die Anteile der Hb-Fraktionen O_2Hb, HHb (Desoxy-Hb), COHb, MetHb etc. in einer Blutprobe zu messen. Sie ermöglicht es, eine CO-Intoxikation oder eine Vergiftung mit MetHb-Bildnern zu erfassen. Bei dieser Messmethode werden im Messbereich von ca. 450–700 nm die Absorptionsspektren der Hb-Fraktionen an vielen einzelnen Wellenlängen miteinander verglichen und mit Hilfe von Matrixgleichungen die Konzentra-

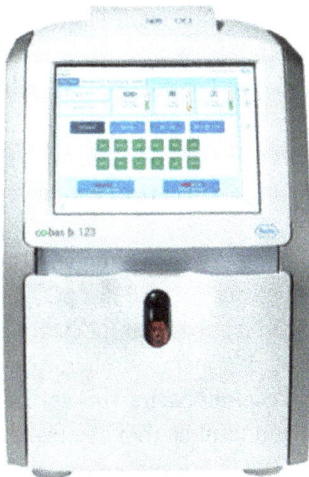

Abb. 18.1: Kassetten-Blutgasgerät b 123 der Fa. Roche Diagnostics. (Mit freundlicher Genehmigung der Roche Diagnostics Deutschland GmbH).

tionen der einzelnen Hb-Spezies (und des Gesamt-Hb) mit Hilfe von Matrixgleichungen bestimmt.

In der Blutgasanalyse sind weiterhin die nachfolgend aufgeführten berechneten Parameter für die Beurteilung des Sauerstoffstatus wichtig:

- Die maximale Sauerstoffbindungskapazität BO_2 gibt die maximale Sauerstoffmenge an, die in einem Blutvolumen von 1 dl transportiert werden kann. BO_2 wird in ml/dl angegeben und ist zur Abschätzung der Effektivität einer O_2-Beatmung hilfreich.
- Die Gesamt-Sauerstoffkonzentration cO_2 (ml O_2/dl Blut) ist die Summe aus an Hb gebundenem und physikalisch im Blut gelöstem O_2: $cO_2 = FO_2Hb \times cHb \times 1,34 + 0,0031 \times pO_2$.
- Die arteriovenöse Sauerstoffdifferenz $avDO_2$ ist eine wichtige Kenngröße zur Beurteilung der peripheren Sauerstoffversorgung und ergibt sich aus der Differenz der arteriellen $cO_2(a)$ und der gemischtvenösen $cO_2(v)$. Dazu muss neben einer arteriellen Blutabnahme auch eine Blutprobe aus einem Pulmonaliskatheter gewonnen werden.
- Der p50 ist derjenige pO_2-Wert, bei dem eine 50 %ige Sättigung des Blutes mit O_2 bei 37°C und einem pH-Wert von 7,4 vorliegt. Der p50 beschreibt die O_2-Abgabe in der Peripherie.
- Der respiratorische Index RI wird aus der alveoloarteriellen pO_2-Differenz und dem pO_2 im arteriellen Blut gebildet: $RI = pO_2(A-a)/pO_2(a)$.
- Der Oxygenierungsindex OI hilft mit, die Oxygenierungsfunktion der beatmeten Lunge abzuschätzen: $OI = pO_2(a)/F_iO_2$.

Es gibt zwei weitere errechnete Parameter, die vor allem für die Behandlung von Langzeitbeatmeten hilfreich sind. Das dafür relevante Formelwerk (z. B. die alveoläre Gasgleichung) ist in den meisten BGA-Geräten zur Berechnung der einzelnen Parameter hinterlegt. Im Einzelnen handelt es sich um den Sauerstoff-Partialdruck im alveolären Gasgemisch $pO_2(A)$ und um die alveoloarterielle Sauerstoff-Partialdruckdifferenz $pO_2(A-a)$. Letztere gibt Hinweise auf die Effizienz des Oxygenierungsprozesses in der Lunge und ist somit in der Intensivmedizin für die Beurteilung des pulmonalen Gasaustausches wichtig.

Die Blutgasanalyse bietet neben der Messung der Gas-Partialdrücke auch Einblicke in den Säure-Basen-Status. Dabei kommen ebenfalls berechnete Parameter zum Einsatz:

- Bikarbonatkonzentration im Plasma $cHCO_3^-$. Gemäß der Gleichung von Henderson-Hasselbalch kann das $cHCO_3^-$ aus der Analyse des pH und des pCO_2 errechnet werden. Die aktuelle Konzentration des HCO_3^- ist aber vom pCO_2 abhängig, daher ist die $cHCO_3^-$ nur eingeschränkt geeignet, den metabolischen Anteil des Säure-Basen-Haushalts einzuschätzen. Um die respiratorische von der metabolischen Komponente zu trennen, wurde die Standardbikarbonatkonzentration $cHCO_3^-$ (std) eingeführt. Sie ist definiert als die $cHCO_3^-$-Konzentration, die bei einem oxygenierten Plasma bei einem pCO_2 von 40 mmHg (37°C) vorliegen würde. Pathologische Werte entsprechen metabolischen, nichtrespiratorischen Anteilen einer Störung des Säure-Basen-Haushalts.

- Der Basenüberschuss (*Base Excess*, BE) gibt an, welche Mengen an Säure oder Base notwendig sind, um einen pathologischen pH-Wert im Blut oder einer anderen Körperflüssigkeit wieder zurück auf Standardbedingungen (pCO_2 = 40 mmHg, 37°C, pH = 7,40) einzustellen. BGA-Geräte berechnen den Wert aus den Messwerten pH, pCO_2, cHb und sO_2. Der BE wird nicht durch akute Änderungen des pCO_2 beeinflusst, dadurch wird nur die metabolische Komponente einer Säure-Basen-Störung erfasst. Eine Weiterentwicklung des BE ist der sog. BE der Extrazellulärflüssigkeit, BE (Ecf). Dieser wurde entwickelt, um die Pufferkapazität auch des interstitiellen Raumes abzubilden.

18.2.2 Bestimmung der Elektrolyte Na⁺, K⁺ und Ca²⁺

Mit Hilfe der BGA-Analysatoren können auch Elektrolytbestimmungen durchgeführt werden. Die Analysen von Na^+, K^+, Ca^{2+}, Mg^{2+} und Cl^- erfolgen hier in der Regel mittels ionenselektiver Elektroden (ISE). Dies sind potenziometrische Sensoren, die auf einer Akkumulation eines Potenzials entlang einer Sensormembran basieren. ISE nutzen dabei ionenselektive Membranen, die eine Ladungsseparation zwischen der Probe und der Sensoroberfläche verursachen. Diese sind kristalline oder glasförmige Festkörper oder Polymer-Komposite, die eine Elektrode umhüllen. Im Gegensatz zu den klinisch-chemischen Großgeräten werden die Elektrolytbestimmungen in den BGA-Geräten als direkte Potentiometrie durchgeführt, d. h. als Messung aus Vollblut ohne Vorverdünnung.

Die sehr rasche Durchführbarkeit und die bei Beachtung der Präanalytik hohe Verlässlichkeit der Analyse erlauben die Bestimmungen von Na^+ und K^+ als Vitalparameter in der Akutversorgung einer Notaufnahme. Eine Hyponatriämie ist ein wichtiger Laborbefund bei akuten Bewusstseinsstörungen, Krampfanfällen und Koma. Eine kontrolliert durchgeführte intravenöse Substitution kann hier lebensrettend sein. Hypo- und vor allem Hyperkaliämien können zu lebensbedrohlichen Herzrhythmusstörungen (ventrikuläre Extrasystolen, ventrikuläre Tachykardie, Kammerflimmern) führen, die eine sofortige Therapie erfordern. Die rasche, patientennah durchgeführte Elektrolytbestimmung ist auch hier diagnostisch wegweisend.

18.2.3 Plasmatische und viskoelastische (funktionelle) Gerinnungsanalysen

In der Notfallmedizin profitieren vor allem zwei Patientengruppen von einer raschen Gerinnungsdiagnostik. Zum einen sind dies Patienten vor invasiven Maßnahmen, oft bei internistischen Vorerkrankungen. Bei der zweiten Gruppe handelt es sich um blutende Polytrauma-Patienten. Bei der ersten Gruppe steht meist die Untersuchung von plasmatischen Gerinnungsstörungen im Vordergrund, während bei Polytrauma-patienten neben plasmatischen auch thrombozytär-zelluläre Koagulopathien in Betracht zu ziehen sind.

Bei den Patienten unter Antikoagulanzienmedikation (sowohl unter Marcumar als auch unter den neuen direkten oralen Antikoagulanzien [DOAC]) sind die Ergebnisse der Thromboplastinzeit (Quick, INR), der Thrombinzeit bzw. der anti-FXa-Aktivität, der Fibrinogenkonzentration, aber auch der aktivierten partiellen Thromboplastinzeit (aPTT) oft unabdingbar, bevor invasive Maßnahmen erfolgen können. Dies gilt z. B. für Schlaganfallpatienten mit unklarem Gerinnungsstatus. Die D-Dimer-Bestimmung dagegen kann nicht als Vitalparameter angesprochen werden.

Bei einem Polytrauma wird durch den Gewebeschaden zum einen ein relevanter Blutverlust verursacht und andererseits eine inflammatorische Akut-Phase-Reaktion induziert. Durch die Aktivierung der Gerinnung und Fibrinolyse kommt es sukzessive zum Verbrauch der Gerinnungsfaktoren, zu Gewebshypoxie und systemischer Azidose. Daraus kann eine schwer zu beherrschende traumatische Koagulopathie resultieren. Daher wird bezüglich der individuellen Gerinnungssituation von den europäischen Konsensusempfehlungen schon im Schockraum eine umfangreiche Diagnostik mit Verlaufskontrollen empfohlen. In der Empfehlung Nr. 12 heißt es, dass das frühzeitige und wiederholte Monitoring mit den oben beschriebenen plasmatischen Gerinnungstests zusammen mit der Thrombozytenzahl (Grad 1 A) sowie viskoelastischen Methoden (d. h. kombinierte Erfassung der plasmatischen Gerinnung, des Thrombozytenanteils und der Fibrinolyse) (Grad 1 C) zu empfehlen ist.

Hierbei handelt es sich um durchaus POCT-fähige Verfahren, die auch in einigen Krankenhäusern vor Ort angewandt werden und als integraler Bestandteil des modernen Patient-Blood-Managements anzusehen sind. Da die Geräte aber nicht einfach zu bedienen sind, wird in vielen Fällen das Zentrallabor zur Analyse beauftragt. Eine Online-Übertragung der Reaktionskurven direkt in den Behandlungsraum ermöglicht es dem behandelnden Arzt schon nach wenigen Minuten, therapeutische Rückschlüsse zum Einsatz von Blutprodukten wie Erythrozyten- und Thrombozytenkonzentraten oder gefrorenem Frischplasma zu ziehen. Es gibt bereits eine gute Evidenzlage zum produktesparenden Einsatz.

Im Einzelnen handelt es sich dabei um die konventionelle Thrombelastografie (Haemoscope TEG) und die modernere Rotationsthrombelastometrie (ROTEM), die als ROTEM sigma auch als POCT-Variante eingesetzt werden kann. Zur weiteren Feindiagnostik werden Analysen mit dem Zusatz des Enzyms Heparinase oder des Fibrinolyseinhibitors Tranexamsäure sowie mit der In-vitro-Blockade der Thrombozyten durch Cytochalasin D oder GPIIb/IIIa-Antagonisten zur Qualifizierung des Fibringerinnsels durchgeführt. Zur Interpretation des Thrombelastogramms sind dann folgende Parameter wichtig:

- Gerinnungszeit (*clotting time*, CT),
- Gerinnselbildungszeit (*clot formation time*, CFT),
- maximale Gerinnselfestigkeit (*maximum clot firmness*, MCF),
- maximale Lyse (in % der maximalen Ausprägung des Gerinnsels).

Um die Konzentration von unfraktioniertem Heparin bei einer periinterventionellen Therapie zu überwachen, wird die Bestimmung der *activated clotting time* (ACT) als POCT-Verfahren eingesetzt. Bei der Interpretation der gemessenen ACT-Werte ist jedoch zu berücksichtigen, dass auch ein Mangel an Gerinnungsfaktoren, ggf. in Kombination mit Heparin, zu einer Verlängerung der ACT führen kann.

18.2.4 Glukose- und andere Metabolitbestimmungen

18.2.4.1 Glukose

Die Bestimmung der Glukose im Plasma ist im Notfall- und Intensivbereich nicht so einfach durchzuführen, wie man zunächst denken könnte. So ist die Gewinnung des Probenmaterials als kapilläre Abnahme an der Fingerbeere obsolet, da Kapillarblut hier den physiologischen Zustand des Patienten aufgrund der reduzierten peripheren Durchblutung nicht korrekt wiedergibt. Patientennah sollten nur validierte Glukosemessverfahren als Streifentests (Unit-Use) eingesetzt werden, da durch die Applikation einer Vielzahl verschiedener, potenziell interferierender Medikamente die Glukosebestimmungsmethode gestört werden kann. Hinweise des Herstellers, dass ein Gerät nur für die Selbstkontrolle des Diabetikers bestimmt ist, schließen zudem seinen Einsatz an anderer Stelle aus.

Anders als in den USA, wo die FDA Blutzuckergeräte für den Einsatz im Intensivbereich durch eine gesonderte Zulassung regelt, ist in Deutschland eine derartige Regelung nicht vorhanden. Der Grund hierfür ist die hierzulande fast ausschließliche Nutzung von BGA-Geräten zur Bestimmung der Glukose. Wenn dennoch ein Unit-Use-POCT-Gerät für die Glukosebestimmung angewandt werden soll, so ist es ratsam, den POCT-Koordinator des Hauses um eine Evaluierung geeigneter Systeme zu bitten. Bezüglich der Anforderungen an die Analytik, aber auch an das Benutzertraining und die POCT-Qualitätsüberwachung existieren detaillierte Empfehlungen des Clinical Laboratory Standards Institute (CLSI) [13] und der STARD-Initiative.

18.2.4.2 Laktat

Die Laktatbestimmung im Plasma oder Serum ist im Intensivbereich ein wichtiger Akutparameter zur Beurteilung des Säure-Basen-Haushalts. Laktat ist auch ein empfindlicher Ischämiemarker, da er bei Sauerstoffmangel im Gewebe vermehrt gebildet wird. Eine häufig in der Notaufnahme beobachtete Ursache ist z. B. ein embolischer Mesenterialinfarkt, der zur Infarzierung und Nekrotisierung eines Darmabschnitts führt. Die Bestimmung des Laktats wird im Allgemeinen im Zentrallabor durchgeführt, ist aber auch auf BGA-Geräten verfügbar. Zudem sind Unit-Use-Streifentests verfügbar.

18.2.4.3 Kreatinin, Harnstoff, Ammoniak, Bilirubin_{gesamt}

Für die notfallmäßige Bestimmung dieser Kenngrößen gibt es individuell sicher einzelne Indikationen. Nur wenn kein Zentrallabor für diese Analysen verfügbar ist, sollten diese Parameter auch mit POCT-Methoden bestimmt werden. Dabei bieten immer mehr BGA-Geräte die Bestimmungen von Kreatinin und Bilirubin_{gesamt} (Summe aus direktem und indirektem Bilirubin) an. Ob die Nutzung hier – auch unter Kosten- und Qualitätssicherungsaspekten – sinnvoll erscheint, muss im Einzelfall beurteilt werden.

18.2.5 Kardiale Kenngrößen

Labormedizinische Analyseverfahren haben aufgrund einer vorteilhaften Kosten-Nutzen-Relation einen hohen Stellenwert in der Diagnostik, der Therapiekontrolle und Prognoseabschätzung bei Patienten mit akutem Koronarsyndrom (*acute coronary syndrome*, ACS) [16]. Dies begann mit der Entwicklung der CK-MB-Aktivitätsbestimmung mittels der Immuninhibitionsmethode und ist heute mit den hochsensitiven neuen Bestimmungsverfahren für kardioselektive Marker für die schnelle Diagnostik des NSTEMI *(non-ST-segment elevation myocardial infarction)* unentbehrlich geworden. Durch Bestimmungsverfahren für natriuretische Peptide wird sich auch die Bedeutung der Labordiagnostik bei Patienten mit Herzinsuffizienz in Zukunft ähnlich entwickeln.

Die Frage nach dem Einsatz von POCT-Verfahren bei der Diagnostik eines ACS muss zwei wichtige Tatsachen berücksichtigen. Zum einen sind die POCT-Methoden für die Troponinbestimmungen (s. unten) derzeit noch nicht als hochsensitive Verfahren verfügbar. Mit einer Einschränkung der diagnostischen Aussagekraft muss gerechnet werden. Nur bei einem positiven Testausgang kann die Diagnose eines Myokardinfarktes eindeutig gestellt werden *(rule-in)*. Negative Ergebnisse schließen einen Myokardinfarkt nicht aus, da aufgrund der mangelnden analytischen Sensitivität die Cutoff-Werte höher liegen und ein Anstieg der kardialen Marker erst nach mehreren Stunden feststellbar ist.

Zum anderen sind die jeweiligen POCT- und Zentrallabormethoden, auch sofern es sich um die gleiche Kenngröße handelt, aufgrund unterschiedlicher Analyseprinzipien in der Wertlage nicht miteinander zu vergleichen. Wenn Markerverlaufsbestimmungen zwischen zentralisierter Bestimmung und POCT wechseln, ist zumindest zu fordern, dass sich die Assay-Charakteristika und die Entscheidungsgrenzen nicht unterscheiden. Dies ist aber sehr schwer zu realisieren.

Daher sollte eine Optimierung der labordiagnostischen Prozesse eine Optimierung der Diagnostik zusammen mit den daraus abgeleiteten therapeutischen Prozessen bedeuten: Notaufnahmen, die im Rahmen der Akutversorgung von ACS-Patienten Resultate für Herzmarker innerhalb von < 60 Minuten durch das Zentrallabor erhalten, sind sicherlich optimal aufgestellt. Sofern dies nicht möglich ist, kann der Einsatz von POCT empfohlen werden. Der Vorteil der raschen Ergebnisverfügbarkeit mittels POCT wird in diesem Falle jedoch nur dann zum Tragen kommen, wenn die Verkürzung der Turn-around-Zeit auch in eine frühzeitigere therapeutische Maßnahme übersetzt werden kann.

Die heute bevorzugten Biomarker in der Herzinfarktdiagnostik sind allein die an die Myofibrillen gebundenen, zu einem Teil (ca. 5 %) auch zytosolisch lokalisierten, kardialen Proteine Troponin I (cTnI) und Troponin T (cTnT). Aufgrund der Kardiospezifität dieser Kerngrößen gelten diese heute als Goldstandard in der Erkennung einer irreversiblen Herzmuskelschädigung.

Bei Verwendung hochsensitiver (hs) Immunoassay-Verfahren für cTnI und cTnT sollte die Bestimmung anderer Marker wie Myoglobin, CK-MB$_{Masse}$, FABP nicht mehr angewandt werden, da diese keinen diagnostischen Zugewinn erwarten lassen. Lediglich für die Erkennung eines frühen Rezidivinfarkts bei noch steigenden Troponinwerten kann ein erneuter Anstieg der CK-MB (entweder als Aktivitäts- oder als immunometrische Massenbestimmung) hilfreich sein. Weitere Details zur Biomarkertestung beim ACS finden sich in Kap. 1.1.

Bei der lebensbedrohlichen akuten Dekompensation einer chronischen Herzinsuffizienz kann die Labordiagnostik neben den bildgebenden Verfahren heute auch valide diagnostische Kenngrößen anbieten: die natriuretischen Peptide BNP *(brain natriuretic peptide)*, das N-terminale Fragment des pro-BNP (NT-pro-BNP) bzw. das midregionale proANP. All diese Marker werden bereits von der ESC zum Einsatz in der Notaufnahme empfohlen [19],[20].

Im Rahmen der Differenzialdiagnostik bei Thoraxschmerz und Dyspnoe wird oft auch die Kombination der beiden Kenngrößen BNP/NT-pro-BNP mit einem kardialen Troponin und D-Dimer angewandt. Da diese diagnostische Fragestellung oft auch im ambulanten Bereich auftritt, gibt es für diese Marker auch POCT-Geräte zur kombinierten Analytik dieser Marker. Ein Beispiel ist der Quidel Triage Profiler SOB (Shortness of Breath): Die Messergebnisse für cTnI, CK-MB$_{Masse}$, Myoglobin, BNP und D-Dimer liegen innerhalb von nur 20 Minuten vor.

18.2.6 Andere Analyseverfahren

18.2.6.1 D-Dimer

D-Dimer ist ein Peptid der Fibrinspaltung durch Plasmin, welches im Verlauf einer intravasalen Gerinnungsaktivierung mit nachfolgender Fibrinolyse entsteht. Die D-Dimer-Konzentration im Plasma wird sehr erfolgreich für die Diagnostik einer akuten

Thrombose eingesetzt: Eine unauffällige D-Dimer-Konzentration schließt eine tiefe Beinvenenthrombose oder eine Lungenembolie bei einer klinisch festgestellten niedrigen bzw. mittleren Vortestwahrscheinlichkeit nahezu aus. Eine unnötige Strahlenbelastung des Patienten kann dadurch vermieden werden. Wenn allerdings die klinische Wahrscheinlichkeit sehr hoch ist, wird ohne Labordiagnostik sofort eine Kompressionssonografie der Beinvenen, ein Spiral-CT oder eine Szintigrafie durchgeführt. Ein positives Ergebnis der D-Dimer-Testung erfordert jedoch die Diagnosesicherung durch eine bildgebende Diagnostik. Eine Erhöhung des D-Dimers ist nicht spezifisch für das Vorliegen einer Lungenembolie und einer tiefen Beinvenenthrombose! Viele Erkrankungen, die mit einer Gerinnungsaktivierung verbunden sind, können hohe D-Dimer-Plasmaspiegel verursachen und müssen ggf. differenzialdiagnostisch abgeklärt werden. Evidenzbasierte Leitlinien der Arbeitsgemeinschaft der Wissenschaftlichen Medizinischen Fachgesellschaften (AWMF) sind für die Diagnostik von tiefer Venenthrombose und Lungenembolie verfügbar [13].

18.2.6.2 HCG im Urin oder Serum

Die frühe Feststellung bzw. der Ausschluss einer Schwangerschaft ist oft in der Notaufnahme zwingend erforderlich. Sofern es um eine Abklärung von Schwangerschaftskomplikationen bei unklaren abdominellen Beschwerden geht, sollte das Schwangerschaftshormon HCG im Serum mittels eines empfindlichen Immunoassays bestimmt werden, um ggf. eine extrauterine Schwangerschaft festzustellen. Der Schwangerschaftstest (Messung von HCG im Spontanurin), der als POCT-Streifentest (Lateral-flow-Test) leicht durchführbar ist, wird eingesetzt, um eine Gravidität auszuschließen, sofern im Rahmen der Behandlung radiologische Verfahren oder teratogene Medikamente eingesetzt werden sollen.

18.2.6.3 Thyroidea stimulierendes Hormon (TSH)

In der Akutversorgung von kardiologischen Patienten ist die Bestimmung des TSH als sensitiver Marker für die Schilddrüsenfunktion (Ausschluss sowohl einer Hyper- als auch Hypothyreose) wichtig. Es wird bestimmt sowohl zum Ausschluss einer Schilddrüsenfunktionsstörung vor der Gabe von Kontrastmitteln, z. B. im Rahmen einer Koronarangiografie, als auch zur diagnostischen Abklärung eines Vorhofflimmerns.

18.2.6.4 Procalcitonin (PCT)

In der neuen SOFA Konsensusdefinition der Sepsis und des septischen Schocks [14] wird die Sepsis als Organschädigung in Verbindung mit einer Infektion neu definiert. Gerade für die Früherkennung benötigt man daher informative Inflammationsmarker. Das PCT, das mit hochsensitiven Immunoassays im Zentrallabor, aber auch als POCT-Methode bestimmt werden kann, ist für die meisten (bakteriellen) Infektionen diagnostisch sehr hilfreich. Die Kenngröße hat aber auch zum Ausschluss einer bakteriellen Sepsis einen hohen negativen prädiktiven Wert von über 95 %.

Im Vergleich zum CRP verfügt PCT über eine schnellere Verlaufskinetik im Sinne rasch ansteigender Konzentrationen bei einer beginnenden bakteriellen Sepsis und einem schnellen Rückgang der PCT-Serumspiegel bei erfolgreicher antibiotischer Behandlung. Differenzialdiagnostisch ist die Bestimmung des PCT auch bei einer akuten Herzinsuffizienz wichtig, um zwischen pulmonaler Stauung und einer Pneumonie zu unterscheiden.

18.2.6.5 Renale Biomarker

Die Früherkennung eines akuten Nierenversagens (AKI) ist derzeit auf Intensivstationen aus biochemischer Sicht ein noch nicht zufriedenstellendes Gebiet. Zwar werden derzeit neue Biomarker zur Früherkennung eines AKI bei verschiedenen Krankheitsentitäten in experimentellen und klinischen Studien untersucht, doch hat sich unter den untersuchten Parametern bzw. deren Kombination untereinander bisher noch keine erfolgversprechende Testungsstrategie herausgestellt. Kandidaten sind Serumparameter wie Neutrophil Gelatinase Associated Lipocalin (NGAL), Kidney Injury Molecule-1 (KIM-1), Interleukin-18 (IL-18), Tissue Inhibitor of Metalloproteinase (TIMP)-2, Insulin-like Growth Factor Binding Protein 7 (IGFBP7) und Liver Fatty Acid Binding Protein (L-FABP).

18.3 Fallvignette: POCT versus Zentrallabor

Bei (zumeist älteren) Patienten mit akuter Dyspnoe ist in mehr als 50 % der Fälle eine akute Herzinsuffizienz ursächlich. In dieser Patientengruppe gibt es aber auch viele Patienten mit Lungenembolie. Die Mortalität ist sehr hoch, daher ist eine schnelle Diagnostik oft lebensrettend. Sofern diese Patienten in eine kardiologisch ausgerichtete Notaufnahme eines größeren Krankenhauses kommen, ist das diagnostische Prozedere durch ESC-Leitlinien klar definiert: Sowohl die Echokardiografie als auch die rasche Bestimmung von BNP/NT-proBNP durch das Zentrallabor ermöglichen die schnelle Zuordnung des Krankheitsgeschehens und ggf. die sofortige Verlegung der betroffenen Patienten auf eine Intensivstation, um die weitere Therapie unmittelbar einleiten zu können.

Schwierig ist jedoch die Situation, wenn der Patient mit dem Beschwerdebild akute Dyspnoe außerhalb größerer Zentren in eine Krankenhausambulanz der Grund- oder Regelversorgung kommt. Unabhängig vom Vorhandensein einer Echokardiografie ist in diesen Häusern die Laborversorgung meist nicht jeden Tag rund um die Uhr verfügbar. Hier kann ein POCT-Gerät zur Bestimmung von BNP/NT-proBNP segensreich sein. Da derartige Geräte zusätzlich die Bestimmungen der Parameter D-Dimer und cTn anbieten, lassen sich Lungenembolie bzw. ACS differenzialdiagnostisch oft abgrenzen. Wenn die Notaufnahme neben den technischen Untersuchungen des Röntgenthorax und eines 12-Kanal-EKGs zusätzlich die Bestimmung des Hämoglobins und der Blutgase pO_2 und pCO_2 patientennah durchführen kann, ist die Abklärung der Genese der akuten Dyspnoe komplettiert. Dadurch ist eine ggf. notwendige und zielgerichtete Verlegung dieser Patienten in eine internistische Intensivstation eines Krankenhauses der Maximalversorgung gewährleistet.

Um es auf den Punkt zu bringen: Die Möglichkeiten der neuen POCT-Technologie erlauben es in einer Notaufnahme eines Krankenhauses ohne Zentrallabor, durch Analyse von natriuretischen Peptiden, kardialen Troponinen, Blutgasen und Hämoglobin die Genese der akuten Dyspnoe rasch und zuverlässig zu eruieren, um die betroffenen Patienten umgehend einer adäquaten Therapie zuzuführen. Die stratifizierenden Verlaufskontrollen der BNP/NT-proBNP-Bestimmungen werden in der internistischen Intensivstation dann vom Zentrallabor übernommen. Die Leistungen des Zentrallabors und der POCT-Verfahren sind daher durchaus nicht konträr, sondern komplementär zueinander zu verstehen.

Genderaspekt: Das Ermessen, ob es sich beim Resultat einer Laboruntersuchung um ein auffälliges Ergebnis handelt, geschieht im Allgemeinen durch Vergleich mit einem Referenzintervall, das aus einer Population klinisch Gesunder ermittelt wird. Bei der cTn-Bestimmung ist, sofern hochsensitive Bestimmungsverfahren verwendet werden, derzeit eine Diskussion über den Wert von geschlechtsspezifischen Grenzen der 99. Perzentile zum Ausschluss eines akuten Myokardinfarktes entbrannt.

Bei erwachsenen Frauen wird dabei nun überraschend ein signifikant niedrigerer Cutoff im Vergleich zu männlichen Gesunden gefunden. In der aktuellen Definition des Myokardinfarktes, formuliert durch die ESC/ACCF/AHA/WHF Task Force, wird für die Verwendung dieser geschlechtsspezifischen diagnostischen Grenzwerte plädiert, obwohl es für einen diagnostischen Nutzen bisher keine Evidenz gibt. Was ist also dran an diesem Geschlechtsunterschied, und könnte er in Zukunft für die biochemische Analytik relevant werden?

Eine Antwort auf diese Frage gibt die folgende Beobachtung: Wenn die Ergebnisse der cTn-Messungen bei Gesunden beiderlei Geschlechts auf die Enzymaktivität der Kreatinkinase (CK_{gesamt}) bezogen werden, verschwindet diese Diskrepanz wieder. Damit bestätigt sich nun aber die bisherige klinische Erfahrung, dass bei der Diagnostik eines akuten Myokardinfarktes geschlechtsspezifische Unterschiede weder bei der Evaluation des EKG noch bei der Interpretation von Cutoff-Werten von kardiospezifischen Laborparametern eine Rolle spielen. Es bleibt also abzuwarten, ob die Entwicklung weiterer analytischer Methoden für kardiale Proteinparameter noch andere Überraschungen birgt!

18.4 Resümee

In der Notfallmedizin leisten labormedizinische Untersuchungen nach dem klinischen Assessment, dem EKG und neben der Bildgebung unverzichtbare Beiträge zur raschen Diagnostik eines Krankheitsfalles. Zudem helfen Laboruntersuchungen entscheidend mit bei der Überwachung initialer Therapiemaßnahmen und bei der Risikostratifizierung.

– Zu den Vitalparametern, die nach maximal einer Stunde dem behandelnden Arzt vorliegen müssen, gehören Blutzucker, Laktat, die Elektrolyte Na^+ und K^+, Blutgasanalyte wie pO_2, pCO_2, pH und BE, Hämoglobin, Oxymetrieparameter wie COHb oder MetHb, kardiale Troponine, Copeptin, Procalcitonin (PCT), Leukozytenzahl im Blutbild, Thrombinzeit, Thromboplastinzeit (Quick, INR), aktivierte partielle Thromboplastinzeit (aPTT), Urin-Stix, PCT sowie die Hormone HCG und TSH.

– Zu den Akutparametern, die weniger zeitkritisch sind und nach maximal 4 Stunden vorliegen sollten, gehören u. a. CRP, natriuretische Peptide, D-Dimer, Fibrinogen, Serumosmolalität, Differenzialblutbild sowie Urinsediment. Ggf. sind auch toxikologische Kenngrößen (Alkohol, Paracetamol, Drogenscreening) dazuzuzählen.

– Der Einsatz von mikrobiologischen Schnelltests für HIV, MRSA, MSSA, Influenza A/B etc. als Akutparameter wird intensiv diskutiert und durch neuartige, schnelle Bestimmungsverfahren derzeit neu definiert.

– Im Bereich der Behandlung von Polytrauma-Patienten und in der periinterventionellen Intensivmedizin sind häufig Gerinnungsuntersuchungen indiziert. Bei Patienten vor invasiven Therapiemaßnahmen ist die Gerinnungsdiagnostik von plasmatischen Gerinnungsstörungen wichtig, während bei blutenden Patienten viskoelastische Methoden, die auch als POCT-Verfahren eingesetzt werden können, im Vordergrund stehen.

– Bei den POCT-Ergebnissen, z. B. bei Gerinnungsglobaltests, gibt es oft systematische Unterschiede der Wertlagen im Vergleich zu den im Zentrallabor angewandten Methoden. Eine neue DIN-Norm bietet praxisnahe Bewertungskriterien für Vergleichsmessungen bei der Implementierung von POCT in einem Krankenhaus.

Literatur

[1]   Luppa PB, Steimer W. Klinisch-chemische Diagnostik. In: Rossaint R, Werner C, Zwißler B, Hrsg. Die Anästhesiologie. 3. Aufl. Berlin Heidelberg: Springer; 2012:466–488.

[2]   Möckel M, Müller C, Lindner T, Searle J. Laboruntersuchungen – was ist sinnvoll, was ist überflüssig? [Fast diagnostics in the emergency department: Laboratory testing – what we need and what we don't]. Dtsch med Wochenschr. 2016;141:322–8.

[3]   Boemke W, Krebs MO, Rossaint R. Blutgasanalyse. Anaesthesist. 2004;53:471–92.

[4]   Boemke W, Francis RC, Reinnhardt HW. Blugasanalyse und Säure-Basen-Haushalt. In: Rossaint R, Werner C, Zwissler B, Hrsg. Die Anästhesiologie. 2. Aufl. Berlin Heidelberg: Springer; 2008: 140–157.

[5]   Siggaard-Andersen O, Engel K, Jørgensen K, Astrup P. A micro method for determination of pH, carbon dioxide tension, base excess and standard bicarbonate in capillary blood. Scand J Clin Lab Invest. 1960;12:172–6.

[6]   Lindner G, Exadaktylos AK. [Disorders of serum sodium in emergency patients: salt in the soup of emergency medicine]. Anaesthesist [Internet]. 2013;62:296–303.

[7]   Schmidt BM. The most frequent electrolyte disorders in the emergency department. What must be done immediately? Internist [Internet]. 2015;56:753–9.

[8]   Rossaint R, Bouillon B, Cerny V et al. The European guideline on management of major bleeding and coagulopathy following trauma: Fourth edition. Crit Care. 2016;12:100.

[9]   Ak K, Isbir CS, Tetik S et al. Thromboelastography-based transfusion algorithm reduces blood product use after elective CABG: a prospective randomized study. J Card Surg. 2009;24:404–10.

[10] Goodnough LT, Hill CC. Use of point-of-care testing for plasma therapy. Transfusion 2012;52 Suppl 1:56S-64S. Erratum in: Transfusion 52:2496.

[11] Weber CF, Görlinger K, Meininger D et al. Point-of-care testing: a prospective, randomized clinical trial of efficacy in coagulopathic cardiac surgery patients. Anesthesiology. 2012;117:531–47.

[12] Giannitsis E, Schimke I, Luppa PB, Peetz D. Diagnostik kardiovaskulärer Krankheiten. In: Luppa PB, Junker R, Hrsg. POCT – Patientennahe Labordiagnostik, 163–74. 3. Aufl. Berlin Heidelberg: Springer; 2017.

[13] AWMF. S2k-Leitlinie zur Diagnostik und Therapie der Venenthrombose und der Lungenembolie. Köln: Deutscher Ärzteverlag; 2017.

[14] Singer M, Deutschman CS, Seymour CW et al. The Third International Consensus definitions for sepsis and septic shock (Sepsis-3). JAMA. 2016;315:801–10.

[15] Riedel S, Melendez JH, An AT, Rosenbaum JE, Zenilman JM. Procalcitonin as a marker for the detection of bacteremia and sepsis in the emergency department. Am J Clin Pathol. 2011;135:182–9.

[16] Sager R, Kutz A, Mueller B, Schuetz PH. Procalcitonin-guided diagnosis PCT and antibiotic stewardship revisited. BMC Medicine. 2017;15:15.

[17] Bietenbeck A, Junker R, Luppa P. Central laboratory service and Point-of-Care Testing in Germany – from conflicting notions to complementary understandings. Point Care J Near-Patient Test Technol. 2015;14:1–11.

[18] Apple FS, Ler R, Murakami MM. Determination of 19 cardiac Troponin I and T assay 99th percentile values from a common presumably healthy population. Clin Chem. 2012;58:1574–81.

[19] Masuch A, Ittermann T, Greinacher A, Lubenow N, Kohlmann T, Nauck M, Petersmann A. High-sensitivity cardiac Troponin T: association of creatine kinase catalytic activity with the 99th percentile. Clin Chem. 2018;64:973–4.

[20] Luppa PB, Müller C, Schlichtiger A, Schlebusch H. Point-of-care testing (POCT): current techniques and future perspectives. Trends Anal Chem. 2011;30:887–98.

Teil III: **Epidemiologie und Versorgungsforschung**

19 Kardiale ambulant-sensitive Krankenhausfälle (ASK)

Anna Slagman, Claudia Römer

19.1 Einleitung

Inhaltlich werden ambulant-sensitive Krankenhausfälle (ASK) bzw. *ambulatory care sensitive conditions* (ACSC) als stationäre Krankenhausfälle angesehen, welche durch rechtzeitige und adäquate Versorgung im ambulanten Gesundheitssystem hätten vermieden werden können. Die Operationalisierung erfolgt anhand von Diagnosecodes, für Deutschland anhand des ICD-Systems (International Classification of Disease) unter Nutzung der ersten 3–4 Ziffern. Generell lassen sich die ASK mit Hilfe der Präventionsmaßnahmen, durch welche ein stationärer Aufenthalt hätte vermieden werden können, in folgende Kategorien einteilen:

1. Vermeidung einer stationären Behandlung von Erkrankungen durch Immunisierung (Primärprävention),
2. Vermeidung einer stationären Behandlung von chronischen Erkrankungen durch eine kontinuierliche und angemessene ambulante Versorgung im ambulanten Gesundheitssystem (Sekundär-/Tertiärprävention),
3. Vermeidung einer Hospitalisierung von akuten Erkrankungen durch rechtzeitige und angemessene Versorgung im ambulanten Gesundheitssystem (Sekundär-/Tertiärprävention).

Ambulant-sensitive Krankenhausfälle gelten damit als Indikator für die Qualität und den Zugang zum niedergelassenen Versorgungssystem. Allerdings sollten ASK generell aufgrund der komplexen und multifaktoriellen Ursachen nur in weiträumigen geografischen Analysen und im Trend als Qualitätsindikator angesehen werden [1]. Die Verantwortlichkeit für die Versorgung der Patienten liegt ungeachtet der Ursachen für das Auftreten eines stationären ASK-Falles bei allen Leistungserbringern.

Merke: Als ASK werden potenziell vermeidbare stationär versorgte Krankenhausfälle bezeichnet. Diese umfassen akute wie chronische Diagnosen, für welche durch Primär-, Sekundär- oder Tertiärpräventionsmaßnahmen ein stationärer Aufenthalt hätte vermieden werden können.

19.2 Kardiale ASK-Diagnosen und ihre Häufigkeit

Für Deutschland und international wurden verschiedene Diagnoselisten für ASK verwendet und vorgeschlagen, eine Übersicht über die entsprechenden Diagnosen und Diagnosecodes findet sich in Tab. 19.1. Einige Literaturquellen zählen auch akut-lebensbedrohliche kardiovaskuläre Erkrankungen zu den ASK. So wurde von Naumann et al. [4] beispielsweise auch der akute Myokardinfarkt zu den ASK gezählt.

https://doi.org/10.1515/9783110597516-019

Die Häufigkeit von kardialen ASK kann für Deutschland anhand der Kranken-
hausstatistik geschätzt werden. Durch die verschiedenen methodischen Ansätze ergeben sich je nach verwendeten ICD-10-Codes unterschiedliche Häufigkeiten für kardiale ASK. In Tab. 19.2 sind die Häufigkeiten zweier verschiedener Studien dargestellt. Für Deutschland zeigt sich weiterhin ein ansteigender Trend für kardiale
ASK.

Tab. 19.1: Kardiale ASK und entsprechende Diagnosecodes (ICD-10) in der internationalen Literatur.

Essenzielle (primäre) Hypertonie	I10, I11.9
Hypertensive Herzkrankheit	I11
Hypertensive Nierenkrankheit	I12
Hypertensive Herz- und Nierenkrankheit	I13
Sekundäre Hypertonie	I15.0
Angina Pectoris	I20, I24.0, I24.8, I24.9
Chronische ischämische Herzkrankheit	I25.0, I25.1, I25.5, I25.6, I25.8, I25.9
Herzinsuffizienz	I50, J81
Arrhythmien	I47.0, I47.1, I47.9, I49.5, I49.8, I49.9, R00.0, R00.2, R00.8
Akuter Myokardinfarkt	I21

Tab. 19.2: Häufigkeit kardialer ASK in Deutschland.

ASK	Naumann et al. [4]	Burgdorf et al. [6]	Zusammenfassung
N gesamt	3.353.484,8	Per 100.000	
	Mittlere jährliche Gesamtzahl	Anzahl Frauen/Männer	
Hypertonie	221.229,5	205,66/102,65	3,1–6,6 %
Angina Pectoris	280.943,5	124,90/213,21	3,4–8,4 %
Chronische Ischämische Herzkrankheit	keine Angabe	keine Angabe	keine Angabe
Herzinsuffizienz	360.181,5	254,98/220,05	4,8–10,7 %
Arrhythmien	83.274,8		2,5 %
Akuter Myokardinfarkt	209.131,5		6,4 %

Merke: ASK werden anhand von ICD-Codes definiert, welche sich je nach verwendeter Diagnoseliste unterscheiden können. Diese Unterschiede führen ebenfalls zu verschiedenen Häufigkeitsschätzungen von ASK.

19.3 Einflussfaktoren auf ambulant-sensitive Krankenhausfälle

Das Auftreten von ASK unterliegt komplexen Zusammenhängen, welche bei der Analyse und Interpretation von Häufigkeiten berücksichtig werden sollten. In internationalen Studien, wie auch für Deutschland, zeigen sich erhebliche geografische Variationen im Auftreten von ASK, welche möglicherweise durch die regionalen Versorgungsunterschiede bedingt sind. So konnte für England gezeigt werden, dass ASK-Diagnosen häufiger in ländlicheren Regionen auftreten und zudem mit der Versorgungskontinuität, der Nähe zur nächsten Notaufnahme, der Patientenzahl in der niedergelassenen Praxis und der Verfügbarkeit stationärer Betten assoziiert sind. Für Deutschland konnten anhand der Beurteilung von realen ASK-Fällen auch die „Nichterreichbarkeit" des niedergelassenen Versorgungssystems und Medikationsfehler als mögliche Ursachen für das Auftreten von ASK identifiziert werden. Weiterhin zeigte sich für Deutschland eine negative Assoziation zwischen ASK und der Arzt- bzw. Facharztdichte, eine positive Assoziation hingegen mit der Anzahl der Krankenhausbetten.

Auf Patientenseite zeigt sich eine Assoziation von ASK mit dem Alter, insbesondere jüngere Patienten und jüngere Patienten mit chronischen Erkrankungen sind häufiger betroffen. Eine dänische Studie konnte außerdem einen Zusammenhang zwischen Depressionen und dem Auftreten von ASK zeigen. Arbeitslosigkeit ist ein weiterer Faktor, welcher mit dem Auftreten von ASK assoziiert ist. Freund et al. [5] identifizierten weiterhin Verzögerung des Ersuchens medizinischer Versorgung, Ängstlichkeit, kulturelle Unterschiede, unzureichende Sprachkenntnisse, Incompliance und fehlende soziale Unterstützung als mögliche patientenseitige Ursachen für das Auftreten von ASK.

19.4 Vermeidbarkeit stationärer Aufenthalte und Interventionsmöglichkeiten

Geografische Variation, insofern diese auf eine unterschiedliche Versorgungsqualität zurückführbar ist, kann als ein Indikator für die Vermeidbarkeit von ASK gewertet werden. Die Untersuchung von geografischen Variationen ermöglicht somit Rückschlüsse auf potenziell wirksame Interventionsmöglichkeiten. Bei Analysen ist jedoch die Adjustierung für komplexe Zusammenhänge, insbesondere patientenseitige Einflussfaktoren, notwendig, um tatsächliche Rückschlüsse auf die Versorgungsqualität zu ermöglichen. Weiterhin ist bei geografischen Analysen für die Prävalenz bestimmter Diagnosen zu adjustieren; diese erklärten 40–50 % der geografischen Variation in einer Querschnittsstudie zu den ASK-Diagnosen: Hypertonus, Diabetes, Herzinsuffizienz und COPD. Hervorzuheben ist zusätzlich, dass nicht alle ASK-Fälle als vermeidbar anzusehen sind. Bei der retrospektiven Bewertung von 104 realen stationären Fällen mit ASK-Diagnosen wurden nur 41 % der Fälle von Allgemeinmedizinern als tatsächlich vermeidbar eingeschätzt. In einer weiteren Arbeit wurde die Vermeidbarkeit stationärer Aufenthalte mit kardialen ASK mit 61 % für die ischämische Herzkrankheit, mit 64 % für Herzinsuffizienz und mit 83 % für Hypertonie bewertet.

Die Interventionsmöglichkeiten sind vielfältig und umfassen systemseitig die bessere Vernetzung von Leistungserbringern, die Verbesserung der Versorgungskontinuität, den Ausbau von telemedizinischer Überwachung und Monitoring, den Einsatz elektronischer Patientenakten, regelmäßige Hinweise auf Ressourcen medizinischer Versorgung und Versorgungsangebote und Schulungen zur Arzt-Patienten-Kommunikation sowie interkulturelle Kommunikationstrainings. In der individuellen Patientenversorgung könnten die frühe Identifikation von Fällen, die ein hohes Hospitalisierungspotenzial haben, die regelmäßige Überprüfung der Medikation bei chronischen Erkrankungen und gemeinsame arztübergreifende Behandlungspläne sowie ein regelmäßiges Monitoring von Symptomen und Behandlungsadhärenz zur Vermeidung von ASK beitragen. Patienten könnten durch ein Selbstmanagementtraining unter Einbezug von sozialen Unterstützungssystemen unterstützt werden.

Zur Vermeidung stationärer Aufenthalte wurde für kardiale ASK-Diagnosen auf systemischer Seite die Verbesserung der Versorgungskontinuität als wichtigster Faktor, als medizinisch wirksame Maßnahme das verbesserte Management chronischer Erkrankungen für die ischämische Herzkrankheit und die Herzinsuffizienz sowie andere Primärpräventionsmaßnahmen für die Hypertonie genannt.

> **Merke:** Viele Faktoren sind mit dem Auftreten von ASK assoziiert, und regionale Unterschiede sind nicht auf die Versorgungsqualität allein, sondern auch auf patientenseitige Ursachen sowie auf die Krankheitsprävalenz zurückzuführen. Weiterhin ist nicht jeder ASK-Fall als potenziell vermeidbar anzusehen, so dass absolute Zahlen schlecht interpretierbar sind. Die Häufigkeit von ASK sollten aus diesem Grund als Qualitätsindikator eher in weiträumigen geografischen Zusammenhängen, im Trend und zum Monitoring von Interventionen verwendet werden.

19.5 Fallvignette

Die Vorstellung eines 71-jährigen Patienten erfolgte über die Notaufnahme. Der Patient berichtete über eine progrediente Reduktion der Belastbarkeit mit entsprechender Belastungsdyspnoe (NYHA III) in den letzten 4–5 Tagen. Er könne nur noch wenige Meter laufen. Zudem bestehe eine Orthopnoe. Der Bauchumfang habe zugenommen, und es sei zu Unterschenkelödemen gekommen, er habe ebenfalls eine Gewichtszunahme von 8 kg in den letzten Tagen bemerkt. Die Frage nach Angina Pectoris wird verneint. Eine Anbindung an eine Sprechstunde für schwere Herzinsuffizienz bestehe bereits, in den letzten Monaten sei es jedoch wiederholt zu einer kardialen Dekompensation gekommen.

Bei V. a. subakute kardiale Dekompensation erfolgen die weitere Diagnostik und Therapie bei bekannter Herzinsuffizienz und hochgradig eingeschränkter Pumpfunktion.

Diagnosen

- Herzinsuffizienz (aktuell erneute Dekompensation, NYHA III-IV, LV-EF < 20 %, EDD 72 mm),
- Zustand nach subakuter kardialer Dekompensation,
- chronische Niereninsuffizienz (GFR 32 ml/min),
- valvuläre Kardiomyopathie,
- Zustand nach Aorten- und Mitralklappenersatz mit mechanischer Prothese,
- Linksschenkelblock,
- Zustand nach Implantation eines CRT-D-Systems,
- Zustand nach Vorhoftachykardien mit tachykarder Überleitung durch das CRT-D-System,
- Zustand nach schrittmacherinduzierten Tachykardien,
- pulmonale Hypertonie,
- Eisenmangelanämie,
- Zustand nach Eisen-Polymaltose-Infusion (200 mg 4/2016, 500 mg 10/2017),
- Ausschluss einer koronaren Herzerkrankung,
- arterielle Hypertonie,
- Diabetes mellitus Typ 2,
- Hyperlipoproteinämie.

Verlauf

Die stationäre Aufnahme des Patienten erfolgt bei subjektiver progredienter Dyspnoe. Bei Aufnahme präsentiert der Patient bereits klinische Zeichen einer Hypervolämie. Radiologisch stellt sich im Vergleich zur Voruntersuchung ein deutlich progredienter Pleuraerguss rechts (Abb. 19.1) dar.

Im Labor sind erhöhte Infektparameter (CRP 125 mg/l, PCT 0,9 µg/l), weiterhin ein erhöhtes Troponin von initial 144 ng/l ohne relevante Kinetik bei eingeschränkter Nierenfunktion (GFR 26 ml/min) auffällig. Eine kalkulierte antibiotische Therapie mit Tazobac 4,5 g 2-mal täglich wird initiiert.

Echokardiografisch werden eine deutliche LV-Dilatation (8, 82, 8 mm) mit hochgradig eingeschränkter systolischer LV-Funktion (LVEF ca. 20 %) bei globaler Hypokinesie sowie eine mäßig eingeschränkte RV-Funktion diagnostiziert. Es wird mit einer differenzierten Katecholamintherapie mit Dobutamin begonnen, welche im Verlauf ausgeschlichen werden kann.

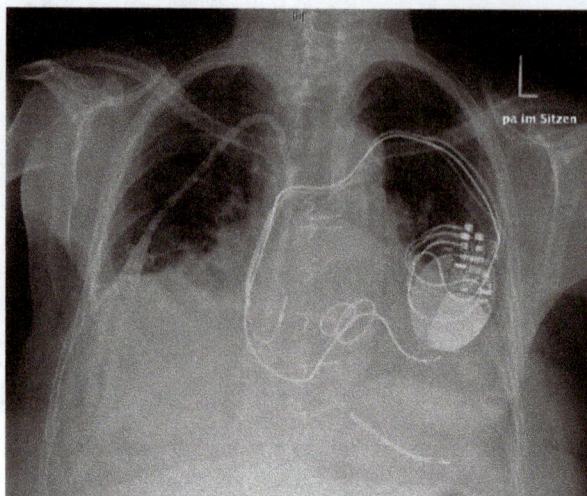

Abb. 19.1: Pleuraerguss rechts und beginnende beidseitige Infiltrate.

Bei Nachweis von Enterococcus faecium in mehreren Blutkulturen mit gesichertem Fokus einer Aorten- und Mitralklappenprothesenendoplastitis (Abb. 19.2) wird die antibiotische Therapie mit Ampicillin um Gentamicin erweitert. Hierunter entfiebert der Patient, die Infektwerte sind gut fallend. Bei schlechter LVEF und hohem perioperativem Risiko wird von einer operativen Sanierung abgesehen.

Zum weiteren Procedere bei terminaler Herz- und Niereninsuffizienz erfolgen zahlreiche Gespräche mit dem Patienten im Beisein seines Sohnes bzw. seiner Exfrau. Der Patient ist geschieden und lebt allein. Eine Beendigung der Dialyse wird abgelehnt. In mehrfachen vorherigen stationären Aufenthalten hatte man sich um eine bessere ambulante Versorgung mit Hilfe der Angehörigen bemüht. Beim alleinlebenden Patienten zeigten sich in den letzten Monaten rezidivierende hydropische Dekompensationen. Unter laufender Dialyse ist derzeit keine Hospizanbindung möglich. Eine Entlassung in die Häuslichkeit mit SAPV-Anbindung ist derzeit medizinisch nicht denkbar.

Merke: Eine Anbindung von Patienten mit schwerer Herzinsuffizienz muss frühzeitig ambulant mit telemedizinischer Überwachung und unter Einbezug der Angehörigen sowie eines SAPV-Teams gebahnt werden, um rezidivierende stationäre Aufenthalte zu verhindern.

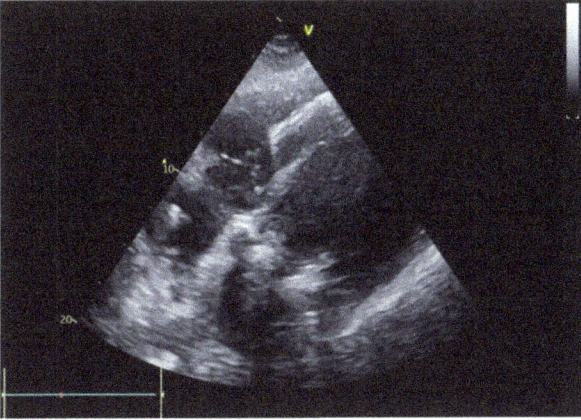

Abb. 19.2: Doppelklappen-endoplastitis und globale Hypokinesie.

Literatur

[1] Freund T et al. Strategies for reducing potentially avoidable hospitalizations for ambulatory care-sensitive conditions. Ann Fam Med. 2013;11(4):363–70.

[2] Schuettig W, Sundmacher L. Ambulatory care-sensitive emergency department cases: a mixed methods approach to systemize and analyze cases in Germany. Eur J Public Health. 2019 Dec 1;29(6):1024–1030

[3] Faisst C, Sundmacher L. [Ambulatory care-sensitive conditions: an international overview with conclusions for a German catalogue]. Gesundheitswesen. 2015;77(3):168–77.

[4] Naumann C, Augustin U, Sundmacher L. [Ambulatory care-sensitive conditions in Germany: a small area analysis (2006–2009)]. Gesundheitswesen. 2015;77(4):e91-e105.

[5] Freund T, Heller G, Szecsenyi J. [Hospitalisations for ambulatory care sensitive conditions in Germany]. Z Evid Fortbild Qual Gesundhwes. 2014;108(5–6):251–7.

[6] Burgdorf F, Sundmacher L. Potenzially avoidable hospital admissions in Germany: an analysis of factors influencing rates of ambulatory care sensitive hospitalizations. Dtsch Arztebl Int. 2014;111(13):215–23.

[7] Busby J, Purdy S, Hollingworth W. A systematic review of the magnitude and cause of geographic variation in unplanned hospital admission rates and length of stay for ambulatory care sensitive conditions. BMC Health Serv Res. 2015;15:324.

[8] Busby J, Purdy S, Hollingworth W. How do population, general practice and hospital factors influence ambulatory care sensitive admissions: a cross sectional study. BMC Fam Pract. 2017;18(1):67.

[9] Busby J, Purdy S, Hollingworth W. Opportunities for primary care to reduce hospital admissions: a cross-sectional study of geographical variation. Br J Gen Pract. 2017;67(654):e20-e28.

[10] Davydow DS et al. Depression and risk of hospitalisations and rehospitalisations for ambulatory care-sensitive conditions in Denmark: a population-based cohort study. BMJ Open. 2015;5(12): e009878.

[11] Pollmanns J et al. Impact of Disease Prevalence Adjustment on Hospitalization Rates for Chronic Ambulatory Care-Sensitive Conditions in Germany. Health Serv Res. 2018;53(2):1180–1202.

[12] Sundmacher L et al. Which hospitalisations are ambulatory care-sensitive, to what degree, and how could the rates be reduced? Results of a group consensus study in Germany. Health Policy. 2015;119(11):1415–23.

20 Notaufnahme statt Praxis – warum?

Martina Schmiedhofer

20.1 Einleitung

Notaufnahmen werden in stetig wachsendem Ausmaß mit der Herausforderung konfrontiert, neben klassischen Notfallpatienten auch Akutpatienten zu versorgen. Dieses Kapitel setzt sich mit der Problematik der zunehmenden Überfüllung von Notaufnahmen unter besonderer Würdigung der Patientengruppe mit akut-, aber nicht notfallmedizinischem Behandlungsbedarf auseinander. Nach der Einführung werden die besonderen Motive von Herzpatienten zum Aufsuchen von Notaufnahmen als Alternative zur Behandlung durch niedergelassene Ärzte beschrieben. Der Diskussionsteil überprüft die aktuellen Vorschläge zur Umsteuerung von Notaufnahmepatienten auf ihre Realisierbarkeit für diese Patientengruppe.

Die Überfüllung von Notaufnahmen resultiert sowohl aus einer wachsenden Patientengruppe, deren akutmedizinische Anliegen selbst unter optimalen vertragsärztlichen Bedingungen nur bedingt von niedergelassenen Ärzten erfüllt werden könnten, als auch aus multimorbiden älteren Menschen, deren Verbleib in der Notaufnahme bis zur Verlegung eine zweistellige Stundenzahl erreichen kann. Die zu großen Teilen durch diese beiden Gruppen ausgelöste Überfüllung kann bei unzulänglichen Ressourcen zur Gefährdung der Notfallpatienten beitragen. Die Folgen der steigenden Nachfrage nach Notaufnahmebehandlungen haben seit einigen Jahren die breite Öffentlichkeit erreicht. Die gesundheitspolitische Diskussion wird vorrangig unter dem Fokus der Fehlallokation von ambulant zu versorgenden Akutpatienten geführt. Das Personal wird dabei mit Behandlungserwartungen von Akutpatienten konfrontiert, die trotz häufig stundenlanger Wartezeiten in unwirtlichen Räumen die Notaufnahmeversorgung dem Besuch von niedergelassenen Ärzten vorziehen.

20.2 Notaufnahmenutzung aus Perspektive der Versorgungsforschung

Die Hintergründe dieser Patientenentscheidungen unter Betrachtung alternativer Behandlungsoptionen zu analysieren, ist Aufgabe der noch jungen Disziplin der Versorgungsforschung. Versorgungsforschung hat das Ziel, die im Gesundheitssystem vorgegebene Patientenorientierung zu untersuchen. Der Erforschung der Notaufnahmenutzung kommt dabei ein doppelter Stellenwert zu: Neben der Analyse der Morbiditätslast der Patienten mit dem Ziel der Optimierung klinischer Behandlungsabläufe gilt die Beanspruchung von Notaufnahmen als Gradmesser für die Strukturqualität eines Gesundheitssystems. In Ländern, in denen eine unzureichende finanzielle Kostenabdeckung oder geografisch aufwändig erreichbare Arztpraxen kranke Menschen in Notaufnahmen treiben, sind die defizitären Ursachen der Regelversorgung leicht

https://doi.org/10.1515/9783110597516-020

auszumachen. Beide Einschränkungen bestehen in Deutschland im Grundsatz jedoch nicht. Dennoch fungieren Notaufnahmen hier in wachsendem Umfang als eigenständige, von Patienten zielgerichtet angesteuerte Behandlungsorte. Diese Zu-
ständigkeit ist weder vom Vergütungssystem noch von der Organisation des deutschen Gesundheitssystems vorgesehen, das durch die strikte Trennung von ambulanter und stationärer Versorgung bestimmt ist. Der hohe Anteil ambulant versorgter
Notaufnahmepatienten stellt dabei den Sicherstellungsauftrag der niedergelassenen
Ärzte in Frage, die qua Gesetz die ambulante Versorgung zu verantworten und zu
garantieren haben.

20.3 Notaufnahme aus Versorgungssicht

Notaufnahmebehandlungen können insbesondere bei chronisch kranken Menschen
zur Fehlversorgung beitragen. Im singulären Kontakt zwischen sich jeweils unver-
trauten Patienten und Ärzten kann weder ein Behandlungskonzept entwickelt noch
die Kohärenz der Therapie überprüft werden. Der behandelnde Arzt hat keine Möglichkeit einer Verlaufskontrolle. Die Informationsquellen sind begrenzt auf Anamnese und aktuell verfügbare Labordaten sowie bei Vorstellung während Praxisöff-
nungszeiten auf telefonische Informationen der Hausärzte. Im besten Fall sind bei
Wiederkehrern im Krankenhausinformationssystem Daten hinterlegt, oder Behand-
lungsunterlagen werden patientenseitig vorgelegt, deren Vollständigkeit aber nicht
sichergestellt ist. Die z. B. bei Sprachbarrieren oder anderen kommunikativen Er-
schwernissen erforderliche Gesprächszeit steht im Notaufnahmekontext in der Regel
nicht zur Verfügung. Andererseits müssen die Patienten der Behandlungsqualität
des Klinikums bzw. der Kompetenz der behandelnden Ärzte vertrauen. Darüber hinaus bieten Notaufnahmen im Versorgungssetting keinerlei räumlichen Komfort. Im
Gegenteil sind Patienten ggf. mit sehr langen Wartezeiten in ungemütlicher Umgebung konfrontiert. Die Privatsphäre ist beschränkt, und ein enger, teilweise belasten-
der Kontakt mit Mitpatienten ist unvermeidbar. Die Planung und Terminierung von
Behandlungen sind vom Versorgungsauftrag her nicht vorgesehen und organisato-
risch unmöglich. Vor diesem Hintergrund stellt sich die Frage, warum Patienten die
Notaufnahmeversorgung der Behandlung in einer niedergelassenen Praxis vorziehen.

20.4 Notaufnahme aus Patientensicht: Motivation von Akutpatienten zum Aufsuchen der Notaufnahmen

Die Erforschung der Patientenmotive ist in Deutschland im Gegensatz zu anderen Ländern noch vergleichsweise jung. Neben Unkenntnis und fehlender Akzeptanz von vertragsärztlichen Hilfsangeboten wie KV-Bereitschaftsdiensten außerhalb von Sprechzeiten bestehen die beiden Hauptmotive a) in dem Bedarf nach zeitautonomem Zugang sowie b) in der subjektiv großen gesundheitlichen Besorgnis. Beide Motive adressieren die strukturellen Vorteile von Notaufnahmen gegenüber niedergelassenen Praxen: a) der jederzeitige niedrigschwellige Zugang und b) die umfassenden Untersuchungs- und Behandlungsmöglichkeiten auf Krankenhausniveau. Ein ergänzender Vorteil ist die optionale Durchführung mehrerer spezialärztlicher Untersuchungen während eines einzigen Termins.

Beide Motive spiegeln sich auch in den Entscheidungsgründen niedergelassener Ärzte wider, die Patienten sowohl bei Überlastung ihrer Sprechstunden als auch zur diagnostischen Absicherung an Notaufnahmen verweisen.

Abb. 20.1 enthält eine grafische Übersicht der Hauptmotive, die sich überwiegend auf ambulant versorgte Patienten aller Beschwerdekategorien beziehen. Die Gründe von Notaufnahmepatienten mit akuten kardialen Beschwerden sind ebenfalls in diesen Motivrahmen einzuordnen. Die latente zeitkritische Bedrohung kardialer Ereignisse übt dabei einen zusätzlichen Anreiz zum Aufsuchen einer Notaufnahme aus: sowohl für Menschen mit Bedarf nach Zeitautonomie als auch für um ihre Gesundheit besorgte Patienten.

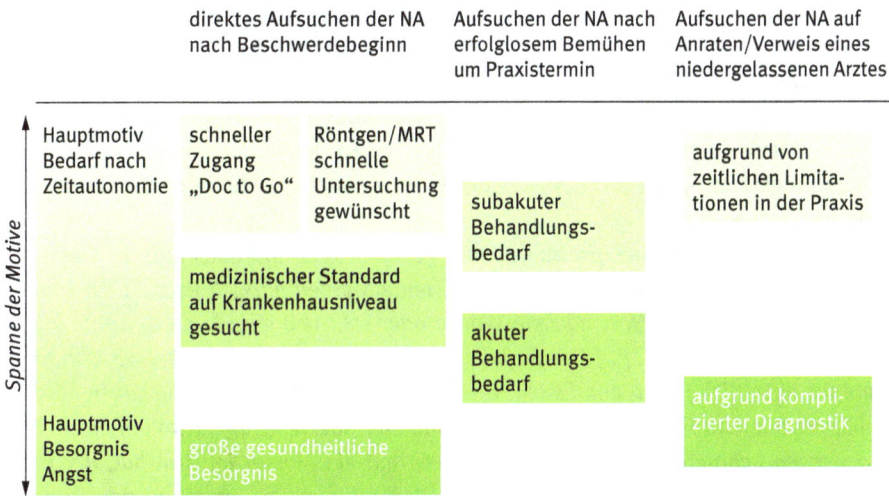

Abb. 20.1: Motive zum Aufsuchen von Notaufnahmen bei akutmedizinischem Behandlungsbedarf.

20.4.1 Patienten mit kardialen Beschwerden

Brustschmerzen sind mit einer zeitkritischen lebensbedrohlichen Situation assoziiert. Erzählungen dramatischer Verluste und traumatischer Situationen, persönliche Betroffenheit und öffentliche Berichterstattungen verbinden Erkrankungen des Herz-Kreislauf-Systems mit einer hohen Bedrohungslast und lösen starke Verunsicherung aus. Öffentliche Medien und medizinisch gesteuerte Aufklärungskampagnen tragen zum Auslösen von Angstsituationen bei akuten Brustschmerzen bei. Notaufnahmen sind mit ihrer diagnostischen Ausstattung daher konsequent Anlaufstellen erster Wahl, sowohl beim Transport durch einen Rettungswagen als auch bei selbstständigem Aufsuchen. Die Rettungs- und Priorisierungssyteme des Gesundheitswesens lösen bei Brustschmerz und Luftnot als den wichtigsten kardiologischen Leitsymptomen die höchste Alarmierungsstufe aus. Eine Differenzierung ist erst nach Durchführung diagnostischer Untersuchungen möglich. Im Folgenden werden die Anreize zum Aufsuchen von Notaufnahmen von Patienten mit kardiologischen Symptomen beschrieben.

20.4.1.1 Patientenmotiv: Verfügbarkeit zu jeder Zeit

Aufgrund der mit Brustschmerzen assoziierten potenziellen vitalen Bedrohung werden die Patienten einer hohen Priorisierungskategorie zugeordnet. Wartezeiten auf die ärztliche Behandlung sind gegenüber anderen Beschwerden verkürzt. Während Menschen, deren Symptome undramatischer erscheinen, sich öffentlichem Unverständnis bis zum Vorwurf des Missbrauchs der Notfallstrukturen ausgesetzt sehen können, gilt dies für Menschen mit kardialen Problemen nicht – unabhängig davon, ob der Notaufnahmebesuch der Entwarnung diente oder eine akute Behandlung erforderlich war. Dies erhöht den strukturellen Anreiz, statt der Bemühungen oder des Wartens auf einen Untersuchungstermin in einer kardiologischen Praxis direkt die Notaufnahme aufzusuchen. Die häufig langen Wartezeiten oder die Schwierigkeiten, nach einer neu diagnostizierten kardialen Erkrankung überhaupt als Patient in eine Praxis aufgenommen zu werden, erhöhen den Anreiz der Nutzung eines alternativen Behandlungspfades, wie ein Patient auf die Frage nach der Zugänglichkeit zur Versorgung beschreibt:

„Da ich immer hierher [Notaufnahme] gehe, ist das unproblematisch. Wenn ich jetzt einen Kardiologen hätte und ich sag, ‚Heute Morgen hab ich jetzt …, ich komme gleich', dann sagt der, ‚Nee, nächste Woche oder so'. Also gerade diese Kardiologen, die sind sehr ausgebucht. […] Das funktioniert hier [in der Notaufnahme] wirklich total. Kann ich eigentlich jedem empfehlen. Und vor allem ist es so, wenn Sie sagen, Sie haben Stress mit dem Herz, innerhalb von drei Minuten sitzen Sie irgendwo auf einem Bett und werden behandelt. Jemand, der irgendwie nur ein Messer im Arm hat, der muss warten" (Mann, 70 Jahre, mit bekanntem Vorhofflimmern. Zitat aus noch unver-

öffentlichten Interviews im Rahmen des Versorgungsforschungsprojektes EMANet [emanet.charite.de]).

20.4.1.2 Patientenmotiv: Gesundheitliche Besorgnis

Nachvollziehbar und oft begründet, befinden sich Patienten mit bekannten kardialen Erkrankungen in großen Ängsten vor einer Verschlimmerung oder in einer akut be- handlungsbedürftigen Lage. Abhängig von ihrer Resilienz, ihrem Vertrauen in und ihren Erwartungen an ärztliche Kompetenz kann die wachsende Verunsicherung zu einem sich steigernden Drang nach ärztlicher Versorgung führen, wie eine Patientin beschreibt:

„Also durch den Notruf, den man dann absetzen kann, und dann kommen Leute, weil das Thema Herz und Bluthochdruck wird sehr ernst genommen, also da sind die schon recht fix da. Das ist für mich so ein Stück Sicherheit. Ja, wenn ich merke, oh, ich habe die Situation nicht mehr im Griff, ich bin nicht mehr kontrollierbar, dann kann ich den Notruf absetzen und es wird mir geholfen" (Patientin, 52 Jahre, mit Hypertonus. Befragt im Rahmen von EMANet).

Eine mit mehreren chronischen Erkrankungen belastete Frau, die sehr häufig die Notaufnahme eines in direkter Nachbarschaft befindlichen Krankenhauses aufsucht, beschreibt, wie wohltuend die Notaufnahmeversorgung jeweils für sie ist:

„Die geben mir ein bisschen Spray zum Blutdruck runtergehen. Und machen auch immer eine Untersuchung mit Blutabnahme und EKG und Urin, alles, alles sehr gut [...]. Und wenn mein Blutdruck hochgeht, rufe ich den Krankenwagen und alles ok. Beim Blutdruck braucht man nicht zu warten, nicht lange, nur 10 Minuten" (Patientin, 70 Jahre, mit Hypertonus, befragt im Rahmen von EMANet).

Ein unmittelbar entstehender Behandlungsbedarf führt zwangsläufig in das not- fallmedizinische Setting. Selbst in einer belastbaren Arzt-Patienten-Beziehung kann schon aufgrund der Öffnungszeiten einer vertragsärztlichen Praxis das akute Versor- gungsbedürfnis nur eingeschränkt erfüllt werden. Allerdings kann der Ausschluss ei- nes ernsthaften kardialen Geschehens in einer Notaufnahme bereits eine originäre therapeutische Funktion erfüllen.

20.4.2 Patienten mit psychischen Komorbiditäten oder psychischen Primärerkrankungen

Zur Gruppe der gesundheitlich besorgten Notaufnahmepatienten gehören Menschen mit psychischen Komorbiditäten (*mental health conditions*, MHC). MHC können zu- sätzlich zu einer kardialen Erkrankung bestehen oder sich in deren Folge entwickelt haben. Diese Gruppe gilt in Deutschland als unterdiagnostiziert und wird auf bis zu 20 % geschätzt. Für sie sind Notaufnahmen regelmäßige Anlauforte zur Abhilfe aku- ter Ängste. Notaufnahmebesuche können dabei als Anlaufstellen innerhalb eines

Kreislaufes fungieren, die im Wechsel mit niedergelassenen Spezialisten und Allgemeinmedizinern angesteuert werden. Dabei beansprucht die Untersuchung umfassende personelle und diagnostische Ressourcen, ohne dass eine nachhaltige Hilfe geleistet werden kann.

Der Zusammenhang ihrer Beschwerden mit psychischen Problemen ist diesen Patienten entweder unbekannt, wird geleugnet oder verhindert auch bei einer bekannten Angststörung nicht den Gedanken, dass es diesmal doch etwas Ernstes sein könnte. Das heißt, auch für Patienten mit bekannten funktionellen Thoraxschmerzen können Notaufnahmen Anlaufstellen erster Wahl sein, um die Angstattacke zu beenden. Beispielhaft wird das Notaufnahmesetting als „Rettungsort" beschrieben, das bereits beim Eintreffen Ängste und Beschwerden lindert:

„Das Gefühl, ich bin jetzt in guten Händen. Jetzt kann nichts Schlimmes mehr passieren. Wenn etwas passiert, dann ist jemand da" (Mann, 66 Jahre, mit bekanntem Vorhofflimmern, befragt im Rahmen von EMANet).

Ein Patient mit einer bekannten Angststörung führt aus, warum die Notaufnahme für ihn beim Auftreten von Attacken unverzichtbar ist:

„Für mich ist das zum Beispiel auch ein Notfall, wenn ich nur ein Gespräch suche, in der Notaufnahme. Ich war schon so oft in der Notaufnahme gewesen, die verstehen mich zwar nicht, warum ich da immer hinkomme, aber für mich alleine ist es beruhigend, dieses Gespräch hilft mir dann drüber hinweg. Sonst würde ich das ganze Wochenende rumgrübeln, das ist bei mir so ein Mechanismus, ich bin dann die ganze Zeit irgendwie mit mir selber beschäftigt, ,Oh je, hoffentlich ist das nichts Ernsthaftes', und wenn ich dann in die Notaufnahme gehe und das abkläre, dann ist das ok" (Mann, 50 Jahre, mit bekannter Angsterkrankung, befragt im Rahmen von EMANet).

20.4.2.1 Patienten mit MHC aus Perspektive des Notaufnahmepersonals

Die Untersuchung dieser Patientengruppe stellt für das Notaufnahmepersonal eine besondere Belastung dar. Sie beansprucht umfangreiche Ressourcen und löst bei den Beschäftigten dennoch das Gefühl von Fehlbehandlungen aus, da keine nachhaltige Hilfe geleistet werden kann. Dies tritt verstärkt auf, wenn die Patienten zu den Frequent Usern von Notaufnahmen gehören. Dabei ist die Aufgabe der Notfallmedizin nicht die Erfassung chronischer (Ko)morbiditäten, sondern der Ausschluss einer akuten Gefährdung. Sofern die Ursache häufiger in die Notaufnahme führender Herzschmerzen nicht adressiert wird, wird der Kreislauf von Aufsuchen der Notaufnahme und Ausschluss nicht beendet werden. Dazu muss das Notaufnahmepersonal die Kompetenz erhalten, MHC zu diagnostizieren und den Patienten ein zielgerichtetes Behandlungsangebot zu unterbreiten. Dieses Verfahren setzt die strukturelle Anerkennung der komplexen Herausforderungen voraus, mit denen Notaufnahmen durch kardiale Patienten mit MHC konfrontiert sind. Diese Aufgabe muss in die Diskussion der geplanten Umsteuerung von Notaufnahmepatienten einfließen.

20.5 Diskussion

Die wachsende Zahl von Notaufnahmepatienten und die damit einhergehende Beanspruchung personeller, räumlicher und diagnostischer Ressourcen hat seitens der Krankenhausträger zur Forderung nach Budgetanpassungen geführt, um die in den Kliniken entstehenden Defizite durch ambulante Notfallpatienten auszugleichen. Während die Deutsche Krankenhausgesellschaft aufzeigte, dass nur ein Drittel der Notaufnahmeakutpatienten medizinisch adäquat im ambulanten Setting versorgt werden könnte, konterte das Zentralinstitut für die kassenärztlichen Versorgung mit dem Vorwurf, über die Notaufnahmen würden Patienten mit ambulant-sensitiven Krankheiten (ASK) für die stationäre Versorgung rekrutiert, obwohl diese in einer niedergelassenen Praxis besser aufgehoben wären. Dabei beinhaltet die Definition der ASK, dass Notaufnahmeaufenthalte oder stationäre Behandlungen für die definierten Diagnosegruppen zwar bei optimaler ambulanter Behandlung grundsätzlich vermeidbar wären, es sich bei Eintreten der Verschlechterung jedoch gerade nicht um eine Fehlversorgung in der Notaufnahme handelt (s. Kap. 19). Eine patientenorientierte Diskussion, die eine nachhaltige Versorgungsqualität in den Mittelpunkt stellt, steht noch aus.

Patienten mit kardialen Beschwerden und MHC gehören grundsätzlich zur Patientengruppe mit ASK, die mit den akuten Beschwerden als Notfallpatienten behandelt werden müssen. Eine nachhaltige Hilfe erfordert daher die Einführung kooperativer sektorübergreifender Versorgungspfade unter Einbeziehung der Notaufnahmen. Die bisher diskutierten Vorschläge zur Entlastung von Notaufnahmen beinhalten solche Angebote nur in geringem Umfang.

20.6 Vorschläge zur Verbesserung der vertragsärztlichen Akutversorgung

Verschiedene Vorschläge des Gesetzgebers zielen auf die Umsteuerung von Akutpatienten aus Notaufnahmen in die vertragsärztliche Versorgung ab. Dazu gehören die bereits eingeführten Terminservicestellen, die Zugangserleichterungen in spezialärztliche Versorgung bieten sollen. Sie sind allerdings nur mäßig erfolgreich. Eine substanzielle Notaufnahmeentlastung wird mit der Einführung sogenannter neben Notaufnahmen angesiedelter Portalpraxen in Trägerschaften der Kassenärztlichen Vereinigungen verbunden. Zudem sollen die Bereitschaftsdienste der Kassenärztlichen Vereinigungen mit der bundesweit einheitlichen Rufnummer 116117 flächendeckend besser erreichbar sein. Für das Jahr 2019 waren weitere gesetzliche Regelungen vorgesehen: Das Sprechstundenangebot sollte auf die Mindestzahl von 25 Wochenstunden für gesetzlich Versicherte festgelegt werden. Facharztgruppen, die zur wohnortnahen Versorgung beitragen, sollen mindestens 5 offene Sprechstunden pro Woche anbieten. Diese Maßnahmen wurden von den Kassenärztlichen Vereinigungen als

Einschränkung der freien Berufsausübung kritisiert. Daher ist die Verabschiedung des Gesetzes abzuwarten.

20.7 Vorschläge zur Umsteuerung von Notaufnahmepatienten

Fundamentale Vorschläge einer Patientensteuerung wurden vom Sachverständigen-rat zur Begutachtung der Entwicklung im Gesundheitswesen (SVR) entwickelt. Neben der Aufgabe von Hausärzten, ihre Patienten künftig durch das komplexe Gesund-heitssystem zu lotsen, wird der Allgemeinmedizin eine neue Steuerungsfunktion in der Notaufnahme zugeordnet. In integrierten Notfallzentren (INZ) sollen an einem räumlich der Notaufnahme vorangestellten „Tresen" qualifizierte Allgemeinmedizi-ner die vorstelligen Patienten entweder nach einer kurzen Inaugenscheinnahme ins ambulante Versorgungssystem verweisen oder an die Notaufnahme weiterleiten.

20.8 Bedarf kardialer Notaufnahmepatienten

Es ist davon auszugehen, dass die genannten Maßnahmen an Patienten mit kardia-len Problemen und MHC vorbeigehen werden, da die mit Brustschmerzen einher-gehende Alarmierung weiterhin in die Notaufnahme führen wird. Eine nachhaltige Lösung für die erfolgreiche Behandlung dieser Patientengruppe erfordert deshalb die Adressierung der MHC im Notaufnahmesetting. Dazu müssen die Behandler in der Diagnose von MHC ausgebildet werden und die Kompetenz zur Weiterleitung an be-gleitende psychiatrische oder psychologische Behandlung erhalten. Bis diese kom-plexen Anforderungen an eine patientenorientierte Versorgung innerhalb des Not-aufnahmesettings im Gesundheitssystem implementiert werden, können modellhafte Verbesserungen im Rahmen von Forschungsprojekten durchgeführt werden.

Literatur

[1] Schmiedhofer M et al. EMANet: A regional network for health services research in emergency and acute medicine. Zeitschrift für Evidenz, Fortbildung und Qualität im Gesundheitswesen. 2018;135–136:81–8.
[2] Schmiedhofer M et al. Patient motives behind low-acuity visits to the emergency department in Germany: a qualitative study comparing urban and rural sites. BMJ Open. 2016;6(11):e013323.
[3] Wittchen HU et al. The size and burden of mental disorders and other disorders of the brain in Europe 2010. European Neuropsychopharmacology. 2011;21(9):655–79.
[4] Whooley MA, Wong JM. Depression and cardiovascular disorders. Annual Review of Clinical Psychology. 2013;9:327–54.

21 Migration und Herzgesundheit in der Notfallversorgung

Liane Schenk, Claudia Römer, Anna Schneider

21.1 Einleitung

In der europäischen Kultur wird dem Körperorgan Herz eine zentrale Bedeutung zugeschrieben. Das *Herz* symbolisiert Liebe, Güte und Mut. Es gilt als Schlüsselorgan – sein Schlagen bedeutet Leben, sein Stillstand wird mit dem Lebensende assoziiert. Die Bedeutungen, mit welchen ein Körperorgan symbolisch verknüpft ist, kommen uns selbstverständlich, geradezu naturgemäß vor. So können wir uns kaum vorstellen, dass in einigen Kulturen die *Leber* den symbolischen Stellenwert als Sitz des Lebens, der Gefühle und der Empfindungen beansprucht. Dieser Mechanismus, uns etwas Kulturelles so einzuverleiben, als sei es naturgegeben, wird als *Essenzialisierung* bezeichnet. Wird etwas als naturgegeben empfunden und interpretiert, werden Varianten des *Eigenen* eher als fremd erlebt und erschweren interkulturelle Interaktion. Im Jahre 2018 zählte das Statistische Bundesamt etwa 20,8 Millionen Menschen mit Migrationshintergrund, welche in der Bundesrepublik leben und sich rund 190 verschiedenen Nationalitäten zuordnen. Es liegt nahe, dass sich die verschiedenartigen Herkunftskontexte mit einer kulturellen Vielfalt gesundheitsrelevanter Entitäten verknüpfen. Differenzen zeigen sich auch in der Inanspruchnahme von Gesundheitsleistungen. Insbesondere im europäischen Raum weisen Studienergebnisse auf eine überproportionale Nutzung von Notaufnahmen durch Menschen mit Migrationshintergrund hin [1]. Dieses Kapitel trägt ausgewählte Befunde zu kardiovaskulären Erkrankungen im Migrationskontext zusammen, bietet modellhafte Erklärungen an und diskutiert Herausforderungen für die Notfallversorgung.

21.2 Was ist Migration?

Unter Migration verstehen wir die Wanderung innerhalb von Landesgrenzen, die sogenannte *Binnenmigration*, sowie die *internationale Migration,* also die Wanderung über Landesgrenzen hinweg. Zumeist wird in der medizinischen und Gesundheitsforschung die internationale Migration betrachtet.

Merke: Unter internationaler Migration wird ein auf Dauer angelegter bzw. dauerhaft werdender Wechsel in ein anderes Land bzw. in eine andere Gesellschaft verstanden [2]. Mit einer Migration geht die Anforderung einher, sich sozial neu zu orientieren und erlernte kulturelle Praktiken zu transformieren.

https://doi.org/10.1515/9783110597516-021

Das Leben von Migranten ist unter anderem durch eine eigene Migrationserfahrung gekennzeichnet. Ein Migrationskontext kann über Generationen hinweg bedeutsam sein – sei es in Form von Diskriminierungserfahrungen infolge der ethnischen Zugehörigkeit oder wenn Migrationsziele erst durch die nachfolgende Einwanderergeneration realisiert werden können. In diesem Fall wird von *Postmigranten* gesprochen.

21.3 Zur Epidemiologie kardiovaskulärer Erkrankungen im Kontext von Migration

Die aktuelle Literaturbasis zu kardiovaskulären Erkrankungen von Menschen mit Zuwanderungsbiografie zeichnet ein heterogenes Bild. Eine umfassende systematische Übersichtsarbeit und Metaanalyse bilanziert einen Vorteil von Zugewanderten hinsichtlich der Mortalität bei Erkrankungen des Kreislaufsystems im Vergleich zur autochthonen, d. h. der alt eingesessenen Bevölkerung in den untersuchten Zielländern [3]. Weitere Erhebungen kommen zu dem Schluss, dass die Anzahl von Neuerkrankungen, die Prävalenz und die Sterblichkeit durch kardiovaskuläre Erkrankungen von Migranten in Abhängigkeit vom Herkunftsland, dem Zielland sowie der Aufenthaltsdauer im Zielland variieren. Mit zunehmender Aufenthaltsdauer haben Zugewanderte meist ähnliche oder sogar erhöhte Risiken für kardiovaskuläre Erkrankungen im Vergleich zur Population des Ziellandes. Risikofaktoren wie Bluthochdruck und Diabetes Typ 2 werden bei Zugewanderten proportional häufiger diagnostiziert als in der Mehrheitsbevölkerung des Ziellandes [4]. Ähnlich divers sind Ergebnisse der wenigen Studien, die Notaufnahmepatienten mit Migrationshintergrund untersuchen. Eine Berliner Studie kommt so z. B. zu dem Ergebnis, dass die Häufigkeit von in Notaufnahmen gestellten Diagnosen nicht nur mit dem ethnischen Hintergrund der Patienten zusammenhängt, sondern auch mit der Geschlechtszugehörigkeit [5]. Patientinnen ohne Zuwanderungsbiografie stellten sich demnach häufiger mit Krankheiten des Kreislaufsystems vor als türkeistämmige Frauen. Bei männlichen Patienten waren Herz-Kreislauf-Erkrankungen unabhängig von der Ethnizität die zweithäufigste Diagnose in der Notaufnahme.

> **Merke:** Internationale und auch nationale Befunde ergeben ein uneinheitliches Bild: Bezüglich kardiovaskulärer Erkrankungen lassen sich sowohl Vorteile als auch erhöhte Risiken seitens der Zugewanderten im Vergleich zu den jeweiligen Mehrheitsbevölkerungen finden. Überdies zeigen sich Unterschiede innerhalb der Migrantenpopulation.

Wie können diese Befunde erklärt werden, und welche Herausforderungen verknüpfen sich damit für die Notfallversorgung?

21.4 Zusammenhang von Herzgesundheit, Notfallversorgung und Migration – Erklärungsansätze

Mögliche Erklärungen werden anhand des Falls von Herrn G. veranschaulicht, der als Arbeitsmigrant Ende der 1960er Jahre nach Deutschland zugewandert ist.

21.4.1 Fallvignette

Herr G. stellt sich ohne Begleitung in der Notaufnahme einer Universitätsklinik vor. Der 68-jährige berentete Patient stammt aus Griechenland und spricht nur gebrochen Deutsch. Da zeitnah keine griechische Übersetzungshilfe für die Anamnese verfügbar ist, ruft der Patient seinen erwachsenen Sohn an, der gut Deutsch spricht. Das Gespräch findet im Austausch zwischen der behandelnden Ärztin, dem Sohn am Telefon und dem Patienten statt. Herr G. berichtet über eine Zunahme von Kurzatmigkeit in den letzten Tagen. Er könne deswegen aktuell nur wenige Meter gehen. Zu Angina Pectoris komme es nicht und auch andere akute Schmerzen werden verneint. Durch unregelmäßige Gewichtsmessungen im häuslichen Umfeld könne er berichten, dass sein Körpergewicht in den letzten Wochen leicht angestiegen sei. Zu relevanten Unterschenkel- oder Knöchelödemen sei es nicht gekommen. Eine Medikamentenliste kann Herr G. nicht vorlegen. Jedoch berichtet er von mehreren Krankenhausaufenthalten in den letzten Jahren. Herr G. war bis vor einigen Jahren starker Raucher. Trotz mehrerer chronischer kardiovaskulärer Diagnosen ist Herr G. an keine regelhafte haus- oder fachärztliche Versorgung angebunden. Die Notwendigkeit einer engmaschigen Betreuung bei dem vorliegenden Krankheitsbild ist dem Patienten nicht bewusst. Nach der telefongestützten Anamneseerhebung beginnt die spezifische Diagnostik des Patienten. Da eine verbale Verständigung nur eingeschränkt erfolgen kann, greift die behandelnde Ärztin auf Gesten und Mimik zurück, um Herrn G. die folgenden Schritte im Behandlungsablauf zu erklären. Nach dem Erhalt der Befunde wird wiederholt der Sohn von Herrn G. angerufen und das weitere Vorgehen abgestimmt.

21.4.2 Der Healthy-Migrant-Effekt

In zahlreichen Ländern wird beobachtet, dass Zugewanderte statistisch betrachtet Gesundheitsvorteile gegenüber der autochthonen Bevölkerung aufweisen. Diese werden mit dem Healthy-Migrant-Effekt erklärt, nach welchem eher junge und gesunde Menschen migrieren. Auch Herr G. hat sich in jungen Lebensjahren auf den Weg nach Deutschland gemacht, um sich als sogenannter *Gastarbeiter* zu verdingen und seine Familie im Herkunftsland zu unterstützen. Noch in Griechenland musste er sich – wie viele der damaligen Arbeitsmigranten – einer oftmals als erniedrigend erlebten medizinischen Untersuchung unterziehen, die ihm körperliche Gesundheit attestierte. Solche staatlich regulierten Auswahlprozesse forcierten zumindest zeitweilig den Healthy-Migrant-Effekt.

Der Erklärungsansatz des Healthy-Migrant-Effekts fand eine Erweiterung um Faktoren, die mit einem Übergang von strukturschwächeren in strukturstärkere Länder assoziiert sind [6]. So kann sich ein vergleichsweise gesundheitsförderlicher Lebensstil in den Herkunftsländern auch nach der Migration in niedrigeren Risiken für Herz-Kreislauf-Erkrankungen manifestieren. Zugleich wirken sich in den Zielländern verringerte Risiken für Infektionskrankheiten und eine oftmals verbesserte Gesundheitsversorgung positiv aus. Längere Latenzzeiten, so die Annahme, verzögerten selbst bei Adaption ungünstiger Lebensstilfaktoren des Zuwanderungslandes einen Anstieg an sogenannten Zivilisationskrankheiten.

Merke: Nach dem Healthy-Migrant-Effekt geht Migration mit einer positiven gesundheitlichen Selektion einher, da eher Jüngere und Gesündere eine Migration antreten. Potenziert werden können diese statistischen Gesundheitsvorteile gegenüber der Bevölkerung des Ziellandes, wenn der Herkunftskontext mit einem gesünderen Lebensstil assoziiert ist.

Nicht nur Herr G. scheint nicht mehr von ursprünglich guten gesundheitlichen Voraussetzungen profitieren zu können. Inzwischen liegt die Sterblichkeit für die erste sogenannte Gastarbeitergeneration über jener der alt eingesessenen Bevölkerung. Je länger die Aufenthaltsdauer im Zielland, desto größer scheinen auch die Risiken für kardiovaskuläre Erkrankungen (vgl. Kap. 21.3).

21.4.3 Comprehensive Model of Migration and Health

Das „Comprehensive Model of Migration and Health" trägt potenzielle Einflussfaktoren auf System- und Handlungsebene zusammen, welche im Zusammenhang mit einer Zuwanderung stehen und die (Herz-)Gesundheit im Unterschied zur autochthonen Bevölkerung beeinflussen können (Abb. 21.1). Diese umfassen Bedingungen des Herkunftslandes und das eigentliche Migrationsereignis, aber auch die Lebenssituation als Angehöriger einer ethnischen Minderheit im Zuwanderungsland. Jenes komplexe Bedingungsgefüge bildet den *Migrationskontext*.

Merke: Der Migrationskontext konstituiert einen zusätzlichen Erfahrungsraum der zugewanderten gegenüber der nicht migrierten Bevölkerung und strukturiert ihre Handlungspraxis mit. Durch Anpassungsprozesse an die Zuwanderungskultur büßt der Migrationskontext an Bedeutung ein, kann aber generationenübergreifend wirksam bleiben.

Migration und (Herz-)Gesundheit auf der

Systemebene	Handlungsebene
Herkunftskontext Arbeits-, Lebens-, Umwelt- und Versorgungsbedingungen	**Herkunftskultur** habitualisierte Lebensgewohnheiten, Gesundheitskonzepte, Schmerz- und Schamerleben, Umgang mit Krankheit
Migrationsereignis Push- und Pullfaktoren, Umstände der Migration (Grad der Erzwungenheit, legalisiert/illegalisiert, Gesundheitstests etc.)	**Migration als kritisches Lebensereignis** Verlusterfahrungen und Bewältigungsstrategien, soziale Neuorientierung (Sprache, soziale Netzwerke, Arbeitsplatz, Wohnung, Gesundheitssystem, Lebensstil etc.)
Zuwanderungskontext Teilhabechancen (Bildungs-, Arbeits-, Wohnungs- und Freizeitmarkt), Aufenthaltsrecht, Zugang zur gesundheitlichen Versorgung (Sprachbarriere, Ethnozentrismus etc.), institutionelle Diskriminierung, Ethnisierung, Ethnic Community	**Zuwanderungskultur** Transformation gesundheitsrelevanter Orientierungen und Praktiken (Inanspruchnahme, Ernährung, Bewegung etc.), Strategien zur Bewältigung von Aufenthaltsunsicherheit und Diskriminierungserfahrungen, ethnische Identität

(linker Rand: Migrationskontext; rechter Rand: transnationale Migration)

ethnisch und migrationsbedingte Ungleichheit von (Herz-)Gesundheit

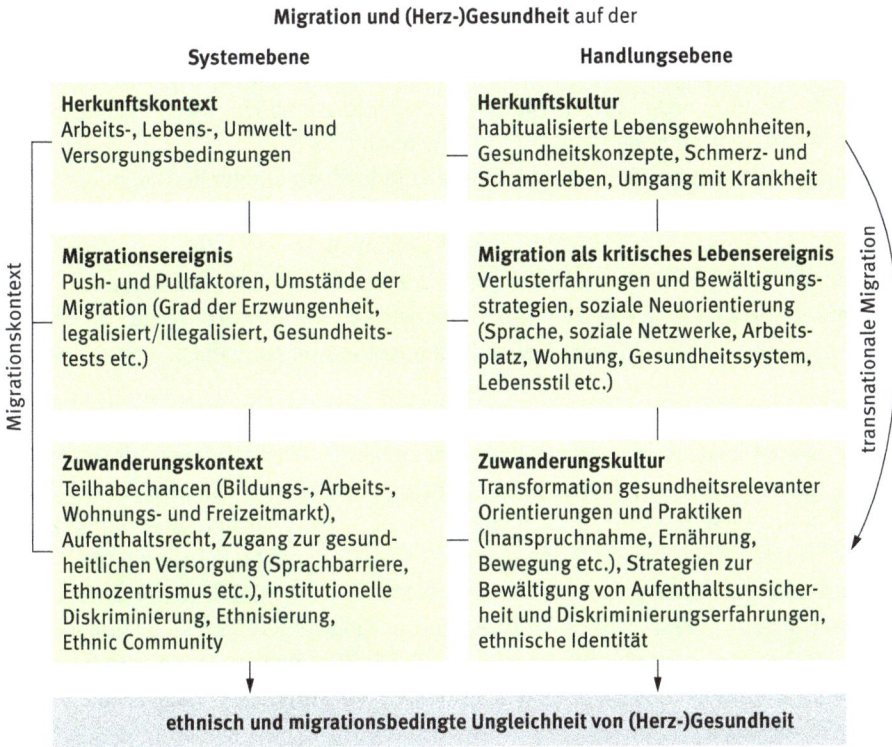

Abb. 21.1: Comprehensive Model of Migration and Health. Eine Weiterentwicklung von [7]; vgl. auch [8]

Migration ist also ein Prozess, welcher nicht mit der Ankunft im Zielland endet. Wir wollen auf die einzelnen Dimensionen des Migrationskontextes und seine möglichen Wirkungen auf der Handlungsebene näher eingehen und zu Herrn G. zurückkehren.

21.4.3.1 Herkunftskontext und Herkunftskultur

Herr G. ist 18 Jahre alt, als er seine Heimat verlässt. Annahme ist, dass die Lebens- und Versorgungsbedingungen im Herkunftsland *(Herkunftskontext)* die Gesundheit langfristig mitbestimmen – negativ beispielsweise dann, wenn es um eine fehlende frühzeitige Diagnostik und Therapie von Herzfehlern oder um anhaltende Stressoren wie Kriegsereignisse oder fehlende Existenzgrundlagen geht. Wirkungsrelevanter mag im Fall von Herrn G. der Herkunftskontext als Sozialisationsraum für gesundheitsrelevante Lebensstilfaktoren sein *(Herkunftskultur)*. Lebensgewohnheiten sind oftmals eng verknüpft mit einer ethnischen Identität, und so werden Elemente der Herkunftskultur auch nach der Migration tradiert. Das können etwa Geschmackspräferenzen und Ernährungspraktiken sein. Eine soziokulturelle Prägung und teilweise Stabilität weisen darüber hinaus Konzepte von Gesundheit und Krankheit, das

Schmerzerleben und der Umgang mit Krankheit auf. So deutet Herr G. seine Krankheitsursache möglicherweise nicht im biomedizinischen Sinne, sondern eher volksmedizinisch als Schicksal oder schreibt sie einer anderen übergeordneten Macht zu. Dies kann Konsequenzen für die Krankheitsbewältigung haben, wenn der eigene Lebensstil und die Krankheit nicht in Zusammenhang gebracht werden. Dominiert zudem ein symptomgebundenes Krankheitsverständnis, sind ärztliche Diagnosen in einem frühen Krankheitsstadium, in welchem körperliche Symptome weitgehend ausbleiben, nur schwer oder gar nicht nachvollziehbar. Bei älteren Zugewanderten wird darüber hinaus ein eher paternalistisch geprägtes Verständnis der Beziehung zwischen Arzt und Patient beobachtet, in welchem die Verantwortung für die Gesundung des Patienten überwiegend beim behandelnden Gesundheitspersonal gesehen wird.

Vielfältig sind auch das Schmerzerleben und die Schmerzäußerung. In manchen Kulturen dominiert ein eher expressiver Schmerzausdruck, in anderen gilt es als tapfer, Schmerzen nicht zu zeigen. Als fremd wahrgenommen wird in hiesiger ärztlicher Praxis oftmals ein ganzheitliches, nicht beschreib- und lokalisierbares Schmerzerleben. In einigen Kulturen wiederum steht nicht der körperliche Schmerz beim Krankheitserleben im Vordergrund, es werden ebenso psychosoziale Symptome wahrgenommen und berichtet. Soziokulturell geformt sind überdies das Schamerleben, seine Erscheinungsformen und die verknüpften Schamgrenzen. Diese betreffen z. B. die körperliche Untersuchung und das Entblößen des Körpers bzw. als intim empfundener Körperbereiche. In diesem Zusammenhang wird von Patienten, häufiger von Patientinnen der Wunsch nach Gesundheits- oder Pflegepersonal des gleichen Geschlechts geäußert. Ein letztes Beispiel für kulturelle Varianz ist der Stellenwert der Familie im Heilungsprozess. So kann ihre Anwesenheit zentraler Heilungsfaktor sein im Unterschied zu anderen Kulturen, in welchen Ruhe als Voraussetzung für Genesung gilt. Schließlich führt ein transnationaler Lebensstil, der Ländergrenzen durch einen engen Kontakt zu Verwandten und Freunden im Herkunftsland überschreitet, gewissermaßen zu einer Neuverflechtung von Herkunfts- und Zuwanderungskultur. Herr G. lebt einige Monate des Jahres in Griechenland, andere in Deutschland. Diese Form eines transnationalen Lebensstils wird als *Pendelmigration* bezeichnet.

21.4.3.2 Das Migrationsereignis und die Migration als kritisches Lebensereignis

Welche gesundheitlichen Konsequenzen hat nun das Migrationsereignis selbst? Zunächst sind es die Umstände einer Migration, welche den Gesundheitszustand langfristig beeinträchtigen können. Herr G. migrierte im Rahmen eines Anwerbeabkommens, welches die Bundesrepublik Deutschland und Griechenland im Jahre 1960 geschlossen hatten. Seine Migration verlief damit in legalisierten Bahnen mit einer gesicherten Aufenthaltsperspektive, wie jene der anderen sogenannten Gastarbeiter. Dieser Zuwanderungsgruppe sind zudem ähnliche Push- und Pull-Faktoren gemeinsam: Faktoren, die sie im Herkunftsland zu einer Migration veranlassten, wie fehlende Erwerbsmöglichkeiten oder prekäre Lebensverhältnisse *(push)*, und Gründe wie Arbeitsplatzangebote, mit welchen das Zuwanderungsland warb *(pull)*. Zumeist überlagern sich mehrere Ursachen, die zu Migrationswellen und -anlässen führen.

Merke: Jedes Land ist durch typische Zuwanderungsgruppen charakterisiert, die ein gleichartiger Erfahrungszusammenhang verbindet und die sich u. a. hinsichtlich Herkunftsland, Migrationszeitpunkt, zugewiesenem Aufenthaltsstatus, sozioökonomischer Lage, hinsichtlich ihrer sozialen Akzeptanz durch die Mehrheitsbevölkerung und ihrer Anschlusschancen im Zuwanderungsland unterscheiden.

Da das Risiko für kardiovaskuläre Erkrankungen mit dem Lebensalter steigt, werden in Notaufnahmen überwiegend ältere Herzpatienten mit Migrationshintergrund vorstellig. Die ältere Migrantenpopulation in Deutschland ist eine rasch anwachsende Gruppe und setzt sich vornehmlich aus Arbeitsmigranten der früheren Anwerbeländer sowie aus (Spät-)Aussiedlern und ihren Nachkommen zusammen. (Spät-)Aussiedler migrierten seit den 1950er Jahren aus der vormaligen UdSSR, aus Polen und Rumänien und erhielten aufgrund ihrer *deutschen Volkszugehörigkeit* die deutsche Staatsbürgerschaft.

Ungeachtet ihrer Umstände bedeutet eine Migration, etwas aufzugeben und zurückzulassen ebenso wie sich etwas Neues aneignen und aufbauen zu müssen. Die Neuorientierung betrifft alle Lebensbereiche – soziale Kontakte, Arbeiten, Wohnen, die Alltagssprache und -kultur, den Freizeitbereich, also alltägliche Selbstverständlichkeiten genauso wie das Gesundheitssystem. Mit dem Wechsel in eine andere Gesellschaft ist in der Regel auch der Wechsel in ein neues medizinkulturelles System verknüpft. Unter anderem lässt sich in den meisten Ländern nicht die in Deutschland übliche Trennung zwischen stationärer und ambulanter Versorgung finden. Dies mag die vergleichsweise hohe Nutzung von Notaufnahmen durch (Post-)Migranten und auch die mangelhafte haus- und fachärztliche Anbindung erklären.

Eine Migration ist ein kritisches Lebensereignis und kann mit verstärkten Stressreaktionen einhergehen. Eine dauerhafte Krankheitsdisposition hängt auch davon ab, welche Bewältigungsstrategien zum Umgang mit dem Migrationsereignis entwickelt werden und inwieweit es gelingt, die gesteckten Migrationsziele einzulösen.

21.4.3.3 Zuwanderungskontext und Zuwanderungskultur

Nach seiner Ankunft in Deutschland wurde Herr G. als Schweißer in der metallverarbeitenden Industrie angelernt. Den damaligen Arbeitsmigranten waren die weniger attraktiven Tätigkeiten – niedrig qualifiziert, körperlich beanspruchend, gesundheitsriskant und gering entlohnt – vorbehalten. Dieser Zuweisungsprozess von Arbeitsplätzen wurde auch als *soziale Unterschichtung* bezeichnet. Nach wie vor markiert die ethnische Zugehörigkeit Zugangschancen zu beruflichen und sozialen Positionen im gesellschaftlichen Gefüge. Eine tendenzielle sozioökonomische Schlechterstellung von (Post-) Migranten und damit einhergehende erhöhte Krankheitsrisiken sind folglich sozialstrukturell verankert. Diese Risiken betreffen auch stressassoziierte Erkrankungen. So können eher monotone Tätigkeiten, wie jene von Herrn G., mit geringeren Kontroll-, Gestaltungs- und Lernmöglichkeiten bei gleichzeitig hoher Leistungserwartung gehäuft zu einer chronischen Distressbelastung *(job strain)* führen und Risikofaktoren wie Rauchen und Hypertonie begünstigen. Im Zuge der Weltwirtschaftskrise verlor Herr G. seinen Arbeitsplatz – ein weiteres kritisches Lebensereignis – und war mehrere Jahre erwerbslos. Eher einfache Tätigkeiten unterlagen dem höchsten Rationalisierungsrisiko. Diese erwerbsbiografischen Brüche haben heute für die sogenannte Gastarbeitergeneration ein geringes Rentenniveau und ein vergleichsweise hohes Armutsrisiko im Alter zur Folge. Wie die meisten Menschen seiner Zuwanderungsgruppe lebte Herr G. nach der Migration zunächst in einem Wohnheim, vor allem, um Kosten zu sparen. Erst als sich Herr G. entgegen seiner ursprünglichen Absicht entschlossen hatte, sich längerfristig in Deutschland niederzulassen, bezog er eine eigene Wohnung in einem mietgünstigen unsanierten Wohnviertel, welche über dort bereits ansässige Landsleute vermittelt wurde. Die ethnische Community bietet oftmals sozialen Rückhalt und Unterstützung. Allerdings ist nicht klar, inwieweit diese sozialen Ressourcen prekäre Arbeits- und Wohnverhältnisse sowie alltägliche und institutionalisierte Diskriminierungserfahrungen infolge eines ethnischen Minderheitenstatus zu kompensieren vermögen. Dramatisierend wirkt eine unsichere oder gar illegalisierte Aufenthaltssituation.

21.4.3.4 Zugangsbarrieren zur Gesundheitsversorgung

Eine zentrale Zugangshürde zu Gesundheitsleistungen bildet die Sprachbarriere. Die interkulturelle Kommunikation wird nicht nur durch einen fehlenden Wortschatz, sondern ebenso durch die zu erbringende Interpretationsleistung erschwert. Begriffe und auch Gesten liefern stets nur Hinweise auf die mit ihnen verknüpften Bedeutungen. Je größer die soziale und kulturelle Distanz zwischen Arzt und Patient, desto eher sind Missverständnisse und Fehldeutungen wahrscheinlich, beispielsweise wenn Methapern und Redewendungen zur Beschreibung von schwerem Leid wie „meine Leber zerfällt" wortwörtlich interpretiert werden. Empfohlen werden professionelle Dolmetscher, deren Einsatz geübt werden sollte. Allerdings wird in der Notfallpraxis aufgrund der Dringlichkeit des Behandlungsprozesses oftmals nur auf Laiendolmetscher wie den Sohn von Herrn G. zurückgegriffen. Hier sollte bedacht werden, dass die zweite Einwanderergeneration in der Muttersprache ihrer Eltern weniger zu Hause ist, also nicht alle relevanten Begriffe für eine Übersetzung beherrscht, und überdies tabuisierte Themen möglicherweise nicht adäquat übersetzt oder verschwiegen werden. Eine mögliche Alternative sind die zunehmenden Angebote des Videodolmetschens.

Patienten äußern ihrerseits die Befürchtung, aufgrund ihrer nicht ausreichenden Deutschkenntnisse missverstanden zu werden, oder es besteht Scham, fehlende

Deutschkenntnisse zu offenbaren. Nicht selten wird versucht, Verständigungsdefizite durch ein Mehr an Labor- und technischer Diagnostik zu kompensieren. Die Sprachbarriere fordert erhöhte zeitliche und personelle Ressourcen – eine Herausforderung für die Notfallversorgung angesichts eng getakteter Arbeitsprozesse. Nicht ausreichende Deutschkenntnisse und Informationsdefizite bezüglich des deutschen Gesundheitssystems sowie das Pendeln zwischen Herkunfts- und Zuzugsland lassen oftmals keine engmaschige ambulante Betreuung zu.

Während Herr G. gesetzlich krankenversichert ist und einen Anspruch auf das entsprechende Spektrum an Gesundheitsleistungen hat, steht Menschen mit Asylstatus gemäß dem Asylbewerberleistungsgesetz (AsylbLG) in der Regel nur eine Akutversorgung zu. Dies ist im Kontext der unmittelbaren Notfallversorgung nicht problematisch, jedoch zumeist mit einem erhöhten bürokratischen Aufwand verbunden. Ungelöst bleibt die Versorgung von papierlosen Migranten – eine Ungleichheit, die dem als universell postulierten Menschenrecht auf Gesundheit widerspricht.

Jede Notaufnahme und jedes Krankenhaus stellt ein kulturelles System mit formalen und informellen Regeln dar. Diese schließen z. B. mehr oder weniger hierarchische Strukturen, eine bestimmte Umgangssprache, Behandlungskonzepte und -abläufe, Besuchszeiten, Zuständigkeiten oder Bekleidungsregeln ein. De facto sind alle Kulturen mehr oder weniger ethnozentristisch.

Merke: Ethnozentrismus bezeichnet die Tendenz, eine ethnische Gruppe und ihr Handeln oder eine Kultur entsprechend der eigenen verinnerlichten kulturellen Deutungsmuster und sozialen Normen zu interpretieren und (ab-) zu werten. Das biomedizinische Verständnis von Krankheit und Heilung in der hiesigen Gesellschaft fungiert dabei als Maßstab und lässt andere Konzepte als abweichend erscheinen.

Wir haben eingangs erwähnt, dass dies umso eher zu Konflikten führt, wenn die eigenen kulturellen Muster als naturgegeben und damit als universell anmuten. Vor diesem Hintergrund kennzeichnet *kulturelle Kompetenz*, die eigene Standortgebundenheit einschließlich verinnerlichter Stereotypisierungen zu reflektieren, Spezifika, aber auch verbindende Gemeinsamkeiten mit dem Gegenüber wahrzunehmen und sich für soziokulturelle Varianten z. B. von Gesundheits- und Heilungskonzepten, Schmerzerleben und -ausdruck zu öffnen [9].

Im Sozialisationsprozess erlernen Menschen gesundheitsrelevante Praktiken und Konzepte, Erlebens- und Interpretationsmuster. Diese werden nach der Migration in ein anderes Land durch die jeweilige Zuwanderungskultur beeinflusst und im Zuge von Akkulturationsprozessen im Laufe des Aufenthalts verändert. Dies betrifft auch die Übernahme von Lebensstilfaktoren, die mit dem Zuwanderungsland assoziiert sind und das Risiko für kardiovaskuläre Erkrankungen, z. B. hinsichtlich ungesunder Ernährung und physischer Inaktivität, erhöhen. Das Risiko kann zudem steigen, wenn Stressereignisse infolge unbewältigter Migrationsanforderungen, prekärer Beschäftigungs- und Lebensverhältnisse sowie Diskriminierungserfahrungen kumulieren. Alles in allem ergibt sich (Herz-)Gesundheit im Migrationsverlauf als Bilanz aus gesundheitsförderlichen und -belastenden Einflussfaktoren im Herkunfts- und Zuwanderungsland sowie von migrationsbedingten lebensgeschichtlichen Risiken und Chancen.

Literatur

[1]   Credé SH, Such E, Mason S. International migrants' use of emergency departments in Europe compared with non-migrants' use: a systematic review. European Journal of Public Health. 2018;28(1):61–73.

[2]   Treibel A. Migration in modernen Gesellschaften: Soziale Folgen von Einwanderung, Gastarbeit und Flucht. Weinheim: Juventa; 2003.

[3]   Aldridge RW, Nellums LB, Bartlett S, Barr AL, Patel P, Burns R et al. Global patterns of mortality in international migrants: a systematic review and meta-analysis. Lancet. 2018;392 (10164):2553–66.

[4]   Agyemang C, van den Born BJ. Non-communicable diseases in migrants: an expert review. Journal of Travel Medicine. 2019;26(2):tay107.

[5]   Borde T, Möckel M, David M. Kapitel 48 – Ethnizität und Inanspruchnahme von Notaufnahmen. In: Machleidt W, Kluge U, Sieberer MG, Heinz A, Hrsg. Praxis der Interkulturellen Psychiatrie und Psychotherapie. München: Urban & Fischer; 2018: 543–51.

[6]   Spallek J, Razum O. Erklärungsmodelle für die gesundheitliche Situation von Migrantinnen und Migranten. In: Bauer U, Bittlingmayer UH, Richter M, Hrsg. Health inequalities: Determinanten und Mechanismen gesundheitlicher Ungleichheit. Wiesbaden: VS Verlag; 2008: 271–88.

[7]   Schenk L. Migration und Gesundheit – Entwicklung eines Erklärungs- und Analysemodells für epidemiologische Studien. International Journal of Public Health. 2007;52(2):87–96.

[8]   Schenk L, Peppler L. Erklärungsansätze zum Zusammenhang von Migration und Gesundheit. In: Schenk L, Habermann M, Hrsg. Migration und Alter. de Gruyter: Berlin, Boston 2020 (im Druck)

[9]   Mews C, Schuster S et al. Cultural Competence and Global Health: Perspectives for Medical Education – Position paper of the GMA Committee on Cultural Competence and Global Health. GMS J Med Educ 2018, 53, 3, 9-17.

Stichwortverzeichnis